实用临床护理规范系列

SHIYONG LINCHUANG HULI GUIFAN XILIE

总主编·张玉侠

实用重症
临床护理规范

潘文彦·主 编

复旦大学出版社

本书编委会

主　编　潘文彦
副主编　诸杜明　邵小平

编　者（按姓氏笔画排列）
　　　王　枫（上海交通大学医学院附属瑞金医院）
　　　王　莹（天津市第一中心医院）
　　　王晓容（复旦大学附属中山医院）
　　　厉　燕（上海交通大学医学院附属仁济医院）
　　　叶佳婧（复旦大学附属中山医院）
　　　冯　苹（海军军医大学第一附属医院）
　　　吕剑虹（上海同济大学附属东方医院）
　　　朱　凌（复旦大学附属中山医院）
　　　仲　骏（复旦大学附属中山医院）
　　　刘　凯（复旦大学附属中山医院）
　　　刘春霞（河北省人民医院）
　　　江　榕（南昌大学第一附属医院）
　　　汤　琳（复旦大学附属中山医院）
　　　李　奇（北京协和医院）
　　　李晓青（东南大学附属中大医院）
　　　张晓云（复旦大学附属中山医院）
　　　陈巧玲（福建省立医院）
　　　陈　芳（浙江医院）
　　　陈丽花（广州医科大学附属第一医院）
　　　邵小平（上海交通大学附属第六人民医院）
　　　周子琳（复旦大学附属中山医院）
　　　郑文燕（复旦大学附属中山医院）
　　　郑吉莉（复旦大学附属中山医院）
　　　郑　欣（复旦大学附属中山医院）
　　　郝桂华（上海交通大学医学院附属第九人民医院）
　　　钟美珺（复旦大学附属中山医院）
　　　姚惠萍（浙江省人民医院）

夏祝叶（复旦大学附属中山医院闵行分院）

顾　婷（复旦大学附属肿瘤医院）

顾　蓉（复旦大学附属中山医院）

钱　晨（复旦大学附属中山医院）

倪　洁（复旦大学附属华山医院）

徐　璟（复旦大学附属中山医院）

高　岚（吉林大学第一医院）

高明榕（中山大学附属第一医院）

唐颖嘉（复旦大学附属中山医院）

诸杜明（复旦大学附属中山医院）

陶嘉乐（复旦大学附属中山医院）

黄文静（复旦大学附属中山医院）

黄海燕（华中科技大学附属协和医院）

梅静骅（复旦大学附属中山医院）

康　磊（上海交通大学医学院附属瑞金医院）

章声波（上海交通大学医学院附属仁济医院）

程立宏（复旦大学附属中山医院）

潘文彦（复旦大学附属中山医院）

薛　燕（复旦大学附属中山医院）

序　一

　　医疗与护理是构成医学的两个最重要部分。历经百年蕴积的现代护理，对现代医疗卫生健康发挥着越来越重要的作用。如今，护理学已经成为与临床医学平行的一级学科，这为护理学科的发展提供了更广阔的空间，也提出了更高的要求。现代护理学需要对护理实践的经验、规范、研究进行总结凝练，从而形成可推广、可传承的学术体系。

　　复旦大学附属中山医院护理团队在学科带头人张玉侠教授的带领下，汲取 80 余年护理实践经验，汇聚集体智慧，总结国内、外最新护理研究成果，编撰了"实用临床护理规范系列"丛书。我有幸先睹为快，阅读了丛书中的部分内容，感触颇深。

　　这套丛书最大的亮点正是书名中的"规范"和"实用"。"规范"是对医疗护理工作的基本要求，不以规矩则不成方圆，临床工作更是如此。中山医院护理学科 80 多年来所取得的一切成就，都是基于历代中山护理人对"规范"的严格恪守和实践——规范的临床操作、规范的培训体系、规范的学术研究、规范的管理模式等。正因为中山医院一代代护理人长期坚持严谨、规范的工作作风，才使得中山医院护理学科在多个领域成为行业标杆，并能成为"全球卓越循证护理中心"。积长年护理实践之经验和成果，中山医院护理团队编撰了这套"规范"丛书，形成了一定的理论，供大家分享、借鉴，共同促进我国护理事业的发展和不断提升。"实用"二字则体现了这套丛书的编撰风格。丛书的总主编张玉侠教授和各位编者均是活跃在临床一线的具有丰富护理经验的专家和骨干。他们从临床护理实践的基本问题入手，重"实"、重"用"，强调科学护理，尽可能多地呈现护理领域的创新成果。"实用"二字也是基于中山护理团队多年来重视临床、重视实践、重视思考、重视培训的工作风格，源于中山护理团队多年来的经验积累和实践成果。相信这套丛书对提升护理质量、促进护理学科发展具有一定的指导价值和科学意义。

　　进入新时代，中山医院作为公立医院中的"国家队"，在推进我国医疗卫生事业高质量发展和促进人民健康的进程中应该发挥引领和示范作用。我真诚地向大家推荐这套"实用临床护理规范系列"丛书，相信它会对广大一线护理人员的临床实践和成长具有较大的借鉴和指导作用，对我国临床护理实践和管理的规范化起到积极的推动作用。

　　是为序。

中国科学院院士

复旦大学附属中山医院院长　

2021 年 9 月

序 二

　　护理工作是整个医疗卫生工作的重要组成部分，在防病治病、抢救生命、促进健康、减轻病痛和提高生活质量等方面均发挥着不可替代的作用，尤其是在实施"健康中国"战略的奋斗征程中，为人民提供全面、全程、全生命周期的健康服务更是广大护士的责任所在。随着医疗护理新理念、新技术日新月异，将科学、优质、有效的知识和经验整合入临床护理实践是促进临床质量和学科发展的重要策略。护理是一门实践性、操作性很强的应用学科，所谓"工欲善其事，必先利其器"，临床实践中需要有一套科学、实用的参考书籍，以提高工作效率和改善护理质量。

　　复旦大学附属中山医院护理学科作为国家临床重点专科建设项目，在护理管理、临床护理服务、护理专科技术、护理人才培养等方面均具有较丰厚的积累和创新。为满足临床护理实践的发展需求，复旦大学附属中山医院与全国的临床护理专家携手合作，同时得到各个领域医疗专家的大力支持，共同编写了"实用临床护理规范系列"丛书。本套丛书汇总了当前各专科先进、尖端的医疗技术和护理规范，同时也凝聚了一流大型综合性医院的管理智慧和前沿理念，希望为临床护理管理者和一线人员的实际工作提供借鉴和思路。

　　"实用临床护理规范系列"丛书总结了中山医院多年的临床护理经验、规范和标准，系统地梳理了重症护理、急诊急救护理、心脏疾病护理、肝脏疾病护理、静脉输液治疗护理、临床护理操作规程、血液净化临床护理等领域的护理重点和核心要素，结合最新指南、最佳证据及国内外专家共识，经过广泛、深入和反复的论证，并遵循严谨的书籍编写程序，希望最终呈现给读者高质量的内容。整套丛书在内容和结构上简洁明了，注重全面性、实践性、应用性元素的融合。本套丛书的出版将有助于一线护士建立科学的临床思维，在现代医学高速发展的进程中为患者提供科学、全面、高效及充满人文精神的整体护理照护。

本套丛书的编写得到了复旦大学附属中山医院、复旦大学出版社各级领导及国内各级医疗单位同道的大力支持和悉心指导,在此一并表示衷心的感谢。

本套丛书旨在为临床一线护理人员提供实用、前沿的参考性书籍,以助力他们更新专业理念、提升理论水平和优化实践技能。但由于编者水平所限,时间仓促,书中难免有不足之处,在此恳请广大同道及读者提出宝贵意见,以利于日后继续改进!

复旦大学附属中山医院

教授、护理部主任　张玉侠

2021 年 9 月

前　言

　　重症医学已成为医院现代化的重要组成部分,更是现代化医院专业水平和整体实力的集中体现。重症医学在我国仅有 30 多年的发展历史,但却经受住了严重急性呼吸综合征(SARS)、汶川地震及新冠肺炎等的严峻考验,并在突发公共卫生事件、重大灾害、急危重症患者的救治中发挥了巨大作用。如今,伴随着重症医学的发展,重症护士的理论知识、实践操作技能必须同步发展,才能保证患者受到高质量的全程监护。

　　但纵观我国重症护理发展现况,仍存在部分问题亟待解决。首先,学校教育与临床实践衔接不足,使得新护士在重症监护病房(intensive care unit,ICU)工作时缺乏扎实的理论和技能基础;其次,循证护理的方法为重症监护提供了重要的理论和依据,但多数临床护理行为并未体现循证护理的规范;最后,随着健康的内涵进一步得到延伸,人们的健康意识不断增强,护理观也发生了深刻的变化,重症监护在抢救患者的同时,如何体现医护人员人文关怀理念,如何落实以家庭为中心的护理也是亟待解决的问题。为使重症护理同道能全面、系统地学习重症专科护理理论,掌握专科护理技术,深化专科护理理念,特由复旦大学附属中山医院护理部牵头,组织并联合国内多家知名医院重症护理专家共同撰写此书。

　　《实用重症临床护理规范》根据最新重症医学指南、最佳实践证据以及国内外专家共识,系统地梳理了重症护理操作规范,全面地阐述了各专科疾病重症患者的护理要点,向广大读者呈现了重症医学的前沿思维、精准医疗的理念,尤其为重症专科护士的临床实践提供了全面、专业的参考。本书涉及重症护理管理、重症护理教育、重症护理技术规范、内外科重症护理常规和 ICU 伦理等内容,是全国重症护理专家多年的临床积累,也是众多护理管理者在专科领域的实践凝集。希望广大重症护理同道通过阅读本书后在实践中有所裨益。

　　本书第一章为概论部分,阐述了重症医学与护理的发展、重症病房设置与管理、重症人力资源管理、病房风险管理及人文关怀。第二章为重症专科护理技术，分别阐述了重症患者基础护理、导管护理、镇痛镇静管理、体温管理、气道管理、感染管理、营养管理以及高级生命支持技术。第三章为内科重症患者的疾病护理，分别阐述了呼吸系统、心血管系统、消化系统、神经系统、内分泌系统及多脏器功能衰竭的重症患者疾病护理。第四章为外科术后重症患者的专科护理，分别阐述了普外科、心胸外科、神经外科、骨科以及器官移植重症患者的专科护理。第五章主要介绍了重症护理实践相关伦理，包括临床实践及科研实践中的伦理问题。本书从临床实际出发，涵盖了目前重症护理大部分内容，结构清晰，利于护士夯实临床护理知识、拓展专科技能。

在本书的编写、审校过程中，全体编者对书稿内容、结构进行了反复斟酌和修改，其间还得到了复旦大学附属中山医院重症医学科诸杜明教授的悉心指导，在此一并表示衷心的感谢。当今重症医学和重症护理学科发展迅猛，患者病情的复杂性和严重程度也不断增加，但由于编者水平所限、时间仓促，书中难免有错漏和不足之处，在此恳请各位护理同道及读者给予指正，以利于日后继续改进！

复旦大学附属中山医院

重症医学科总护士长

潘文彦

2021 年 9 月

目　录

第一章 总论

█第一节 重症医学的发展

重症医学作为一门新型跨学科专业,是医学领域中最具活力的学科之一。它与临床各科既有密切的关系,又有自身的理论体系和特殊的临床医疗范畴。它以机体在遭受严重的伤病打击下引发的全身病理改变,特别是威胁生命的情况为主要研究对象。重症医学的发展也充分体现了多学科综合的特点。

一、重症医学的发展历史

1862 年,弗洛伦斯·南丁格尔(Florence Nightingale)结合自己的体会,首先提出术后患者应放在一个特定的场所进行康复治疗,这也是最早有文献记载关于重症监护室的构想。1923 年,Dandy 在美国为脑外科患者开辟术后恢复室。1930 年,Kirschner 在德国创建手术恢复室与重症监护病房(intensive care unit,ICU)混合型病房。第二次世界大战期间,在欧洲及军队中逐步建立起创伤单位。1943 年建立休克病房,1942 年开辟烧伤病房,1945 年建立产后恢复室,这些均是 ICU 的雏形。1952 年,丹麦哥本哈根发生脊髓灰质炎大流行,并发呼吸衰竭的患者大量死亡,人工气道持续通气以及后期 Engstrom 呼吸器的应用,使病死率由 87% 下降至 40% 以下,随后多家医院相继开设了 ICU,并激发了重症医学的崛起,这是医学发展史上的一个里程碑。1958 年,Max Harry Weil 博士和 Hebert Shubin 博士在美国洛杉矶的 USC 医疗中心开设了一个拥有 4 个床位的休克病房,以提高对危重症患者严重并发症的认识和治疗。同年,Peter Safar 医师在巴尔的摩市医院开设了一个多学科 ICU。在接下来的 10 年左右,ICU 开始出现在欧洲、北美洲和大洋洲的多家医院中。

危重病医学学科的发展与相关学会的建立及其推动作用密不可分。1972 年,美国在 28 位医师的倡导下创立了危重病医学学会(Society of Critical Care Medicine,SCCM),旨在建立一个有自己的临床实践方法、人员培训计划、教育系统和科研、独立的临床和科研的学科,逐步提出并完善了以血流动力学、组织氧代谢监测为基础的高级生命支持治疗措施。1980 年,在日本 Nishimura 和菲律宾 Gomez 的倡导下成立了西太平洋危重病医学会(Western Pacific Association of Critical Care Medicine,WPACCM)。1982 年,欧洲成立了欧洲危重病医学会(European Society of Intensive Care Medicine,ESICM),并对危重病医学所涉及的各种复杂临床病症,如脓毒症(sepsis)、多器官功能障碍综合征(multiple organ dysfunction syndrome，MODS)等，从基础到临床，提出了一些新认识和可行的干预措施。这些都标志着危重病医学作为一门新兴的学科跻身于当今医学科学之林。

二、我国重症医学的发展

中国医疗机构的 ICU 发展起步较晚。1970 年以后，北京、天津的一些医院创建了"三衰病房""集中观察室"等治疗危重病的单元，已经逐渐开始实现将危重患者集中在专门设立的区域或病房内集中管理的发展模式。1982 年，曾宪九教授和陈德昌教授在中国医学科学院北京协和医院建立了国内第一张现代意义上的 ICU 病床。1984 年，北京协和医院正式建立加强医疗科(危重病医学科)。1990 年，卫生部颁布的三级医院等级评审标准的出台，极大地促进了中国危重病医学的发展，国内大医院相继建立了 ICU。根据中国医疗体制特点，此时较多建立以抢救为主的综合性或中心 ICU，将涉及多个学科的危重患者放在同一个医疗单位进行监护抢救。随着各专业学科的快速发展，大型医院由于危重患者数目多，一些专科 ICU 亦相继建立和发展，如外科 ICU(SICU)、内科ICU(MICU)、心脏 ICU(CCU)、急诊科 ICU(EICU)、婴幼儿重症监护治疗病房(NICU)等。1997 年，中国病理生理学会危重病医学专业委员会成立，2005 年 3 月，中华医学会重症医学分会成立，这些均为进一步确立中国危重病医学学科地位以及持续快速发展注入了新的活力。

在 2003 年"非典"流行期间，大量重症肺炎的患者需要有效隔离和有力的呼吸支持，重症医学科开始在大众眼里崭露头角。在那场狙击病魔的战斗中，重症医学人前仆后继，留下了许多可歌可泣的故事，同时也进一步唤起了各级政府和社会各界对重症医学的重视。2008 年 7 月，重症医学科被国务院列为临床医学二级学科，获得了唯一代码：302.58。2009 年 7 月，中国医师协会重症医学分会成立。2010 年，重症医学专业成为医师执业范围的一个专属专业。

学科成立初期，很多从事重症的工作人员由麻醉科医师兼任，后多由内科专科医师担任。由于缺乏统一的培训，临床方面的专业水平良莠不齐。为了促进人才队伍的建设和统一从业人员的资质，中华医学会重症医学分会于 2009 年发起开展了"重症医学专科资质培训项目"(5C 培训)，以系统、规范及高质量的重症医学专科资质培训工作为基础，着力建设高素质的重症医学从业人员队伍，10 年来已先后培养了近 3 万人。随着重症医学与护理学的蓬勃发展，社会、医院对重症护理的专业水平和护理质量提出了更高的要求，ICU 专科护士应运而生。2002 年，中华护理学会联合香港危重病护士协会、北京协和医学院护理学院首次召开 ICU 专科护士培训。随之，各地护理学会逐步开展重症护理专科护士培训班，为 ICU 专科护士培养奠定了基础。

三、未来重症医学的发展方向

2010 年，Halpern 和 Pastores 教授发表了一篇综述，并系统分析了 2000—2005 年美国危重症护理医学发展情况，在此期间，各医院总床位减少了 4%，但 ICU 床位增加了

7%；医院非 ICU 住院日增加 5%，ICU 住院日增加 10%；年危重症医疗费用增长了 44%，医院费用和国家卫生支出中用于危重症医疗的比例分别下降了 1.6% 和 1.8%。随着重症监护需求的持续增长，ICU 床位与医院床位的比例将继续上升。但随着 ICU 床位的增加，专业的医疗人员短缺问题也愈发凸显。未来对 ICU 建设的关键挑战是在重症医师存在大量短缺的情况下，如何提供训练有素的医疗和辅助医疗人员，满足不断增加的 ICU 患者数量。针对 ICU 医师的短缺，有专家提出不同的解决方案，包括更多地引入和使用智能化方案来管理患者（但随之可能需要增加护理人员的数量，以弥补他们操控智能化设备而产生的额外工作量）；从管理的角度，将重症监护区域化，让经过培训的工作人员集中在几个较大的区域，提高人员配备灵活性；使用远程医疗，使受过培训的医师从一个医疗单元远程指导其他医疗单元，以缓解人员不足的压力。临床上，可以结合使用多种方法和 ICU 转入标准来使重症患者获益。

在技术方面，未来电子信息技术将在日常医疗实践中发挥越来越重要的作用。患者的诊疗记录可以通过一定的方式并在充分保护患者信息隐私的前提下，在任何医疗机构查阅。手持电子设备和智能医疗系统的应用也会极大程度方便医师诊断并防止用药错误。基因组学、蛋白质组学和代谢组学的持续发展将有助于更好地描述患者病情及正在发生或可能发生的疾病过程，并促进诊断、治疗和预后。同时，这些技术将使患者的护理越来越个性化，可根据每个患者的特征制订不同的治疗方案。多学科 ICU 小组也将成为一种规范，涵盖从治疗、护理到营养咨询和心理支持的所有方面。随着早期诊断、及时复苏和 ICU 前治疗的开展，急诊和重症监护之间的界限将变得不那么明显。院内康复仍然是重要的预后指标，但其他相关的因素，包括长期预后和护理质量，也将成为评估患者预后的重要指标。随着对 ICU 患者出院后并发症的不断深入研究，出 ICU 后的随访也将变得更加普遍。

随着计算机技术的进步，大数据时代已经到来，人类从未记录过如此多的数据，也没有如此便捷查询和充分地利用数据。循证医学新近发布的许多指南都是基于大数据所得到的结果。重症医学以其海量的数据、智能化的采集设备、频繁的采集间隔，尤其契合大数据的特征。国外已经有 MIMIC-Ⅲ 和 eICU-CRD 两个成熟的重症数据库，已有很多研究者挖掘出了许多有价值的内容。大数据的建立，更有利于统计、研究和质量改进，以及开发更复杂和精准的风险预测模型。我国重症医学数据库建设起步较晚，各医院数据各自为政，难以互通。但我国患者基数巨大，倘若能建成区域性的数据库，也足以成就一番大事业，推动国内重症医学取得更大发展。

没有围墙的 ICU（critical care without walls），最早由 Hillman 在 2002 年提出。他呼吁重症专家们走出病房，参与到各种紧急医疗活动中，从而更早地识别危重患者，更迅速地开展重症救援。科技的进步，使很多仪器设备的小型化、集成化，为重症医师走出病房创造了客观有利的条件。很多时候，灾难发生地远离城市，交通常常受到破坏，费心转运不如就地抢救，即使是在相对简陋的条件下，ICU 对于挽救重症患者的生命也是意义重大。2004 年海湾战争期间，英国军队在野战医院里建立了 ICU，第一个月收治了 47 个患者，在极端气候和不时突然断电、毒气袭击警报的环境下，仅 6% 的患者死亡。2008

年汶川地震期间,前线帐篷 ICU 中收治了 32 例患者,仅有 6 例死亡。在稳定生命体征、纠正生理异常的同时,重症医师还能及时发现并解决关键问题。实践证明重症医师参与救援的患者预后更好。走出围墙,走向广阔天地,对重症医师来说既是挑战,也是机遇。未来它将把重症的理念带到更多的领域,必将对提高重症患者各个环节的救治成功率大有裨益。

(诸杜明)

第二节　ICU 的设置与管理

一、ICU 床位标准化设置

(一)概述

1. 概念　ICU 是重症医学学科的临床基地,可对由各种原因导致一个或多个器官与系统功能障碍并危及生命或具有潜在高危因素的患者,及时提供系统的、高质量的医学监护和救治技术。它是随着医疗护理专业的发展、新型医疗设备的诞生和医院管理体制的改进而出现的一种集现代化医疗护理技术为一体的医疗组织管理形式,是医院集中监护和救治重症患者的专业科室。

2. 规模　ICU 的规模应依据医院的需要而定,不同等级、不同性质的医院可设置不同数量的 ICU 床位数。一般以该 ICU 服务病床数或医院病床总数的 2%～8% 为宜(现可达到 8%～10%),可根据实际需要适当增加。从医院运作角度考虑,每个 ICU 管理单元以 8～12 张床位为宜;床位使用率以 65%～75% 为宜,若超过 80% 则表明 ICU 的床位数不能满足医院的临床需要,应扩大规模。用 Bridgeman 公式可比较方便地估计医院所需的 ICU 床位数,即 ICU 床位数＝(ICU 每年收治的患者数×ICU 患者平均住院天数)/(365×预计的床位占有率)。

3. 形式　重症监护的组织形式:各医院根据任务和需要的不同,重症监护模式和内容也有所不同,一般有综合和专科两种形式。综合重症监护是以监测和支持患者所有的脏器功能为主要任务,专科重症监护则是针对监护治疗单一脏器功能而设置的。

(二)布局与设计

1. 地理位置　应根据医院的具体情况进行统筹安排,其布局也要根据实际临床工作的需要进行规划。选址以方便抢救为原则,通常在全院中心位置,附近要有电梯或宽敞的通道,以方便患者转运;靠近手术室、输血科、检验科、外科等相关科室,以利于患者急症手术及输血和检验等;周围环境相对安静,以保证患者的治疗和休息;外界环境要清洁,以减少对 ICU 的污染;有良好的通风条件和消毒条件,以保证 ICU 可以通风与消毒。在设计时,原则上要从两个方面考虑。

(1) 接近患者来源:据统计,ICU 患者的来源主要是急诊室(约占 54%),其次是手术室(约占 20%)和病房(约占 20%)。随着医院规模不断扩大,各科室根据收治患者的特点设置了专科 ICU，如急诊 ICU、心脏外科 ICU、神经内科 ICU 及呼吸内科 ICU。

（2）接近为 ICU 服务的部门：这些部门包括手术室、放射科、检验科和血库等。在横向无法实现"接近"时，可以考虑楼上楼下的纵向"接近"。人员可以通过电梯，物品可以通过气动物流传输管道输送。

2. 布局 ICU 建筑必须遵循不产尘、不积尘、耐腐蚀、防潮防霉、防静电、容易清洁和符合防火要求的总原则。整体布局要求空间布局合理，应该使放置病床的医疗区域、医疗辅助用房区域、污物处理区域和医务人员生活辅助用房区域等有相对的独立性。辅助用房面积与病房面积之比应达到 1.5∶1 以上。ICU 应具备良好的通风、采光条件，有条件者最好装配气流方向从上到下的空气净化系统，能独立控制室内的温度和相对湿度，合理安排 ICU 气压梯度和气流走向，并有合理的包括人员流动和物流在内的医疗流向，最好通过不同的进出通道实现，以最大限度减少各种干扰和交叉感染。

3. 设计 常见的设计方案有：以中心监护台为中心进行圆形或方形放射结构设计；单独小房间或大厅式结构；分隔房间，这有利于隔离，防止院内发生交叉感染。条件许可时应设置正压或负压单间病房 1 间。鼓励在人力资源充足的条件下，多设计单间或分隔式病房。

一般根据 ICU 空间的大小确定其具体布局，如果是比较方正的大区域，应将医师、护士工作区安置在室内中央部位，医护工作区的两侧安排 8～10 张 ICU 床位或房间，这样既可减少医护人员工作时的响声，避免影响患者的治疗与休息，又可以保证所有的重症患者均在医护人员的严密监护之下。如果空间不是很大，而且是长条形的，则应将医师、护士办公区域安置在病房的一侧，将患者的位置一字排开安置在另一侧，如此可以保证病区内的宽敞整洁，同时也便于医护人员观察与治疗患者。

（三）光线管理

《ICU 设计指南》指出，自然光在 ICU 是必不可少的。由于 ICU 室内环境清洁度要求高，大多数 ICU 是层流病房，窗户通常设计较少。不论是自然光，还是人工光，以能够正确判断患者的皮肤、巩膜及黏膜、四肢末梢颜色为宜。最好选择能自由调节亮度的照明设备，而且使用的灯管或灯泡的色温最好能在 6 000～7 000 K。一方面，这个范围的光比较接近自然光的色温，可使患者的皮肤不会产生太大的色差改变而影响医护人员的观察；另一方面，可按照日夜更替的时间规律调节光照度，人为创造符合人体生物钟节奏的光线变化。在充分合理利用自然光的基础上，应合理优化照明设计，室内公共照明用顶灯时，安装位置应避免灯光直射患者眼睛，可考虑采用由下向上照射的灯具或扩散型灯具，或使用加罩的壁灯及地灯。设置床头灯用于局部照明和应急处理，床头灯多采用柔和灯光，功率不宜太大，可嵌入在多功能医用线槽上。病区内应备有移动光源，以便在进行特殊治疗操作时也不会影响其他患者的休息。合理安排夜间必要的医疗治疗操作，并尽量紧凑，集中进行，避免不必要的开关照明设备对患者造成影响。

（四）声音管理

除了患者的呼叫信号、监护仪器报警声外，门铃、电话铃、打印机等仪器发出的声音等均属于 ICU 噪声。在不影响正常工作的情况下，医护人员应将这些声音减少到最小的水平。噪声的单位是分贝(dB)。国际噪声协会(International Noise Council)建议病房噪声在日间不应超过 45 dB,夜间不应超过 20 dB;中国医师协会危重病医学分会建议 ICU 噪声白天低于 45 dB,晚间低于 40 dB,夜间低于 20 dB。因而地面覆盖物、墙壁和天花板应尽量选用高吸音材质的建筑材料。有条件的单位,可以在每张监护床脚侧的房顶悬挂电视机,使患者可以用耳机欣赏音乐或收看节目,如此不仅可以稀释环境噪声,还能帮助患者缓解焦虑,摆脱消极情绪,改善睡眠。

知识链接

《中国重症加强治疗病房(ICU)建设与管理指南》

《中国重症加强治疗病房(ICU)建设与管理指南》(2006)中要求,ICU 开放式病床每床的占地面积为 $15 \sim 18 \, m^2$,单间 ICU 面积为 $18 \sim 25 \, m^2$。其主要原因是 ICU 床位必须配有床边监护仪、中心监护仪、多功能呼吸治疗机、麻醉机、心电图机、除颤仪、起搏器、输液泵、微量注射器、气管插管及气管切开所需急救器材。ICU 的布置方式根据床位与护士站的相互关系可分为 4 种:单面式、双面式、三面式及环绕式。

(汤　琳)

二、ICU 仪器设备管理

(一) 概述

随着医学技术的发展进步,仪器设备被广泛运用到临床工作的方方面面,协助医务工作者更加精准地完成各项工作,而重症医学的仪器设备更是具有种类多、精密化、智能化、昂贵等特点。为了更及时地发现患者潜在危险,保证患者的安全,需要做好仪器的日常维护、管理、使用及培训等工作。随着二维码、医院管理系统(hospital information system,HIS)和个人数字助理(personal digital assistant,PDA)等新技术的普及,医院信息化建设日渐完善,设备管理信息化也成为仪器管理的重要手段。

(二) 仪器设备管理方法

1. 组建仪器管理小组　建立规章制度,全员参与规范化管理。具体包括:①仪器设备必须保持随时启用状态,定期进行质量监控,由专人负责维护和消毒,抢救物品有固定的存放地点。建立仪器管理小组,协助护士长进行仪器管理。②做到五定管理,定量供应、定人管理、定点放置、定期检查及定期保养。③对于监护室转运设备的管理,如监护仪、呼吸机、输液泵及注射泵等设备,标示"机动""转运"标识,保证临床的机动需求。④归类整理设备,按床位统一配备相同数量的心电监护、输液泵、注射泵、呼吸机及营养泵,仪器上标明床号及编号定点放置。其余按机动、外出及转运等类别放置在备用设备架或库房内,达到定点管理目的。⑤责任护士负责床旁所有仪器清点消毒及归位,并由专门人员清点其余备用设备。每周护士长清点所有设备。科室全员都参与仪器清点管理工作,包括仪器的消毒及归位等保养工作,由特定职责的人员负责质量管理。做到责任明确,人人参与,人人规范。⑥外借、维修及报废设备及时登记跟踪,包括信息化管理记录或纸质档案记录,完整记录维修设备的故障原因、送修时间及返回时间,并将设备号完整录入。保证仪器无遗漏丢失。⑦每件设备均有独立编码,方便统计使用及待机时长、损坏送修频率,为建立仪器设备管理数据库做准备,为临床科研、管理提供数据支撑,精密仪器如纤支镜等由专人负责清洁、消毒和保养。

2. 建立信息化管理系统 信息化管理系统包括院内 HIS 系统的仪器设备管理模块和手持机端的仪器设备清点模块。院内 HIS 系统包括仪器设备管理制度、仪器设备清点、清点人员、选择仪器动态、仪器状态和定点情况等功能。手持机扫描数据通过局域网实时上传至医院 HIS 系统。

(1) 清点管理设备:每日由责任护士使用手持机完成所管床位的仪器设备清点工作,并在清点时完成仪器设备性能的勾选。手持机将清点结果自动导入计算机 HIS 系统,包括使用、待机、维修及外借等信息,同时导入清点人工号、班次等基本信息。由专人负责清点机动、转运及库房中的仪器,并负责在 HIS 系统中检查核实清点情况。护士长每周清点所有仪器设备,包括检查所有仪器性能及状态,并核实每周清点情况。

(2) 维修保养设备:对已有仪器设备建立维修保养档案,内容包括保养、强检及维修报废时间等。各类仪器设备由护士长及仪器管理组长实施专人管理。管理员必须熟悉仪器性能,定期追踪仪器设备工作状态,分析仪器设备故障频率及原因。

(3) 外借设备:外借设备时扫描仪器二维码选择外借选项,借入病区选择"借入"即可进入清点界面,HIS 系统可显示外借的去向病区;待借入病房扫入归还后,手持机恢复可清点界面,并上传至 HIS 系统。

(4) 质量控制:明确仪器管理组长及护士长对仪器的管理职责。实施定期检查保养制度,对维修状态的仪器,计算机 HIS 系统端自动识别维修信息并保存,待维修后手持机再次扫描仪器二维码,可恢复清点功能。护士长及仪器管理组长每月进行信息管理质量监督,发现问题并及时进行质量改进。

3. 设备维护、使用及保养

(1) 培训管理:做好使用人员的培训学习,正确使用仪器设备,掌握设备的操作要点、性能和使用注意事项。所有人员需了解仪器的性能、结构、使用方法和注意事项。合理设定报警参数,不能过度依赖报警以免产生报警疲劳。对新进仪器使用前,仔细阅读说明书,科室组织培训,并记录归档。护士长及带教组对仪器设备的使用进行定期考核,评价护士对仪器的掌握情况。规范仪器使用操作流程。在仪器使用完毕后根据消毒规范进行清洁消毒,在使用中也要保持清洁,每班责任护士负责用含消毒剂的湿巾对使用中的监护仪、输液泵、注射泵、血透仪、呼吸器等床旁仪器消毒,力度适中,保证有效清洁,且不损害仪器。

(2) 存放管理:仪器要求妥善放置,放置区域需要通风、除尘及防潮。放置仪器的库房常年有通风设备和除湿设备,摆放合理有序,方便拿取使用,大型备用仪器需用防尘罩覆盖,小体积仪器放入防尘箱内。监护室内使用的仪器需要保证放置地点安全、固定、牢固及稳定,周围无水源或高温威胁。此外,相关人员还应定期整理、检查使用中和备用的电源线,杜绝使用过程中电路短路的危险。

（钱　晨）

第三节　ICU 的人力资源管理

一、重症护理人力配置和绩效考核

(一) 重症护理人力配置的原则

包括:①合理原则,可按照护士人数、床位数、工作时数、护患比安排,也应能够体现以护士能力为原则;②公正原则,在人力资源配备中应注意时间安排的合理性,注意同一班次不同护士能力的协调原则;③规划原则,有利于人才培养、人力管理的合理规划原则。

(二) 护理人力资源配置评估工具

近年来,ICU 护理人力资源配置已得到很大的改善,但是人力结构比呈现出的年轻化趋势也越来越明显。ICU 人力资源动态调配的相关研究结果显示,ICU 的护理管理者常根据患者病情的轻重进行护理人力资源管理调配,以科学合理地安排人力资源。常见的评估工具有以下几种。

(1) 急性生理学及慢性健康状况评分系统(acute physiology and chronic health evaluation,APACHE II):该评分系统于 1985 年推出,由急性生理参数、慢性健康状况和年龄 3 个部分组成,总分为 0~71 分,分值越高说明病情越严重。应用 APACHE II 评分软件计算患者的 APACHE II 评分,依据评分结果配置护理人力资源:评分<15 分时护患比为 1∶1;评分在 15~20 分时,护患比为(1.0~1.5)∶1;评分>20 分时,护患比为(1.5~2.0)∶1。采用 APACHE II 评分对 ICU 的护理工作进行量性评估,并依据评估结果配置人力资源,可有效提高工作效率及进行护理工作的合理分配。

(2) ICU 患者分级管理工具:分级管理是护理人力管理发展的趋势,可明显提高护理人力资源的使用效率。ICU 患者的分级管理是根据患者在 ICU 内使用的支持手段进行划分的,包括以下 5 级状态。①A 级状态:病情在恶化,现有 ICU 支持手段生命体征不能维持,正在抢救或者准备抢救。②A−级(读作 A 减)状态:使用至少两种 ICU 干预手段,生命体征暂时得到稳定。这类患者出现多器官功能衰竭,虽然生命体征暂时得到稳定,但是病情相对较重,大多是刚由 A 级过渡而来,或更容易过渡到 A 级,仍然表示为A 级。③B 级状态:使用一种 ICU 干预手段,生命体征暂时得到稳定。④C 级状态:不必使用 ICU 干预手段,但是需要 ICU 的监护和治疗。⑤D 级状态:生命体征稳定,随时可转出 ICU。

按照病情分级进行护理人力资源分配:A级状态需保证患者床边专人护理;A-级状态介于A级和B级之间;B级状态下1名护士最多可以同时照顾2名B级患者;C级状态下1名护士最多可以同时照顾3名C级患者;D级状态下患者无须专人护理。

(3)治疗干预评分系统-28(therapeutic intervention scoring system 28, TISS-28):TISS-28量表由荷兰学者Miranda于1996年发展提出,通过量化24 h内的护理活动来测量护理工作量,从而指导护理人力资源的配置。该量表主要由基础项目、通气支持、心血管支持、肾脏支持、神经系统支持、代谢支持及特殊干预措施7个评估项目组成,共28项护理活动,每项护理活动根据工作负荷赋予1~8分的不同分值,各项活动得分总和即为该患者所需护理工作量,当天所有患者的评分总和即为当天总的护理工作量。

(4)护理活动量表(nursing activities score, NAS):该量表由Miranda于2003年在TISS-28的基础上发展提出,共包含23个护理项目,主要由监测和输液、卫生保健、活动和体位、对患者及家属的支持、护理行政管理工作5个维度组成。每个条目都根据科学测量赋予一定的分值,总分0~177分,即每例患者24 h的最高得分为177分,分值越高,工作量越大。该量表以护理活动为基础,根据临床实际护理实践对各项条目的评分做了重新设定,能够精准合理地反映护理工作量。

(5)重症监护护理评分系统(intensive care nursing scoring system, ICNSS):该系统由芬兰护理学家Pyykko于2000年提出,用于促进监护室护理过程中的信息交流并测量护理工作负荷量,既可用于评估每例患者从入院到出院的整个护理过程,也可用于比较不同监护病房的护理工作量,具有可靠的信度和效度,已在欧美国家得到广泛应用。该量表包括护理问题、护理干预措施及护理效果三方面的内容。护理问题包括15个与患者相关的健康问题以及1个与患者亲属或重要关系人相关的护理问题,护理干预措施分为:预防性护理、支持性护理、缓解性护理及救助性护理。在ICU人力资源调配过程中可对ICNSS 16~22分的患者采取的护患比为0.5:1,而对ICNSS>40分的患者,护患比增加至(2.5~3):1。

(6)英国危重病协会推荐的疾病严重程度分级:其所要求配备的理想ICU专职护士人数标准如下。

1)Ⅰ级:患者能自主呼吸、血流动力学稳定、仅需要一般监测时,护患比为0.5:1。

2)Ⅱ级:所有患者均接受机械通气时,护患比为1:1。

3)Ⅲ级:患者接受机械通气,并且需要多个输液/注射泵进行治疗,或有复杂的监测和需要频繁吸痰时,护患比为1.5:1。

4)Ⅳ级:除有Ⅲ级情况外,患者同时接受连续性肾脏替代治疗(CRRT)或主动脉内球囊反搏术(IABP)治疗时,护患比为2:1。

(三)绩效考核的概念和原则

1. 绩效考核的概念 绩效考核是指通过明确绩效考核目标的单位或者方法,对过程及结果的各级人员完成指定任务的工作业绩的价值创造的判断过程。包括对护士的品德、工作绩效、能力和态度进行综合的检查和评定,以此确定其工作业绩和潜力的管理方法。人力资源管理的核心是绩效管理,绩效管理中最重要的环节是绩效评价,而绩效评价是通过考核绩效指标来体现的。护理绩效管理是为了科学地评价护理工作,是一种科学的激励机制,对调动人员的积极性具有促进作用。

2. 绩效考核的原则　绩效考核指标的设定必须符合 SMART 原则。

(1) S(specific):明确的、具体的。指标要清晰、明确,让考核者与被考核者能够准确地理解目标。

(2) M(measurable):可量化的。要量化管理者、量化组织、量化组织架构。目标、考核指标更要量化,一定要数字化地体现。

(3) A(attainable):可实现的。目标、考核指标,都必须是付出努力能够实现的,既不过高也不偏低。

(4) R(relevant):实际性的、现实性的,而不是假设性的。现实性的定义是具备现有的资源,且存在客观性,是实实在在的。

(5) T(time bound):有时限性的。目标、指标都是要有时限性,要在规定的时间内完成。

(四) 护理工作量的测量

护理工作量是护士绩效考核的重要部分,精准测量 ICU 护理工作量,不但有助于合理配置 ICU 护理人力,更能够提高护理质量,保障患者安全。

1. 基于各类评分系统测量法　治疗干预评分系统-28(TISS-28)、护理活动量表(nursing activities score,NAS)、重症监护护理评分系统(intensive care nursing scoring system,ICNSS)以及护理记录评分系统(nursing care recording system,NCR-11)等评分系统已被广泛应用于 ICU 护理工作量的评估和护理人力资源的配置,而 NAS 在国内 ICU 护理工作量的测量上显示出较好的精准度。

2. 基于工时测量法　护理工作量主要反映护士完成护理工作所消耗的时间。因此,测算不同护理工作项目的耗时是直接且简便的护理工作量测量方法。由于测定的工时均来源于临床护士,护士自身因素的不同会使得每名护士在进行护理操作时消耗的时间有所差异。因此,使用工时测量法评估护理工作量可能与实际情况存在偏差,结果可信度较差。

3. 基于医院信息系统的护理工作量负荷权重法　负荷权重法即按护理操作的工作负荷对其进行加权,加权后的系数即为护理操作的权重。根据每项护理操作的耗时、人力投入、劳动强度、技术难度、风险程度、健康教育及并发症处理等因素确定护理工作项目的权重。其中,每名护士的护理工作量=∑(护理项目的频次×该项目的权重)。该方法的计算结果较为客观、准确,能够横向比较护士之间工作量的大小。然而,其不足之处在于对护理项目赋予权重以及后续展开应用需要花费很长时间,医院的信息化程度也会影响这一方法的应用。

4. 基于 ICU 分级监测法　以护士所管患者的分级监测级别,计算护士工作量,结合护理质量考核对护士进行绩效考核,评价更客观,真正体现护士多劳多得、优劳优酬的绩效分配。考核分为恒量指标和变量指标。恒量指标体现护士层级、职称;变量指标体现护士工作数量及质量安全。对不同监测级别设置相应分值。变量指标中的工作数量分值:

Ⅰ级监测每班每例患者10分,Ⅱ级监测每班每例患者5分,Ⅲ级监测每班每例患者3分。

5. 格雷斯-雷诺应用和研究量表(Grace-Reynolds application and study of PETO, GRASP) 此软件在英国被广泛使用。ICU病房的GRASP系统包括11类共50个护理操作项目,均是选取耗时久或出现频率高的项目,并将各项护理活动根据护理时数量化确定"点数",护士根据每例患者所需总点数再加上一定的疲劳或延误时间点数来确定总的工作量。

6. 时间定向评分系统(time oriented score system,TOSS) 可直接定量评估ICU护理工作量的方法。此量表将护理内容分为13类共63项护理操作,各项分值以每项操作的耗时乘24 h内操作的次数来计算。TOSS的优点是可以直接评分获得操作所需时间,直观反映工作量,并考虑到了绝大部分的日常活动,因此可以很快进行护患比评估。但TOSS没有全面考虑到严密观察方面的时间耗费,而这项内容在护理活动中是十分重要的。

7. NASA任务负荷指数(national aeronautics and space administration-task load index,NASA - TLX) 该量表由6个条目组成,即心理需求、体力需求、时间需求、努力程度、业绩水平以及受挫程度,每一条目均由一条被分为20等分的直线表示,直线两端分别以低、高字样进行标示,假设这6个方面所得总分就是总的工作量,总分为0~100分。该量表能有效评估主观心理负荷。

8. 综合护理干预评分(comprehensive nursing intervention score,CNIS) 从所需护理时间、所需护士人数、肌肉用力感、精神压力、技术难度及工作强度6个方面综合评分,每方面评分0~3分,每一项干预综合评分3~18分。CNIS不仅包括了与医疗操作相关的评分项目,还包括大量的基础护理评分项目。由于CNIS包含的评分项目太多,数据收集时比较烦琐。

各类工作量计算及绩效分配既要体现科学性,更应该具有可行性。因此,管理者应关注ICU护士的个人特征对护理工作量的影响,从而更加合理地配置护理人力。ICU护理人力资源应以护理工作量为基础进行合理调配,不同班次、不同患者的特征可致护理工作量不同,护理管理者应该合理调配各班次护理人员。排班既要满足日常工作量的需求,又不浪费人力资源,弹性排班可使人员达到最合理的使用。

(潘文彦)

二、重症监护护士的适任培训

(一) 概述

ICU作为急危重症患者收治的主要场所,危重患者急救中需要一支经过综合训练,有能力对多器官功能进行严密监测和强有力延续生命支持的专业护理队伍。为使ICU护士成为训练有素的专业护士,2000年起,全国已开展重症监护护士适任培训。培训目的是为各ICU专业护理人员进行资格认证,通过培训提升ICU护士的重症救治技能及临床专科知识,使之能对患者实施密集的加强治疗和整体护理,最大限度地提高患者的抢救成功率和生存质量。

ICU护士胜任力按构成要素划分,可分为三大类:基准性胜任力(threshold

competency）、鉴别性胜任力（differentiating competency）和转化类胜任力（transformational competency）。基准性胜任力是指那些较容易通过培训、教育来发展的知识和技能，是对任职者的基本要求，重症监护护士适任培训就是一种该特殊岗位的基准性胜任力的培训。鉴别性胜任力是区分工作能力的关键性因素，是有助于提升基准性胜任力的重要指标，如一个具有较高动机水平的人，能够有较高的学习积极性，创造各种学习条件，并且具有较高的思维能力，能快速掌握所需要的专业知识和技能。转化类胜任力是指个人在组织内的引领性能力，是岗位发展对人员期待的一个重要指标，其着眼点聚焦在个人未来的发展上，要求具备在组织内多个角色间进行良好转化的技巧和能力。ICU护士胜任力是ICU护士高质量完成本职工作所必须具备的基本特征，其胜任力水平的高低，直接影响危重患者的抢救成功率、治愈率、住院时间和医疗费用等方面。

（二）重症监护护士适任的核心能力

1. 重症监护护士核心能力的特征

（1）价值性：体现在临床护理工作中即为患者提供高质量的危重症护理服务。护理质量是医疗机构竞争的核心内容之一，体现了护士核心能力的价值性。

（2）独特性：由ICU护士在长期的危重症护理工作中积累而成，是特有的，别人无法复制或替代。

（3）动态性：随着社会需求、医学模式和专科护理的发展进步，对ICU护士能力要求越来越高，其核心能力内涵和结构必然会不断地变化和发展。

（4）综合性：ICU护士的核心能力不是单一的能力，而是多种能力和技巧的综合。ICU护士所掌握的知识也应该是多学科交叉形成的知识体系。

（5）可评价性：ICU护士核心能力通过外显行为表现出来，通过定性或定量评价，有助于护士自身素质及其核心能力的不断提高，以达到提高护士工作业绩和护理质量的目的。

（6）长期性：ICU护士核心能力培养需经过较长时间的临床实践，将经验升华，逐渐发展成熟。

2. 重症监护适任护士的核心能力 可以归纳为护士个人、职业、专业能力结构中最为重要的能力，是核心竞争力，是为患者提供高质量的护理服务所必须拥有的特定知识、技能、判断能力和个人特质。具体内容包括能够对生命器官（多系统脏器功能）进行紧急或延续支持治疗与护理，能用先进监测设备和技术进行持续动态测量和捕捉患者病情变化，实时记录数据，应用医疗高技术和新方法对各种重要脏器功能进行保护和救治。

（三）重症适任护士培训方式

对于ICU的新护士而言，因其面临危重患者多、抢救任务重、仪器设备复杂等问题，受到的冲击会比其他科室的新护士更加严重。此时，护理管理者在设计重症培训课程体系中应充分考虑其岗位转变所带来的不适应因素。

1. 培训师资的要求 对培训教师的政治素质、道德素质、文化素质、智能素质、心理素质、身体素质及外在素质进行综合考评。对带教教师进行整体护理能力评估，可选用案例考核方式来考察教师的临床判断能力、临床操作技能、临床护理思维、解决问题能力、表达能力等综合情况,旨在对 ICU 护理带教进行同质化管理。

2. 培训目标及计划　护理管理者应重视适任培训计划的制订,统一带教标准,规范带教行为,合理安排培训的顺序。教育护士应全程参与,采用多元培训模式及授课方式,全面了解新护士对理论知识的掌握度,增加临床案例模拟,结合 ICU 临床场景,培养新护士评判性思维、应急处置及团队协作等方面能力。

计划制订可分多个阶段实施完成。阶段一:ICU 感性认知阶段,包括 ICU 安全教育,介绍科室环境与组织结构,使新护士熟悉 ICU 各类护理技术、信息系统应用,掌握医疗设备仪器操作、工作流程、标本送检、药物使用及管理、辅助检查配合要点、医疗文书规范记录。阶段二:理性认知阶段,包括每周专业课程。内容包括危重症各类评分、氧疗、气道管理、机械通气、血流动力学监测、容量管理、心电图、镇静镇痛、肠内营养护理、胰岛素强化治疗、内环境监测与管理、危重患者安全转运、皮肤损伤预防和护理。阶段三:自学感悟阶段,通过症状护理、应急流程演练、临床案例模拟的方式提升护士能力。阶段四:初步形成评判性思维能力,护士能够独立护理一般重症患者。ICU 护士必须具备良好的心理特质,培训计划中应嵌入相关内容,包括责任心、慎独精神、服务意识、压力应对、团队合作及交流沟通等内容。

3. 培训方式　培训方式应注意多形式的结合,注重培训效果。

(1)一对一带教:主要是对护理技术操作能力的培养,带教教师应做到"放手不放眼",注重培养护士的动手能力、分析问题和解决问题的能力。

(2)专题授课:主要是对护士进行系统理论课程的集中学习和培训,以教学组教师、护士长或外请专家担任授课教师。

(3)操作示范训练:主要是用于专业技能的培训,通过反复训练各项专科技术,使护士熟练掌握,达到强化的效果。

(4)案例学习:通过教学组精心设计的个案进行系统分析学习,锻炼其知识综合能力和理论应用能力。随着教育理念的发展,如今多种新型教育模式在临床应用,如以问题为导向的实境教学法、同伴互助学习法及思维导图教学法等,可根据护士的学习能力,选择渐进性学习方式。

4. 考核方式　可选用主观结合客观的综合考核方式来评价培训效果,定期进行自我评价总结,及时向教学组反馈其在工作中的困惑及思考。通过小组评定,了解其工作态度、协作能力、操作能力、实际工作能力等方面。通过医师及患者的反馈了解其服务态度、沟通技巧、技术操作及医护合作等。根据其实际工作能力,带教教师应从平时工作中对其理论知识的掌握情况、沟通交流技巧、团队协作精神、慎独精神和工作自律性、应急能力、对各种仪器使用的熟练程度及对病情判断的精准性等方面进行评定。客观考核包括理论考试和操作考核。理论考核内容,包括护理常规、三基理论以及所学专科的基础理论知识。操作考试内容包括基础护理操作、常见仪器操作,如心电监护仪、呼吸机、除颤仪、各种输液泵的使用,各类仪器常见故障的排除及一般保养技术等。临床实践能力考核使用实境培训考核模式效果会更好,即以问题为基础,结合临床实际病例进行分析讨论。以学生为主体、老师为导向的讨论式教学。可选择跟班考核模式,考核时与临床实际工作紧密结合,注重临床工作中实际面临问题的解决,使其严格规范执行各项操作规程,落实核心制度,关注人文关怀,提高整体和评判性思维的能力。这种考核方式更贴近临床,能从多角度提高护士的综合素质。

(潘文彦)

三、重症专科护士的培养

(一) 概述

国家卫生健康委员会制定的《全国护理事业发展规划(2016—2020 年)》中指出,要发展专科护士队伍,提高专科护理水平,选择部分临床急需、相对成熟的专科护理领域,逐步发展专科护士队伍。建立专科护士管理制度,明确专科护士准入条件、培训要求、工作职责及服务范畴等。加大专科护士培训力度,发展专科护士队伍,提高专科护理水平。

随着医疗技术的迅速引入与发展,护理专科化的趋势越来越明显。专科护士(clinical nurse specialist,CNS)是指获得研究生学历,在某一专科领域具备专科知识和技能,可为患者提供高水平护理服务的专业人员。美国护理学会认为专科护士的角色功能包括护理专家、教育者、管理者、顾问和研究者,其基本职责为临床护理、临床管理、教育、护理顾问及临床研究 5 个方面。专科护士的核心能力是建立在护理职责基础之上的知识、技能、态度及价值观的综合优势,是护理教育应着重培养的、护理专业人员必须具备的最主要的能力。

(二) 岗位设置原则

ICU 是医院救治危重患者的场所,集中了医院中最危重、最紧急的患者,拥有各种先进的监护抢救设备和各种抢救技术,所以 ICU 专科护士的岗位设置应该与 ICU 的工作特点、学科发展趋势以及所在医院的专业特色紧密结合。专科护士的设置,现认为可以设立两种类型,即专职专科护士和兼职专科护士。前者隶属于护理部,立足于医院的临床科室;后者多从属于某一特定专科,并接受护士长领导。通常对专职专科护士在职称、工作年限、能力方面有更高的要求。ICU 需要一定数量的专职专科护士,更需要较多的兼职专科护士。ICU 专科护士的专科质量主要评价指标包括压力性损伤发生率、非计划性拔管发生率、ICU 呼吸机相关性肺炎发生率、中心静脉导管相关血流感染发生率和导尿管相关泌尿系统感染发生率。

(三) 重症专科护士的核心能力

1. ICU 专科护士核心能力　ICU 专科护士应具备的 8 种核心能力:专科护理临床技能、专科护理理论知识、临床分析和思维能力、专业发展能力、思想政治素质和职业道德素养、护理教育能力、科研能力、护理管理能力。根据临床护理现状,临床实践能力是护士进行一切护理工作的基础,评判性思维能力应是目前 ICU 专科护士最重要的能力。

2. ICU 专科护士核心能力的培养模块　作为 ICU 专科护士培养,培训实施模块中应注重新理论、新理念的引入,包括镇静、镇痛理念,家庭为中心的 ICU 理念,过渡式ICU 延续性护理理念,ICU 患者功能康复锻炼理念等。在核心能力培养模块中也应重视创新性思维能力与临床护理实践能力相结合的形式。创新是专科护士工作的扩展和自身价值的体现。

（四）重症专科护士的培养方式

不同国家和地区对 CNS 的培养的方法是不同的。欧美等国家起步较早，已经形成规范的培养方法，可供我们借鉴参考：学员应有学士以上学历，有 1～2 年的脱产学习经历（或 3～4 年的业余学习经历），课程为硕士研究生教育必修课程、核心课程和专科课程。其中包含了理论、实践和研究方面的课程。学员通过阶段性考核和结业考核获得研究生证书和相应的执照证书（执照具有时效性，需要争取继续教育学分来保持执照的有效性）。港澳台地区的 CNS 培养同样强调入学者学历和临床经验，要求在职护士或具备一定临床经验的护士才能报考。课程内容略有不同，但包括了理论课程和高级实践、角色实习、学位论文，其中理论课程包括了急重症专科课程，以及过程中培养学员的教育、研究、管理等高级护理角色能力。

1. 培养要求　ICU 专科护士培养中首先应明确培养方向：①体现专科化特色，避免通才教育；②完善课程设置，立足核心能力，以临床实践能力为导向进行课程改革；③完善教育评估体系，构建核心能力考评体系，并与多种考核方式相结合。

2. 核心能力考核　ICU 专科护士除了能完成能级护士所能完成的工作内容、具备能级护士所具备的核心能力外，还应具备解决危重患者疑难、复杂和紧急问题，修订并完善技术规范、技术流程，不断提高技术质量的能力以及组织及参加院内专科护理会诊等核心能力。此外，还应在下面几个方面有较突出的能力。

（1）ICU 的设置与管理的能力：①了解 ICU 建设与管理的新进展，并提出前瞻性的意见；②评价并完善 ICU 核心制度及岗位职责、工作流程及护理质量评价标准；③修订、改进危重患者收治、转出、出院及死亡的复杂处理流程。

（2）对危重患者护理的能力：①了解危重患者基础护理工作的最新进展，并提供技术指导，修订并完善流程；②了解国内外专科护理新进展；③制订和完善危重患者疾病护理常规，并指导工作；④制订、改进导管护理的先进流程；⑤修订并完善危重患者护理评估，改进护理文件书写质量；⑥修订并完善危重患者液体管理流程；⑦具有丰富的营养支持理论，并能够对患者的营养支持提出建议；⑧修订安全护理应急预案；⑨能对护士进行药物使用培训；⑩了解疼痛护理的最新进展，并提供技术指导；⑪对危重患者的心理护理具有丰富的知识，并能对护士进行指导及帮助；⑫培训护士对患者进行有效的健康教育。

（3）运用专科技术的能力：①能开展生命支持授课培训内容；②了解各项急救技术新进展，并对各级护士进行培训；③了解监测技术新进展，并进行培训；④熟练掌握危重患者各系统病情变化特点，并进行培训；⑤熟悉危重患者病理、生理等医学知识；⑥全面了解危重患者的检查，并进行分析，指导临床护理工作。

（4）教育与培训能力方面：①了解专科新技术、新业务的进展并做培训，具有较好的授课能力；②能开展护士健康教育水平能力的培训。

（唐颖嘉）

四、重症监护呼吸治疗师的培养

(一) 概述

1. 概念　呼吸治疗师(respiratory care practitioner，RCP)是指从事呼吸治疗工作的专业技术人员，主要是在医师的指导下，运用专业手段对心肺功能不全或异常的患者给予评价、治疗和指导的专业人员。

2. 原则　遵循多学科协作、以患者为中心的原则。

(二) 指南与指标

2003 年 11 月，呼吸治疗技术专业被正式列入教育部《普通高等学校专业目录》。《中国重症加强治疗病房(ICU)建设与管理指南》指出，ICU 可以根据需要配备适当数量的辅助人员，有条件的医院可以配备相关技术与维修人员。国外一般要求床位与呼吸治疗的配比为 10∶1。目前，我国只有少数大型综合医院设立了呼吸治疗专业小组，且大部分为呼吸治疗相关专业人员。

(三) 呼吸治疗师的管理

以护士为主导的呼吸治疗肺康复团队能将呼吸治疗与护理相结合，执行力更迅速，更注重落实整体化治疗措施，同时可有效监控和把握患者病情，全面考虑患者对治疗措施的耐受程度，而非将患者发生的临床问题逐一孤立地解决。同时，也能在医护沟通中起到桥梁作用，为患者提供最佳肺康复方案。构建以患者为中心的肺康复模式，是在借鉴整体责任制护理个案管理的基础上，构建横向联合纵向并贯穿患者整个住院期间的个性化肺康复管理方案。从患者入院直至患者康复出院，全程由团队进行跟踪随访，对患者病情深入了解、动态评估、及时干预，有效改善患者的临床结局。

呼吸治疗师培养模式以立足于为患者提供有针对性、连续性、专业呼吸照护的人才为目标，以改善患者心肺功能为职责。不同医院可能采取不同的培养模式。由护士主导的肺康复模式是由护理部牵头，在医务处及重症医学科支持下，组建以护士为主导的肺康复团队，在对患者进行肺康复的同时，根据患者实际情况实施个性化整体护理方案。护理部主管及协调多学科团队，重症医学科主任负责培训及技术指导，护士与专职呼吸治疗师共同实施项目及反馈意见，专职呼吸治疗师组长负责确定团队运行模式，构建全院可推广的肺康复方案。

1. 横向肺康复管理方案　以 ICU 患者为中心，横向联合多学科团队开展肺康复呼吸治疗。具体工作包括：①与医疗团队共同探讨监护室内重点患者呼吸治疗及肺康复策略；②根据患者入 ICU 前的肺功能情况进行呼吸治疗需求评估，启动相应呼吸支持方式；③根据患者血气情况评估机械通气患者的通气需求，机械通气模式的选择及参数的精细化调节；④实施各类物理技术疗法，指导使用肺康复训练器等，使患者进行早期功能锻炼；⑤实施院内外转运及抢救配合；⑥全程负责呼吸机及其他呼吸治疗相关仪器设备附件的管理。

2. 纵向肺康复管理方案　以围手术期患者为中心，纵向联合多部门开展全程链式肺康复呼吸治疗。方案主要分为术前、监护室、普通病房三部分开展实施。①术前：手术患者由手术医师、麻醉科医师评估心肺情况后，请呼吸治疗团队会诊并予以健康指导、术前呼吸训练器康复训练,评估康复训练肺功能效果及手术适应证情况。②术后(监护室):实施横向肺康复管理方案,评估入监护室后的肺功能,根据结果制订危重症患者肺康复多学科管理方案、个性化呼吸治疗肺康复方案。③普通病房:所有转出 ICU 重点患者落实前 3 日的每日随访工作,平稳后每周进行随访工作。随访内容包括影像学检查再次判读,肺康复锻炼指导,人工气道护理,患者肺功能、呼吸形态及咳痰能力评估等。

呼吸治疗师职责不仅是对患者进行肺康复干预,更注重每位患者的健康教育落实情况,使得方案能有效开展。护士主导的呼吸治疗肺康复团队不仅对 ICU 内的患者实施横向的个性化肺康复方案,还将呼吸治疗肺康复干预措施深入至病房,解决病房患者的轻症呼吸问题,从而减少因呼吸相关并发症转入 ICU 的人次,提升医疗护理质量。以患者为中心、护士为主导的肺康复团队,由临床经验丰富的护理人员组成,通过规范化培养后更具有临床综合判断力,对于危重症患者的病情思辨能力更强,在临床实践中具较强的优势,是提升护士综合发展的核心价值体现,也是多学科团队建设与管理的一种探索模式。

(潘文彦)

第四节　ICU 的风险管理

一、ICU 高危药品管理

(一) 概述

重症监护的患者往往伴有危及生命的各种危险因素,使用高危药品的数量、种类、频率要远远高于普通病区。ICU 往往会储备一定数量的高危药品,其使用、储存和保管显得十分重要。高危药品的药理作用往往显著而迅速,会直接关系到患者的生命安全,若使用不当可对患者造成不同程度的伤害。对高危药品的同质化管理可提高用药的安全性,减少和杜绝安全隐患。

(二) 管理方法

1. 高危药品种类　ICU 常用的高危药品包括血管活性药物、镇静剂、肌肉松弛剂、高浓度电解质制剂、细胞毒性药物等。常见的高危药品备用药主要有以下几类。①警 A 类:肾上腺素、去甲肾上腺素、50%葡萄糖、多巴胺、多巴酚丁胺、10%氯化钾、10%氯化钠、艾司洛尔、胺碘酮、丙泊酚、氯化钙、葡萄糖酸钙、依托咪酯、麻黄碱、利多卡因、阿托品、间羟胺及去乙酰毛花苷。②警 B 类:肝素钠,布比卡因,右美托咪定。③警 C 类:罗库溴铵、氯化琥珀胆碱及维库溴铵。

2. 高危药品存放　高危药品需单独存放,有醒目标记,专人负责对药品质量和数量实行严格管理,每班交接,保证药品基数和位置不变。抢救药品放置在抢救车内,毒性药品和麻醉药品及精神类药品由专人专柜加锁保管,需低温储存的高危药品放置冰箱内,冰箱需每日监控温度,使其保持适当的温度。其他高危药品根据其药理学作用分类放置专用药架上,与其他药品分开放置。加强高危药品有效期管理,保证按生产日期先进先出,定期清点。

3. 合理用药　根据医嘱、药理作用的特点及药物使用的注意事项等合理用药,使用时添加警示标识。药品按医嘱打印标签时,标签上印有"高危药品"警示字样,或在药品的容器上粘贴"高危药品"警示标签,确保各环节使用时都有警示。高浓度电解质,如氯化钾,禁止直接静脉推注,当需用微量注射泵维持用药时,尽量选择中心静脉置管,必须使用单道泵注入时,避免与其他药物混淆,将警示标志粘贴于注射器尾部,加强巡视,严密观察患者生命体征及注射输入速度并记录。

4. 严格查对　根据医嘱配制药物,现配现用。做到取药和配药双人核对并签名,剩余药品双人核对后按照医疗废弃物品处理。在使用时,严格执行给药的三查八对制度,即操作前、中、后查,核对患者姓名、床号、住院号、药品名称、药物剂量、浓度、时间及方法。

5. 培训管理　将监护室备用高危药品的药名、规格、不良反应、注意事项编制成表格公示,定期组织学习高危药品管理制度和培训,并加入科室考核内容中。对年资较低的护士加强管理,提高其对于高危药品的药理学知识掌握度,使之掌握使用高危药品的评估和处理方法。如出现新增使用高危药品时,应组织学习药品的注意事项和不良反应等内容并公示。当出现不良事件时,严格执行护理不良事件上报管理制度,护理管理者应组织讨论总结,要因分析,制订整改措施。科室专职管理小组成员协助护士长定期检查护理质量与安全,降低不良事件发生率,保证高危药品临床使用安全。

(三) ICU 用药风险管理

用药安全是指保证药品在使用过程中,避免出现的安全性问题。临床用药安全是一个动态过程,包括药品的储存、保管、调配及使用等一系列环节。用药风险防范在 ICU 显得尤为重要。其主要用药风险管理应包括:①重点药物包括抗感染药物、心血管系统药物、细胞毒性药物、麻醉药及麻醉辅助用药、抗精神病药、抗焦虑药等治疗神经系统疾病药物、中药注射剂和胰岛素制剂等。②医师在开具医嘱前要询问患者或家属过敏史及不良反应,并告知患者将要使用的药品名称、用法用量、可能存在的不良反应、注意事项,在用药后向清醒患者询问有无不适感,是否出现不良反应。③护士应高度重视用药后不适和不良反应,认真检查,采取有效处置措施,提高患者依从性。④静脉给药后,护士必须按药品使用规定调节滴速,并加强巡视。其他方式注射给药,在注射完成后,护士也应加强观察患者有无异常反应。口服给药时,应由护士在场指导患者服用,并交待注意事项后方可离开。当班护士每小时巡视病房时需注意询问患者用药后情况。⑤交班时,当班护士应向接班护士介绍本班使用重点药物患者的情况,以利于接班护士继续执行用药后观察。⑥发现不良反应事件后,必须及时报告当班医师,并安抚患者、家属,使其配合治疗。当班医师接到不良反应事件报告后,应及时对患者进行检查,妥善处理,并填写药品不良反应事件报告表,上报临床药学室。⑦护理人员必须掌握重点药品适应证、不良反应以及注意事项,并有培训考核记录。

(四) ICU 用药风险的相关因素

临床用药风险管理涉及多方面的内容,许多因素都可能导致不良事件发生。风险管理的关键因素包括三方面:人员因素、外界因素及药物因素。其中人的因素居于主导地位。①人员因素,即药品信息知识缺乏、经验缺乏、工作人员责任心不强、医务人员协作沟通不足、患者依从性差等;②外界因素,即药品监管不力、工作环境的影响、工作流程不合理及药品供应不良行为等;③药物因素,即药物自身特性、药品包装缺陷等。

(五) 抗菌药物使用管理规范

医师根据《抗菌药物临床应用指导原则》应遵循抗菌药物分级管理制度,为患者开具符合疾病指征的抗菌药物。抗菌药物治疗方案需要综合患者病情、病原菌种类及抗菌药物特点选择用药,包括药物的品种、剂量、给药次数、给药途径、疗程及联合用药等。护士应遵医嘱严格精准使用抗菌药物,保证剂量、溶媒、输注途径、输注时间及输注速度等准确无误。护士应知晓患者使用抗菌药物的级别以及是否单一或联合用药的方案,在临床药师指导下,根据抗菌药物级别做好用药后观察及护理,每日做好用药评估,以便医师查房时及时调整或停止使用抗菌药物。

知识链接

《高危药品分级管理策略及推荐目录》

高危药品的概念由美国医疗安全协会(Institute for Safe Medication Practices,ISMP)首先提出。在中国药学会制定的《高危药品分级管理策略及推荐目录》中,高危药品被分为 A、B、C 3 个等级:A 级是高危药品管理的最高级别,药品使用频率高,一旦用药错误,患者死亡风险最高;B 级包含的高危药品使用频率较高,一旦用药错误,会给患者造成严重伤害,但给患者造成伤害的风险等级较 A 级低;C 级包含的药品则是使用风险较 B 级风险低的药品。

(钱 晨 顾 蓉)

二、ICU 职业风险防护

(一) 概述

ICU 不仅是医院危重患者抢救治疗的重要场所,也是病原体容易聚集的场所,其工作的特殊性决定了 ICU 的护士要面临较大的职业风险。护士在履行救死扶伤的职责时,潜在的职业危害日渐突出,对护士的身心健康造成不同程度的直接或间接的影响。因此,护士必须能辨识职业损伤的危险因素并及时采取积极、科学的防范措施,做好职业防护,保障自身职业安全。

1. 概念

(1) 护理职业防护:是指在护理工作中采取多种有效措施,保护护士免受职业损伤因素的侵袭,或将其所受伤害降到最低程度。

(2) 护理职业暴露:是指护理人员在医院特定的工作环境之中,在护理患者过程中极容易被患者的血液、体液及排泄物所感染,如接触污染的注射器、针头、各种导管,同时也容易受到各种理化损伤因子的损害,如光、热、电磁辐射等暴露。因此,在工作中存在感染某种疾病的风险,即称为护理职业暴露。

(3)标准防护:是指假定所有人的血液、体液、分泌物等体内物质都有潜在的传染性,接触时均应采取防护措施,防止因职业感染传播疾病的策略。

2. 职业损伤危险因素

(1)生物性因素:是指细菌、病毒、支原体等微生物对机体的伤害。ICU护士在护理工作中,每日与各种分泌物、排泄物及患者用过的各种器具、衣物等密切接触,因而容易受到病原微生物的侵袭。

(2)化学性因素:ICU需频繁接触各种浓度较高的消毒液,如各种器械、物品的浸泡消毒,机器表面的擦拭消毒及环境消毒均需使用消毒液,这些消毒液极易引起过敏性鼻炎、眼睛和呼吸道炎症、头痛等,直接影响护士的健康。

(3)物理性因素:①锐器伤。它是最常见的职业损伤因素之一,是一种由医疗锐器,如注射器针头、各种穿刺针、缝针、手术刀、剪刀及安瓿等造成的意外伤害,可引起皮肤深部足以使受伤者出血的皮肤损伤,锐器伤是导致血源性传播疾病的最主要因素。②机械性损伤。常见的有跌倒、扭伤、撞伤等,特别是负重伤对护士造成的危害不容忽视。护士由于职业关系,在护理工作中常常会搬动患者或较重物品,如身体负重过大或用力不合理,易导致不同程度的身体损伤,负重伤比较常见的是腰椎间盘突出症。③噪声。长期处于声音强度超过40 dB的环境中,可引起听力和神经系统的损害。监护室噪声的主要来源包括监护仪、呼吸机噪声、报警声,患者的呻吟声、哭闹声及电话铃声等。④电离辐射。ICU的患者常需行床边X线检查辅助诊断,X线是对人体伤害较大的放射线,长期过量照射会使人产生疲乏无力、记忆力减退、睡眠障碍、头晕及恶心等症状。

(4)心理及社会因素:ICU护理工作具有高风险、高压力的特点,时常面对患者痛苦、死亡的负性刺激,患者病情不稳定时随时需要抢救,再加上担心发生护理差错事故,这些因素所致的压力极易造成护士身心疲惫。

(二)职业风险防护管理

1. 护理人员职业标准防护规范　①护理人员在进行护理操作或进行清洁、消毒工作时,应严格执行护理操作规程和护理工作制度,避免发生职业暴露。②护理人员在日常工作中应采取最基本的防护措施,穿工作服和不露脚趾的工作鞋,戴口罩、帽子、手套,熟练掌握手卫生的概念及"七步洗手法"的程序,做好手卫生的两前三后,包括接触患者前、进行无菌或清洁操作前、接触体液后、接触患者后和接触患者周围环境后。③以下情况应在戴手套前和脱去手套后认真洗手:a. 接触患者血液、体液、分泌物、排泄物及其污染物品时;b. 接触患者黏膜和非完整皮肤时;c. 清理传染性患者用过的物品及进行清洁消毒时。④当实验室检查提示患者为耐药菌感染时,应立即就地安排床边隔离,悬挂蓝色接触隔离标志,为患者做治疗或生活护理时,应当穿隔离衣,视进一步的具体情况做好对应的预防措施以防感染,与该类患者相关的物品及废弃物都应该集中统一按照传染性疾病流程处理。⑤及时清理被污染的被服及各种污染物,防止造成二次污染及微生物传播。⑥及时处理被污染的医疗用品及设备,重复使用的医疗仪器设备应进行清洁消毒。

正确处理医用垃圾,避免造成交叉感染。⑦若发生职业暴露,应立即采取紧急处理措施,并及时上报,按照医院规定进行相应的身体检查和预防治疗。

2. 化学因素风险防护规范　①护理人员在进行各类消毒剂配制的过程中,要戴好帽子、口罩和手套等防护用品,同时要将配制工作选择在宽敞、通风的场所进行。②在进行配制的过程中,护理人员尽量避免直视,尽量与配制的消毒剂保持一定的距离,且对于易挥发的消毒剂,在取用时要做到动作迅速。如果在配制过程中,不慎将药液溅到皮肤或眼部,应立即用生理盐水进行反复的冲洗处理,并且及时寻求医师的帮助。③ICU 如需使用经环氧乙烷消毒处理后的物品,可经由专门消毒供应室申领,使用完毕后再送回该部门统一消毒,取回后备用。④ICU 需使用层流空气净化系统,以保持患者治疗环境、护理人员工作环境清洁安全。

3. 针刺伤风险防护规范　①掌握正确的持针方法:护理人员在实施穿刺的过程中,首先要保持锐利面的使用空间,严禁将锐利面对着他人或自己;操作场所要保证充足的光线,防止被针头、缝合针、刀片等锐器刺伤或者划伤;禁止手持锐器随意走动;不徒手传递锐器;对于裸露的针头严禁使用双手回套针帽,如果必须套回一定要单手操作;注意将针头及时丢入锐器盒中;及时清理锐器盒,避免其处于过满的状态,一般不超容量的2/3,丢弃的损伤性废物无论是否使用均按损伤性废物处理。②提高手套的使用率:严格要求 ICU 护理人员在执行静脉穿刺的过程中戴手套,并且要保证在整个治疗过程结束、整体处理结束之后,再脱掉手套。虽然戴手套不能防止针刺伤,但可以减少血液进入人体的量,从而减少感染的机会。③掌握职业暴露后的应急措施:挤血,冲洗,消毒,包扎,报告。a. 如有伤口,应当由伤口近心端向远心端轻轻挤压,尽可能挤出损伤处的血液,再用肥皂液和流动水冲洗,禁止进行伤口的局部挤压;b. 用肥皂液和流动水清洗污染皮肤,用生理盐水冲洗黏膜;c. 受伤部位的伤口冲洗后应当用 75% 乙醇或 0.5% 聚维酮碘等皮肤黏膜消毒剂进行消毒,并包扎伤口,被暴露的黏膜应当反复用生理盐水冲洗干净;d. 发生职业暴露后上报防保科,节假日联系防保科值班人员,对暴露源的种类和级别进行确定和评估,实施相应的预防用药方案。接触特殊血源病毒体,如接触乙型肝类病毒(HBV)后,建议在 24 h 内,最迟不超过 7 d 开始预防性治疗;接触人类免疫缺陷病毒(HIV)后,建议在 4 h 之内,最迟不超过 24 h 开始预防性治疗。④其他防护策略:ICU 护理人员一旦发生针刺伤事件,要在 24 h 之内及时上报有关部门,部门负责人员要及时给予询问和处理。同时,有关部门在收集这类数据时,可以定期分析发生职业暴露的原因,在此基础上积极地探寻有效的预防措施,以此来降低 ICU 护理人员的职业感染危害发生率。护士应通过不同途径,学习、了解护士职业性感染及其危害的相关信息和理论,不断加强自我保护意识,规范护理技术操作,逐步掌握正确的防护措施。

(顾　蓉)

三、ICU 护理不良事件管理

(一) 概述

1. 概念　护理不良事件是指伤害事件并非由基础病所致,而是由于护士责任心不强、不执行操作规程、不执行核心制度、技术水平低,造成患者死亡、住院时间延长,或离院时仍带有某种程度的失能,引发或未引发投诉纠纷的事件。主要包括跌倒(坠床)、压力性损伤、给药差错、管道滑脱、药物外渗、走失以及其他与患者安全相关、非正常的意外事件等。不良事件管理是以提高护理服务质量为目的,收集、处理发生的医院安全不良相关事件,进行统计分析,持续整改,完成闭环管理。

2. 报告方式

(1)强制报告系统:主要定义为严重的、可预防的护理差错和可以确定的不良事件。几乎所有医院的护理主管部门都制订了不良事件上报制度,以便有效地分析事件原因。

(2)自愿主动报告系统:是强制报告系统的补充,要求和鼓励护理主管部门或个人自愿上报不良事件,更有助于发现组织系统的安全隐患,加强护理安全管理。政府卫生主管部门倡导自愿主动报告。

(二)不良事件预防与上报流程

1. 预防 严格执行核心制度及患者安全等管理制度,严格遵守护理操作规范。①预防为主,建立健全规章制度。②开发人力资源,完善质量体系。③完善沟通机制,正确执行医嘱。④提高风险意识,加强细节、环节管理。⑤树立法律意识,强化法制观念。⑥规范护理文书,提供有用信息。⑦加强新技术,有创技术的准入管理。⑧设立经验分享日,从经验教训中学习。⑨加强重点环节管理预防安全隐患:a. 输血安全管理;b. 管道护理管理;c. 药物不良反应管理;d. 患者走失、跌倒及烫伤预防管理;e. 疑难危重患者安全管理;f. 评估、告知、预报及监控制度。

2. 应急处理流程 ①立即终止违规护理行为;②初步判断患者伤害情况;③立即通知医师;④立即测量生命体征、意识;⑤妥善保存造成伤害的药品、器械等;⑥协助医师检查患者,根据医嘱观察处理;⑦评估患者伤害结果。

3. 报告流程 ①口头报告,当事人及时口头报告护士长、科护士长或值班护士长;②网络报告;当事人在 72 h 逐项填写医疗安全不良事件报告表并上报不良事件,可实名也可匿名报告。

4. 分析整改 ①科护士长、护士长应及时组织讨论分析,制订整改措施;②在护理部协助下调查和组织讨论分析,汇总和归纳讨论意见,提出系统原因和整改意见与措施,对重大不良事件进行根本原因分析。

5. 处理结果 ①非惩罚原则:对发生的不良事件根据分析结果进行相应处理,如为系统等原因,不作处罚。②激励原则:对当事人及时报告或他人主动报告者,给予奖励;对不报者和瞒报者给予处罚。具体方法参照医院相关规定。

6. 追踪改进 科室负责落实整改措施,护理部定期进行跟踪。

7. 填报、审核 护士长网上逐项填写完成护理不良事件报告单,最终由护理部审核通过。

(徐　璟)

第五节 ICU 的相关制度

一、重症患者查对制度

(一) 概述

1. 概念　查对制度指为防止医疗差错,保障医疗安全,医务人员对医疗行为和医疗器械、设施、药品等进行复核查对的制度,是医院医疗质量核心制度之一,是医务人员必须遵守的行为准则。

2. 基本要求

(1) 医疗机构的查对制度应当涵盖患者身份识别、临床诊疗行为、设备设施运行和医疗环境安全等相关方面。

(2) 每项医疗行为都必须查对患者身份。应当至少使用 2 种身份查对方式,严禁将床号作为身份查对的标志。为无名患者进行诊疗活动时,需双人核对。用电子设备辨别患者身份时,仍需口头查对。

(3) 医疗器械、设施、药品、标本等查对应按照国家有关规定和标准执行。

(二) 查对制度

护理查对一般包括患者身份识别制度、腕带使用制度、给药查对制度、医嘱查对制度、标本采集查对制度、其他护理操作查对制度、手术患者查对制度、输血查对制度。

1. 患者身份识别制度　①任何治疗护理时,须首先识别患者身份;②标本采集、给药、输血、发放特殊饮食等环节,在核对患者床头卡、腕带等信息时,至少同时使用 2 种身份识别方式(如床号、姓名、住院号等),禁止仅以房间或床号作为识别的唯一依据;核对同时让患者陈述自己的姓名。

2. 腕带使用制度　①所有住院患者均佩戴腕带;②精准填写腕带信息并核对签名;③凡 ICU、手术、神志不清、语言交流障碍等患者,腕带信息作为必须的身份识别方式;④腕带字迹模糊、损坏或相关信息更改等,须重新更换。

3. 给药查对制度　严格执行"三查、八对、一注意"制度。①三查:操作前查、操作中查、操作后查(查药物的有效期、有无沉淀、混浊及配伍禁忌,瓶口有无松动、裂缝);②八对:对床号、姓名、住院号、药名、浓度、剂量、方法及时间;③一注意:注意药物不良反应,给药前注意询问有无过敏史。

4. 医嘱查对制度　①医嘱执行、核对须在医嘱单/执行单上分别签名并在医嘱系统中录入,确认执行;②每日由护士长/带组指定高年资护士检查医嘱执行情况;③日常诊疗活动中,不执行口头或电话医嘱;④急危重症患者抢救时,对医师下达的口头临时医嘱,护士应向医师复述,执行时双人核对,事后及时准确补充记录(嘱-复-对-行-补)。抢救时所用药品的空瓶,经二人核对后方可弃去。

5. 标本采集查对制度　①根据检验医嘱,经核对检验信息后打印执行单和检验条形码,准备相应试管;②采集标本时,使用 2 种身份识别方式(如床号、姓名、住院号等)确认患者,并核对标本种类和相应试管。

6. 其他护理操作查对制度(如口腔护理、发放特殊饮食等)　①操作前检查护理操作用物完好,药品合格;②操作时核对床号、姓名、操作项目或部位;③操作后检查物品完整无遗留、项目正确、措施安全;④按医嘱要求预定特殊饮食,发放时应核对患者信息及饮食种类和量。

7. 手术患者查对制度　①根据手术医嘱做好手术信息、物品和患者的准备并由双人核对;②采用 2 种不同识别方式(如床号、姓名、住院号等)做好患者身份确认;③按照规章制度完成术前评估护理记录,内容包括术前宣教,禁食,更衣,备皮,备血,排尿,肠道准备,按医嘱用药,手术部位标记,去除义齿、化妆、眼镜及贵重物品等项目;④护士与手术室接送人员持病历及接送单做好患者信息核对,包含患者姓名、病区、床号及手术名称等;⑤术后患者返回监护室,由护士与麻醉科医师做好床旁和书面交接后,护士须在交接单《麻醉科手术病员交接班记录》和《转运交接 SBAR 评估单(手术)》上签名。

8. 输血查对制度

(1) 申请核对:①无血型鉴定结果者,打印血型鉴定标签,并逐项核对病区、床号、病案号、姓名、性别及年龄,无误后将标签贴在相应试管上;②打印交叉配血标本的输血标签并逐项核对病区、床号、病案号、姓名、性别及年龄,无误后将标签贴在相应试管上。

(2) 标本采集核对:①同时采用 2 种不同方式进行患者识别;②采集标本必须一次一人;③标本由专人送至血库,同时双方进行核对。

(3) 取血核对与检查:①取血。护士与发血者共同核对 13 项内容,包括病区、床号、病案号、姓名、性别、年龄、血型、交叉配血试验结果、血瓶号、血液种类、血液剂量、血液有效期以及血的外观。②检查。a. 标签有无破损、模糊;b. 血袋有无破漏;c. 血液有无变色、凝块、气泡、颗粒、絮状物。

(4) 输血:①输血前,护士应了解患者血型、输血史及不良反应史,由 2 名护士按病历再次核对上述 13 项内容;②输血时,由 2 名护士持病历到床旁用 2 种不同方式进行患者确认,再次核对上述 13 项内容及标准输血器具,并双人在交叉配血单上签名;③输血后,应再次核对血型。

(王晓容)

二、重症患者转运制度

(一) 概述

1. 概念　院内转运(intra-hospital transport,IHT)是指在住院或重症监护期间,患者需要在同一医疗单位的不同医疗区域内转运进行诊断、治疗,或进入专门的护理单元。通过制订转运制度,确保危重患者在院内转运过程中得到妥善的治疗和护理,处置、杜绝不安全隐患的发生。

2. 转运原则　转运原则是为预防和减少危重症患者院内转运医疗不良事件的发生而提出的。2017 年,《急诊危重症患者院内转运共识》专家组提出标准化分级转运方案中转运原则,具体包括以下几方面。①降阶梯预案:根据患者转运过程中病情可能出现的最高风险,按相应分级进行转运人员和装备的准备,并选用充分有效的应对手段。②充分评估:评估患者、转运人员、仪器、药品及转运环境和时间,并告知转运风险。③优化分级:依据患者生命体征、呼吸循环支持等内容进行综合分级(Ⅰ级、Ⅱ级、Ⅲ级),并依据分级标准配备相应转运人员及装备。④最佳路径:指结合危重症病情从转运前、中、后流程的实施以及最佳路线的选择。转运前,充分评估患者、有效沟通、按分级标准安排相应的人、材、物;转运中,实时评估与监测,并做好应对突发事件的准备;转运后,医务人员再次评估患者的病情及医疗措施并进行评价。⑤动态评估:由于危重患者病情变化快、病情具有不可预见性,所以对转运流程进行多环节、多方面、无缝隙的动态评估十分重要。

(二) 分级转运制度

ICU 作为专门收治危重症的单位,将危重症患者从 ICU 运送到其他部门诊断或治疗程序通常是重症监护过程的必要部分。各医疗机构应结合自身实际,以 ICU 为核心,联合医师、呼吸治疗师和各护理质控小组,制订危重分级转运制度(表1-1、表1-2)。

表1-1　危重症患者转运分级系统

危重等级	评估项目	转运人员	转运装备配备标准
一级红色	1) 生命体征不稳; 2) 昏迷,GCS 评分<9 分; 3) 泵入 2 种及以上血管活性药物; 4) 人工气道,呼吸支持条件高 PEEP ≥ 8.0 kPa(80 cmH_2O),$FiO_2 \geq 50\%$; 5) 急性心肌梗死、严重心律失常、严重呼吸困难、反复抽搐、致命创伤、主动脉夹层、主动脉瘤等	1) 医师:主治以上≥1 名,ICU 工作时间≥2 年; 2) RT:1 名; 3) 护士:≥N2 能级护士,ICU 工作时间≥1 年; 4) 人员具备:急救技能,胸外按压,气管插管及配合,除颤电复律,熟练使用抢救仪器	1) 仪器设备:氧气钢瓶≥1 瓶; 2) 外出备用箱; 3) 转运呼吸机/简易呼吸器、微量泵、转运监护仪; 4) CAM-ICU(+)患者携带约束用具
二级黄色	1) 生命体征相对稳定; 2) 浅昏迷,GCS 评分 9~12 分; 3) 泵入 1 种血管活性药物; 4) 人工气道,呼吸支持条件不高,PEEP<8.0 kPa(80 cmH_2O),$FiO_2 < 50\%$; 5) ECG 怀疑心肌梗死、非 COPD 患者 $SaO_2 < 90\%$、外科急腹症、剧烈头痛、严重骨折、持续高热、严重呼吸困难、反复抽搐、致命创伤、主动脉夹层及主动脉瘤等	1) 医师:≥1 名,ICU 工作时间≥1 年; 2) 护士:≥N2 能级护士,ICU 工作时间≥0.5 年; 3) 人员具备:基本急救技能,熟练使用抢救仪器	1) 仪器设备:氧气钢瓶 1 瓶; 2) 外出备用箱; 3) 简易呼吸器、微量泵、转运监护仪 CAM-ICU(+)患者携带约束用具
三级绿色	1) 生命体征尚平稳; 2) GCS 评分>12 分; 3) 无须血管活性药物; 4) 无人工气道,可自主咳嗽; 5) 慢性病症	1) 医师:≥1 名; 2) 护士:≥N2 能级护士; 3) 人员具备:基本急救技能,基本使用抢救仪器	1) 仪器设备:氧气钢瓶 1 瓶; 2) 指脉氧仪; 3) 简易呼吸器(必要时)

表 1-2　重症患者院内转运记录单

病室：　　　床号：　　　姓名：　　　住院号：　　　诊断：　　　APACHE 评分：				
转运目的：□转科　□手术　□检查				日期：
身份核查	身份确认　□完成		人员	□医师
沟通	患者及家属知情　□完成			□护士
	通知对方科室　□完成			□工勤人员
镇静　□否　□是	CAM - ICU　□阴性　□阳性	RASS：		预计转运时间：
仪器/设备	选择：	转运前：		转运后：
	□转运呼吸机电量充足、功能正常	□是　□否		□完好　□充电
	□简易呼吸器	□是　□否		□完好
	□转运备用箱、物品药品充足并在有效期内	□是　□否		□完好　□补充
	□便携式吸引器功能正常	□是　□否		□完好
	□推注泵功能正常电量充足	□是　□否		□完好　□充电
	□O₂ 钢瓶使用时间＞90 分钟	□是　□否		□完好　□更换
	□除颤仪	□是　□否		□完好　□充电
	□约束用具	□是　□否		□完好
药物	根据医嘱准备药物：	转运前使用：		转运后药品：
		□是　□否		□使用　□用尽
		□是　□否		□使用　□用尽
		□是　□否		□使用　□用尽
导管	导管类型：	转运前检查：		转运后移位：
	Ⅰ类导管	□是　□否		□是　□否
	Ⅱ类导管	□是　□否		□是　□否
	Ⅲ类导管	□是　□否		□是　□否
护理	控温　□是　□否	转运前体温：		
	排泄　□落实	转运后体温：		
	静脉通路　□确认	其他：		

病情监测		神志	P	R	BP	SpO₂	其他
	转运前：						
	转运中：						
	转运到达：						

注：转运过程中生命体征记录次数≥1 次；Ⅰ类导管为胸管、T 管、口鼻气管插管、气管切开导管、动脉导管、脑室引流管、临时起搏器；Ⅱ类导管为各类引流管、双套管、负压引流管、深静脉导管、硬膜外导管、三腔管、造瘘管、ERCP 引流管；Ⅲ类导管为导尿管、胃肠减压管、鼻饲管。

1. 转运前

(1) 评估：①转运目的评估,包括术前准备(手术部位、禁食等)、检查项目和转科(病史、药物、生活用品准备);②病情观察,包括生命体征、意识、呼吸、主要临床问题、患者置管及用药情况;③转运时间评估,预定转运到达时间;④完成分级,由医师、护士、呼吸治疗师(RT)共同参与,医院可采用三级色块转运管理方案,评估项目满足任意条件即分配入相应分级色块。

(2) 转运准备：①根据分级(三级色块管理)选择所需人员准备及转运装备配备标准;②根据患者的体型,评估是否需要双层或者多层床单进行患者转运工作;③与相关人员进行沟通,对患者及家属做好健康宣教,转运人员协调,明确人力、职责,接收科室做好接收准备;④整理各类导管及电子仪器相关联的电线;⑤将评估结果记录在重症患者转运记录单上。

2. 转运中

(1) 不同科室转运：到达转运目的地前,密切观察患者生命体征是否平稳,到达目的地后,再次确认患者生命体征。①转入手术室：使用监护室床单位进行转运,与手术室护士/麻醉师做好交接班。②转回病房：使用转运床进行转运,搬运患者至病房床单位,搬运时,转运床靠近病床并妥善固定。由医师、护士、工人共同协助患者搬运,搬运后,再次确认患者生命体征是否稳定,各导管是否妥善固定,保持通畅,并与病房护士做好交接班。③外出检查：使用监护室床单位进行转运,到达检查科室,做好搬运患者前准备,确认患者生命体征及导管,由医师、护士、呼吸治疗师、工人共同进行搬运。如患者生命体征不稳定,及时通知医师,暂停患者搬运工作,进行紧急处理。检查结束后,再次按流程进行搬运,确认患者生命体征以及各类导管保持通畅,确认携带用物无遗漏。

(2) 外出检查转运过床流程：①到达目的地,医师先确认好预约并进行等待。②入室后,床单四角拆松,将监护仪及呼吸机放在患者两腿之间,病房床与检查床平行并拢。③站位：护士立于患者床头,病房床与检查床中间;工人立于检查床侧患者脚端部分;ICU 医师立于病房床侧患者头端;专科医师立于病房床侧患者脚端;呼吸治疗师立于检查床侧患者头端。④职责：护士观察静脉通路,各重要引流管是否妥善固定;呼吸治疗师观察呼吸机运作,手扶口插管(气切导管);ICU 医师确认患者生命体征;专科医师确认专科体征平稳。⑤口令：护士再确认每一位成员的职责任务都落实完毕,告知全员准备过床,听到口令后协力搬运。

(3) 转运中注意事项：①确保患者生命体征平稳后搬运;②搬运中各人员明确各职责和站位,由责任护士发出搬运指令后共同完成;③搬运过程中,观察患者生命体征,导管是否保持通畅,不拉扯;④搬运后,再次确认患者生命体征是否稳定,各导管是否妥善固定,保持通畅;⑤转运过程中遇特殊情况,按应急预案进行处理。

3. 转运后处理 ①妥善安置患者;②物品处理(仪器设备清洁消毒,充电设备呈备用状态,及时补充急救药物,定时清点核对)。

4. 转运应急预案

(1) 应急预案处理流程：①危重患者转运需专人陪同,根据分级管理制度及色块管理制度准备并携带所需药品、物品及仪器设备;②转运途中严密观察患者生命体征和病情变化,对清醒患者注意听取其主诉;③发现患者突然发生病情变化,应就地给予紧急救治,电话通知相应科室,必要时立即将患者送入就近的病区实施急救;④密切观察患者病情变化,配合医师进行抢救和治疗;⑤通知病房主管医师、护士长,必要时通知值班护士长或值班院领导;⑥做好持续的观察及护理,并做好记录。

(2)应急预案注意事项:①护送人员在途中,应站在患者头侧,密切观察患者的病情变化,能够对出现的情况作出判断,并采取应急措施;②患者一旦发生病情变化,应立即抢救,必要时通知病区增补医师,应遵循就近抢救、无缝衔接原则;③遇重大抢救,应按规定及时通知医务科或院总值班。

5. 转运途中不良事件处理制度

(1)预防:在转运途中必须严格遵守医疗卫生管理法律、行政法规、部门规章和诊疗护理规范及常规,遵守护理服务职业道德。科室备有转运途中护理不良事件的预案,一旦发生不良事件,按相应流程进行处置。

(2)发生不良事件:①立即停止相关违规操作;②判断患者意识,观察患者各项生命体征;③立即呼叫医师;④立即采取措施,减少患者伤害;⑤协助医师进行各项评估,遵医嘱处理。

(3)报告:当事人应立即报告值班医师、病区护士长、科护士长和科主任,由病区护士长24 h内报科护士长,科护士长上报护理部,并交书面护理不良事件报告表和护理讨论分析处理记录。

(4)讨论分析:对发生的护理不良事件,组织护理质量管理委员会对事件进行讨论,提交处理意见;造成不良影响时,应做好有关善后工作。

(5)转运途中不良事件分类:①医疗不良事件,如患者信息错误、知情同意未落实、记录遗失;②医技不良事件,如造影剂过敏、检查仪器故障;③护理不良事件,如导管堵塞、导管接头脱松、导管滑脱、坠床;④仪器设备不良事件,如电量不足、氧气不足、呼吸机故障、静脉微泵故障、转运床故障。

知识链接

《急诊危重症患者院内转运共识》

2017年,《急诊危重症患者院内转运共识》专家组发布了《急诊危重症患者院内转运共识——标准化分级转运方案》,以期规范及优化急诊危重症患者院内转运流程,保证院内转运安全。该共识明确了院内分级转运的概念、特点、原则、标准及流程,以"降阶梯预案、充分评估、优化分级、最佳路径、动态评估"五方面为原则制定出ACCEPTANCE标准化分级转运流程,包括评估分级(assessment & classification),沟通解释(communication & explanation),充分准备(preparation),正常转运(transportation),应对管理标准化(administration & normalization)及总结评价(conclusion & evaluation)。

(王晓容)

三、ICU 交接班制度

（一）概述

1. 概念　交接班制度用于指导一组护理人员将患者详细信息及病区情况等,用口头、书面、床旁交班形式与即将负责相同患者的另一组护理人员进行交接,且伴随确保患者护理延续性和护理安全这一责任的转移。交接班是对前一班或前一日患者病情的总结,对治疗与护理工作进行概括与评价,为下一班治疗与护理工作提供依据的过程。交接班工作的实施及开展应保证具有有效性、安全性及连续性的特点,并充分了解患者的病情,做好不良护理的有效防范,提升护理工作的安全性。

2. 交接原则　落实 6 个不交不接:本班任务未完成不交接;重症护理治疗未落实不交接;急救物品、药品未齐全不交接;用过物品、污物未处理不交接;办公环境不清洁不交接;仪表仪容不整洁不交接。

（二）交接班制度

1. 基本要求

（1）护士:每日运行三班制或两班制,包括日间,夜间,周末和节假日。

（2）护士长:按护理部要求轮值夜值班和节假日值班。①值班前与科护士长沟通,了解当天各监护室重点单元运行情况;②根据病区动态巡视各个护理单元;③查房内容包括人员出勤和劳动纪律情况、危重患者抢救和护理落实情况、重点护理单元的人力配备情况以及护理部制订的检查项目;④有重大抢救等突发事件时,值班护士长必须在第一时间内赶到,协助处理,必要时予以报告和紧急调配人力;⑤做好值班查房记录;⑥必要时与科护士长、护理部主任等进行告知和交接。

2. 交接班内容　①病室达到整洁、安静、舒适及安全。②坚持床旁三交、四清及四洁。三交:口头交接、书面交接及床旁交接;四清:病情清楚、医嘱清楚、用药清楚及记录清楚;四洁:患者清洁、导管清洁、床单位清洁及床旁环境清洁。③各种管道通畅:a. 输液管道通畅,速度适宜,符合无菌操作,按时完成输液(药)计划;b. 各种引流管通畅,妥善固定,准确记录,护理符合无菌操作;c. 气道护理:保持呼吸道通畅,气管切开切口处清洁干燥。④抢救药物、仪器、器械、用物齐备,定量定点放置,性能良好适用。⑤各类物品清点如数、账物相符及记录完整。⑥坚持做到"交不清不接,接不清不走"。⑦晨会中护士长安排讲评、提问,布置当天工作重点及应注意改进的问题。⑧交班后交接者分别在危重患者监护单交接栏中签名。

3. 交接班流程

（1）交班前:交班者全面了解所负责包干患者的情况、相应的治疗、护理及急危重患者监测记录,准备交接内容;接班者接班前初步了解患者相关记录信息;清点物品、药品。

（2）交班时:交班者采用口头、书面、床旁交班形式,内容包括患者动态、病情、治疗、护理,特殊检查、术前准备和心理状况等;接班者做好急诊、危重、术后患者的相应生命体征、管道及重要治疗的监测。

（3）交班后:(对危重症患者)交接者分别在护理记录交接栏中签名。

4. 交接班模式　目前,ICU 较推荐使用 SBAR 交接模式。可将具体步骤分解到交接班内容包括以下几方面。S:患者基本信息及目前状况。沟通重点:患者姓名、年龄、床号及本班的主要病情变化。B:患者基本资料。沟通重点:住院日期、主诉、诊断;主要病史(现病史与重要过去史),评估潜在或存在的阳性体征;重要阳性检查;主要治疗与特殊护理。A:专业评估。沟通重点:最近生命征象数据及所观察到的改变状况或检查数据;患者意识、瞳孔、管道、皮肤、饮食、用药执行及患者心理状况;指出潜在的护理问题或风险评估。R:后续护理重点。沟通重点:已采取措施的有效性;需下一班关注的护理建议及待完成的事项。

知识链接

SBAR 交班模式

SBAR 交班模式是一种以证据为基础的、标准的沟通方式。曾用于美国海军核潜艇和航空业,在紧急情况下可保证信息的精准传递,也是 WHO 提出的标准化沟通模式。根据 SBAR 标准化模式做成的交接班表格模板和表格及自行编制的 checklist,已广泛应用于临床,包括护理交接班、医护汇报病情及医医交接班。其中:"S"为 situation,"B"为 background,"A"为 assessment,"R"为 recommendation。

（徐　璟）

四、ICU 感染防控制度

(一) 概述

1. 概念　院内感染防控制度,即医院感染预防与控制制度,是指基于医院感染形成过程中的 3 个基本环节,包括合理使用抗生素、尽量减少侵袭性操作及加强医务人员医院感染知识培训,着眼于医院感染的危险因素,采取一系列严格的消毒隔离和防护措施。全面提升临床医务人员的医院感染预防与控制意识,普及医院感染新知识、新理念,加强感染防控能力建设,将医院感染管理要求更好地落实、贯穿于临床工作中,从而来控制医院感染的发生。

2. 医院感染监测机制发展　2000 年,美国疾病预防控制中心提出了建立医院感染监控机制的建议。此后,国际上医院感染相关专业组织相继成立,各国医疗机构开始成立医院感染管理委员会。1986 年,我国召开第一次全国医院感染管理研讨会,标志着我国医院感染管理步入专业化发展道路。1989 年,卫生部明确将医院感染控制水平列为各级医院等级评审的主要指标之一,这是对医院感染管理工作有力的促进。1992 年,中华护理学会成立了医院感染委员会。近年来,我国颁布了一系列有关医院感染防控的法律、法规、规范性文件和相关标准。这些来自政府层面的要求,无疑保障了管理体系的末端医院感染控制的执行力,保障了整个管理体系的功能完整性。

（二）院内感染防控制度

1. **基本要求** ①建立由科室负责人、护士长、兼职感控人员等组成的医院感染管理小组,全面落实本科室医院感染管理工作;②针对 ICU 医院感染防控工作中发现的问题,制订并不断完善 ICU 医院感染管理相关规章制度,做好相关记录;③针对 ICU 医院感染特点建立人员岗位培训和继续教育制度,所有工作人员应接受院感防控相关知识和技能培训;④医务人员应向患者、家属及探视者宣讲医院感染防控的相关规定;⑤医院感染管理专职人员应对 ICU 医院感染防控措施落实情况进行督查,做好相关记录,并及时反馈检查结果;⑥正确处置医疗废弃物。

2. **建筑布局和相关设施的管理要求** ①放置病床的医疗区域、医疗辅助用房区域、污物处理区域和医务人员生活辅助用房区域等,应相对独立;②床单元使用面积不少于 15 m²,床间距在 1 m 以上;③配备单人房间,面积不少于 18 m²;④配备足够的手卫生设施,洗手池采用脚踏式、肘式或感应式等非手接触式水龙开关,配备擦手纸和手套,并在每张病床旁须放置手部消毒装置 1 套;⑤应具备良好采光条件,医疗区域内的温度应维持在(24±1.5)℃,相对湿度应维持在 50%～60%;⑥装饰应遵循不产尘、不积尘、耐腐蚀、防潮防霉、防静电、容易清洁和消毒原则;⑦不应在室内摆放干花、鲜花或盆栽植物。

3. **人员防控管理**

（1）医务人员防控管理要求:①ICU 应配备足够数量、受过专门训练、具备独立工作能力的专业医务人员,ICU 专业医务人员应掌握重症医学的基本理论、基础知识和基本操作技术,掌握院感防控知识和技能;②护理多重耐药菌感染患者时,宜分组进行,人员相对固定;③患有呼吸道感染、腹泻等感染性疾病的医务人员,应避免直接接触患者;④应采取标准预防措施,做好防护工作;⑤ICU 应配备足量的、方便取用的个人防护用品,如医用口罩、帽子、手套、鞋套、护目镜、防护面罩、隔离衣等,掌握防护用品的正确使用方法;⑥进入 ICU 可不换鞋,必要时可穿鞋套或更换专用鞋。

（2）患者防控管理要求:①应将感染、疑似感染与非感染患者分区安置。②在标准预防的基础上,应根据疾病的传播途径(接触传播、飞沫传播、空气传播),采取相应的隔离与预防措施。③多重耐药菌、泛耐药菌感染或定植患者,宜单间隔离;如隔离房间不足,可将同类耐药菌感染或定植患者集中安置,并设醒目的标志。④对于疑似有传染性的特殊感染或重症感染,一般医疗器械应专用,患者用后的敷料、被服类等应分别置于双层黄色塑料袋内,袋口扎紧,袋外做好标志后送指定地点处理。⑤重视患者的基础和专科护理规范性。

（3）探视者防控管理要求:①尽量减少不必要的访客探视,限制探视者人数;②探视者进入 ICU 宜穿专用探视服,专床专用,探视结束后清洗消毒;③探视前后用速干消毒液消毒双手;④应谢绝患有呼吸道感染性疾病的探视者。

4. **ICU 感染监测** ①应常规监测 ICU 患者医院感染发病率、感染部位构成比、病原微生物等,做好医院感染监测相关信息记录。②应积极开展目标性监测,包括呼吸机相关肺炎、血管导管相关血流感染、导尿管相关尿路感染、多重耐药菌监测,对于疑似感染患者,应采集相应标本做微生物检验和药敏试验。③早期识别医院感染暴发,实施有效的干预措施。具体如下:a. 应制订医院感染暴发报告制度,医院感染暴发或疑似暴发时应及时报告相关部门;b. 应通过收集病例资料、流行病学调查、微生物检验,分析确定可能的传播途径,据此制订并采取相应的控制措施;c. 疑有某种微生物感染的聚集性发生时,宜做菌种的同源性鉴定,以确定是否暴发。④应每季度对物体表面、医务人员手和空气进行消毒效果监测,当怀疑医院感染暴发、ICU 新建或改建以及病室环境的消毒方法改变时,应随时进行监测。⑤应对监测资料进行汇总,分析医院感染发病趋势、相关危险因素和防控工作存在的问题,及时采取积极的预防与控制措施。⑥宜采用信息系统进行监测。

5. ICU 器械相关感染的预防和控制措施

(1)中央导管相关血流感染的预防和控制措施:①操作时应严格遵守无菌技术操作规程,采取最大无菌屏障;②每日进行导管的评估或护理;③宜使用有效含量不低于 2 g/L 氯己定-乙醇(70%体积分数)溶液局部擦拭 2～3 遍进行皮肤消毒,作用时间遵循产品的使用说明;④应根据患者病情尽可能使用腔数较少的导管;⑤置管部位成人建议选择锁骨下静脉,不宜选择股静脉;⑥应保持穿刺点干燥,密切观察穿刺部位有无感染征象;⑦当怀疑中央导管相关性血流感染时,如无禁忌,应立即拔管,导管尖端送微生物检测,同时送静脉血进行微生物检测。

(2)导尿管相关尿路感染的预防和控制措施:①操作时应严格遵守无菌技术操作规程,动作轻柔,减少黏膜损伤;②应保持尿液引流系统的密闭性,不应常规进行膀胱冲洗;③应做好导尿管的日常维护,防止滑脱,保持尿道口及会阴部清洁;④应悬垂集尿袋,保持集尿袋低于膀胱水平,选择防逆流集尿袋;⑤长期留置的导尿管宜定期更换,普通导尿管 14 d 更换一次,更换导尿管时应将集尿袋同时更换;⑥采集尿标本做微生物检测时,应保证无菌原则,因其他目的采集的尿标本可从集尿袋开口处采集。

(3)呼吸机相关肺炎的预防和控制措施:①在进行与气道相关的操作时应严格遵守无菌技术操作规程;②无禁忌证时,应将患者头胸部抬高 30°～45°;③宜优先选择无创面罩和经口气管插管;④呼吸机管路湿化液应使用无菌水,每日更换;⑤呼吸机外管路尽量保证密闭性,每周更换;⑥螺纹管冷凝水应及时清除,不可直接倾倒在室内地面;⑦做好气道及口腔护理,保持气管切开部位的清洁、干燥;⑧每日评估镇静药使用的必要性及是否可以撤机和拔管。

6. 手术部位感染预防与控制措施 ①应严格掌握患者出入 ICU 的指征,缩短入住 ICU 天数;②应符合国家关于外科手术部位医院感染预防与控制的相关要求。

7. 手卫生要求 ①应配备足够的非手触式洗手设施和速干手消毒剂,洗手设施与床位数比例应不低于 1∶2,单间病房应每床 1 套,每床应配备速干手消毒剂。②干手用品宜使用一次性干手纸巾。③医务人员应严格执行手卫生标准。下列情况必须洗手:a. 接触患者前;b. 进行无菌或清洁操作前;c. 接触体液后;d. 接触患者后;e. 接触患者周围环境后。④探视者进入 ICU 前后应洗手或用速干手消毒剂消毒双手。

8. 环境清洁消毒方法与要求

(1) 物体表面清洁消毒方法如下:①物体表面应保持清洁,被患者血液、体液、排泄物、分泌物等污染时,应随时清洁并消毒;②医疗区域的物体表面应每日清洁消毒 1～2 次,达到中水平消毒;③计算机键盘宜使用键盘保护膜覆盖,表面每日清洁消毒 1～2 次;④一般性诊疗器械(如听诊器、叩诊锤、手电筒、软尺等)宜专床专用;⑤一般性诊疗器械(如听诊器、叩诊锤、手电筒、软尺等)如交叉使用应一用一消毒;⑥普通患者持续使用的医疗设备(如监护仪、输液泵、氧气流量表等)表面,应每日清洁消毒 1～2 次;⑦普通患者交叉使用的医疗设备(如超声诊断仪、除颤仪、心电图机等)表面,直接接触患者的部分应在每位患者使用后立即清洁消毒,不直接接触患者的部分应每日清洁消毒 1～2 次;⑧多重耐药菌感染或定植患者使用的医疗器械、设备应专人专用,或一用一消毒。

(2) 地面应每日清洁消毒 1～2 次。

(3) 安装空气净化系统的 ICU,空气净化系统出、回风口应每周清洁消毒 1～2 次。

(4) 呼吸机及附属物品的消毒如下:①呼吸机外壳及面板应每日清洁消毒 1～2 次;②呼吸机外部管路及配件应一人一用一消毒或灭菌,长期使用者应每周更换;③不必对呼吸机的内部进行常规消毒;④纤支镜使用后经初步酶洗处理后统一送供应室集中洗消。

9. 床位的清洁与消毒要求 ①床栏、床旁桌、床头柜等应每日清洁消毒 1～2 次,达到中水平消毒;②床单、被罩、枕套、床间隔帘应保持清洁,定期更换,如有血液、体液或排泄物等污染,应随时更换;③枕芯、被褥等使用时应保持清洁,防止体液浸湿污染,定期更换,如有血液、体液或排泄物等污染,应随时更换。

10. 便器的清洗与消毒要求 ①便盆及尿壶应专人专用,每日清洗、消毒;②腹泻患者的便盆应一用一消毒;③有条件的宜使用专用便盆清洗消毒机处理,一用一消毒。

11. 空气消毒方法与要求

(1) 开窗通风、机械通风是保持监护室室内空气流通、降低空气微生物密度的最好方法。每日应开窗换气 2～3 次,每次 20～30 min,层流房间除外。

(2) 空调或层流房间出风口的空气滤网每周至少清洁一次。

(3) 空气消毒可采用以下方法之一,并符合相应的技术要求。①医疗区域定时开窗通风;②安装具备空气净化消毒装置的集中空调通风系统;③采用空气洁净技术:应做好空气洁净设备的维护与监测,保持洁净设备的有效性;④使用空气消毒器:应符合《消毒管理办法》要求,按照产品说明书正确使用并定期维护,保证空气消毒器的消毒效果;⑤紫外线灯照射消毒:在电压 220 V、环境相对湿度 60%、温度 20℃时,辐射 253.7 nm 的紫外线强度不得低于 70 $\mu W/cm^2$(普通 30 W 直管紫外线灯在距离灯管 1 m 处测定),紫外线照射消毒 30 min,每日消毒两次。

(王晓容)

五、危急值报告制度

(一) 概述

1. 概念 "危急值"最早由美国 Lundberg 于 1972 年提出。他描述道:"危急值指当临床实验室检测结果出现时,患者正处于生命危险的边缘。"危急值的英文是 critical value,也就是指落在危急值界限的高值或低值以外的检测结果。2011 年,美国颁布的《国家患者安全目标》已有完整的危急值管理程序和危急值报告制度,对各医院的危急值应用范围立下了明确的法规和法令。危急值指患者某种检验结果偏离参考范围较大,提示患者正处于生命危急的状态。临床医师若能及时得到检验结果信息,迅速给予患者有效的干预或治疗,就可以最大限度地挽救患者生命,否则就有可能错过最佳的治疗时机而使患者的生命安全受到威胁,失去最佳抢救机会,导致无法挽回的严重后果。危急值识别越早,相关人员向临床及时报告患者危急值信息时间越短,其临床使用价值就越大。报告的及时、精准、信息完整性与临床救治的及时性及抢救措施的适宜性密切相关。

2. 处置原则 危急值的报告与接收遵循"谁报告,谁登记;谁接收,谁记录"的原则。各临床科室、医技科室应分别建立检查(验)危急值报告登记本,临床科室人员在接到危急值报告电话后,应在临床科室《危急值登记报告记录表》上做好记录,同时及时通知主管医师或值班医师,对危急值处理的过程和相关信息做详细记录。

(二)危急值登记报告流程

危急值报告具体流程:①医院建立危急值报告制度并设置《危急值登记报告记录表》;②当检查(验)结果出现危急值时,检查(验)者首先要确认检查(验)仪器是否正常并检查(验)过程是否规范(若有疑问立即复做),在确认临床及检查(验)过程各环节无异常的情况下,启动危急值报告程序;③由检查(验)者将危急值结果立即通知病区值班护士,并做好登记工作;接获危急值报告时,在《危急值登记报告记录表》上完整记录日期时间、患者床号、患者姓名、检测项目、检测结果、来电医技人员的姓名或工号、接获护士姓名或工号,并复述核实,确认无误后即刻通知医师,记录通知医师的姓名或工号;④记录危重患者监护单,在通知医师栏中以"√"表示,对明确处理意见及效果的相应栏中及时记录;⑤若医师认为检验结果与患者的临床病情不符合或标本的采集有问题,应遵医嘱重新留取标本送检并进行复查。

知识链接

《心电图危急值 2017 中国专家共识》

近几年,心电图危急值及报告制度正被逐步引入中国心电学领域,尽管目前还处于有限的起步阶段,但已使不少患者的健康与生命从中获益。中国心电学会邀请了国内多位临床和心电学的知名专家和教授,提出并制订了适合国内广泛应用的心电图危急值及报告程序,经过专家工作组的多次讨论、修订,最终形成《心电图危急值 2017 中国专家共识》。

（徐　璟）

第六节 ICU 的人文关怀

一、ICU 护患关系及沟通技巧

(一) 概述

护患沟通是指护士与患者之间信息交流和相互作用的过程,按传递方式可分为语言沟通和非语言沟通两大类。广义的护患沟通是护理人员与患者、患者家属及其亲友之间的沟通;狭义的护患沟通则仅仅指护士与患者之间建立良好的沟通。其主要目的在于护理人员与患者建立良好的护患关系,从而为患者提供优质护理。护患沟通是一门心与心的艺术,是现代护理学所要求的一种必备的技能,更是有效化解护患矛盾的一种有效手段。在 ICU 病房工作中,护患沟通对疾病转归、病房管理起着至关重要的作用。

(二) 有效护患沟通的措施

1. **创造良好环境** ICU 环境应整洁、安静、舒适,温度保持在 22～24 ℃,相对湿度保持在 50%～60%。护士使用各种仪器或进行操作时动作尽量轻、柔、稳,及时消除各种噪声,以减轻患者的感觉负荷。工作人员说话声音尽量减小,光线柔和,不要太刺眼。避免让患者看到其他危重患者的抢救现场,当抢救时应用屏风遮挡以减轻患者的心理负担。

2. **鼓励主动表达** 护士应把患者视为一个完整的人,倾听且引导患者诉说,切勿打断,借此提升患者自尊,增强其自我价值感。应尽量鼓励其说出自己的感觉与想法,护理人员可由此获得更多的资料。护理人员在询问患者时,少用封闭式问句,如"是"或"不是"的问法,而应使用开放式问句,如"你认为呢?",以收集更详细、广泛的资料。互动中,给予立即反馈。护士应根据患者知识水平、理解能力、性格特征、心情处境以及不同时间、场合的具体情况,选择患者易于接受的语言形式和内容进行交流沟通。

3. **信任与尊重** 信任是护患关系的重要内容,也是患者授权护士进行护理工作的先决条件,更是护患沟通的前提,充实的专业知识是获得信任的关键。尊重患者及家属的人格,尊重患者的隐私,学会换位思考。在进行各项诊疗活动时应认真负责,让患者感受到对他的时刻关心,加深其对护士的信任。护士的工作是对患者的身体和心理的护理,疾病使患者的身体和精神发生变化,有时会变得焦虑或急躁,甚至会对护理操作不配合,护士应真诚地与患者沟通,在不违背原则的前提下,尽量满足其要求,使患者感受到护理人员是在为他们排忧解难。

4. **掌握沟通技巧**

(1) 语言沟通技巧:语言沟通是指以语词符号为载体实现的沟通,主要包括口头沟通、书面沟通和电子沟通。医务人员的语言既可以治病,又可以致病。抓住时机对患者说些安慰性、鼓励性、积极暗示性和健康指令性的话语,有利于调动患者自身的抗病能力,为清醒患者做任何操作前都应与患者进行语言沟通,以解除其思想顾虑和负担,取得良好配合。沟通并不需要在固定时间、地点或以正式的交谈形式进行,可一边操作,一边交谈。同时注意语言的词汇、语速、语调、声调以及清晰简洁度、幽默感和可信度。要善用通俗易懂的语言,让患者易于接受,便于问题的解决,尽量避免使用医学术语。ICU 护理人员还要注意学会与患者的正常交流不受个人情绪的影响。

（2）非语言沟通技巧:非语言沟通指的是使用除语言符号以外的各种符号系统,包括形体语言、副语言、空间利用以及沟通环境等。在沟通中,信息的内容部分往往通过语言来表达,而非语言则作为提供解释内容的框架,来表达信息的相关部分。因此,非语言沟通常被错误地认为是辅助性或支持性角色。美国心理学家艾伯特·梅拉比安曾经提出一个公式:信息的全部表达＝7％的语调＋38％的声音＋55％的表情,说明了非语言性沟通的重要性甚至超过了语言性沟通。ICU 患者的特点是因疾病或治疗(气管插管或气管切开)引起暂时失语,即使在清醒状态下,由于生理、心理等方面不适,也无法用言语表达意图。常用和最有效的面部表情首先是微笑,知心会意、表达友好的微笑,可以增进护患之间的信任感,恰当的眼神会缩短医患双方的心理距离,大大缓解患者身心的痛苦和压力;而适当的触摸会使患者有温暖和亲切感。

（3）学会倾听:在护患沟通中,护士必须与来自不同背景、病情的患者进行有效沟通,设法了解患者的感受,鼓励患者表达其感受,倾听他们的诉说。护理人员首先必须是一个好的倾听者,在倾听过程中,要全神贯注、用心倾听。在认真倾听患者谈话内容的同时,要注意患者眼睛,通过患者说话的声调、频率、面部表情、身体姿势及移动等,使用能表达信息的举动,如点头、微笑等,尽可能捕捉、理解患者所传达的信息,并给予恰当的解释、诱导和安慰,倾听过程中切不可表现出不耐烦或随意打断患者。

5. 把握沟通时机　ICU 护士在与患者交谈时,能否选择恰当的话题、时间和环境,也是交谈的重要技巧之一。一般的沟通最好是在不影响患者睡眠,自然放松无不适的情况下进行。良好的环境和氛围可以消除患者紧张、戒备的心理。①入 ICU 介绍有助于建立良好的护患关系的开始;②晨间护理让护患关系每日有个新开始;③护理操作时是收集护理信息的良机;④探视时间是寻找家属的心理支持时刻;⑤转出 ICU 时的指导可巩固健康宣教的内容;⑥回访阶段可塑造一个良好的结局。

6. 疾病不同阶段的沟通内容

（1）机械通气阶段:稳定术后刚清醒患者的情绪,确认手术已做完,目前身处于 ICU 内,解释各管路重要性、约束以及禁食禁水的原因。撤离呼吸机前做好心理护理,告知配合拔管的注意事项以及可能出现的恶心呕吐症状。对于长时间应用呼吸机,患者对呼吸机产生依赖,对撤机有恐惧心理,告诉患者病情已好转,放松心情,打消顾虑。

（2）转至病房阶段:当护士得知患者转病房的确切消息和事件时,应通知家属做好准备。与所转至科室取得联系,备好用物以免备物不齐引起家属反感,做好患者的术后宣教及注意事项。在转运过程中,注意患者隐私保护、床栏保护,进行持续的生命体征监测。到病房后与病房护士共同将患者转移至病床,注意动作轻柔,确认患者生命体征稳定后嘱其注意休息,再告知家属术后的一些注意事项。

（3）患者回病房后的回访阶段:了解患者目前的一般情况,病情的转归及恢复情况。同时了解患者及家属的意见及建议,加强与患者及家属的沟通理解,增进护患之间的信任,促进 ICU 护理质量的提高。

7. 做好患者家属沟通　护士与家属的沟通,对促进患者康复及提高抢救成功率能发挥重要作用,应贯穿于患者在 ICU 治疗期间以及患者转至病房后的回访阶段。护理操作尽量在探视前完成,探视时应态度和蔼,面带笑容,耐心解答家属的疑问,向家属介绍探视制度及配合措施。如鼓励家属给予患者安慰性的目光、交谈、触摸等,共同为患者解除思想负担,能起到事半功倍的作用。医护人员应主动和家属沟通,鼓励家属做好安慰工作,同时向患者传递家属的支持,鼓励患者不要急躁,以保证患者治疗时的最佳心理生理状态。家属在床旁探视时,护士应主动向家属讲解患者目前的生命体征、心理状况、饮食情况。但涉及病情、治疗方向、预后等问题时应注意与医师保持一致性,一般情况下由医师回答。

（黄文静）

二、ICU 以家庭为中心的护理理念

（一）ICU 以家庭为中心护理的意义

人们越来越认识到家庭成员在 ICU 中的重要作用,并认为有必要将家庭成员纳入重症监护中。首先,疾病对患者的家庭成员有着巨大的影响,大约 $1/4 \sim 1/2$ 的患者家属会经历严重的心理症状,包括急性应激、创伤后压力、广泛性焦虑症、抑郁症。对家庭成员的综合影响可能导致所谓的"重症监护后综合征 - 家庭"（post intensive care syndrome-family, PICS - F）。重要的是,临床医师的沟通行为与这些心理症状相关,这也强调了在危重疾病期间给予家庭成员支持的重要性。其次,在危重症患者中,家庭成员往往处于代理决策者的地位,对家庭成员的支持和有效沟通将有助于 ICU 高质量和伦理共享决策。第三,患者经常希望家庭成员参与他们的护理决策,大多数慢性病患者表示,他们的家庭成员的观点应该优先于他们自己的决策。最后,有一些证据表明,对家庭的支持可以促使家庭成员成长为更有效的照顾者,进而改善患者的预后。基于这些原因,高质量的以家庭为中心的护理被认为是 ICU 医师的一项基本技能。

（二）以家庭为中心的护理实践

美国重症医学会颁布了《ICU 中以家庭为中心的临床实践指南》。该指南是由 29 名成员组成的国际多学科小组制定,小组成员在指南制定、证据分析和以家庭为中心的护理方面具有丰富的专业知识。家庭被定义为患者认可的家庭成员（并不限于法律上或遗传学上的家庭成员定义）,当患者为未成年人或无决策能力时,由其代理人确定家庭成员。此外,以家庭为中心的护理被定义为一种尊重和响应每个家庭的需求和价值观的医疗保健方法。在指南的制定过程中,危重患者及其家庭成员也参与了审查,确定了相关条目的优先次序,并确认了委员会的建议。该小组使用建议、评估、发展和评价（等级）的分级方法对文献进行了系统的审查,纳入 236 项研究,提出 23 项建议。所有 23 项建议都被评为弱建议,反映了证据质量相对较低。在 23 项建议中,有 2 项是基于中等质量的证据,12 项是基于低质量的证据,9 项是基于非常低质量的证据。表 1 - 3 列出了 14 条基于中度或低质量证据的建议,不包括那些基于非常低质量证据的建议。

表 1-3　ICU 以家庭为中心的临床实践证据汇总

类别	建　议	证据等级 (B=中等质量, C=低质量)
家庭成员的 参与角色	1. 危重患者的家庭成员可以选择参加跨学科的小组讨论,以提高沟通满意度并增加家庭参与度	C
	2. 危重患者的家属可以选择在抢救过程中在场,并有 1 名工作人员为家属提供支持	C
家庭支持	3. 危重新生儿的家庭成员可以选择学习如何帮助照顾危重新生儿,以提高父母对其照顾角色的信心和能力,并在 ICU 期间和之后改善父母的心理健康	B
	4. 家庭教育项目应作为临床护理的一部分,因为这些项目通过减少焦虑、抑郁、创伤后应激和广义应激,同时提高家庭对护理的满意度,对 ICU 中的家庭成员产生了有益的影响	C
	5. ICU 为家庭成员提供关于 ICU 环境的信息,以减少家庭成员的焦虑和压力	B
	6. 采用 ICU 日志的方式,减少家庭成员的焦虑、抑郁和创伤后应激	C
	7. 对预后不良的 ICU 患者的代理人,临床医师在家庭会议期间使用特定的交流方法,如“价值”记忆法(重视家庭声明、承认情感、倾听、理解患者本人及引出问题),以促进临床和家庭交流	C
家庭成员的 沟通	8. ICU 应常规开展跨学科家庭会议,以提高家庭对临床医师沟通和信任的满意度,减少临床医师与家庭成员之间的冲突	C
	9. ICU 的医疗临床医师在与家庭成员沟通时,应使用结构化的沟通方式,如包含在“价值”记忆中的沟通方式,具体包括积极倾听、表达同理心、围绕不放弃和决策做出支持性声明。此外,建议危重患者的家庭成员在临终前可以得到一份书面的丧亲应对手册(bereavement brochure),以减少家庭焦虑、抑郁和创伤后压力,并提高家庭对沟通的满意度	C
提供咨询	10. 对危重患者(如晚期痴呆、心脏骤停后的全身性脑缺血、长期停留 ICU 的患者、需要机械通气的蛛网膜下隙出血患者)提供积极的姑息性护理咨询,以减少 ICU 停留时间和住院时间	C
	11. 对于临床医师和家庭之间存在价值冲突的危重患者,应提供伦理咨询,以减少 ICU 停留时间和住院时间。	C
	12. 在整个 ICU 期间,家庭引导员(护理协调员或沟通协调员)被分配给各个家庭,以提高家庭对医师沟通的满意度,减少心理症状,降低护理成本,缩短 ICU 停留时间和住院时间	C
运作及环境 问题	13. 应实施方案,以确保在撤去生命支持期间充分和标准化地使用镇静和镇痛。	C
	14. 医院保证政策实施,以促进在 ICU 以家庭为中心的护理,以改善家庭体验	C

（三）以家庭为中心的探视模式

ICU 患者由于预后的不确定感、医疗信息的缺乏、陌生的环境、与亲人分离等原因，常出现焦虑、抑郁、认知障碍、谵妄及创伤后应激障碍等 ICU 综合征或 ICU 后综合征，严重影响了患者的身心健康。ICU 以患者家庭为中心（patient and family centered care, PFCC）的探视模式倡导开放性或非限制性的家属探视模式，是医护人员和家属在相互尊重、信任的基础上，实施由患者主导的、灵活开放的家属探视模式。该模式能有效地减轻患者和家属的 ICU 综合征或 ICU 后综合征，提高患者及其家属的满意度，为目前指南和专家共识推荐的 ICU 家属探视模式。但目前研究显示，美国、法国等国家 ICU-PFCC 探视模式执行率不到 23.9％；瑞士、荷兰、比利时等国家不足 3％。我国与 ICU-PFCC 探视模式相关的研究较少，主要集中在儿科 ICU。

1. **ICU 以患者家庭为中心探视模式的探视要求**　美国重症护理协会和美国危重病学会均推荐 ICU-PFCC 探视模式的探视时间、探视次数和探视人群依据患者和家属的意愿决定。医院禁止以家属的年龄、种族、民族、宗教等个人原因限制家属探视。但是，当家属存在下列情况时，需要限制其探视：①有虐待、破坏或不安全行为；②不遵守医院的感染控制政策；③疑似或确诊患有接触传播或经呼吸道传播的传染性疾病。另外，探视过程中应保护其他患者的隐私。如同病房的患者进行心肺复苏或讨论私人问题时，可以要求其他患者家属暂时离开病房。

2. **ICU 以患者家庭为中心探视需求的内涵**　具体内容应包括获得与患者有关的信息、探视患者、给患者希望、每日与医师交谈、确保患者得到最好的护理等。其中，允许家属电话咨询患者的病情、为家属提供专业的信息网站是家属获得与患者有关信息的常用方法。ICU 还应保持患者病房舒适、整洁，为患者营造安静、安全、安心的治疗环境。为家属提供便利设施和休息场所，提高患者和家属的满意度。

3. **ICU 以患者家庭为中心探视模式的探视方案**　医护人员与患者、家属以恰当的方式交流，并及时分享完整、精准的信息，以便患者及家属有效参与决策。护士可采用口头、书面、多媒体及网络等多种形式对家属进行 ICU 环境、探视制度、约束、手卫生处理及疾病相关知识的宣教。制订多方位家庭支持措施，促进医患有效沟通，措施具体如下：①护士接受专业的沟通训练，训练内容重点包括与危重病患者家属的沟通方法和支持方法等。②制订并持续改进家属支持路径，护士每日与家属会面，在患者入 ICU 48 h 内举行多学科家庭会议。此后每 5～7 d 重复 1 次。③把共同决策融合到临床治疗方案中。护士指导家属参与 ICU 患者的早期康复运动，可降低患者谵妄、医院感染及非计划拔管等的发生率和 ICU 住院时间，提高家属的满意度。同时护士指导家属对患者进行听觉刺激、记忆诱导、肢体功能锻炼等技能，提高了患者和家属的满意度。家属通过参与护理和多学科查房，获得一定的专业知识和技能，既提高了患者和家属对疾病的自我管理能力，也促进了医疗资源的合理分配。

（仲　骏）

第七节　ICU 的多学科协作

（一）概述

1. 概念　多学科协作团队（multidisciplinary team，MDT）是由来自不同专业的专家组成的诊治小组，共同为疑难复杂的患者制订规范化、个体连续性的综合治疗方案。重症医学科的人员组成、运行模式、工作程序、对重症疾病的认识理解程度、对设备的掌控能力及科室间的合作和医院内其他科室的专业水平，都对重症医学科具体医疗工作的实施效果有重大影响。

与传统的综合性或专科性 ICU 组织相比，重症医学 MDT 具有组织结构网络化、组织界限模糊化、核心功能与执行部门相分离、医教研活动无界限、资源的集成性、运营的灵活性、合作的契约性和组织的时效性等特征。通过 MDT 模式的构建，建立一套符合医院实际情况的重症医学标准化治疗模式与程序，发挥相关专业及亚专业协同功能，提升沟通水平，快速应急流程和人力资源优化的学科集聚优势，最终达到规范医疗行为、提高救治水平、降低管理成本和提高医疗质量的作用。

2. 重症医学多学科协作团队（MDT-ICU）模式建立

（1）MDT-ICU 的形成机制与组织结构：MDT-ICU 在精细学科划分下，以团队医疗形式向患者提供专业整体医疗的有效形式。采取多学科协作的方法，让患者得到既综合、又体现个性化的诊疗。这种模式对当前重症医学的发展具有很强的适用性，可以解决专科和协作的需要。组织结构应组织所有人员实现共同的目标，使其于管理工作中分工协作，与其职务范围及责任和权利等方面形成良好的结构体系。组织结构可谓是职、权、责这 3 个方面的动态结构体系，主要是为了达到组织共同战略目标而展开分工协作的一种体系。

（2）角色定位：MDT-ICU 日常由 1 名专职 ICU 主任负责。MDT-ICU 中专家组属 MDT 核心人员，其间协调员专门负责协调联络工作。

这几个方面有利于指导团队成员具备明确的共同目标，从而努力完成任务且提升效率及成员满意度。经过价值观共享及目标实现等方式，了解团队主要意图，这样可有效提升成员对团队的认同感，以便提升成员忠诚度。

（二）MDT-ICU 的功能

1. 保证患者安全，减少医疗费用　在 MDT-ICU 的技术指导功能中，根据 ICU 内多发的共性疑难重点问题可分为机械通气组、气道管理组、血流动力学组、营养支持组、感染控制组、合理用药组、影像组及护理组，对各 ICU 进行技术指导与监督，保证治疗的规范精准性与患者安全，降低 ICU 病死率、医院感染患病率及患者的痛苦，提高抢救成功率。

2. 开展 MDT 会诊　作为 MDT 模式的重要环节，整个 MDT 会诊流程在有效利用有限的医疗资源，更好地为各种不同需求的人群服务的基础上，可以使医师更加专业化、专科疾病诊治流程整体更优化,最终实现的是诊疗效果提升,医院成本降低,患者医疗费用负担减轻,从而惠及更多的患者。但需注意的是,由于不同病情的患者对于会诊服务的要求和需求不同,因此 MDT 模式运用的重要目的之一就是体现 MDT 诊治整体流程的菜单式医疗服务体系。同时,MDT 会诊也能促进多学科的发展和诊疗制度的进步。

3. 推广专职 ICU 医师领导的多学科医疗小组的工作方式　专职 ICU 医师是全日制的工作,每日(包括星期天)专职 ICU 医师要在病房值班 8 h,一旦患者病情发生变化,专职 ICU 医师能够以最短的时间(通常要求在 5 min 之内)赶到病房,组织抢救。美国的一项调查显示,仅有 12% 的危重症患者在进入 ICU 之前经过了严格的筛查,大约 1/3 不符合 ICU 入住标准的患者接受了加强医疗。这不仅增加了患者的医疗费用,而且浪费了医疗资源。一些需要加强医疗的患者因没有床位不能入住 ICU。专职 ICU 医师会根据清晰、明确、量化的 ICU 入住和转出标准,对患者进行严格筛查。当患者病情稳定,专职 ICU 医师会主动与转诊医师联系,把患者及时转出 ICU。

4. 建立全院 ICU 的沟通与信任机制　在 MDT 中,沟通能通过促进团队成员之间、团队成员与领导者之间的交流,使得团队成员紧密地联系在一起。频繁的沟通能带来工作的高效,提高组织满意度和忠诚度。对于高效率、高满意度和高忠诚度的 MDT 团队来说,沟通需突出 3 个目的:①回顾进展;②建立关系;③规划和设置目标。通过计算机协同工作环境提供技术支持,利用计算机和通信技术、分布式技术、人机接口工程等理论和方法,在信息网络平台的基础上架起沟通和交流的平台,中心负责人通过沟通协调及时化解成员之间的矛盾、缓解冲突,减少成员之间交流的障碍,促进合作信号在成员之间有效传递,从而保持合作的稳定性。

管理中建立和维系信任的策略主要包括:①良好的沟通。在中心运转初期,首先通过简单明确、易于理解的方式进行交流,建立一个积极的关系基础;而在进行复杂交流时,视频会议能够缩短人与人之间在物理上和心理上的距离。②发挥组织者的能力。中心主任应该密切观察团队中的活动,对不良行为进行及时纠正;强烈反对甚至驱逐那些不合作的成员,防止个人的不良行为波及整个团队。③发挥主动性。主任要在工作与沟通中扮演一定的角色,不仅要督促成员按照事先的承诺完成任务,还要为成员提供"亲自"参与共同的机会。主任应具有优秀的冲突管理技巧,如果能够把冲突处理得好,也能转化为增强创造力和信任感的源泉。

5. 全院 ICU 的质量控制　为加强 ICU 质量控制工作,进一步规范对重症加强治疗病房的管理,提高医疗服务质量,合理使用医疗资源,MDT - ICU 作为全院 ICU 的质量控制中心,从改善医疗流程、规范人员培训、加强病情监测和医院感染监控方面,针对临床实际工作进行分级评估,提出整改措施并跟踪反馈情况,并每月进行 ICU 医疗护理质量讲评,对优秀科室进行表彰鼓励。

(黄文静)

参考文献

[1] WS/T 509 - 2016,重症监护病房医院感染预防与控制规范[S].

［2］王辰,席修明. 危重症医学[M]. 北京:人民卫生出版社. 2017.

［3］中华医学会重症医学分会. 中国重症加强治疗病房(ICU)建设与管理指南(2006)[J]. 中国危重病急救医学,2006,18(7):387 - 388.

［4］中华医学会重症医学分会. 中国重症患者转运指南(2010)(草案)[J]. 中国危重病急救医学,2010,22(6):328 - 330.

［5］刘大为. 实用重症医学[M]. 2 版. 北京:人民卫生出版社. 2017.

［6］黄金月,夏海鸥. 高级护理实践[M]. 3 版. 北京:人民卫生出版社. 2018.

［7］ADAMS A M N, CHAMBERLAIN D, GILES T M. The perceived and experienced role of the nurse unit manager in supporting the wellbeing of intensive care unit nurses:an integrative literature review [J]. Aust Crit Care, 2019,32(4):319 - 329.

［8］care and teamwork in the ICU [J]. Crit Care Med, 2018,46(6):980 - 990.

［9］DONOVAN A L, ALDRICH J M, GROSS A K. Interprofessional JÓNASDÓTTIR R J, KLINKE M E, JÓNSDÓTTIR H. Integrative review of nurse-led follow-up after discharge from the ICU [J]. J Clin Nurs, 2016,25(1 - 2):20 - 37. [10] PASTORES S M, KVETAN V, COOPERSMITH C M, et al. Workforce, workload, and burnout among intensivists and advanced practice providers:a narrative review [J]. Crit Care Med, 2019,47(4):550 - 557.

第二章　重症监护病房护理技术

▌第一节　重症患者的基础护理

一、重症患者压力性损伤的护理

(一) 概述

1. 概念　1917 年,美国 Browning 医师首次提出"压疮"(decubitus/bedsore)这一术语,后逐渐发展演变为压力性损伤(pressure ulcer)。2016 年 4 月,美国压力性损伤咨询委员会(National Pressure Ulcer Advisory Panel,NPUAP)将压疮更名为压力性损伤(pressure injury),其是指由于强烈的或长时间存在的压力/压力联合剪切力所造成的皮肤和深层软组织的局部损伤,可表现为局部组织受损但表皮完整或开放性溃疡,常伴有疼痛,通常发生在骨隆突处或皮肤与医疗设备接触处。皮肤和软组织对压力和剪切力的耐受力可能会受到微环境、营养、灌注、并发症及软组织自身情况的影响。

2. 分期　美国 NPUAP 对压力性损伤的分期进行了重新界定。

(1) 1 期压力性损伤:局部组织皮肤完整,出现压之不褪色的红斑,深肤色人群可能有不同表现。局部呈现的红斑或者感觉、皮温、硬度的改变,可能有先于视觉可见的变化。此期的颜色改变不包括紫色或栗色,若出现这些颜色变化则提示可能存在深部组织损伤。

(2) 2 期压力性损伤:部分皮层缺损,伤口床有活性,基底面呈粉红色或红色、潮湿,也可表现为完整或破损的浆液性水疱,脂肪及深部组织不可见,无肉芽组织、腐肉、焦痂。该期损伤往往是骶尾部、足跟等处在不良微环境中受到剪切力的作用而导致的。应注意和潮湿相关性皮肤损伤如失禁相关性皮炎、皱褶处皮炎、医用黏胶相关性皮肤损伤或创伤伤口(皮肤撕脱伤、烧伤、擦伤)等进行鉴别。

(3) 3 期压力性损伤:全层皮肤缺损,溃疡面可见脂肪组织、肉芽组织和伤口边缘卷边现象,可能存在腐肉和(或)焦痂;不同解剖位置的组织其损伤深度存在差异,皮下脂肪丰富的区域可能出现较深的创面,在无皮下脂肪组织的部位(鼻梁、耳郭、枕部和踝部)则呈现为表浅的创面;可能出现潜行或窦道;无筋膜、肌肉、肌腱、韧带、软骨和(或)骨骼暴露;如果腐肉或焦痂的存在模糊了组织缺损的程度,则为不可分期压力性损伤。

(4) 4 期压力性损伤:全层皮肤和组织缺损,溃疡面可见或可直接触及筋膜、肌肉、肌腱、韧带、软骨或骨头,可能存在腐肉和(或)焦痂,常常会出现上皮卷边、窦道和(或)潜行,不同解剖位置的组织其损伤深度存在差异。如果腐肉或焦痂的存在模糊了组织缺损的程度和范围,则为不可分期压力性损伤。

（5）不可分期压力性损伤：全层皮肤和组织缺损,但由于腐肉或焦痂的存在,溃疡面组织损伤的程度和范围无法确认。当清除腐肉或焦痂后,可见 3 期或 4 期压力性损伤。位于足跟或缺血性肢体的稳定型焦痂（干燥、紧密黏附、完整而无红斑或波动感）不应被软化或清除。

（6）深部组织压力性损伤（deep tissue pressure injury，DTPI）：局部皮肤出现持续的指压不褪色的暗红、栗色或紫色改变,或表皮分离而暴露深色伤口床或充血水疱,颜色改变前往往会有疼痛和温度变化,深肤色人群的颜色改变可能有不同表现。该损伤是由于骨骼-肌肉界面受到强烈和（或）长时间的压力和剪切力作用而出现,伤口可能迅速发展而显现组织损伤或者经过处理缓解后没有出现组织损伤。如果可见坏死组织、皮下组织、肉芽组织、筋膜、肌肉或其他深在组织结构,表明为全层压力性损伤（不可分期、3 期或 4 期压力性损伤）,不可使用 DTPI 来描述血管、创伤、神经性或皮肤疾病。

（7）其他压力性损伤：包括医疗器械相关性压力性损伤和黏膜压力性损伤。

1）医疗器械相关性压力性损伤（medical device related pressure ulcer，MDRPU）：由于使用了用于诊断或治疗的医疗器械,出现的损伤通常与器械的设计或形状一致。该类损伤应使用上述分期系统进行分期。

2）黏膜压力性损伤：是医疗设备在黏膜局部使用所造成的损伤。由于黏膜组织的解剖结构无法进行分期,所以将其统称为黏膜压力性损伤。

（二）压力性损伤的影响因素

1. 局部因素　主要包括压力、摩擦力、剪切力、潮湿及温度。压力是引起压力性损伤的主要原因。如长期卧床、医疗器械放置不当等,造成局部长时间承受超过毛细血管压力的压迫而形成压力性损伤。当受压皮肤所受压强超过毛细血管舒张压 2～4 kPa 时,便可造成组织缺血。压力所致的损伤与压力大小及受压时间密切相关。摩擦力是指身体处于不稳定体位滑动时,其支撑面受到支持面对其的作用力。摩擦力会损伤皮肤的角质层,形成表皮受损的创面。剪切力是由两层组织相邻表面间的滑行而产生进行性的相对移动所引起的,与体位有密切关系,常见于患者不正确的半坐卧位。潮湿是由大小便、出汗、血液及渗出液引起的潮湿刺激,导致皮肤浸渍、松弛,进而形成压力性损伤。尤其是大便失禁,由于存在更多细菌及毒素,这种污染物浸渍诱发的感染会更严重。有研究表明,温度对压力性损伤的发生也有着一定的影响,温度每升高 1 ℃,能加快组织代谢并增加 10% 的氧需要量,在持续压力引起组织缺氧的情况下,会增加压力性损伤的易发性。

2. 全身因素　主要包括营养不良、感觉低下、老化及情绪等。营养不良主要是指机体在低蛋白和贫血的情况下,更容易发生压力性损伤。感觉低下是指患者因感觉障碍,对受压以及因受压引起的疼痛感受性降低,不能躲避压迫或寻求缓解,无自理能力或者自理能力弱的患者多见。老化是指皮肤体能退化、肌肉萎缩、松弛,使组织对压迫的缓冲能力降低,易发生压力性损伤。情绪是指患者有应激情绪,如精神压抑、消沉及懒散等,也容易诱发压力性损伤。有研究发现,精神压抑、情绪受打击可引起淋巴管堵塞,导致无氧代谢物聚集而诱发组织损伤。

(三)压力性损伤的病理学改变

压力性损伤的病理学实质是受累部位皮肤组织的缺血、缺氧、坏死。一般超过毛细血管平均压 32 mmHg(4.26 kPa)的持续压力,就可引起内皮细胞损伤及血小板聚集,形成微血栓而影响组织血供。

(四)压力性损伤的评估

在患者入院 8 h 内完成全面的皮肤风险评估,以鉴别有压力性损伤风险的患者;根据患者的病情特点及变化需要及时进行再次评估,制订并执行个体化预防措施;每次风险评估时,都要进行全面的皮肤检查,以评价皮肤是否完整无损;记录下所有的风险评估内容。

1. 使用结构化方法进行风险评估　评估应包括:①移动能力受限对压力性损伤风险的影响。移动受限表现为个体移动频率的减少或移动能力的下降,可被视作压力性损伤出现的必要条件。如卧床或坐轮椅的患者常被描述为活动能力受限,在评估压力性损伤风险时,应考虑此类患者发生压力性损伤的风险,对其进行完整而全面的风险评估,以指导预防措施的执行。②压力性损伤恶化及进展的风险。如 1 期压力性损伤的患者存在压力性损伤进展的风险,或有出现新发 2 期以及更严重压力性损伤的风险。③已有压力性损伤的患者存在再发压力性损伤的风险。④患者的灌注及氧合、营养状态差及皮肤潮湿度增加等因素对压力性损伤形成风险的影响。⑤患者体温升高、年龄增长、感官认知、血液学指标及总体健康状态等因素对压力性损伤形成风险的潜在影响。

2. 利用压力性损伤风险评估工具进行评估　选择合适的评估工具有利于精准评估;评估患者的压力性损伤风险时,不可仅依赖风险评估工具的结果,应综合考虑其他因素(如灌注,皮肤状态和其他相关风险),并进行恰当的临床判断。

(五)压力性损伤专科处理要点

1. 患者评估　对全身及局部氧合灌注状态不佳的患者,评估其是否需要改变压力再分布支撑面,以降低剪切力并控制微环境;按需要使用其他方法(如辅助翻身,叩背)变换体位;对于因病情限制无法翻身的患者,如暂时人工气道患者、脊髓不稳定患者和血流动力学不稳定的患者,要评估是否需要更换支撑面。

2. 尽早启动体位调整计划　根据患者对调整体位的耐受程度来修订体位调整计划。考虑进行缓慢逐步的翻身,这样有充足的缓冲时间以稳定血流动力学指标和氧合状态。极少患者因状态极不稳定而无法翻身,应考虑更为缓慢地翻动患者,或分小步骤翻动患者。一旦上述患者条件稳定,则重新开始常规的体位调整。

3. 特殊部位压力性损伤预防和治疗　长期卧床的重症患者,足跟后凸承受了极大压力,缩小足跟部的压力和剪切力是临床实践中至关重要的一点。

(1)定期评估:定期检查足跟皮肤。

(2)确保足跟不和床面接触:清醒的、短期卧床的患者可将枕头置于整个小腿下方来抬高足跟。对于需要长期护理的患者或不能把腿部放在枕头上的患者,可使用足跟托起装置来抬高足跟,完全解除足跟压力。操作时不可将压力作用在跟腱上,要沿小腿分散整个腿部的重量,使用与小腿等长的泡沫垫来抬高足跟,将小腿部和腓肠肌部从床垫处抬高;有证据表明,膝关节过伸有可能导致腘静脉的阻塞,诱发患者发生深静脉血栓。因此,膝关节应轻度屈曲(5°～10°)以防止腘静脉阻塞。

(3)使用足跟托起装置注意事项:使用足跟托起装置应定期去除使用的足跟托起装置,并评估足跟皮肤的完整性,避免使用合成羊皮垫、纸板、静脉输液袋及充水手套等装置。

4. 新型压力性损伤治疗方法

(1)电刺激:电刺激主要用在伤口愈合的治疗中。该疗法的使用有助于恢复伤口电场和刺激内皮细胞、成骨细胞的产生,从而缩短伤口的愈合时间。

(2)胶原蛋白敷料:胶原蛋白敷料的主要作用是刺激组织生长,帮助细胞迁移。其原则上可用于所有伤口愈合阶段,包括清创、血管形成和上皮化。唯一的禁忌证是三度烧伤、形成焦痂的伤口或对胶原蛋白过敏的患者。

(3)生长因子:生长因子是机体分泌的物质,可以刺激参与伤口愈合细胞的生长和增殖。因此,可以增加伤口愈合所需细胞数量和加快伤口愈合。目前,有4种生长因子和细胞因子被用于伤口治疗,即血小板衍生生长因子(platelet derived growth factor,PDGF)、重组人血管内皮细胞生长因子(recombinant human vascular endothelial growth factor, VEGF)、粒细胞-巨噬细胞集落刺激因子(granulocyte-macrophage colony stimulating factor, GM-CSF)和碱性成纤维细胞生长因子(basic fibroblast growth factor, bFGF)。其中 PDGF 贯穿于伤口愈合的所有阶段,受伤后由血小板分泌,存在于伤口液体中。其主要作用是帮助启动炎症反应和增强增生期成纤维细胞的增殖。成纤维细胞生长因子由角质形成细胞、成纤维细胞、内皮细胞、平滑肌细胞、软骨细胞和肥大细胞产生,在肉芽组织形成、再上皮化和重构过程中发挥重要作用。有研究表明,局部使用 bFGF 相比 GM-CSF 能产生更好的伤口愈合。VEGF 是血管形成的关键,一般用于糖尿病足和缺血性溃疡等伤口。

(4)负压伤口治疗(negative pressure wound therapy, NPWT):NPWT 广泛用于压力性损伤、开放性腹部伤口、胸骨伤口、创伤及糖尿病足等治疗。NPWT 的优势在于能够促进愈合和帮助管理伤口渗液,目前已经成为治疗压力性损伤的主流方式。

5. 生物膜(biofilm) 指由不同种类的细菌和真菌等微生物构成的复杂群体,能造成持续的亚临床伤口感染,具有自我保护机制,使其免受宿主免疫系统影响,且对抗生素和抗菌剂耐受。能在数小时内形成,并在 48～72 h 内达到成熟状态。目前的研究发现,当伤口难以愈合时,考虑可能与生物膜形成有关。

6. 伤口清洁 生物膜对伤口愈合有着重大的影响,因此,伤口清洁是清除生物膜的一种方式,包括清洗、清创、重塑伤口边缘和敷料覆盖。清洗是指清洗伤口和周围皮肤,清洗伤口床,去除失活组织、碎屑和生物膜。清洗伤口周围皮肤以去除死亡皮屑、胼胝和去除污染物。清创是每次更换敷料时须去除坏死组织、腐肉、碎屑和生物膜。重塑伤口边缘是去除可能含有生物膜的坏死、硬痂和(或)突出的伤口边缘组织,确保皮肤边缘与伤口床齐平，以辅助上皮移行和伤口收缩。敷料覆盖是使用含有抗生物膜和（或）抗菌制剂的敷料，在解决残留生物膜的同时，可防止或延迟生物膜的再形成。

（六）压力性损伤愈合的评估与监测

尽管进行了适当的局部伤口护理、压力再分布和营养支持，但压力性损伤仍未按预期表现出愈合迹象，此时应对患者和护理计划做再次评估。存在影响伤口愈合的多发因素时，调整对压力性损伤愈合的预期。目前，在临床实践中，压力性损伤的愈合监测是由医疗专业人员进行临床判断，辅以压力性损伤评估工具和数字成像。

1. 使用有效而可靠的压力性损伤评估量表来评估愈合过程　已有多种压力性损伤评估量表/工具，来帮助评估压力性损伤的愈合过程，包括 Bates-Jensen 伤口评估工具（Bates-Jensen wound assessment tool，BWAT）、压力性损伤愈合量表（pressure ulcer scale for healing，PUSH）、压力性损伤状态工具（pressure sore status tool，PSST）和 DESIGN 量表（depth，exudate，size，inflammation/infection，granulation，necrotic tissue）。

2. 利用临床判断来评估愈合迹象　如渗出量减少，伤口面积缩小，创面组织好转。每次更换敷料时，观察压力性损伤部位是否出现需要改变治疗方案的迹象（如伤口改善、伤口恶化、渗出变多或变少、感染迹象或其他并发症）。

3. 考虑使用最初和随后的一系列照片，来监测压力性损伤随时间推移的愈合过程　照片不可替代床旁评估，但可用作实用的记录方式。若使用这种方法，应对照相技术和设备做标准化处理，以确保准确记录压力性损伤状况，并可对不同时间的照片作出比较。

（七）健康宣教

向患者及对其有重大影响的家人告知如下内容：压力性损伤正常的愈合过程，如何识别愈合或恶化迹象，应该引起医疗专业人员注意的症状和体征等。

（梅静骅）

二、重症患者的眼部护理

（一）概述

概念　重症患者大多病情危重，临床治疗往往重视对患者各项器官功能以及生命的抢救，却忽视了眼部护理。在重症患者中，眼部并发症的发生率可高达 37.5% ～ 70.0%。严重的眼部并发症可导致角膜穿孔，瘢痕形成，甚至失明，给患者的心理及生理造成极大的痛苦，严重影响其生活质量，而正确的眼部护理可以降低其发生率。因此，有效的眼部护理对于重症患者来说是极其重要的。

（二）专科护理要点

1. 护理前准备　根据患者的情况，准备眼部护理用物。向患者或家属介绍操作的大致流程，取得其配合。

2. 眼部护理

（1）评估眼睛情况：观察患者闭合眼睑的能力、角膜在光下有无湿润液体的反光、局部有无白点、角膜有无混浊、眼睑是否肿胀、结膜是否发红或水肿以及有无眼部分泌物。

（2）眼部清洁：用无菌生理盐水棉签清洁眼睑，轻轻拭去睑缘、眼角等处分泌物。冲洗结膜囊：在患者冲洗侧颞部安置受水弯盘，用空针抽取 5 mL 生理盐水冲洗眼睑皮肤，然后翻转眼睑冲洗上下穹隆部，并轻轻推动眼睑，充分冲洗结膜各部，冲洗结束后用棉球拭净眼睑及颊部水滴。

（3）眼部湿润：滴入眼凝胶，用左手拇指和示指撑开上下眼睑，动作轻巧，勿压迫眼球，检查睫毛情况，避免连同睫毛夹在眼凝胶内，拉开下睑缘，距离眼表 1～2 cm 处将眼凝胶滴入下穹隆 1～2 滴，使眼凝胶均匀分布于结膜囊内不溢出。使用抗生素眼膏涂抹在患者结膜囊内以保持其眼部湿润，用左手示指和消毒棉签拉开患者下眼睑，右手先将眼膏挤去一小段后，再将眼膏挤入下穹隆，然后按摩眼睑，使眼膏均匀分布于结膜囊内。涂药时动作应轻柔，避免对眼球施加压力，同时注意瓶口不能接触眼睑或睫毛。

（4）保鲜膜的使用：根据患者的情况裁剪保鲜膜大小，能从眉毛到颧骨完全盖住整个眼睛，使用保鲜膜前将患者的眼睑闭合，用手轻压保鲜膜的边缘使其贴紧皮肤形成密闭的腔隙。每 8 h 清洁眼部及更换保鲜膜 1 次。利用保鲜膜具有不透气的性质，为患者提供一个密闭湿润的环境，起到保护作用。

（5）眼睑不能闭合患者的护理：应牵引患者上下眼睑，使之互相靠拢，形成被动闭眼，使用无菌生理盐水纱布遮盖眼睛可防尘保湿，方法简便，如有污染时立即更换，易于护理人员操作。也可以局部覆盖聚乙烯薄膜，使用眼用制剂，贴敷水凝胶、黏性眼睑带，使用眼罩或缝合眼睑等，每 2 h 滴注 1 次甲基纤维素眼药水。

（6）继发感染的预防及处理：对于需要吸痰的患者，护理人员操作时应采取遮挡患者双眼，吸痰管远离、不跨越患者眼睛，使用密闭式吸痰装置等措施，降低眼部感染的发生。出现化脓性角膜溃疡，可遵医嘱使用红霉素眼药水滴眼。红霉素对葡萄球菌属、各组链球菌和革兰阳性杆菌具有抗菌活性。涂抹凡士林并没有杀菌能力，但其可通过阻挡来自空气中的细菌和眼睛接触，从而降低感染的可能性。

（7）机械通气患者的护理：插管固定带松紧要适宜，调节好呼吸机模式和参数，定时观察眼部及周围皮肤，在病情允许的情况下尽量垫高头部。保证维持通气的情况下，降低眼部并发症。

3. 眼部护理后　护士应在患者的护理记录单中，详细记录患者的眼部状况以及眼部护理的步骤。若发现眼部异常，护士应及时告知医师，由医师决定是否需要进行眼科会诊，护士应进一步做好观察、记录，并详细交接班。

（郑文燕）

三、重症患者的口腔护理

（一）概述

1. 概念　口腔是消化道的起始，口腔前端借助口唇裂口与外界相通，后经咽峡与咽喉相续。在人体的口腔中存在着大量的致病菌和正常菌，当机体的防御功能下降时，口腔中的致病菌大量繁殖，从而导致口腔疾病或下呼吸道疾病的发生。ICU 患者由于禁食、张口、唾液分泌减少、免疫力低下、大量使用广谱抗生素等,口腔内环境发生改变,出现菌群失调,再加上插管不易进行口腔护理或口腔护理不彻底,容易成为口腔感染高危人群。因此,有效进行口腔护理工作显得特别重要。口腔护理是指借助相应的口腔护理用具,结合一定的技术方法,在适当的口腔护理液的辅助下达到舒适口腔、清洁口腔、去除口腔细菌、防治口腔炎症及预防吸入性肺炎的目的。

2. 口腔护理目的

(1)清洁及除菌:口腔护理具有局部清洁及去除口腔内细菌的作用。重症患者和日常生活能力低下的患者,其口腔内常受到严重污染,造成口腔内正常细菌菌群环境被破坏。通过口腔护理,能使口腔恢复正常的菌群环境。

(2)治疗及预防疾病:口腔护理对发生在口腔局部的口腔炎、口腔溃疡、齿龈炎、牙周病等具有预防及治疗作用,特别是在 ICU,人工气道患者通过有效的口腔护理可以去除牙菌斑,对预防肺部感染、呼吸机相关性肺炎具有积极的意义。此外,口腔内的严重感染,不仅是细菌大量增殖的温床,而且炎症局部的细菌及其相关毒素可侵入血液中而引起菌血症,因此口腔护理有预防菌血症的效果。

(3)促进身体功能恢复:口腔护理的目的包括改善口腔卫生、预防口腔疾患、预防吸入性肺炎等。在口腔出现健康问题时,常导致食欲减退、消化功能下降,势必影响患者的身体功能恢复及日常生活能力。

(二)专科护理要点

1. 口腔护理评估　国内基础护理学中提到口腔护理评估内容包括口、齿、唇、舌、黏膜、口腔气味及自理能力等,国外用于口腔护理的口腔评估工具有多种,包括《口腔评估指南》(oral assessment guide,OAG)、改良版 Beck 口腔评估表(Beck oral assessment score,BOAS)、BOAS、BRUSHED 评估模型等。现临床中常采用改良的 Beck 口腔护理评估表(表 2-1)作为口腔清洁评价标准。评估者先对不同部位进行评估,再计算总分。理论总分为 10～30 分,分数越高,口腔清洁度越差,提示需要加强口腔护理。其中10 分为口腔正常,11～20 分为口腔情况轻度缺陷,20～30 分口腔情况中度缺陷。

表 2-1　改良 Beck 口腔护理评估表

评估范畴	1分	2分	3分
唇	湿润,质软,无裂口	粗糙、干燥,有少量痂皮,有裂口,有出血倾向	干燥,有裂口,有大量痂皮,有分泌物,易出血
黏膜	湿润,完整	干燥,完整	干燥,黏膜擦破或有溃疡面
腭	湿润,无或有少量碎屑	干燥,有少量或中量碎屑	干燥或湿润,有大量碎屑
牙床	无出血及萎缩	轻度萎缩,出血	牙床有萎缩,容易出血,肿胀

（续　表）

评估范畴	1分	2分	3分
牙/假牙	无白斑,无龋齿,义齿合适	中量白垢,无龋齿或齿间引流,义齿不合适	大量牙垢,有许多空洞,有裂缝,义齿不合适,齿间流脓液
舌	淡红,适中,灵活	白/鲜红,瘦小/胖大,歪斜	瘀斑/青紫,干瘦/齿痕,萎软/强硬
舌苔	薄白	少/厚,白苔/黄苔	无苔/厚,灰苔/黑苔
损伤	无	唇有损伤	口腔内有损伤
唾液	稀薄,水状,丰富	缺乏,呈黏液状	黏稠成丝状
气味	无味或有味	有难闻气味	有刺鼻气味

2. 不同类型 ICU 患者口腔护理

（1）清醒患者:此类患者可选择棉球擦拭法或牙刷刷洗法。对于能够经口进食的患者,应尽量采用接近于正常人的护理方式,即协助患者在床上使用牙膏、牙刷自行刷牙、漱口。

（2）昏迷患者:此类患者可选择棉球擦拭法或牙刷刷洗法。昏迷患者存在吞咽问题,容易出现误吸而造成吸入性肺炎。因此,昏迷患者不可以漱口,在进行护理的时候,应当使用钳子夹紧棉球,进行擦试。护理时要小心谨慎,动作轻缓,防止刺激口腔内的敏感部位。当出现多量泡沫的时候要及时使用干棉球擦拭,要注意患者喉咙是否有痰,及时进行吸痰。打开患者的口腔之后,把压舌板置于患者的臼齿上。护理人员的动作要熟练,不可以刺激患者次数过多,防止造成患者的不适。对于长期注射抗生素的患者需要观察其口腔黏膜有无真菌感染,如有发现要及时进行处理。

（3）经口气管插管患者:此类患者可选择棉球擦洗法、口腔冲洗或口腔冲洗＋刷洗法。经口气管插管患者的口腔一直处于开放状态,口腔容易干燥。尤其是对于存在意识障碍的患者,在口腔中置入牙垫和气管插管,导致口腔活动受限,使得口腔分泌物成为重要的感染源,并且口腔内的分泌物极易导致误吸。目前,临床上多选择一次性使用组合吸痰管配合负压吸引的方法进行口腔护理。临床使用中发现,一次性使用组合吸痰管前段的海绵头的摩擦力较棉球大,而且采用边冲洗边吸引的方法不断冲洗口腔内部,不仅能将口腔各部位以及口腔深部的各种污垢清除,而且能使吸附在黏膜、口咽部的细菌数明显下降,并随着不断冲洗吸引而排出。

（4）气管切开患者:此类患者可选择棉球擦拭或牙刷刷洗法。气管切开且意识清醒的患者可选择冲吸式口护牙刷进行口腔护理,牙刷头背面及侧面有刮苔器,手柄上有控压孔,通过拇指控制负压,能很好地预防冲洗液被误吸。给气管切开患者进行口腔护理时,无论采用哪种方法,操作前均需清理口腔分泌物;以往均需要先吸痰再行口腔护理,而冲吸式口护牙刷,既可以用于口腔吸痰,又可以刷牙,吸痰、刷牙同时进行,节省吸痰管的费用,缩短操作的时间。气管切开昏迷患者多出现牙关紧闭或口腔呈半张开状态,且患者病情危重、机体抵抗力降低,加大了口腔护理难度,易导致口腔并发症及肺部感染的发生。昏迷患者口腔护理时要特别注意预防误吸,操作前先吸净口腔及气道内的分泌物,注意冲洗的压力不宜过大,冲洗时做好同步吸引,吸引口腔时牙刷头应放在口腔的最低点,才能吸净冲洗液。操作时密切观察患者生命体征,有无呛咳、缺氧等不适。

3. ICU 口腔护理的操作方法

(1) 棉球擦拭法:床头抬高>30°。保证足够的气囊压力[2.5~3.0 kPa(25~30 cmH_2O)]。使用吸痰管吸净口鼻分泌物。松开气管固定装置,查看气管插管刻度是否与置入时相同。双人操作,一位护士协助固定气管插管,另一名进行口腔护理操作。患者头偏向一侧,颌下铺治疗巾。弯盘置于口角边。将开口器从臼齿处放入;将沾有口腔护理液的棉球拧至半干状态,纵向擦拭上下齿左侧面,由内向门齿擦拭。同法擦拭右侧上下牙。然后擦拭牙左上内侧面、左上咬合面、左下内侧面、左下咬合面,左侧颊部。同样顺序擦拭右侧牙齿和颊部,擦拭上颚、舌。每一处用一块棉球,保证擦拭干净。最后擦拭口唇和气管插管口腔部分。此方法简单、易操作,可实行性强,但是由于棉球柔软,与牙齿、舌面等部位之间的接触力小,再加上气管插管的阻挡,难以对牙内面、牙缝、舌下面、舌后根及咽喉部等死角部位进行彻底的清洁,以致分泌物残留和牙表面的污垢不断积累而产生口臭、口腔感染及牙菌斑。

(2) 口腔冲洗法:目前在临床中应用也比较广泛。研究表明,使用冲洗法对经口气管插管患者进行口腔护理时,口腔护理效果优于传统擦拭法且操作时间短。但单纯的口腔冲洗不能有效去除牙缝的污垢,冲洗法只能冲掉附着于牙面的牙垢,不能有效清除牙菌斑,而且在冲洗过程中有可能造成含有大量细菌的冲洗液进入气管导管气囊上部的间隙,从而容易导致吸入性肺炎。因此,口腔冲洗也无法有效去除牙菌斑或对口咽部位进行彻底清洁,牙菌斑不能得到有效清除,口腔卫生难以得到保证。

(3) 牙刷刷洗法:使用手电筒评估口腔情况;将冲洗式牙刷或牙具浸入温开水,使刷头充分柔软。使用牙刷将牙齿缝内异物及牙结石等异物刷出,避免牙龈出血,反复擦拭至牙缝内无异物。边冲洗边刷牙,应选择含 0.2% 氯己定为口腔护理液。将新牙垫置入口腔,再次确认气管插管的置入深度,使用胶布将牙垫与气管插管固定在一起,再用蝶形固定法将气管插管妥善固定,对于皮肤破损处应尽量避开或是给予衬垫。胶布固定时应在口唇部位保留相应的空间。刷洗法可以按摩牙龈,促进牙龈部位血液循环,增强新陈代谢的活力和牙龈的角化程度,从而提高牙龈的抗病能力。同时其可有效清除口腔残留物,去除牙菌斑,对预防呼吸机相关肺炎和肺部感染有重要作用。但在临床应用中发现,一方面由于牙刷材质较硬,操作时会增加插管移位的危险,操作难度较大,对有牙龈出血或血小板减少的患者也应慎用,另一方面,其不能及时将刷洗过的口腔异物清除,必须配合冲洗及吸引,因此具有一定难度和危险性。

(4) 口腔冲洗＋刷洗:由 2 名护士共同操作,操作流程为抬高床头 30°~45°,头偏向一侧,检查气囊压力,并在原有压力的基础上增加 1.0 kPa(10 cmH_2O);一名护士使用氯己定漱口液棉球,从患者一侧口角伸入口中,刷洗牙齿各面、颊部、舌面及硬腭,并用 50 mL 注射器抽取口腔护理液,缓慢冲洗牙齿各面、颊部、舌面及硬腭,每个牙面停留 5 s;同时另一名护士用吸痰管连接负压吸引器从口角最低处吸引刷洗液,一侧冲洗结束后,同法冲洗对侧,直至吸出的冲洗液澄清;刷洗完毕后妥善固定管道,并将气囊压力放气至原有压力。此口腔护理方法与牙齿有效接触面大,利于清除牙间隙残渣、齿龈槽软垢及舌苔,冲刷结合,使血痂、痰痂易于脱落,减少污物残留及口咽部细菌定植,有效降低呼吸机相关性肺炎。

4. ICU 患者口腔护理注意事项 ①频次:一般情况下建议机械通气重症患者每6～8 h 予以口腔护理;②口腔护理时建议抬高床头 30°～45°,或在患者承受范围尽可能抬高,以减少误吸风险,脊髓损伤者除外;③机械通气患者按需吸痰,优先选择可在声门下吸引的套管;④动作轻柔:动作要轻稳,以免损伤牙龈及口腔黏膜,特别是对凝血功能差的患者,如有刷牙禁忌证(血小板减少性牙龈出血、严重溃疡及凝血功能紊乱等),应用口腔拭子替代;⑤棉球:每次只能用一个棉球,且要用血管钳夹紧,以防遗留口腔内,且棉球蘸水不可过多,以防液体吸入呼吸道;⑥观察口腔黏膜情况;⑦佩戴义齿的患者,每日清洁义齿,使用后可取下,并浸入冷水中;⑧护士应根据患者实际情况,在嘴部位置轻移、更换气管插管导管,防止口角皮肤长期受压发生溃疡或破损,并采用合适的方法确保气管插管导管固定在位。

(顾 婷)

四、重症患者的睡眠管理

(一) 概述

1. 正常睡眠结构 睡眠与觉醒是交替循环的生理过程,根据睡眠发展过程中脑电波、眼电和下颌肌电 3 类信号中的不同特征波将睡眠分为清醒期(stage of wakefulness,Stage W)、非快速眼球运动睡眠期(non-rapid eye movement,NREM)和快速眼球运动睡眠期(rapid eye movement,REM)。NREM 占整体睡眠时间的 75%～80%。

2. 睡眠障碍 睡眠障碍是指睡眠量及睡眠质的异常,或在睡眠时发生某些临床症状而影响入睡,以及保持正常睡眠能力的各种障碍。《国际疾病及有关健康问题的统计分类》(ICD - 10)将睡眠障碍分为睡眠失调和睡眠失常两类。睡眠失调指的是一种原发性心因性状态,包括失眠、嗜睡及睡眠-觉醒节律障碍;睡眠失常是指在睡眠中出现异常的发作性事件,包括睡行症、睡惊及梦魇。睡眠障碍是 ICU 患者普遍存在的问题,主要表现为睡眠结构异常、睡眠片段化、昼夜节律缺失以及主观睡眠质量差。睡眠障碍给ICU 患者的生理、心理及预后带来很多不利影响,严重影响患者康复。

3. ICU 睡眠障碍的影响因素

(1) 环境因素:主要包括噪声和持续光照,ICU 常见噪声包括仪器的报警声、电话声以及医务人员交谈声。ICU 持续的照明会影响患者的昼夜节律,从而影响患者的生物节律和激素分泌,持续照明相对噪声对患者睡眠的影响较小。

(2) 治疗因素

1) 操作检查:护士执行夜间护理操作必然会中断患者睡眠,降低患者的睡眠质量,尽量集中护理操作显然是提高 ICU 患者睡眠质量的方法之一。

2) 药物:ICU 患者有时需使用镇痛镇静药物,这些药物会影响患者睡眠,苯二氮䓬类药物会延长浅睡眠,减少慢波睡眠和快速眼动睡眠;阿片类药物可延长非快速眼动睡眠第二阶段,减少慢波睡眠。此外,一些强心药、三环类抗抑郁药和抗惊厥药也都被证实会影响睡眠。目前,缺乏具体资料来验证药物对 ICU 患者睡眠的影响,但是可以推测药物对 ICU 患者睡眠的影响很可能与健康人群相似,影响程度甚至更大。

3) 机械通气:机械通气也是影响 ICU 患者睡眠的重要因素。气管插管或气管切开作为强烈的应激源刺激机体产生应激反应,患者感觉憋气、不适和疼痛、人机对抗等,都会影响患者睡眠。

4) 疾病相关因素:疾病相关因素也会降低患者的睡眠质量,如疾病严重程度、疼痛和舒适度的改变等,病情较重的患者,觉醒次数更多。

(3) 心理因素:由于疾病原因,ICU 患者多存在焦虑、抑郁、恐惧等心理问题,在一定程度上也会导致入睡困难、失眠等,从而影响患者的睡眠质量。也就是说,患者存在心理问题时会导致睡眠障碍,睡眠障碍又进一步加重了心理问题。

(二) 专科护理要点

1. 睡眠评估方法

(1) 客观睡眠评估

1) 多导睡眠监测(polysomnography,PSG):多导睡眠监测被认为是诊断睡眠障碍的"金标准",是唯一能够提供睡眠结构信息的测量工具。PSG 在全夜睡眠过程中,连续并同步地描记来自前额、中央区和枕部至少三路脑电信号脑电图、两路眼球电信号眼电图和一路来自颏下肌信号肌电图,必要时监测口鼻气流、胸腹部运动、心电图、血氧饱和度等多项生理指标。通过分析患者睡眠时的脑电图、眼动图、肌动图等数据,可知患者睡眠分期及各期所占比例、觉醒次数、睡眠转醒次数等信息,从而评价睡眠质量,判断患者的睡眠是否存在异常。尽管 PSG 检查被认为是诊断睡眠障碍的"金标准",但 PSG 操作耗时耗力,数据分析需要专业技术人员操作,花费时间较长且价格昂贵。所以,目前 PSG 并没有作为常规睡眠评估方法在 ICU 中使用。

2) 体动记录仪(actigraphy,Act):体动记录仪的使用同 PSG 相似,将其佩戴在手腕上能感知并记录患者的活动信息,软件以此分析睡眠评价指标。其价格便宜且无创,但无法提供患者睡眠质量和分期的相关信息。且由于 ICU 患者长期卧床、腕部活动可能受限等原因,体动记录仪容易高估患者睡眠时间。目前,它更适合监测患者的休息与活动信息,不太适合评价睡眠状况。

3) 脑电双频指数(bispectral index,BIS):BIS 监测通常用于评估麻醉深度,现也有研究用它来评估 ICU 患者的睡眠状况。研究者根据患者的脑电图信息建立回归模型并得出 BIS 值,接近 100 表示清醒,小于 80 视为睡着,0 表示无脑电波活动。仪器不能精准辨别睡眠各阶段,但能对患者的睡眠进行持续监测。BIS 计算方法是基于麻醉深度而发展出的,但睡眠不等同于麻醉状态。因此,在 BIS 作为常规方法评价睡眠之前,还需对其计算方法做进一步的探究以便更适用于 ICU 患者。

4) 内源性褪黑素检测:通过生化免疫测量人体褪黑素浓度可以掌握内源性褪黑素释放曲线,这是评价人体睡眠昼夜节律的可靠方法。但是,ICU 内经常昼夜开灯,夜间难以保障黑暗环境,且此方法对技术要求高,耗费财力,推广性较差。

5)核心体温监测:人在一日之中,清晨 2～5 时体温最低,下午 5～7 时体温最高,一日之内的温差小于 1 ℃,夜晚入睡后体温变低,核心体温(以口腔舌下、直肠温度为准)随时间的变化可以用来评估睡眠情况。睡眠良好者全日体温变化有此规律,但是对于疾病复杂的 ICU 患者,此方法所受干扰因素较多,结果可参考性差。

(2)主观睡眠评估

1)睡眠评估量表:包括 Richards Campbell 睡眠量表(Richards Campbell sleep questionnaire,RCSQ)、睡眠障碍评定量表(sleep dysfunction rating scale,SDRS)、匹兹堡睡眠质量指数量表(Pittsburgh sleep quality index,PSQI)、斯坦福嗜睡量表(Stanford sleeping scale,SSS)以及睡眠状况自评量表(self rating scale of sleep,SRSS)等。目前,在 ICU 中使用较多的是 RCSQ 和 PSQI。其中,PSQI 用于评定最近 1 个月的睡眠状况,多用于刚入院、住院时间较长和入院随访的患者。

2)睡眠日记:患者在记录本上记录每日上床时间、入睡时长、觉醒时间、午休时长、夜间睡眠评分、白天嗜睡程度等信息。此方法操作简单,患者容易接受,可用于了解患者睡眠模式信息,适用于患者出院后睡眠状况随访。此方法亦适合协助医师进行睡眠障碍分类,了解患者睡眠障碍的性质、频率、持续时间以及强度等资料。多数 ICU 患者病情危重,且 ICU 内睡眠障碍原因复杂,因此可以采用此方法的患者较少。

2. ICU 睡眠障碍的干预策略

(1)药物治疗:合理使用镇静镇痛药,抗精神病药物氟哌啶醇和奥氮平可缩短患者入睡时间、增加非快速动眼第三阶段睡眠时间、增加睡眠时间、减少觉醒,进而改善睡眠。指南推荐,高风险患者使用小剂量氟哌啶醇并避免过度镇静,可有效提高患者睡眠质量。目前,我国临床对于 ICU 睡眠障碍的药物使用并没有颁布具体的规范,可根据患者状况参考指南意见用药。值得一提的是褪黑素(melatonin,MT)治疗。褪黑素是维持人体睡眠-觉醒周期的生理基础,通过调整脑内单胺递质的水平,启动一系列的级联事件而启动睡眠机制,并通过调节睡眠而改善认知功能。

(2)合理选择机械通气模式:辅助通气相对于压力支持通气方式而言,对患者睡眠影响较小,在不影响患者治疗的前提下,选择通气方式时应尽量选择对患者睡眠影响较小的通气方式。

(3)非药物治疗

1)减轻噪声和光线刺激:减少 ICU 中噪声的来源和强度,工作人员应降低电话、门铃、打印机等设备分贝,及时发现监测机器的报警声并给予处理,及时消除故障;做好 ICU 中光线管理,白天可适度提高室内光强,夜晚可减少灯源、降低灯光亮度。

2)操作集中化:根据睡眠生理可知,一个完整的睡眠周期在 90～110 min,夜间尽量为患者提供整段不被打扰的睡眠对患者机体恢复作用重大。夜间做好患者评估、生命体征测量、设备仪器调节、机械通气、用药管理、患者卫生管理、标本采集、各种相关检查等时间上的协调工作,减少不必要的医疗护理操作,尽量将各种操作集中化。此外,应通过评估患者状况,平衡睡眠和预防压力性损伤的关系,对于压力性损伤高危人群应该及时翻身、护理时侧重压力性损伤的预防,对于 Barden 评分高的患者可适当延长翻身时间。

3) 音乐疗法:音乐疗法(如听海洋声、音乐声及白噪声)安全、廉价、使用方便,应用于 ICU 人群证实对促进睡眠有一定效果。音乐疗法实施中注重音乐种类的选择,有研究指出应根据患者状态选择音乐类型;也有研究认为应根据患者喜好选择音乐类型。

4) 针灸、放松按摩:研究指出,放松按摩疗法,如缬草指压按摩和针刺神门穴、内关穴、涌泉穴法,可增加 ICU 清醒患者的舒适感,也有对 ICU 清醒患者的类似研究结果显示,睡前进行穴位按摩和米醋泡脚可改善循环,增强代谢,改善睡眠,但以上方法实施有的要求较高,且耗费人力,在 ICU 中推广性差。

5) 心理疏导:医护人员可定期对患者进行心理健康评估,与有交流能力的患者经常交谈,有针对性地对患者进行心理干涉、辅导,减轻其精神压力;增加 ICU 患者的娱乐方式,转移其对疼痛、疾病、环境等方面的注意力,在不影响患者病情的情况下,设立听音乐、看电视、听家人录音等项目;评估并发动 ICU 患者的家庭和社会支持系统,给予患者心理支持,减轻患者的孤独感。

6) 提供眼罩耳塞:目前,实践指南把向 ICU 患者提供眼罩耳塞干预作为推荐意见。2018 年,美国重症医学会(Society of Critical Care Medicine,SCCM)《临床实践指南》推荐使用降低声音和光照的设备如眼罩和耳塞来提高 ICU 成人患者的睡眠质量。耳塞和眼罩作为一种低成本的干预,可以应用于所有的 ICU,以改善睡眠质量和减少谵妄。一般的患者,特别是那些不能入睡的患者,应该询问他们是否需要这种干预,需要者可晚上使用早上取掉。

(4) 其他:医护人员实施质量提高计划,通过评估合理应用镇痛镇静及催眠药物,综合运用改善 ICU 环境、降低光和噪声、集中医护操作、减少夜间刺激等策略,为 ICU 患者提供更好的睡眠环境,改善 ICU 患者的睡眠质量,促进患者康复。

(顾　婷)

五、重症患者的早期活动

(一) 概述

1. 概念　ICU 患者早期活动的性质、定义目前尚未统一。伴随着康复医学的发展,早期康复被证实对疾病状态、肢体功能及生活质量均有积极的影响作用。目前,"早期活动"并没有明确的定义,传统的医疗将其定义为"身体保健"。有研究者将 ICU 患者早期活动定义为通过实施针对重症患者及其环境的具体物理干预措施来预防或限制功能性障碍和谵妄,增加自主活动,提高长期生活质量的一种活动形式。

2. 早期活动的作用

(1) 缩短机械通气的治疗时间:有研究结果表明,将运动疗法应用于慢性阻塞性肺疾病机械通气患者,可以改善患者的呼吸状态,降低呼吸机相关性肺炎的发生率,减少机械通气和入住 ICU 的时间,甚至是住院时间。

(2) 减少谵妄发生可能性和持续时间:众多临床研究表明,ICU 机械通气患者出现谵妄,不仅会导致患者原有疾病的病情加重,增加治疗难度,同时还会增加患者的病死率。另外，谵妄还会导致患者无法及时脱机，进而使得患者的住院时间延长，无法早日康复。对于危重患者，早期活动安全可行，且能降低镇静药物使用剂量，降低谵妄的发生率及持续时间，缩短 ICU 入住时间及平均住院时间，提高患者生存质量和预后。

（3）促进神经肌肉功能恢复：ICU 获得性衰弱（ICU-acquired weakness，ICU - AW）是由神经肌肉功能紊乱导致的。主要临床表现为脱机困难、轻度瘫痪或四肢瘫痪、反射减弱和肌肉萎缩，是重症患者的并发症。而早期活动则能一定程度地进行神经肌肉功能恢复，帮助患者早日转出 ICU，缩短住院时间。

（4）降低压力性损伤的发生率：标准化早期活动能让患者不再被动或主观意义上的认为自己需要处于"一动不动"的状态。早期活动能减少局部组织持续受压的时间，压力性损伤的发生率也会有所降低。

（5）预防深静脉血栓的发生：临床上，可采用主动活动联合被动活动的方式开展挤捏腓肠肌、踝泵运动、搭桥运动等早期活动，通过对肌肉活动时的挤压作用，改善下肢血流，从而预防深静脉血栓的发生。

（二）专科护理要点

1. 早期活动的设计

（1）加强患者宣教：提高早期活动知识普及：加强对 ICU 患者以及家属对早期活动相关知识的认知宣教和普及尤其重要。临床上，应通过开展多种方式的健康宣教来提高患者对在 ICU 内如何进行早期活动以及早期活动必要性的知晓率：如对预约 ICU 床位的择期手术患者进行入 ICU 前的术前访视，通过宣传册、口头交流等图文并茂的形式对患者及家属进行相关的早期活动内容介绍；在患者入住 ICU 期间以及在病房内和家属探视区，通过书面、视频以及口头现场示范等形式向患者及家属介绍；对 ICU 符合早期活动的患者解释活动的风险和优点，减少患者和家属的疑惑，最终激发其早期活动的兴趣。

（2）鼓励家属参与：其可增加患者主动参与积极性。有家属的参与，患者的早期活动更能顺利开展。患者和家属间的积极交流沟通可降低患者焦虑恐惧的心情。患者家属是护患关系中的重要媒介，家属可通过交流、鼓励等方式帮助患者适应 ICU 环境和配合相关的护理工作，促进患者心理的自我调节和稳定，降低患者对护理及医疗操作实施的排斥。这对于患者的治疗具有十分积极的作用。

（3）科学设计 ICU 环境：结合患者对 ICU 环境的需求，合理优化照明设计。①如室内公共照明使用柔和光线，按照日夜交替的时间规律调节灯光亮度，人为创造符合人体生物钟节奏的光线变化，改善睡眠质量；②提供遮光眼罩，正确应用窗帘等遮光物品，通过人为制造黑暗使患者分清日夜恢复生物钟，从而改善睡眠质量；③对由于疼痛导致的睡眠障碍和活动受限，应实时评估患者的疼痛等级，倡导以患者为中心的舒适化浅镇静策略，即早期镇痛使患者舒适、最小化镇静和最大化人文关怀；④在布局合理的情况下，根据患者病情轻重缓急进行分区域管理，能在一定程度上减少患者对邻近床位患者的影响，保证患者的充分休息。

（4）加强行政层面支持：大力培养专科专职护士。在提高护士对 ICU 患者开展早期活动意识的基础上,应大力培养高素质、高学历的护理人才,如加快对 ICU、康复等专科护士和呼吸治疗护士的培养,提高护士的自身素质和技能培训;应从循证角度来探索以护士为主导的早期活动实施流程及方案,构建可推广的、行之有效的早期活动方案来服务于临床,最终实现医护效率和患者权益的双赢。

2. 实施步骤

(1) 评估:每日由 ICU 医师评估患者的病情和意识情况,在实施程序化镇静每日唤醒后,减少或停止镇静药物的使用,呼吸治疗师评估患者的呼吸功能、肺的顺应性,有无活动禁忌证,康复治疗师评估成功唤醒的患者的肌力、活动耐力。标准化早期活动启动标准:①RASS 评分－2～1 分;②心率 50～130 次/分;③收缩压 90～160 mmHg;④呼吸频率 10～30 次/分;⑤吸气氧浓度≤0.6、呼气末正压≤1.0 kPa(10 cmH$_2$O);⑥氧合指数＞200 mmHg。标准化早期活动中止标准:①心血管系统:心率<40 次/分或>130 次/分,收缩压<90 mmHg 或>200 mmHg,平均动脉压<65 mmHg 或>110 mmHg 以及心律失常等。②呼吸系统:血氧饱和度<88%,呼吸频率<5 次/分或>40 次/分,机械通气时需要提高呼吸末正压等。③其他:拔管、跌倒、兴奋及焦虑等指征。

(2) 准备:室温适当调高至 22～26 ℃,相对湿度在 50%～60%;活动时需持续心电监护并监测其变化,适当调整导联线的长度和位置;妥善固定全身各管道,防止牵拉、脱出;实施前充分吸痰、声门下吸引、检测气囊压力在 25～30 cmH$_2$O;按照标准化早期活动计划表(表 2-2),康复治疗师和经培训合格的 ICU 护士在工作人员相对集中时对患者进行早期活动功能锻炼。

表 2-2　标准化早期活动计划表

等级	目标	活动计划
一级	生命体征稳定,被动增加运动	1) 床头抬高 30°～45°; 2) 被动活动四肢 3 次,每次 10～15 min; 3) 每 2 h 协助翻身 1 次
二级	直立坐位,包括力量和活动上肢训练,以抵抗重力	1) 床头抬高 45°～65°,每日 3 次,每次 20 min,腿处于自主体位 30～60 min; 2) 全面协助患者端坐 15～30 min,每日 2 次; 3) 四肢主动/被动活动,逐渐增加抗阻力及力量训练
三级	增加躯干力量,活动下肢对抗重力,并准备负重锻炼	1) 协助患者床边坐 15～30 min,逐渐增加时间,每日 3 次或行吊床转移训练(坐位)20～30 min,每日 2 次; 2) 脚触地面或床面自主发力训练
四级	维持站立 1～2 min,能完成行走,负重和转移到椅子上	1) 协助患者移动坐至床边、站立,逐步增加时间; 2) 协助转移至座椅,每日 20 min,能耐受协助步行; 3) 床上端坐位 30～40 min,每日 3 次;站立、坐位交替更换体位

(3) 实施:依据患者的实际临床表现制订合理的活动方案,主要将其活动训练分为 4 个等级。一级:意识昏迷、RASS≤－3 分、无配合;二级:意识清醒、RASS＞－3 分、能配合完成指令者;三级:意识清醒、上肢肌力 3 级以上;四级:意识清醒、下肢肌力 3 级以上。

（4）注意事项：实施期间，责任护士需严密观察患者的心率、呼吸、血压、氧饱和度及意识的变化；全身各管路预留有足够的长度，妥善固定严防管路滑脱，尤其是气管插管；协助患者坐于床旁轮椅上时，要固定轮椅，必要时可以使用保护性约束，医护人员陪伴在患者旁边，注意加强保暖；活动期间，关注患者的表情变化，适当地鼓励提高患者主动活动的积极性，增强战胜疾病的信心。活动结束后，应妥善固定导管，整理床单位，询问有无不适，感谢患者配合，洗手记录。

3. 观察指标

（1）握力测定：采用 Dynamometer WCS100 型握力器测量，按先右后左的顺序进行测量，每只手测量 2 次，测量 1 次后稍作休息再测量第 2 次，记录所有成绩，取其平均值。

（2）肌力和 ICU 获得性虚弱评定：肌力采取英国医学研究理事会评分（Medical Research Council score，MRC 评分）来测定，评估 6 对肌群的 MRC 评分总和，包括双侧足背屈肌、伸膝肌、屈髋肌、伸腕肌、屈肘肌及肩外展肌，单个肌群的 MRC 评分为 0～5 分。MRC 评分要求患者必须能回答以下至少 3 个问题：睁眼、闭上左/右眼、看我、点头、伸舌及皱眉。得分＜48 分可诊断为 ICU－AW，0 分为四肢瘫痪，60 分为肌力正常。

（3）压力性损伤和深静脉血栓的评定：压力性损伤的评定依据 2016 年美国国家压疮咨询委员会公布的压疮指南，在患者入科时、每周填写压力性损伤风险评估表，每班交接班时注意皮肤情况，一旦发生压力性损伤立即上报；深静脉血栓发生情况由医师每日查房时采用彩色多普勒超声检查排查，每班交接班时注意患者双下肢皮温、腿围，有无肿胀、疼痛及压痛，发现异常，立即汇报医师确诊。

（4）其他：机械通气时间、ICU 住院时间、患者管道脱落、直立性低血压及跌倒坠床的发生情况。

（顾　婷）

六、重症患者的身体约束

（一）概述

1. 概念　2002 年，美国医疗财政管理局（Health Care Financing Administration，HCFA）对于身体约束进行了定义：约束是指使用任何物理或机械性设备、材料或工具附加在或临近于患者的身体，患者不能轻易将其移除，限制患者的自由活动或使患者不能正常接近自己的身体。目前，该定义也是全球范围内普遍接受的定义。从约束的方式上，目前主要将约束分为 4 类：物理约束、机械约束、药物约束及隔离。ICU 最常用的是机械约束，主要包括：手腕、脚踝及腰部的约束；使用被单等进行全身约束；HCFA 也将拉起床档、防止跌倒纳入机械约束的范畴。

2. 约束的危害　目前，对于约束方式的优劣尚无定论，但可以肯定的是，无论何种约束方式，无论是物理或药物约束，都会对患者造成一定程度的损害。过度镇静剂可能导致镇静依赖，延长患者机械通气的使用时间，增加并发症的发生率。除此之外，过度镇静剂还可以减少心输出量引起低血压，抑制肠胃蠕动导致便秘，并且有可能会失去使用镇静药期间的记忆，增加焦虑和创伤后应激障碍的风险。对患者使用机械约束后可能会出现肢体末梢循环受阻、皮肤破损或是四肢功能障碍等问题,有的甚至会引起医患纠纷的发生。有些约束不当未达到预期目的,反而增加了意外的发生,造成患者尊严与认知的紊乱。在使用身体约束的过程中存在不自觉的伤害,会使患者产生明显的心理反应,使患者及家属感到不适。

(二)专科护理要点

1. 明确约束的指征 在美国,卫生服务机构评审联合委员会(Joint Commission on Accreditation of Healthcare Organization,JCAHO)制定了《约束必要性等级技术评估》的临床指南。该指南是为帮助临床护士对成年的危重患者约束的必要性作出正确的评估。其将约束必要性分为 3 个等级。等级 1:对昏迷、完全清醒或可不间断陪护的患者采取不约束。等级 2:规定了一些非威胁生命的设备的使用,若意识清楚则不采取约束,若患者意识模糊则首先选择替代约束的方法,若无效,则进行约束。等级 3:规定了威胁生命的设备的使用。此时,当患者的情况不在等级 1 时,则进行约束。该指南是最早提出约束等级概念及对约束必要性进行划分的指南,也是后续很多约束管理流程制定的基础。

2006 年,加拿大某 ICU 开展了为期一年的"knot so fast"的学习方案,提出了"ICU 约束决策轮及等级"的工具,关于约束等级、设施等级的划分,与 JCAHO 的评估指南基本一致。行为等级包括 3 级:Ⅰ级指病理生理性的或治疗性的无意识、瘫痪、清醒且定向力正常,由医务人员或其他重要人员不间断的陪护;Ⅱ级指意识模糊、定向力障碍、单纯烦躁;Ⅲ级指烦躁或攻击性。设施等级包括 2 级:Ⅰ级是指非威胁生命的治疗,包括外周静脉输液、鼻胃管、导尿管、监护导联、氧气面罩或鼻导管、单纯引流、单一的敷料、氧饱和度探头、血压袖带、直肠造瘘袋或导管、胃造口引流及动脉导管;Ⅱ级是指威胁生命的治疗,包括颅内压监测或脑室引流管、肺动脉导管、中心静脉导管、主动脉球囊反搏、机械通气、胸腔导管、临时起搏器、三腔二囊管、耻骨导管及静脉滴注维持血流动力学稳定的药物。独立等级包括 3 级:Ⅰ级指独立,包括能坐在椅子上、能负重、能平稳行走;Ⅱ级指不完全独立,包括坐在椅子上会滑动、依靠辅助负重、步态不稳或不熟悉辅助装置、心动过缓、头晕目眩;Ⅲ级指依赖,包括不能负重、不稳定性骨折、神经肌肉无力及生命体征不平稳。

在英国,出现以下情况可用身体约束:①能阻止患者自我伤害或生理损伤的发生;②防止工作人员受到突然的人身攻击风险;③预防危险性、有威胁性或者毁灭性的行为。2004 年,英国重症监护护士协会出台了一项针对成人 ICU 身体约束使用的声明,强调要在对患者进行详细的评估且征得家属同意之后才能使用,且在使用过程中要对患者进行持续评估。

2. 身体约束时的护理 在需要使用约束前充分与家属或患者做好解释沟通,并签署知情同意书。用 2 种方法核对患者身份,正确使用约束工具,对极度消瘦、局部血液循环障碍的患者应准备柔软的保护垫,加强内层保护。在约束过程中,注意保护患者隐私和尊严。保持约束肢体的功能位,松紧度以患者活动时肢体不易脱出、不影响血液循环为宜。约束带必须系活结,且系在患者无法接触到的地方。为约束患者提供生活护理,安置舒适体位,预防误吸和皮肤受损。告知患者身体约束后的注意事项。填写《身体约束护理记录单》,记录身体约束的原因、起始时间、患者运动、语言和睁眼反应的情况。每60 min巡视患者,观察患者的一般状况、局部皮肤、肢体末梢循环情况及约束效果,询问患者感受或观察患者的反应。如果约束部位出现皮肤苍白、发绀、麻木、刺痛及冰冷时,应立即放松约束带,必要时行局部按摩。使用约束衣或约束背心时,应观察患者的呼吸和面色。约束带每2 h松解1次,活动被约束的关节,观察并记录约束部位皮肤完整性及肢体末端的颜色、温度和感觉。每班再次评估并记录《身体约束护理记录单》,内容包括患者的格拉斯哥评分,是否需要继续使用身体约束,是否镇静,身体约束的工具、部位、原因,肢端皮肤的颜色、温度,肢端感觉、活动度,约束处皮肤的完整性、循环情况、护理措施以及有无出现不良结局。

3. 相关并发症的预防

(1) 皮肤损伤、皮下瘀斑:约束要松紧适宜,约束装置与皮肤接触面应选用透气、干燥、柔软的棉垫作为保护垫。避免在水肿或有病变的皮肤处使用约束带,不可避免时,应加厚衬垫,加强观察。每2 h解除约束1次,并评估约束部位的皮肤,必要时停止约束。保持床单位的清洁、平整,床栏给予棉垫或软枕保护,避免躁动的肢体与其发生碰撞、摩擦。

(2) 关节损伤:保持约束肢体关节的功能位,每2 h解除约束1次,并评估关节功能情况,给予功能锻炼。

(3) 肢体末梢水肿:约束松紧适宜,必要时抬高约束肢体末端。每2 h解除约束1次,并评估肢体末梢血运情况,必要时给予暂停约束。

(4) 坠床:加强巡视、观察患者,约束松紧适宜,固定妥当。每班对患者的状况进行全面评估,以判定是否需要终止约束。

(5) 非计划性拔管:约束松紧适宜,并定期检查约束带的松紧度。加强巡视观察,及时调整保护垫的位置,避免保护垫滑出。根据床栏结构考虑固定方法,避免给患者多方向活动留有空间。在松解约束带期间,应设专人看护。

(6) 患者心理、情绪问题:身体约束可导致社会行为、认知及行为能力的降低。在使用身体约束的过程中,患者会产生明显的心理反应,甚至使患者及家属感到屈辱和尴尬。护士进行身体约束前,应细致耐心地向患者和家属解释身体约束的目的及必要性,征得患者及家属的理解和同意,并签订知情同意书。在进行身体约束时应注意维护患者的尊严,及时评估患者的心理状态和需求。在结束身体约束时,要做好患者和家属的安抚工作。

4. 解除身体约束后的护理 根据患者自我控制的能力,可逐步解除身体约束。监测患者解除身体约束后的反应,观察约束部位皮肤完整性及肢体末端的颜色、温度和感觉。记录身体约束结束的时间、患者对约束的反应、全身和局部情况,并做好交接班。

(郑文燕)

第二节　重症患者的导管护理

一、重症患者动静脉置管的护理

（一）概述

1. 概念　动脉置管技术是将动脉导管穿刺入动脉血管中，当套管送入血管后，抽出针芯，将柔软的套管留在血管中进行的操作，通常经桡动脉置管，也可经足背动脉、股动脉及肱动脉置管。而静脉导管主要包括外周静脉导管、经外周植入中心静脉导管（peripherally inserted central cather，PICC）、中心静脉导管（central venous catheter，CVC）、输液港（subcutaneous port，PORT）。其中，中心静脉导管是指主要经颈内静脉、锁骨下静脉及股静脉置管，尖端位于上腔静脉或下腔静脉的导管，可用于测量中心静脉压、大量快速静脉输液、输注高渗或强刺激药物、血液透析等。

2. 适应证与禁忌证

（1）动脉置管适应证：①危重患者监测，如各类严重休克、心肺功能衰竭等；②重大手术监测，如体外循环及其他心血管手术；③低温麻醉、控制性降压及器官移植；④术中需要反复抽取动脉血气标本进行血气分析及电解质测定等。

（2）动脉置管禁忌证：①有出血倾向者；②局部有感染；③侧支循环差者；④凝血功能障碍者或溶栓治疗期间；⑤桡动脉穿刺前应进行 Allens 试验，阳性者不应做穿刺。

（3）静脉置管适应证：①需长期输液治疗，胃肠外营养治疗，药物治疗（化疗、高渗刺激性）；②需建立大量、快速扩容通道；③行血液透析、血浆置换术；④危重患者抢救和大手术期行中心静脉压（CVP）监测、持续血压监测，以指导血管活性药物使用；⑤Swan-Ganz(气囊漂浮)导管监测进行肺动脉压（pulmonary arterial pressure，PAP)和肺毛细血管楔压（pulmonary capillary wedge pressure，PCWP)测量；⑥PiCCO 监测。

（4）静脉置管禁忌证：严重的出、凝血障碍；穿刺部位有感染；严重高血压、呼吸衰竭、严重胸部损伤、上腔静脉栓塞。

（二）专科护理要点

1. 置管前准备

（1）患者准备：向患者讲解操作的过程，向家属介绍置管的必要性和重要性，同时将可能出现的并发症告知家属，取得同意并签署同意书。评估患者全身及穿刺局部状况、出凝血功能、穿刺部位皮肤是否完好，既往有无血栓等相关并发症。评估患者配合程度，躁动患者可适当予以约束，必要时使用镇静药物。正确摆好体位，使置管部位充分暴露在医护人员可视范围之内。

（2）用物准备：①静脉置管：穿刺导管、0.1％利多卡因、针筒、缝合包、大洞巾、无菌手套、消毒液、肝素稀释液、贴膜、肝素帽，如需超声引导穿刺需准备无菌凝胶和无菌探头套。②动脉置管：监护仪压力连接线、加压袋、一次性压力换能器、生理盐水或肝素稀释液、套管针、贴膜、胶布、消毒液。

2. **置管时护理** 严格执行无菌操作,留置动静脉导管是一种在床边执行的有创侵入性操作,每一步都要求严格执行无菌概念,以减少感染的发生。术前用物准备齐全,使用一次性无菌穿刺包,采用最大限度的无菌预防措施。可在血管 B 超仪的正确定位下,确保一次穿刺成功。置管过程中,应密切监测患者的生命体征,观察呼吸机等治疗仪器的运转情况,保证安全。

3. **置管后护理**

(1) 置管处皮肤护理:在置管的早期,要注意观察导管周围皮肤有无渗液、渗血、发红、分泌物等现象,臂围有无变化、局部肿胀、皮下气肿等并发症。换药时应按照从清洁、污染、感染到特殊感染部位的原则进行,避免发生交叉感染。在换药过程中,优先应用 2% 葡萄糖氯己定液消毒,透明的半透膜敷料每 5~7 d 更换 1 次,纱布敷贴每 2 d 更换 1 次。在粘贴敷料前,皮肤消毒剂需要充分散干(作用时间:2% 葡萄糖氯己定液至少 20 s,聚伏酮碘溶液至少 1.5~2.0 min),禁止胶带直接粘在导管上。动脉置管每 4~6 h 观察有无回血,并加压冲洗。定时观察患者肢体血运情况,如发现局部肿胀,穿刺周围皮肤颜色改变或肢端皮肤温度降低时,及时拔除动脉导管,通知医师并进行相应处理。

(2) 妥善固定:穿刺成功后,观察导管置入的长度,固定翼两侧,使用双重固定,每 2 h 观察 1 次,防止脱管。患者翻身更换体位时注意保护导管,防止导管脱出。上肢的 PICC 管、股动脉及股静脉置管可在使用导管固定器的基础上加纱布绷带进行包裹保护,揭膜和消毒导管时方法要正确,动作轻柔,防止导管拽出或移位。每班监测导管置入深度、刻度。换能器齐右心房水平,每班进行校准,密切观察血压波形,定时检查管道,若出现变化及时查找原因并处理。每日评估导管使用情况,判断导管留置必要性。目前,指南建议仅在有临床指征时才更换动脉导管,一次性或重复使用的压力换能器每 72 h 更换 1 次,同时更换系统其他部件包括输液管、连续冲洗装置,每日更换冲洗液。

(3) 保持通畅:评估导管管腔内有无血液残留,评估导管是否存在脱出、移位、打折、折断等情况。供静脉输液、输血的管路,输注黏稠、高渗、抗生素等对血管刺激较大的液体后宜进行冲管。连续输注的药液不相容时,应在两种药物输注之间进行冲管。24 h 持续补液,必须保证每日冲管 1 次,双腔或三腔导管各腔同时冲洗,禁止使用 10 mL 以下的注射器冲管。连续输注血制品时每 4 h 更换输血皮条。冲封管标准:①生理盐水-给药-生理盐水。②生理盐水-给药-生理盐水-特殊肝素液。③PICC 可以使用 10 U/mL 肝素钠稀释液封管;PORT 建议使用 100 U/mL 的肝素钠稀释液封管。如静脉导管有堵塞可采用尿激酶冲洗导管(10 万 U 尿激酶溶解于 5 mL 生理盐水中,即尿激酶的浓度为 20 000 U/mL),注意切勿将血栓注入血管内。专供血流动力学监测的动脉导管,连接不含防腐剂的生理盐水溶液,每 2 h 冲管 1 次,持续压力应保持在 300 mmHg,使血液不会回流到导管内。如从动脉导管内抽取血标本,管路必须及时用不含防腐剂的生理盐水溶液冲洗,避免堵塞。动脉导管内不能进入气泡,不能残留血液,如发现异常应及时抽出。

4. **拔管的护理** 拔除中心静脉导管时应将导管出口部位(如颈部、手臂)置于低于患者心脏水平,拔管时宜将患者置于头低仰卧位或仰卧位;拔管时指导患者摒住呼吸,在拔出导管的最后部分是进行 Valsalva 操作(深吸气后屏气,再用力做呼气动作),或在患者呼气末屏气状态下拔除。拔除导管后应评估拔除导管的完整性,必要时与置管记录的导管长度比较。患者拔管后保持平卧 30 min。拔除导管后应用无菌敷料密闭穿刺点至少 24 h,24 h 后评估穿刺点愈合情况。拔除动脉导管时,先确保穿刺针斜面向下,用无菌纱布或棉球放在穿刺处,然后拔出穿刺针,再用指压 10~15 min。凝血功能异常者,应适当延长按压时间。

5. 相关并发症的预防

(1) 穿刺点感染:是 ICU 患者静脉置管发生率最高的并发症。

1) 发生原因:包括护理人员无菌意识不强、长期置管、患者病情危重。

2) 预防与处理:①护理人员无菌操作尤为重要,对于置管处保持清洁干燥,优先应用 2% 葡萄糖氯己定液消毒,透明的半透膜敷料每 5~7 d 更换 1 次,纱布敷贴每 2 d 更换 1 次,有污染的及时更换贴膜。针对有渗血或渗液的立即更换贴膜,并积极寻找渗血原因;②每班交接导管的位置和穿刺点情况,如发现导管脱出、松动,严禁将滑出的导管再次送入血管,以防局部皮肤组织的细菌侵入血管造成细菌性静脉炎。与导管连接的输液器、三通开关、肝素帽等每 24 h 更换 1 次,有污染时随时更换,动脉导管换能器每 72 h 更换 1 次。要保证导管的连接紧密,采用螺纹接口的皮条或延长管,防止接头松脱漏血而引起污染;③对患者病情进行细致观察,对于已经实现治疗目的或不需要再留置导管的患者尽早拔除导管,减少感染风险。若留置期间患者出现高热、寒战等表现,留取血标本送细菌培养,并立即拔除导管,取导管前端做细菌培养。

(2) 导管滑脱

1) 发生原因:由穿刺部位固定不稳、活动翻身、患者意识不清牵拉或意外情况等因素造成。

2) 预防及处理:①使用二次固定法(即首次固定于导管置管处,第 2 次固定为远端皮肤处)实施有效固定。②对于清醒患者进行健康宣教,告知置管的重要性,加强护患沟通,缓解其不良情绪,积极配合治疗和护理;针对意识不清者,予以适当的镇静和肢体约束,加强观察与巡视。③在翻身及相关护理操作时尽量不牵拉导管,有效固定导管。④严格执行交接班制度,每班严格检查导管固定及深度或外露情况,一旦发现异常情况应立即处理。⑤每次输液前应使用注射器回抽见血,并观察置管周围情况,如敷料是否松落,固定是否有效,导管外露长度。动脉留置管接头应用旋锁接头,避免使用普通接头,特别注意导管被衣被覆盖而不易观察的情况,胶布脱落要及时给予重新固定。

(3) 导管阻塞

1) 发生原因:①咳嗽、便秘导致上腔的静脉压力增高,血液的反流可能会导致血栓情况发生,造成导管的堵塞;②患者的活动幅度过大可能会造成患者导管内部的压力过大,或患者本身的凝血机制存在异常;③护理操作不当,如未掌握各种药物之间的禁忌、未及时冲封管、冲洗封管的操作手法不当等。

2) 预防及处理:①输液时,严格控制输液速度,及时更换液体,避免血液回流引起导管堵塞。输液过程注意药物配伍禁忌,合理安排输液顺序。注意药物的浓度,用药后用生理盐水及肝素稀释液及时冲洗导管,防止发生导管堵塞和形成血栓,同时要注意切勿让血栓进入患者体内。输液完毕,采取有效的封管方法,封管前先使用 $10\sim20$ mL 的生理盐水脉冲式冲管,再用 $10\sim100$ U/mL 浓度的肝素稀释液 $5\sim10$ mL 正压封管。推注过程中,应边将针头往外退出边推注液体,直至把针头拔出肝素帽。②采取严格的交接班制度,勤于巡视,对导管不畅的原因进行有效分析,并确定导管尖端位置是否得当。置管被堵塞时,护理人员应采用注射器回抽血凝块,不得强行推注,应避免将血栓推入到血管中。③对于动脉置管宜保持加压袋内的压力在 40.0 kPa(300 mmHg),定时快速冲洗导管,防止动脉血反流造成管路堵塞。每次从动脉置管采集标本后,立即冲洗管路,将管路中的回血及三通处的回血冲洗干净。密切观察血压的波形,定时检查管道,若出现变化,及时查找原因并处理。严密观察患者置管肢端皮肤颜色、温度、甲床颜色,若怀疑血栓阻塞,不可强行冲管,必要时行急症手术探查,取出血块以挽救肢体。

(4)血栓:发生原因包括封管方法错误、患者的体质因素即其血液处于高凝状态、导管与患者发生排斥,再加上机械性刺激后引发局部炎症,从而形成血栓。

1)静脉置管:护理人员严格掌握封管技术,加强巡视。如一旦发现患者出现肢体肿胀、疼痛、皮温升高等异常情况,立即报告医师,停止输液,并接受血管超声检查,确定血栓的具体位置,并协助患者将下肢稍微抬高,禁止按摩患肢,以免造成患者血栓脱落。根据病情,按医嘱予以溶栓或抗凝药物治疗。

2)动脉置管:患者在动脉置管期间一定要确保整个连接管道及监测系统的封闭状态。加强巡视,尤其对应用的肝素帽及三通更要观察是否衔接牢固,如此可有效预防出血、堵塞、气栓。为防止栓塞,不要使用高压冲洗阻塞的管道,管道内如有血块堵塞应及时予以抽出,切勿将血块推入,以防发生动脉栓塞。

(5)血管痉挛

1)发生原因:①血管痉挛多在穿刺时发生,可能是冬季温度低,再加上反复用未加温的肝素盐水冲管,冲管时速度太快;②进针角度过大等原因导致血管收缩、痉挛引起缺血、疼痛。

2)预防及护理:①注意肢体保暖,冲管时速度不能太快;②穿刺进针角度不可过大,针与皮肤角度呈 $15°\sim30°$,以免刺入动脉后不易置入外导管。当穿刺针抵达动脉表面后要用略带冲击的力量刺入动脉,否则易使动脉痉挛,使针穿向一侧;③若出现患肢疼痛应及时对肢体进行热敷保暖,同时对桡动脉测压患者在穿刺前应行 Allen 试验,以检测尺动脉供血的代偿功能,Allen 试验阳性者不宜选择桡动脉。

(6)局部出血、血肿或假性动脉瘤形成:假性动脉瘤是局部慢性持续出血形成的,可观察到穿刺点红肿,局部胀痛,不同程度的患肢或趾端麻木刺痛感,指或趾运动受限。发生原因:①穿刺失败及拔除穿刺针时未有效压迫止血或压迫时间过短;②患者凝血功能障碍或肝素用量不当;③术后穿刺肢体过于屈曲。预防及护理:①加强训练穿刺技术,尽可能做到一次成功,减少穿刺的次数;②拔管后加压止血 15 min 以上,并限制活动,包括翻身及用力咳嗽,并随时观察远端肢体血运情况;③穿刺后嘱患者保持术侧肢体伸直,短期内患者如有活动,注意局部观察,以防出血。出现血肿可用 50% 硫酸镁湿敷、多磺酸黏多糖乳膏(喜疗妥)外涂或频谱仪局部照射。

知识链接

美国静脉输液护理学会《输液治疗实践标准(2016 年修订版)》

2016 年,美国静脉输液护理学会(Infusion Nursing Society，INS)在输液护理实践方面是公认的全球权威组织,其最重要的使命是发展和推广《输液治疗实践标准》并坚持每 5 年更新 1 次。《输液治疗实践标准》可作为所有负责患者输液护理的临床工作者的一份宝贵的参考指南。

（吕剑虹）

二、重症患者留置导尿管的护理

(一) 概述

1. 概念　留置导尿管是指在严格无菌操作下,将导尿管经尿道插入膀胱并保留在膀胱内,引流尿液的方法。

2. 目的　①抢救危重患者时正确记录 24 h 尿量、测量尿密度,以密切观察患者的病情变化;②用于患者术前膀胱减压以及下腹、盆腔手术中持续排空膀胱,避免手术中误伤;③某些泌尿系统疾病手术后留置尿管,以便于引流和冲洗,并减轻手术切口的张力,促进切口的愈合;④为尿潴留患者引流尿液,减轻其痛苦;⑤为昏迷、尿失禁或会阴部有伤口的患者引流尿液,保持会阴部清洁干燥;⑥为患者测定膀胱容量、压力。

3. 适应证与禁忌证

(1) 适应证:①抢救危重、休克患者时,用于准确记录尿量,测尿比重;②用于手术前排空膀胱,避免术中误伤;③某些泌尿系统疾病,术后留置尿管,便于持续引流和冲洗,并可减轻手术切口的张力,有利于愈合;④对昏迷、截瘫或会阴部有伤口者,留置尿管可保持会阴部清洁、干燥。

(2) 禁忌证:急性尿道炎、急性前列腺炎、附睾炎、女性月经期、尿道损伤已完全断裂、尿道狭窄的患者以及导尿管无法插入的患者。

(二) 专科护理要点

1. 置管前准备　①严格掌握留置导尿管的置管指征:导尿管留置时间越长,导尿管相关尿路感染(catheter-related urinary tract infections，CAUTI)的发生率越高。因此,只有对确实有留置导尿管指征的患者才推荐留置;留置导尿管应在其他排尿方法都不能使用时才被考虑。②人员素质与要求:由专业人员遵守无菌技术操作原则置入,仔细检查无菌导尿包,如导尿包过期、外包装破损、潮湿,不应当使用。③根据患者年龄、性别、尿道等情况选择合适大小、材质的导尿管,12F 管径尿管是成年男性、女性长期留置导尿管者最适宜的尿管管径。④对留置导尿管的患者,应当采用密闭式引流装置。⑤告知患者留置导尿管的目的,配合要点和置管后的注意事项。

2. 置管时的护理　①严格执行手卫生规范,认真洗手后,戴无菌手套实施导尿术。②严格遵循无菌操作技术原则留置导尿管,动作要轻柔,避免损伤尿道黏膜。③正确铺无菌巾,避免污染尿道口,保持最大的无菌屏障。④充分消毒尿道口,防止污染。要使用合适的消毒剂棉球消毒尿道口及其周围皮肤黏膜,棉球不能重复使用。男性:先洗净包皮及冠状沟,然后自尿道口、龟头向外旋转擦拭消毒。女性:先按照由上至下,由内向外的原则清洗外阴,然后清洗并消毒尿道口、前庭、两侧大小阴唇,最后清洁会阴、肛门。⑤导尿管插入深度适宜,插入后,向水囊注入 15～20 mL 无菌水,轻拉尿管以确认尿管固定稳妥,不会脱出。⑥置管过程中,指导患者放松,配合操作,避免污染,如尿管被污染应当重新更换尿管。

3. 置管后的护理　①使用尿管固定贴固定于大腿上 1/3 处以保持尿管妥善固定,保证集尿袋高度低于膀胱水平,避免接触地面,每日用生理盐水清洁尿道口,及时排空尿袋,注意防止操作时可能导致的逆行感染。②保持尿液引流装置密闭、通畅和完整,活动或搬运时夹闭引流管,防止尿液逆流。③应当使用个人专用的收集容器及时清空集尿袋中尿液。清空集尿袋中尿液时,要遵循无菌操作原则,避免集尿袋的出口触碰到收集容器。④留取小量尿标本进行微生物病原学检测时,应当消毒导尿管后,使用无菌注射器抽取标本送检。留取大量尿标本时,可以从集尿袋中采集,避免打开导尿管和集尿袋的接口。⑤不建议常规使用含消毒剂或抗菌药物的溶液进行膀胱冲洗。⑥应当保持尿道口清洁,大便失禁的患者清洁后还应当进行消毒。⑦患者沐浴或擦身时应当注意对导管的保护,不应污染导尿管。⑧长期留置导尿管患者,应减少分离尿管和尿袋连接系统,患者尿管、尿袋尽量使用留置时间较长的种类,以保持尿管系统密闭性。⑨患者出现尿路感染时,应当及时更换导尿管,并留取尿液进行微生物病原学检测。⑩每日评估留置导尿管的必要性,不需要时尽早拔除导尿管,尽可能缩短留置导尿管时间。

4. 拔管的护理　每日评估导尿管存在必要性;拔管前无须夹闭导尿管,充分抽尽气囊内液体,避免用力过快过猛,轻柔地一次性完成拔管动作。

5. 相关并发症的预防和处理

(1) 尿路感染

1) 发生原因:导尿管是人体的异物,可刺激尿道及膀胱黏膜,削弱了膀胱及尿道对细菌的防御作用,增加逆行感染的机会,从而引起感染。

2) 预防与处理:①医务人员在给长期留置导尿管患者置管和维护过程中严格遵守无菌技术操作原则,注意手卫生。留置导尿管期间,应定期评估是否有继续留置导尿管的必要,若无必要应尽快拔除。②合理选择尿管:选择光滑和粗细适宜的导尿管,根据不同患者选择合适的导尿管。优先选择 12F 管径尿管,并充分润滑尿管后再置管,置管后水囊内注入适量的生理盐水。妥善固定以减少尿道损伤从而达到预防 CAUTI 的目的。③避免反复插管,保持引流系统的密闭可使感染率明显降低。④每日清洁尿道口 2 次,每 7 d 更换引流袋能更好地控制尿路感染。⑤避免不必要的膀胱冲洗,鼓励多喝水,无禁忌证时达到每日 2 000～3 000 mL,以保证患者每小时尿量达到 50～100 mL,定期监测并维持尿液 pH 值为 5～6。

（2）漏尿

1）发生原因：①患者年龄大，尿道扩约肌松弛；②患者咳嗽、用力排便等造成腹压过大，尿液漏出。

2）预防与处理：①检查尿管气囊或水囊是否充盈，在插入尿管时水囊应注水量15～20 mL，使水囊能恰好覆盖膀胱颈处，可有效避免漏尿；②减少尿垢的形成，保持尿管通畅，防止尿管堵塞；③对于因尿道内口括约肌松弛导致的漏尿，首先在留置尿管时要选择较大号的尿管，其次是可适当增加气囊注水量，最后往外轻轻牵拉。气囊内注入15～20 mL 即可，在置入导尿管并向气囊内注水后，向外轻拉尿管 3～5 min，使气囊充分与膀胱颈内壁贴紧，避免漏尿的发生。

（3）引流不畅

1）发生原因：①留置尿管位置不当；②尿液有沉淀、絮状分泌物、血块或坏死组织阻塞尿管；③尿管老化，见于留置尿管时间达 3～4 周以上的患者。

2）预防与处理：①检查尿管和引流管是否折叠、扭曲；②调整尿管的位置，变换患者的体位，以利引流；③长期留置尿管者根据尿管生产商说明书更换导尿管。

（4）脱落

长期留置尿管的患者，如护理不当极易造成尿管脱落，其主要原因多为自行拔脱。预防与处理：把好尿管质量关，规范操作程序，气囊内注水不宜过少，一般成人常规注入15～20 mL；儿童 5～8 mL；前列腺增生患者 8～10 mL。将尿管二次有效固定，避免尿管来回移动，减轻尿管对尿道口的摩擦，减少水囊摩擦，避免引起脱管。

（5）膀胱痉挛或挛缩

1）发生原因：①气囊对膀胱三角区的压迫刺激，尿管的部分堵塞、泌尿系感染；②长期留置尿管，使膀胱长期处于空虚状态，膀胱逼尿肌废用性萎缩，导致膀胱挛缩。

2）预防与处理：注意气囊注水不要太多，常规 15～20 mL，膀胱冲洗时液体温度不宜过低，37 ℃左右为宜。注意配合心理疗法，放松技巧，转移分散注意力，或使用物理方法如热敷、按摩下腹部。

（6）尿道狭窄

1）发生原因：多发生于男性，由于尿管长期压迫尿道口致使局部缺血坏死发炎，瘢痕组织堵塞尿道导致狭窄，这与尿管材料、尿道损伤、反复感染等有密切关系。

2）预防与处理：留置尿管期间定期更换尿管摆放位置，避免尿管压力长期作用在一个位置，可将尿管固定在下腹方向，使尿道口受力在龟头海绵体丰富的部位，避免尿道黏膜坏死，减少瘢痕生成，如尿道狭窄形成，则定期行尿道扩张，必要时行尿道口切开术。

（7）血尿

1）发生原因：在临床工作中往往由于个体差异、疾病因素等导致置管长度不当而引起尿道损伤；或气囊回缩较差，拔管时致使尿道黏膜出血。

2）预防与处理：①第 1 次放尿不可超过 1 000 mL，正常可每 2 h 放尿 1 次；②插管困难时选择型号合适、较坚韧的尿管；③操作时做好心理护理，使患者尽量放松，配合操作;④导尿时尿道口注入利多卡因凝胶,减轻疼痛而引起的尿道括约肌痉挛,减轻对尿道黏膜的刺激和损伤而导致的出血,利于插管成功;⑤冲洗膀胱时,速度要慢,压力要低。

(8)拔管困难

1)发生原因:①尿管末端形成结石:尿管作为异物长期滞留于膀胱内与尿液接触,易形成结石;②气囊回缩不良,体积增大;③尿道痉挛,致拔管困难;④气囊活塞失灵,致气囊内液体不能抽出,拔管困难。

2)预防与处理:①气囊内注入空气或水量应合适,气囊不能过大。拔管遇到阻力应立即通知医师;②减少尿垢形成,保持尿液 pH 值为5～6,避免尿管打折,以保证患者每小时尿量达到50～100 mL;③轻轻旋转牵拉尿管,如仍不通畅可剪断尿管 Y 形分叉处,即可拔出尿管;④抽气囊内液体时避免用力过快过猛,防止气道前端忽然负压吸扁形成梗阻而吸不出气囊内液体,造成拔管困难。

(吕剑虹)

三、重症患者鼻胃管的护理

(一)概述

1. 概念　胃管是在某些特殊情况下帮助不能吞咽的患者输送必要的水分和食物的管道,根据置入方式可以分为口胃管和鼻胃管。鼻胃管经一侧鼻腔置入后经由咽部,通过食管到达胃内。

2. 目的　①行胃肠减压:引流出胃肠内容物,降低胃肠道内张力,改善胃壁的血液循环,是促进胃肠功能恢复的一种有效的治疗措施。②行肠内营养(enteral nutrition,EN):协助不能经口进食的患者经鼻胃管向胃内注入流质膳食、营养液、水分及药物,达到补充营养、维持生命的作用。③治疗:通过胃管注入止血药物或注入冰盐水洗胃等。

3. 适应证与禁忌证

(1)适应证:①禁止经口进食,如中枢神经系统功能紊乱、知觉丧失、脑血管意外及咽反射丧失;②经口进食不足,如严重创伤、烧伤、感染、癌症行放化疗、厌食、抑郁症等,对营养素需要量增加而摄入不能满足机体的需求;③不能经口进食,如某些肿瘤、炎症、损伤或口咽部、食管术后;④上消化道穿孔或胃肠道梗阻;⑤急腹症患者或较大腹部手术等;⑥服毒自杀或误食中毒需洗胃;⑦短期(<4周)的肠内营养支持;⑧全肠外营养到肠内营养的过渡;⑨早产儿、病情危重及不能张口,如破伤风等。

(2)禁忌证:①鼻咽部有癌肿或急性炎症的患者;②食管静脉曲张、上消化道出血、心力衰竭和重度高血压患者;③腐蚀性胃炎、吞食腐蚀性药物的患者;④食管或贲门部狭窄,严重吞咽困难;⑤严重胃排空障碍。

(二)专科护理要点

1. 置管前准备

(1)解释告知:对于清醒患者,在置管时应告知置管目的及注意事项,予以适当精神安慰与鼓励,消除其紧张、恐惧心理,积极主动配合操作。

（2）胃管的选择：①根据患者的具体情况选择合适材质、管径的胃管；②长期鼻饲患者使用聚氨酯或者硅胶胃管；③成人可选择 14F 胃管。

（3）其他：①明确昏迷患者是否存在吞咽反射及舌后坠，选择合适的置管方法；对昏迷且痰多的患者，插管前应充分吸痰。②置管前应检查鼻腔通畅情况。③置胃管时会出现一过性心跳加速、血压升高。因此，血压明显偏高患者可遵医嘱使用降压药及控制心率药物。

2. 置管时的护理

（1）置管体位要求：①传统体位置管。患者采取端坐位或半坐位，通过患者吞咽动作进行置管。该方法患者反应轻，用时短，成功率高。②70°右侧卧位置管。对于舌根后坠患者可取右侧卧位，脸与床面呈 70°，护士站于患者右侧，将鼻胃管沿一侧鼻腔置入所需的长度。③头低脚高左侧卧位置管。可适用于口服、误服毒物及食物中毒的急重症患者。患者取头低脚高、左侧卧位后，经一侧鼻腔置入鼻胃管，可有效清除洗胃液蓄积在胃内，避免洗胃液进入肠道。④双枕垫头法置管。将 2 个枕头垫于患者枕后，使其下颌部靠近胸骨柄，增加咽喉部的弧度，当鼻胃管的尖端通过鼻腔后，双手向同一方向稍稍捻转胃管，增加导管韧性并快速使管端沿后壁置入胃内，适用于昏迷躁动患者。⑤仰卧托下颌置管。适用于深昏迷合并舌根后坠者。取仰卧位，当鼻胃管置入口咽部时，另一位操作者用双手托起患者下颌，使舌根肌提起，将鼻胃管置入胃内。

（2）置管长度测量：①传统测量方法。测量耳垂-鼻尖-剑突体表的距离或前额发际正中至胸骨剑突处的距离，成人为 45~55 cm。②改良测量方法。在标准测量基础上对胃管置入长度相应延长，将鼻胃管置入延长 10 cm 较理想。测量从前额正中发际至脐部的距离，置入长度约为 53~63 cm。测量时应考虑患者年龄、性别、身高、体位、置管目的等因素，选择合适的测量方法。坐位或仰卧位时，测量鼻胃管置入长度应保持身体正直，否则影响数据的真实性。

（3）置管位置的确认：①传统方法。用注射器抽吸胃内容物；向管内注入 10 mL 空气，同时用听诊器在左上腹部听到气过水声；将鼻胃管末端置于盛水碗内，观察无气泡溢出。部分患者因手术前禁食等原因导致胃内容物极少，或鼻胃管在消化道内壁扭曲折叠，导致导管头端不能置于胃液面以下，注射器抽不到胃液。胃胀气患者置入胃管后有气泡逸出，会增加吸气时误吸的危险。气过水声方法常受到肠鸣音、磨擦音等的干扰。因此，当单独使用听诊法时，特异性仅有 6.3%，不能有效判断胃管位置。②鼻胃管内抽吸物 pH 值测定。当 pH$\leq$5.5 时，验证鼻胃管位置在胃内的诊断真实性较高。当患者使用 H_2 受体阻滞剂或质子泵抑制剂，可能使 pH 值升高。③胆红素和 pH 结合判断。pH$\leq$5.0 且胆红素$\leq$85.5 μmol/L(5.0 mg/L)时，判断鼻胃管在胃内的正确率达 67%；pH>5.0 且胆红素$\leq$5.0 mg/L 时，判断鼻胃管在肺内的正确率达 100%；pH>5.0 且胆红素>85.5 μmol/L(5.0 mg/L)，判断鼻胃管在肠道内的正确率达 75%。④X 线检查。是鼻胃管定位的金标准。⑤CO_2 测定法。因误入气管的鼻胃管排出的 CO_2 浓度高，可以此判断鼻胃管是否误入呼吸道。比色 CO_2 使用含苯酚的 pH 滤纸作为指示剂，在 CO_2 存在的情况下，滤纸颜色会由紫变黄。CO_2 分析仪则是使用红外技术测试 CO_2 浓度。⑥电磁探查可确认胃管位置。⑦内镜检查准确率高,但因具有侵入性,且费用高等,临床上应用受限。建议根据置管深度及通畅性,对抽吸胃液不明显的患者,采取2~3种方法进行置管在位验证。

3. **置管后护理**　①做好标志,胃管标签应注明置管时间、置入长度或外露长度。每班评估胃管的通畅性、固定情况、置入长度。②用胶布及寸带双重固定鼻胃管。胶布每周更换2次,有污迹或黏性差时立即更换。③胃肠减压时应注意观察引流液的色、质、量,发现异常及时处理,做好记录。一般胃肠手术后,胃液多呈暗红色,2~3 d后逐渐减少,若引出鲜红色胃液,通知医师及时处理。④做好口腔及鼻腔护理,防止长期留置引起鼻、咽、食管黏膜压迫性溃疡及出血,如鼻腔干燥可适当滴液状石蜡缓解鼻腔不适。⑤每次鼻饲前应先确定胃管在位,且无腹胀、胃潴留等症状,如病情允许可给予半卧位。⑥鼻饲前后用温开水20~30 mL冲洗胃管;鼻饲量每次不超过200 mL,间隔时间>2 h;持续鼻饲应使用肠内营养泵匀速输注。⑦鼻饲给药前应先将药物研碎成细末,用适量温开水充分溶解后注入,后用温开水冲洗胃管并夹管30 min。⑧鼻饲结束时应将胃管末端提升,使胃管内残留物缓慢流入胃内后,"揉搓"外露胃管,避免食物、药物等残渣黏附管壁,保持胃管内壁的清洁。⑨昏迷患者鼻饲后30 min内禁止翻身;气管插管/气管切开患者鼻饲前应吸痰,鼻饲后30 min内不宜吸痰。⑩硅胶胃管至少每3周更换1次,而聚氨酯胃管每月更换1次。

4. **拔管的护理**

(1)拔管时机:①术后48~72 h,肠鸣音恢复,肛门排气后可拔除;②肠内营养患者应在停止鼻饲或长期鼻饲需更换胃管时拔除。

(2)拔管护理:拔管时用纱布包裹鼻孔处的胃管,指导患者做深呼吸,待缓慢呼气时轻柔地一次性完成拔管动作。昏迷患者应注意,在咽喉处时返折胃管则应快速拔出,以免液体滴入气管。清洁患者口鼻、面部,擦去胶布痕迹,做好口腔护理。

5. **相关并发症的预防**

(1)机械性并发症

1)鼻、咽及食管损伤。①发生原因:因长期留置粗且质硬的鼻胃管,压迫鼻、咽部或食管壁,造成黏膜糜烂或坏死。少数可出现鼻部脓肿、咽喉、食管溃疡或狭窄。②预防与处理:定期检查置管局部,做好口腔、鼻腔护理;改置细、质软的鼻胃管;改用胃造瘘或肠造瘘方式。

2)鼻胃管堵塞。①发生原因:因胃管内径小,肠内营养输注完毕时未及时冲洗管道,营养液黏稠、药物粉碎不全或药物与膳食不相容等导致。②预防与处理:保持鼻胃管的通畅,禁止输注颗粒状物质,药物应研磨成粉末状,完全溶于溶剂中。间断喂养,每次输注前后均用温开水20~30 mL冲洗管道;建议使用肠内营养泵匀速输注,连续输注时,应每隔4~6 h用温开水20~50 mL冲洗鼻胃管1次,防止营养液或药物堵塞管道。同时输注多种药物时,注意药物间的配伍禁忌,如发生堵塞,优先考虑去除阻塞物,用温开水不断抽吸管道,使用胰酶或碳酸氢钠溶解沉淀物。

3)鼻胃管移位或脱出。①发生原因:固定不牢、患者躁动或严重呕吐。②预防与处理:妥善固定鼻胃管;每日检查胶布有无潮湿、脱落,及时予以更换;对躁动不安的患者适当约束,必要时遵医嘱给予镇静剂。

(2) 肠内营养不耐受。发生原因:高水平的胃残余量(gastric residual volume, GRV;GRV 监测值超过前 2 h 喂养量的 50%)和高水平的腹内压(IAP>20 mmHg),其次与营养制剂污染、药物-营养相互作用、鼻胃管下移、高渗药物经鼻十二指肠管输注有关。预防与处理措施如下。

1) 营养制剂配方选择与添加:根据患者的疾病状况、胃肠道功能状况及营养需求,选择适合患者的营养制剂。若全胃肠道功能良好者,选择整蛋白营养制剂;若有部分胃肠道功能的患者或胃肠道功能耐受性不佳者(存在肠梗阻风险、肠道缺血或严重肠蠕动障碍者,持续性腹泻不能耐受,吸收不良及对膳食纤维反应较差者,重症胰腺炎或短肠综合征等重症患者),推荐使用预消化的短肽型肠内营养制剂;若胃肠道功能完全丧失或大型手术的重症患者,可考虑肠外营养支持。在肠内营养制剂输注前 1 h 内,建议给予半固态剂(甲氧基果胶或水溶性膳食纤维),可提高喂养耐受性。

2) 喂养方案:建议对管饲不能耐受且使用促胃动力药物 24~48 h 后,不耐受症状仍然存在(GRV>500 mL)、胃排出梗阻、胃瘫或者有高误吸风险的患者,采用幽门后喂养途径,如鼻肠管等。鼻饲速率从 15~50 mL/h 开始,每 4~24 h 增加 10~50 mL/h,持续 6 d,然后逐级增加到目标喂养速度;早期肠内营养不耐受的患者,如急性呼吸窘迫综合征、急性肺损伤等患者,可采用滋养型喂养方案,持续 6 d。肠内营养时营养液温度应调节至接近生理正常体温;对于老年腹泻患者,营养液温度应维持于 38~42 ℃;对脓毒症患者,采用手工间断推注或间歇营养泵输注以保证患者胃肠休息 6 h,可降低肠内喂养不耐受风险。

3) 体位:肠内营养时,抬高床头 30°~45°,需平卧的患者除外,如休克、腰椎穿刺术后、全麻术后患者。

4) 胃残余量监测:对肠内营养不耐受或高误吸风险的重症患者,建议每 4 h 监测 GRV。有条件的可行床边胃超声监测。但现有证据显示,是否常规检测胃残余量对肠内营养发生率无影响。

5) 腹内压(IAP)监测与管理:可采用间接测量法监测膀胱内压力和根据 IAP 调整肠内营养喂养方案,至少每 4 h 监测 1 次 IAP。IAP 12~15 mmHg 时,可以继续常规肠内营养;IAP 16~20 mmHg 时,应采用滋养型喂养;当 IAP>20 mmHg 时,应暂停肠内营养。

(3) 感染性并发症。①发生原因:误吸导致的吸入性肺炎是肠内营养支持中最常见和最严重的并发症。②预防与处理:对鼻饲患者,翻身、排痰等护理措施尽量在肠内营养支持之前进行;对需吸痰者,吸痰管勿插入太深,动作轻柔,防止因剧烈呛咳引起反流误吸;检查胃残留量,防止胃潴留的发生,做好口腔护理,保持口腔清洁舒适;对建立人工气道患者鼻饲时,应保证气囊充盈,预防反流,防止误吸,观察痰液中有无营养液成分。一旦发生误吸应立即停止肠内营养,促进患者气道内的液体与食物微粒排出,必要时,通过纤维支气管镜吸出;遵医嘱应用糖皮质激素防治肺水肿及应用有效抗生素治疗感染。

（4）代谢性并发症。①发生原因：高血糖和低血糖是常见的代谢性并发症。高血糖见于高代谢状态的患者、接受高碳酸化合物喂养者及接受糖皮质激素治疗的患者；低血糖多发生于长期应用肠内营养而突然停止时。②预防与处理：对于接受肠内营养支持的患者应加强对血糖的监测，出现血糖异常时应及时汇报医师进行处理。同时注意停止肠内营养时应逐渐减量，避免突然停止。

知识链接

《重症患者早期肠内营养临床实践专家共识》

2018年，由来自浙江省的4名专家执笔起草，6名编写工作小组成员查阅文献及整理，并由来自全国的17名重症医学专家组成的评审专家组，根据循证医学证据，采用GRADE分级原则，讨论并制定的《重症患者早期肠内营养临床实践专家共识》，最终形成了24条推荐意见，为重症医学工作者规范开展早期肠内营养（enteral nutrition，EN）支持治疗带来切实有效的帮助。

（陈巧玲）

四、重症患者脑脊液引流管的护理

（一）概述

1. 概念 脑脊液引流（cerebrospinal fluid drainage，CFD）是神经外科临床最常用的治疗技术之一，特指将脑室或腰大池内的脑脊液向体外密闭系统持续引流，包括脑室外引流（external ventricular drainage，EVD）和腰大池外引流（lumbar drainage，LD）。其目的是将血性或污染的脑脊液外引流到颅外，有时也用于监测和控制颅内压以及经引流管注射药物。EVD和LD系统由体内引流管和体外引流装置组成，即为脑脊液引流管，通常是靠脑脊液自身压力来调节引流量多少。

2. 适应证与禁忌证

（1）EVD适应证：①急性症状性脑积水或脑出血的脑脊液释放和外引流，如伴意识下降的脑出血和脑室出血、因动脉瘤性蛛网膜下腔出血或颅内占位导致的急性梗阻性脑积水；②急性脑损伤的脑室内颅内压监测和治疗性脑脊液外引流；③神经肿瘤围手术期预防小脑幕切迹疝和术前松弛脑组织；④正常压力脑积水测定脑脊液压力和脑脊液释放试验；⑤蛛网膜下隙出血的抗脑血管痉挛治疗；⑥脑室炎、脑膜炎的抗菌药物或其他疾病的经脑室药物治疗。

（2）EVD禁忌证：EVD无绝对禁忌证，出凝血功能障碍及穿刺部位的皮肤感染为相对禁忌证。

（3）LD适应证：①部分Fisher 3～4级的蛛网膜下隙出血；②部分脑室出血；③中枢神经系统感染的抗菌药物治疗；④脑脊液漏的辅助治疗；⑤为使脑组织松弛的颅内肿

瘤围手术期准备等。

（4）LD禁忌证：脑疝为LD的绝对禁忌证。相对禁忌证：①颅内压严重增高者；②穿刺部位腰椎畸形或骨质破坏，造成腰椎穿刺或置管困难者；③全身严重感染，如严重脓毒症、休克或濒于休克以及生命体征不稳的濒死者；④高颈段脊髓性病变，特别是脊髓功能完全丧失者；⑤脑脊液循环通路不完全梗阻者；⑥躁动不安或精神行为异常不能配合诊疗者。

（二）专科护理要点

1. 置管前准备　根据不同的穿刺部位给予剃眉或剃发，反复清洗局部，用安尔碘或聚维酮碘进行皮肤消毒。EVD时为患者取平卧位，LD时为患者去枕侧卧位，使患者头部与身体呈一直线，躯干背部与检查床面垂直，头部尽量向胸前俯屈，双下肢尽量向胸腹部屈曲，以最大限度增大椎体间隙。要求患者保持安静，为意识清醒的患者做好术前解释，取得配合。对意识不清、躁动者给予适当约束或遵医嘱予以适当镇静，防止置管时发生意外。人工气道患者在穿刺置管前应吸净痰液，以免体位改变刺激其咳嗽，影响操作及颅内压。持续鼻饲者应先暂停鼻饲。

2. 置管时护理

（1）EVD放置：EVD的操作成功是基于解剖定位，在病变导致脑室移位时需根据头部CT扫描结果做方向上的调整。常用穿刺部位：①脑室前角穿刺（Kocher点）：位于鼻根后10～11 cm，即中线旁2.5 cm，冠状缝前1 cm处。最常选择非优势半球的额叶入路。当右侧脑室铸型、右侧穿刺部位污染或因其他原因不宜穿刺时，可改为左侧对称点入路，偶可双侧置管引流，深度一般不超过7 cm。②后角穿刺：取侧卧位，穿刺点在枕外粗隆上5～6 cm，中线旁3 cm。穿刺方向对准同侧眉弓外端，深度7～10 cm。③侧脑室下角穿刺：在耳廓最高点上方1 cm。④三角部穿刺：在外耳孔上方和后方各4 cm处垂直进针，深度4～5 cm。将引流管经皮下潜行后引出，可有效减少颅内感染风险，延长EVD放置时间。建议潜行长度不短于3 cm。

（2）LD放置：去枕侧卧位，使患者头部与身体呈一直线，躯干背部与床面垂直，头部尽量向胸前俯屈，双下肢尽量向胸腹部屈曲，以最大限度增大椎体间隙，选取腰2～3或3～4椎间隙进行穿刺，以脑脊液呈流通状态（且无神经根刺激症状）判断穿刺成功。可在超声引导下实施LD，以减少穿刺失败和致伤风险。

3. 置管后护理

（1）密切观察：引流后再出血一般发生在术后1～2 d内，置管后应严密观察患者意识水平、瞳孔变化、有无头痛、呕吐及相关脑神经功能障碍等。意识、瞳孔的变化早于生命体征的变化。意识障碍加重说明颅内压明显增高，而头痛是最早期的症状，颅内压增高患者常在体位改变时出现典型的喷射性呕吐。可定期行头颅CT扫描或在有意识障碍加深、瞳孔出现异常等变化时立即行头颅CT扫描，以判断颅内病情变化、是否发生引流管移位或出血等。可疑颅内感染者，可每1～2 d留取脑脊液标本进行相关化验与培养检查，必要时1 d内多次检查。

（2）保持引流管密闭无菌：应在严格无菌操作下行脑脊液引流。脑脊液引流装置必须无菌,暴露在头皮外端的各个接头衔接紧密,并用无菌纱布包裹,不能在引流管上随意穿刺,以免造成脑脊液的渗漏及细菌感染。保持伤口敷料清洁干燥,定时更换,加强引流管口周围皮肤消毒。无菌操作下更换引流袋,严禁提拎,防止脑脊液倒流入颅内引起逆行感染。定期行脑脊液检查,做细菌培养,根据结果选用有效的抗生素。

(3) 保持引流管通畅:①观察引流管是否妥善固定,长度适宜,勿打折或压于患者头下;②观察管内液面是否随呼吸、脉搏波动,若引流早期观察引流管中液平面无波动,患者诉头痛或意识模糊等情况,应考虑管腔堵塞,可适当挤压引流管,保证引流通畅,必要时重新置管;③如创口敷料潮湿,应查明原因,检查引流管是否堵塞或滑脱,及时处理;④适当限制患者头部活动范围,对躁动不安患者应予以适当保护性约束或遵嘱予以镇静镇痛治疗;⑤记录单位时间引流液的色、质、量,有异常应及时汇报处理。

(4) 防止脑脊液丢失过多:①首次引流脑脊液时不宜过快,以免因颅内压改变而影响视力。②移动患者或改变体位时,须先夹闭引流管,防止因体位改变而致大量脑脊液流出,导致颅内压骤降而致的对冲性出血或小脑幕裂孔疝等严重并发症。③引流袋的高度:EVD 的引流袋应悬挂于床头,引流管最高点高于侧脑室平面 10～15 cm(平卧:外眦与外耳道连线中点的水平面;侧卧:正中矢状面);LD 引流管口起初与创口齐平,病程中随颅内压调节。④每日脑脊液引流一般不超过 500 mL(正常人分泌 400～500 mL/d),多数控制在 200 mL/d 左右,引流速度平均<15～20 mL/h。当 LD 引流速度超过此数时,可能导致颅内出血甚至脑疝。⑤正常引流液颜色:EVD 术后 1～2 d 可为淡红色,渐变为橙黄色,最后澄清,如呈现血性或呈毛玻璃状或存在絮状物提示颅内感染;LD 术后脑脊液为无色澄清,有色或混浊、呈毛玻璃状或存在絮状物提示颅内感染。⑥引流期间应定时巡视,观察患者神志、瞳孔和生命体征变化,有异常及时汇报处理。

(5) 加强营养,鼓励患者进食粗纤维、高蛋白、高热量的食物,多食水果、蔬菜,保持大便通畅。

4. **拔管的护理** EVD 和 LD 的持续时间为 7～10 d,不超过 2 周。若有必要延长引流时间,可拔管,另选穿刺位置重新置管。在计划拔管前 24 h 应常规试夹管,密切观察患者意识、瞳孔及呼吸节律等变化,并复查头颅 CT 以确保成功拔管。若无颅内高压症状,病情好转,可考虑拔除引流管。一旦考虑为置管引起颅内感染,应立即拔管。拔管后应注意观察患者的神志、瞳孔及体温的变化,穿刺点有无渗漏,皮下隧道应加压包扎,如有脑脊液渗漏应及时报告医师予以处理。

5. **相关并发症的预防**

(1) 出血

1) 发生原因:①血管异常(例如,穿刺部位的脑血管畸形);②引流管直径太大;③抗血小板和抗凝药物的使用;④国际标准化比值(INR)异常升高;⑤脑脊液过度引流;⑥拔管等。

2) 预防与处理:①规范操作,密切观察引流管情况,及时行颅脑 CT 监测患者病情变化;②限制患者头部活动;③在穿刺置管前及引流过程中,强调动态评估患者凝血功能及血小板情况,及时纠正出凝血功能异常(置管时保证 INR＜1.2,保留引流管过程中保证 INR＜1.4)。

(2)颅内感染

1)发生原因:继发性化脓性脑室炎和脑膜炎是脑脊液外引流最严重的并发症,主要原因为细菌通过引流管侵入。

2)预防与处理:①严格遵守无菌操作,对暴露在头皮外端的导管及接头,每日用75％乙醇消毒 3 次,并用无菌纱布覆盖,伤口敷料若有潮湿,立即更换。②避免引流管漏液和逆流,防止引流管外口与脑脊液收集瓶中的液体接触,外出检查时夹闭引流管等,这些都是预防颅内感染的重要环节。③可在 EVD 和 LD 实施后,预计带管时间较长或出现引流欠通畅、脑室内积血等情况,应早期预防性给予广谱抗菌药物。抗菌药物的选择可参照各医院的细菌流行病学资料。④定期行脑脊液检查,做细菌培养。

(3)堵管和脱管

1)发生原因:①患者躁动;②管道未妥善固定等。堵管发生原因:①管径太小;②血块或沉淀物阻塞;③引流管位置改变等。

2)预防与处理:①妥善固定引流管;②选择管径稍大的引流管;③合并脑室出血、可疑血块阻塞时可反复挤压引流管;④若血块较大,也可经引流管给予溶栓药物;⑤疑引流管移位,需行头颅 CT 确诊,确诊后立即拔除,必要时另选穿刺点置管。

(4)过度引流

1)发生原因:未合理设置引流量等。可引起硬膜下或硬膜外血肿、硬膜下积液、动脉瘤再破裂、低颅压、反常性脑疝及颅内积气等。

2)预防与处理:①评估颅内压后设定引流量;②去大骨瓣且有 EVD 时,可选择加弹力绷带约束颅骨缺损处,以防出现低颅压。

(5)低颅压性头痛

1)发生原因:①脑脊液引流速度过快或引流量过多引起;②穿刺部位脑脊液漏所致。

2)预防与处理:①常规控制脑脊液外引流量和流速;②若确定脑脊液漏,应及时拔管或另选椎间隙重新置管;③不推荐常规应用静脉或局部镇痛药物预防或治疗腰穿后的低颅压头痛;④不推荐通过长时间平卧或补液的方法来改善腰穿后低颅压性头痛的症状。

知识链接

《颅脑创伤患者脑脊液管理中国专家共识》

　　创伤性颅脑损伤是机械力对于头颅各组成结构的损害,并由此导致不同程度、不同类型的临床结局。严重颅脑创伤的病理生理过程包括脑脊液的动态变化因素,同时在临床重型颅脑创伤管理的多个环节与脑脊液管理密切相关,对颅脑创伤进行精细化管理是改善患者预后的途径之一。2019 年,由中华医学会创伤学分会颅脑创伤专业委员会组织相关专家制定并发布了《颅脑创伤患者脑脊液管理中国专家共识》,这是我国神经外科行业指导性文件。

(陈巧玲)

五、重症患者胸腔闭式引流管的护理

(一) 概述

1. 概念　胸腔闭式引流是将引流管一端放入胸腔内,而另一端接入比其位置更低的水封瓶,以便排出气体或收集胸腔内的液体,使肺组织重新张开而恢复功能。其作为一种治疗手段被广泛地应用于血胸、气胸及脓胸的引流及开胸术后。

2. 目的　保持胸腔内负压,促进肺复张;引流胸腔积血、积液,改善呼吸困难和循环障碍;预防胸膜腔感染;获取标本进行诊断。

3. 适应证与禁忌证

(1) 适应证:自发性气胸,肺压缩>50%者;外伤性血、气胸;大量胸腔积液或持续胸腔积液,需彻底引流,便于诊断和治疗者;开胸术后引流;脓胸早期彻底引流,有利于炎症消散和促进肺复张。

(2) 禁忌证:结核性脓胸;有出血倾向,未经纠正时不宜操作;不合作或有精神病患者不宜行胸膜腔穿刺。

(二) 专科护理要点

1. 置管前准备

(1) 患者准备:了解患者年龄、体重、一般健康情况、呼吸、脉搏、血压;向患者及其家属介绍实施胸膜腔闭式引流的重要性、目的、步骤及注意事项,以便配合治疗。

(2) 用物准备:备好置管所需的物品及引流装置,胸腔闭式引流装置有单瓶、双瓶、三瓶装置 3 种。超声定位穿刺时需要准备无菌凝胶及无菌探头套。三瓶装置由积液腔、水封腔、调压腔组成,水封腔内应加入 $0.1\sim0.2$ kPa($1\sim2$ cmH$_2$O)无菌生理盐水;当需要接负压吸引时,调压腔内需加入 $0.8\sim1.2$ kPa($8\sim12$ cmH$_2$O)无菌生理盐水。

2. 置管时护理

(1) 置管位置:排除胸膜腔积气时,置管位置在患侧锁骨中线第 2 肋间;引流血胸或胸腔积液时,置管位置在患侧腋中线或腋后线第 $6\sim8$ 肋间;脓胸常选择脓液积聚的最低位置放置引流,可依据 B 超和影像学资料定位。

(2) 患者体位:根据患者情况采取坐位、半坐位或卧位。取半坐位时患者靠近床边,上肢抬高或置于胸前,头转向健侧。

3. 置管后护理

(1) 保持引流系统的密闭：①引流管应安装正确，衔接紧密，更换水封瓶时应夹闭引流管。②密切观察水封瓶液面，水封瓶长管始终置入液面下 1~2 cm。观察调节腔液面，确保腔内长管末端距离液面深度与要求负压相符。③搬动患者时，应用两把血管钳将引流管双重夹紧，防止引流管滑脱、漏气或引流液反流等不良事件的发生。④如引流管连接处脱落或引流瓶损坏，应立即双钳夹闭引流管，按无菌操作更换水封瓶或引流装置。⑤若引流管不慎从胸腔脱落，应嘱患者呼气，同时迅速用凡士林纱布及胶布封闭引流口，并立即通知医师。⑥保持负压恒定，墙式负压吸引装置压力调至调压管管口有气泡溢出，进行持续吸引。吸引负压大小的调节通过加减调压腔的水量来决定，一般负压调节在 0.8~1.2 kPa(8~12 cmH$_2$O)，最高不超过 1.5 kPa(15 cmH$_2$O)。巡视中应检查水封腔与调压腔的水量，及时进行补充。

(2) 严格无菌操作，防止逆行感染：①保持引流装置无菌，定时更换引流瓶，严格无菌操作；②引流瓶位置低于胸腔 60~100 cm，防止引流液逆流；③保持伤口处敷料清洁干燥，每 1~2 d 更换 1 次，一旦浸湿应及时更换。

(3) 保持引流通畅：①无休克患者应采用半坐卧位，利于呼吸和引流；②患者下床活动时，引流瓶位置应低于膝关节，并保持密闭；③每 30~60 min 由近及远挤压引流管，防止导管堵塞；④鼓励患者咳嗽、深呼吸运动和变换体位，以利液体、气体排出，恢复胸膜腔负压，使肺扩张；⑤避免引流管受压、扭曲、阻塞、滑脱等。

(4) 密切观察，做好记录：①记录水柱波动情况。水柱波动的大小反映残腔及胸腔内负压的大小。正常水柱波动范围约 4~6 cm。如水柱无波动，患者出现胸闷气促，气管向健侧偏移等肺受压的症状，疑为引流管被血块堵塞，需挤捏或使用负压间断抽吸引流瓶短玻璃管，促使其通畅，并通知医师。②观察引流管气体排出情况，漏气可分为 3 度：患者用力咳嗽、屏气时，引流管内有气泡排出者为Ⅰ度；深呼吸、咳嗽时有气泡排出为Ⅱ度；平静呼吸时有气泡排出为Ⅲ度。Ⅰ~Ⅱ度漏气在 2~5 d 后即可自愈；Ⅲ度可逐渐转为Ⅱ~Ⅰ度，5~7 d 后自愈，若大的支气管瘘或残端瘘可出现持续Ⅲ度漏气及出血或感染征象，需另行处理。③引流液正常引流量<100 mL/h 或<500 mL/d；置管当天多为血性胸液，但不形成血凝块，随后颜色渐淡，直至血清样为正常；如短时内引流出大量鲜红色胸腔积液(>200 mL/h)，且黏稠易凝固，则疑为胸腔内活动性出血。引流液出现绿色或咖啡色，疑有吻合口瘘；引流液出现乳糜样改变(米汤样)疑有乳糜胸。

(5) 肺功能锻炼：鼓励清醒患者每 2 h 进行 1 次深呼吸、咳嗽(但应避免持续剧烈的咳嗽)和吹气球练习，协助更换体位，病情允许时可协助患者在床上或床边实施早期功能锻炼，以促进受压萎陷的肺扩张，加速胸腔内气体排出，促进肺复张。

4. 拔管的护理

(1) 拔管指征：胸膜腔引流 48~72 h 后，引流量明显减少且颜色变淡，24 h 内引流量<50 mL、脓液<10 mL、无气体排出，患者无呼吸困难，经 X 线检查证实肺膨胀良好，可拔管。

(2) 方法：拔管时患者取健侧卧位或坐于床边，嘱患者深呼吸后屏气，于屏气时拔管,并立即用凡士林纱布覆盖引流口,做好局部包扎与固定。

（3）拔管后注意:观察患者有无呼吸困难、气胸和皮下气肿等症状。检查切口敷料渗血渗液的情况,如异常及时通知医师处理。

5. 相关并发症的预防

（1）纵隔摆动

1）发生原因:①大量胸腔积液、积气引流过快、过多或剧烈咳嗽使气体过快排出胸腔;②引流管脱落形成开放性气胸。

2）预防与处理:①大量积液引流时应控制引流速度,引流 500 mL 后夹管 20～30 min,根据患者的情况再引流 500 mL 后夹管,避免一次放液过多过快;②剧烈咳嗽者嘱其勿用力过度,必要时应用镇静镇咳药。

（2）复张性肺水肿:指因胸腔积液、积气等导致肺萎缩后,在肺复张时或复张后 24 h 内发生的急性肺水肿。

1）发生原因:肺萎缩 3 d 以上,非大部分或完全萎陷,肺复张过快导致。

2）预防与处理:①在进行胸腔闭式引流期间,控制积液及积气排出的量,引流的第 1 个小时不超过 1 000 mL,年老体弱者不超过 800 mL;②每引流 200 mL 即夹管 1 h,使整个萎陷肺复张至少在数小时以上;③大量排气、排液或术后要密切观察病情,凡短时间内出现胸闷、气短、心悸、持续或频繁咳嗽,应高度警惕复张性肺水肿的发生,立即汇报医师并处理。

（3）皮下气肿

1）发生原因:①切口大于引流管直径;②引流不畅或部分滑出胸腔;③剧烈咳嗽致胸内压急剧增高。

2）预防与处理:①引流管的粗细适宜,切口大小适当;②妥善固定引流管,并留有足够长度,以防翻身时脱管;③一旦滑出应嘱患者屏气,迅速用手捏紧引流口周围皮肤,使引流口创缘闭合,随即用凡士林纱布及厚层纱布封闭伤口,立即通知医师处理;④局限性皮下气肿,无须特殊处理可自行吸收,如疼痛肿胀,应做好止痛及宣教;⑤广泛性皮下气肿,患者出现疼痛、呼吸困难,立即协助医师行皮下切开引流,或用粗针头穿刺排气,减轻症状。

（4）肺不张

1）发生原因:患者术后未做有效咳嗽、咳痰或引流不畅导致。

2）预防与处理:①应做好术前指导,告知术后咳嗽咳痰对肺扩张的重要性;②术后生命体征平稳后取半卧位,次日鼓励患者早期下床活动;③鼓励患者做有效咳嗽咳痰,协助叩背,雾化吸入,避免剧烈咳嗽,定时翻身拍背;④鼓励患者做吹气球的动作,利于肺部扩张;⑤若胸片检查提示明显肺不张,予以吸痰,必要时行气管切开,利于引流液排出及肺部扩张。

（5）引流管堵塞

1）发生原因:引流管扭曲、折叠、受压或未定时捏挤,使管腔被凝血块或脓块堵塞。

2）预防与处理:①观察水封瓶内玻璃管水柱是否随呼吸上下波动,定时挤压引流管,保持通畅;②如水柱无波动,患者有胸闷、气急,疑引流管阻塞,应检查引流管有无扭曲受压、有无血凝块堵塞等；③如因引流管开口处紧贴胸壁，可适当调整体位，必要时予以调管；④鼓励患者尽早下床活动，多做深呼吸、有效咳嗽，协助叩背体疗。

（6）引流管脱落

1）发生原因：①管道固定不牢固；②切口感染、长时间带管刺激创口致缝合线松动、断裂；③患者因疼痛刺激或意识躁动等因素自行拔管。

2）预防与处理：①妥善固定引流管；②严格交接班，对患者做好宣教，防止管道滑脱；③引流管脱出立即用凡士林纱布及无菌纱布按压创口，通知医师，如按压后患者迅速出现呼吸困难、气管移位、皮下气肿等症状，应揭开纱布，使气溢出。

（7）胸腔感染

1）发生原因：引流液倒流入胸腔，引流时间过长引起伤口逆行感染或未严格遵守无菌操作原则。

2）预防与处理：胸腔闭式引流瓶一定要低于胸腔 60～100 cm，搬动患者或行特殊检查时，应用止血钳双重夹闭引流管，更换引流瓶时严格遵守无菌操作原则。

（陈巧玲）

第三节　重症患者的镇静镇痛管理

一、重症患者的镇静管理

（一）概述

ICU 中约有 70% 的患者存在明显的焦虑与躁动，50% 的患者经历了烦躁不安。其常见原因包括疼痛、自身疾病的影响、各种频繁的治疗操作、人工气道建立及呼吸机使用、持续声光刺激、生物钟紊乱、睡眠剥夺、缺少家人陪伴等。这使患者变得焦虑、恐惧、易激惹，失去有效控制情绪能力及增加 ICU 意外发生率，严重的应激反应会导致患者代谢异常、内环境失调等。因此，ICU 患者镇静显得较为重要，而制订和优化镇静镇痛策略，可有效控制疾病及多因素外源性的伤害刺激，减轻患者的并发症。同时，对 ICU 患者的镇静治疗更加强调"适度"概念，"过度"与"不足"都可能使重症患者处于不安全的危险之中。例如，镇静不足可引起的躁动、人-机不协调；镇静过度，则引起循环波动、脱机延迟、呼吸机相关肺炎等。目前，对于 ICU 患者的镇痛镇静总体原则是以镇痛为基础，以浅镇静为目标导向的程序化镇静策略，通过有效的镇静评估和个体化的药物调节达到最佳效果。

（二）镇静评估

ICU 患者理想的镇静水平是既能保证患者安静入睡，又容易被唤醒，同时保持危重症患者处于最舒适和安全的镇静状态，这是 ICU 镇静治疗的重要目标之一。因此，定时系统地进行有效的镇静评估和记录，有利于个体化的药物调节达到最佳效果。目前，临床常用的主观镇静评分法有 Richmond 躁动-镇静评分（Richmond agitation-sedation scale，RASS)、Riker 镇静躁动评分(sedation-agitation scale，SAS)；客观性评估法有脑电双频指数(bispectral index，BIS)等。

1. Richmond 躁动-镇静评分(RASS)　临床上用其来评估 ICU 患者意识和躁动程度的评分标准，分为 10 级。浅镇静深度目标值为 −2～0 分，较深镇静深度目标值为 −3～−4 分，神经-肌肉阻滞剂镇静深度目标值为 −5 分(表 2 − 3)。RASS 评分对于存在视觉或听觉障碍的患者，则会影响评估结果的准确性。

表 2 − 3　Richmond 躁动-镇静评分

分数	分级	描　述
+4	有攻击性	非常有攻击性、暴力倾向，对医务人员造成危险
+3	非常躁动	非常躁动，拔除各种导管
+2	躁动焦虑	身体激烈移动，无法配合呼吸机
+1	不安焦虑	焦虑紧张，但身体移动不剧烈
0	清醒平静	清醒自然状态
−1	昏昏欲睡	没有完全清醒，声音刺激后有眼神接触，可保持清醒超过 10 s
−2	轻度镇静	声音刺激后能清醒，眼神接触不超过 10 s
−3	中度镇静	声音刺激后能睁眼，但无眼神接触
−4	深度镇静	声音刺激后无反应，但疼痛刺激后能睁眼或运动
−5	不可唤醒	对声音及疼痛均无反应

2. Riker 镇静躁动评分(SAS)　临床上根据患者 7 项不同的行为对其意识和躁动程度进行评分。浅镇静深度目标值为 3～4 分，较深镇静深度目标值为 2 分，神经-肌肉阻滞剂镇静深度目标值为 1 分(表 2 − 4)。虽然 SAS 广泛运用于 ICU 患者的镇静评分，但不适用于听力损伤或神经损伤的偏瘫患者。另外，在量表的描述中，恶性刺激是指吸痰或用力按压眼眶、胸骨或甲床 5 s。

表 2 − 4　Riker 镇静躁动评分

分值	定义	描　述
7	危险躁动	拉拽气管内插管，试图拔除各种导管，翻越床栏，攻击医护人员，在床上辗转挣扎
6	非常躁动	需要保护性束缚并反复语言提示劝阻，咬气管插管
5	躁动	焦虑或身体躁动，经言语提示劝阻可安静
4	安静合作	安静，容易唤醒，服从指令

（续　表）

分值	定义	描　　述
3	镇静	嗜睡,语言刺激或轻轻摇动可唤醒并能服从简单指令,但又迅速入睡
2	非常镇静	对躯体刺激有反应,不能交流及服从指令,有自主运动
1	不能唤醒	对恶性刺激无或仅有轻微反应,不能交流及服从指令

3. 脑电双频指数（BIS）　接受神经肌肉阻滞剂治疗的患者,因其达到一定肌松深度后将失去神经肌肉运动反应,难以通过主观镇静评分对其进行镇静深度的评估。此时,客观脑功能监测将是一种补充的措施。

（三）镇静治疗

镇静治疗应是在有效镇痛的基础上缓解患者焦虑,诱导睡眠和遗忘的进一步治疗。有效的镇静评估和镇静治疗可以降低重症患者的疾病应激,减少机体代谢和氧耗,保护脏器功能,并已成为 ICU 危重患者治疗过程中一个不可缺少的组成部分。目前,ICU 镇静治疗最核心的问题是制订个体化的镇静计划,并且通过实时监测患者的镇静深度,调节药物用量,维持患者处于适度状态。对于器官功能相对稳定,恢复期患者应给予浅镇静,以减少机械通气时间和住 ICU 时间。但对处于应激、急性期器官功能不稳定的患者,应给予较深镇静,以保护器官功能。这些情况主要包括机械通气人机严重不协调、严重急性呼吸窘迫综合征、俯卧位、严重颅脑损伤,有颅高压者、癫痫持续状态、任何需要应用神经-肌肉阻滞剂治疗的情况,必须以充分的深度镇痛镇静为基础。

1. 非药物治疗　实施镇静治疗之前,应尽可能先祛除或减轻导致患者躁动诱因。包括提供安静的环境、做好解释和心理支持、合理安排治疗和操作时间、体现人文关怀、增加家属探视时间和陪伴等。

2. 药物治疗　理想的镇静药应具备以下特点:起效快,持续时间短;无药物蓄积作用,停药后快速恢复;对呼吸循环抑制最小;无肝肾不良反应;抗焦虑与遗忘作用可预测;价格低廉等。但目前尚无药物能符合以上所有要求。

（1）药物种类

1）苯二氮䓬类:是较理想的镇静、催眠药物,与阿片类镇痛药有协同作用,可明显减少阿片类药物的用量,但若大剂量、持续使用,患者可产生药物依懒性和戒断症状。ICU 常用的为咪达唑仑、劳拉西泮及地西泮。用药过程中应经常评估患者的镇静水平以防镇静延长。咪达唑仑起效快,持续时间短,清醒相对较快,适用于治疗急性躁动患者,也是ICU 中首选药,但注射过快或剂量过大时可引起呼吸抑制、血压下降。

2）非苯二氮䓬类:在机械通气的成人 ICU 患者,采用非苯二氮䓬类的镇静药物方案优于苯二氮䓬类。ICU 常用的为丙泊酚、右美托咪定。丙泊酚特点是起效快、作用时间短、停药后患者可迅速清醒、镇静深度呈剂量依赖性、镇静深度容易控制,也有遗忘和抗惊厥作用。注射时可出现暂时的呼吸抑制、血压下降、心动过缓。丙泊酚溶剂为乳化脂肪,长期或大量使用可能导致高甘油三酯血症。右美托咪定,同时具有镇痛镇静作用,最常见的不良反应是低血压和心动过缓。

（2）给药方法:危重患者镇静的给药方式以持续静脉泵入为首选。首先应给予负荷剂量,以尽快达到镇静目标。之后调整为维持剂量,并根据镇静的效果动态调整剂量,达到最佳镇静效果。肠道、肌肉注射等其他给药方式多只用于辅助给药。间断静脉注射一般用于首剂负荷剂量的给予,或短时间镇静且无须频繁用药的患者。

（四）镇静效果判断

在采取了镇静措施后,应及时观察,评估镇静的效果,并根据疗效实施下一步镇静治疗计划,以达到满意的治疗目的。①及时、精准给药,合并疼痛患者应首先给予镇痛药物,以提高镇静治疗的效果。②可靠的镇静深度监测是恰当镇静的重要保证。③对于持续给予镇静的患者,镇静初始阶段或调整剂量后需 15 min 评估 1 次,达到目标的镇静效果后,可延长评估间隔,2～4 h 评估 1 次,以监测镇静效果。当患者出现躁动等异常表现时应及时评估,调整给药种类或剂量。④需要行每日唤醒计划的患者,应每日在白天定时中断镇静药物输注,评估后视情况再确定是否需要继续给药。停药期间,做好严密监测和护理,避免导管滑脱等意外事件发生。

（厉　燕）

二、重症患者的镇痛管理

（一）概述

疼痛是一种令人不快的感觉和情绪上的感受,伴随着现存的或潜在的组织损伤。在1995 年,美国疼痛学会主席 James Campbell 提出将疼痛列为第 5 生命体征。疼痛属于个人的主观感受和体验,没有一种仪器能够评价疼痛的性质和强度。临床上,衡量疼痛在很大程度上依赖于患者与医务人员之间的交流,充分相信患者的主诉是十分重要的。在危重症中,各种手术、创伤、导管的留置、仪器的刺激、吸痰、翻身、严重疾病、癌症终末期等都会引起患者不同程度的疼痛,从而导致机体一系列应激反应和器官做功负荷增加,如烦躁、心动过速、呼吸急促、血压升高及大量出汗等。

（二）疼痛评估

1. 了解疼痛史　疼痛评估时,应该了解既往有无疼痛史。

2. 疼痛部位　评估患者疼痛部位是局部疼痛,还是多点疼痛;一侧还是双侧;是否有放射疼痛;多数情况下,疼痛的部位就是病变或损伤的部位。

3. 疼痛性质　不同的疼痛表现不同,可有酸痛、胀痛、刺痛、灼痛、切割痛、绞痛、跳痛、压榨样痛及牵拉样痛等。

4. 疼痛时间　根据患者疼痛持续时间不同,可分为急性疼痛和慢性疼痛。急性疼痛是 ICU 患者疼痛的主要类型,慢性疼痛可以简单定义为持续时间超过 6 个月的疼痛。

5. 可能改变疼痛因素　体位改变、运动、安静、治疗方法、心理状态及家庭情况等许多因素都会对疼痛产生影响。

6. 疼痛程度评估　目前,临床上对疼痛的评估缺乏特异性的指标,主要是依靠患者的主观描述。而疼痛程度的评估，直接关系选择镇痛的方法、治疗的护理措施以及判断治疗的效果。护士可以根据患者的实际情况选择适宜的评估工具，测评患者的疼痛程度。常用的评分法为数字评分法、语言评分法、面部表情评分法、行为疼痛量表及重症疼痛观察工具等。

（1）数字评分法（numeric rating scale，NRS）：对于能够理解数字并能正确表达和沟通的 ICU 患者，优先使用 NRS。患者被要求用数字 0～10 共 11 个数字表示，0 表示无痛，10 表示最剧烈的痛。由患者根据疼痛程度选择相应的数字，是一种简单、有效和最为常用的评价方法，也明显减轻了医务人员的负担。

（2）语言评分法（verbal rating scale，VRS）：由一系列描绘疼痛的形容词组成。

1）0 级：无痛；

2）1 级：轻度疼痛，能正常生活和睡眠；

3）2 级：中度疼痛，轻度干扰睡眠，需用镇痛药物；

4）3 级：重度疼痛，干扰睡眠，需用麻醉镇痛药物；

5）4 级：剧烈疼痛，干扰睡眠较重，伴有其他症状；

6）5 级：无法忍受的疼痛，严重干扰睡眠，伴有其他症状或被动体位。

（3）面部表情评分法（faces pain scale，FPS）：该方法用 6 种面部表情从微笑至悲伤至哭泣来表达疼痛程度。由患者选择图像或数字来反映最接近其疼痛的程度。此法对急性疼痛、老人、小儿及表达能力丧失者特别适用。

（4）行为疼痛量表（behavioral pain scale，BPS）：ICU 患者由于疾病或治疗原因还存在一些特殊性，比如意识障碍，认知功能降低，沟通障碍等。所以需要通过观察患者的行为表现来判断其疼痛是否存在及程度。评估项目包括面部表情，上肢运动和对机械通气的依从性或发生（非插管）等三方面进行评估。BPS 总分 3～12 分，目标值：BPS<5 分，对于接受机械通气治疗且能自主表达的患者，BPS 评分具有较好的疼痛评价效果（表 2-5）。

表 2-5　行为疼痛量表

项目	1分	2分	3分	4分
面部表情	放松	部分紧张	完全紧张	扭曲
上肢运动	无活动	部分弯曲	手指，上肢完全弯曲	完全回缩
通气依从（插管）	完全能耐受	呛咳，大部分时间能耐受	对抗呼吸机	不能控制通气
发声（非插管）	无疼痛相关发声	呻吟≥3 次/分且每次持续时间≤3 s	呻吟≥3 次/分且每次持续时间>3 s	咆哮或使用"哦""唉哟"等言语抱怨，或屏住呼吸

（5）重症疼痛观察工具（critical care pain observation tool，CPOT）：该法对于不能自己表达的、运动功能完好、行为可以观察到的成人 ICU 患者是最适当与可靠的疼痛监测。但不适用于肌松剂、神经肌肉传导功能障碍、颅脑损伤、谵妄及严重烧伤等患者。评

估项目包括面部表情、身体运动、肌肉紧张度、对呼吸机的顺应性等四方面评估。CPOT总分为 0~8 分,目标值 CPOT<3 分。BPS 和 CPOT 两个量表对疼痛程度的评价,具有较高的可信性和一致性(表 2-6)。

表 2-6　重症疼痛观察工具

指标	描　述	评分
面部表情	① 未观察到肌肉紧张; ② 皱眉、眼眶紧绷; ③ 以上所有加上眼睑轻度闭合	0 1 2
身体运动	① 不动(并不代表不存在疼痛); ② 缓慢谨慎的运动,抚摸疼痛部位; ③ 肢体运动剧烈,不遵从指令,企图拔管、坐起或下床,攻击性	0 1 2
肌肉紧张 (通过被动的弯曲和 伸展来评估)	① 对被动的运动不作抵抗; ② 对被动的运动抵抗; ③ 对被动的运动剧烈抵抗,无法将其完成	0 1 2
对呼吸机的顺应性 (气管插管患者)	① 无警报发生,舒适的接受机械通气; ② 警报自动停止; ③ 不同步,机械通气阻断,频繁报警	0 1 2
发声 (拔管后的患者)	① 正常腔调讲话或不发声; ② 叹息、呻吟; ③ 喊叫、啜泣	0 1 2

(三) 镇痛治疗

镇痛是为了消除机体对痛觉刺激的应急及病理生理损伤,从而减少不良刺激及交感神经系统过度兴奋,降低患者的代谢速率,减少耗氧量。同时,采取镇痛治疗后,应及时选择合适的评估工具了解疼痛是否缓解。对患者而言,完全无痛是最为理想的治疗效果,对医师来讲,治疗后疼痛缓解的程度是评价目前治疗的效果和决定下一步治疗的参考指标。实施镇痛治疗之前,应尽可能以非药物手段去除或减轻导致疼痛的诱因。但目前,对 ICU 患者来说,药物镇痛仍然是控制疼痛的最基本、最常用的方法。

1. 非药物治疗　尽量去除疼痛诱因,并积极采用非药物治疗。包括音乐治疗、放松技巧、心理治疗、针灸止痛及物理治疗等手段。

2. 药物治疗　建议在可能导致疼痛的操作前,预先使用镇痛药或非药物干预,以减轻疼痛。对于术后患者建议在麻醉药作用未完全消失前,主动预防给予镇痛药。

(1) 药物种类

1) 阿片类镇痛药:建议对危重患者首选静脉注射阿片类药物。理想的阿片类药物具有以下优点:起效快、易调控、用量少及代谢产物蓄积少等。目前,临床上使用的阿片类镇痛药不良反应主要是引起呼吸抑制、血压下降和胃肠蠕动减弱,在老年人尤其明显。持续静脉的用药可以根据疼痛程度不断调整用药剂量,维持适宜的主要浓度,减少药物的总剂量,同时达到满意镇痛的目的。阿片类镇痛药包括吗啡、芬太尼、瑞芬太尼及舒芬太尼等。

2）非阿片类镇痛药：非阿片类药物可以考虑用来减少阿片类药物用量（或消除对阿片类药物的需求）和减弱阿片类药物的不良反应。非阿片类中枢性镇痛药包括盐酸曲马多，用于术后轻度和中度的急性疼痛，治疗剂量不引起呼吸抑制。非类固醇抗炎镇痛药包括对乙酰氨基酚，用于缓解长期卧床的轻度疼痛。主要不良反应为胃肠道出血、血小板抑制后继发出血、肾功能不全，对肝衰竭的患者易产生肝毒性。

（2）给药方法：口服、肌肉注射、皮下注射、椎管内给药、静脉注射、自控镇痛。临床上常采用微量泵进行连续性静脉推注镇痛药，是 ICU 患者首选的给药途径。患者自控镇痛是指当出现疼痛时，患者可通过自控镇痛泵的自控键追加单次给药剂量。其优点为单次剂量、效果好及安全性高，但 ICU 患者病情危重，自主控制能力差，需要护士协作做好镇痛管理。

（四）镇痛效果判断

在采用镇痛方法之后，必须及时评价镇痛效果，一般在给药 20～30 min 后评价和记录。评估患者镇痛效果时，应注意：①在应用镇痛药的过程中，应随时观察不良反应对患者的影响；②根据镇痛效果，动态地调整药物用量，在达到有效镇痛的前提下，减少药物用量，避免不良反应的发生。

知识链接

《中国成人 ICU 镇痛和镇静治疗指南》

2018 年 5 月，《中国成人 ICU 镇痛和镇静治疗指南》2018 版正式发布。该指南由中华医学会重症医学分会牵头，参照国际指南工作程序，对最近十多年的大量基础和临床研究进行文献检索、筛选、数据整合、证据等级确定，是国内重症医学领域的一本权威指南。

（厉　燕）

第四节　重症患者的体温管理及护理

一、重症患者低体温的护理

（一）概述

1. 概念　正常人核心体温 36.5～37.5 ℃，体表温度为 33 ℃左右。核心体温是指机体深部重要脏器的温度，与体表温度相对应，两者之间温度梯度为 2～4 ℃。低体温的定义是中心温度意外下降。体温低于 35 ℃时，由于减少热量丢失的代偿性生理反应失去作用，体温调节的全身反应消失。低体温的发生可能是环境暴露或者手术时间过长所致。围手术期非计划性低体温（inadvertent/unplanned perioperative hypothermia，

IPH)指在围手术期内任何时间发生的非计划性的对机体有害的体温下降,核心温度低于 36 ℃(96.8 ℉),但不包括治疗性或计划性的低体温。IPH 是最常见的手术并发症之一,发生率为 44.5%。

2. 临床表现　体温过低的临床表现主要与脑部和心肺功能有关,低体温对血液系统和凝血系统也有显著影响。血液浓缩导致血液的血细胞比容和黏度增加,且随着体温下降,血液黏度进一步增加。由于血小板功能障碍和蛋白酶活性下降,凝血功能受损,患者凝血功能障碍常随复温而逆转。低体温可以导致严重的胃肠并发症,包括肠梗阻、胰腺炎和应激性溃疡。

(1)轻度低体温(32~35 ℃):当机体核心温度下降至 32 ℃,会引起静息代谢的减少及中枢和外周神经功能的抑制,患者出现发抖、意识混乱和定向力障碍,由于代谢活动增加,患者可出现反应性过度通气。

(2)中度低体温(28~32 ℃):当核心温度约 30 ℃以下时,机体会停止发抖,心输出量会明显减少,出现心动过缓,可出现遗忘、反应迟钝,且常常进展为昏迷。

(3)重度低体温<28 ℃:低碳酸血症可引发心律失常、酸中毒、出现昏迷、瞳孔散大、腱反射消失,可出现威胁生命的心律失常或心搏停止。

(二)专科护理要点

1. 环境　尽早脱离低温及潮湿环境,注意保暖及患者舒适。平卧,减少体位改变导致的直立性低血压的发生。

2. 选择准确、可靠的方法测量　①ICU 内不建议使用口表、颞动脉估算及化学指示剂等测温方法。临床常用的腋温仅用于排除体温过低,不能作为诊断体温过低的依据。②体温测量方法的精准性由高到低依次为血管、食管、膀胱、直肠、鼓膜及口腔的温度。在对于中性粒细胞减少的患者,应避免使用直肠体温测量法。③复温期间每隔 15~30 min 测量 1 次体温,有条件可持续中心体温监测。体温≥36 ℃后可每 4 h 监测 1 次。

3. 复温　复温越早进行越好,最合适的复温方法取决于患者的综合情况。病室环境不低于 23 ℃,采用覆盖棉毯、加温静脉输液和加热呼吸气体外,还可使用加温毯,避免在复苏和检查过程中辐射散热,致使体温下降。

4. 不建议在 ICU 内使用热水袋　如果条件有限,对于意识不清、老年人、婴幼儿、麻醉未清醒、末梢循环不良等患者,使用热水袋温度宜低于 50 ℃左右,将热水袋放在两层毯子之间,不可直接接触患者皮肤。经常巡视观察皮肤颜色,如有皮肤潮红,应立即停止,局部皮肤可用凡士林保护。

知识链接

《围手术期患者低体温防治专家共识(2017)》

目前,围手术期患者低体温现象仍较为常见,积极干预并达成共识已刻不容缓。近年来,随着快速康复外科(enhanced recovery after surgery, ERAS)

理念在临床普及,围手术期患者体温管理已成为 ERAS 临床路径中的重要环节。2017 年,国家麻醉专业质量控制中心和中华医学会麻醉学分会组织专家,编写了《围手术期患者低体温防治专家共识》。本共识根据专家意见制订了围手术期患者低体温评估和防治的具体操作流程,涵盖术前、术中和术后 3 个阶段。

(夏祝叶)

二、重症患者发热的护理

(一) 概述

1. 概念

(1) 发热:是一种症状,正常人在体温调节中枢的调控下,机体的产热和散热过程经常保持动态平衡,当机体在致热原作用下或体温中枢的功能障碍时,使产热过程增加,而散热不能相应地随之增加或散热减少,体温升高超过正常范围,称为发热。

(2) 超高热:是指人体温度达到 41 ℃(以口腔温度为准)以上。引起超高热的疾病有高温重症中暑、血型不合的输血所致的溶血反应、疟疾、流行性乙型脑炎、暴发型中毒性菌痢、暴发型流行性脑膜炎、其他化脓性脑膜炎、重症中毒性肺炎、甲状腺危象、输液致热原反应以及中枢性发热等。

(3) 恶性高热(malignant hyperthermia, MH):是目前所知的唯一可由常规麻醉用药引起围手术期死亡的遗传性疾病。它是一种亚临床肌肉病,即患者平时无异常表现,在全麻过程中接触挥发性吸入麻醉药(如氟烷、恩氟烷及异氟烷等)和去极化肌松药(琥珀酰胆碱)后出现骨骼肌强直性收缩,产生大量能量,导致体温持续快速增高,在没有特异性治疗药物的情况下,一般的临床降温措施难以控制体温的增高,最终可导致患者死亡。

2. 病因及常见疾病

(1) 感染性发热:包括各种病原体如细菌、病毒、肺炎支原体、立克次体、真菌、螺旋体及寄生虫等侵入后引起的发热。

(2) 非感染性发热:①无菌性坏死组织吸收,包括物理、化学因素或机械性损伤,如大面积烧伤、内出血及创伤或大手术后的组织损伤;组织坏死或细胞破坏如恶性肿瘤、白血病、急性溶血反应等。②变态反应,如风湿热、血清病、药物热、结缔组织病及某些恶性肿瘤等。③内分泌与代谢疾病:如甲状腺功能亢进时产热增多,严重脱水患者散热减少,使体温升高等。④心力衰竭或某些皮肤病。慢性心力衰竭时由于心输出量降低,尿量减少及皮肤散热减少,以及水肿组织隔热作用,体温升高。某些皮肤病如广泛性皮炎、鱼鳞病等也可使皮肤散热减少,引起发热。⑤体温调节中枢功能失常。常见于物理性因素,如中暑;化学性因素,如重度安眠药中毒;机械性因素,如脑震荡、颅骨骨折、脑出血及颅内压升高等。⑥自主神经功能紊乱。

（二）专科护理要点

（1）物理降温：根据体温升高的程度，采用乙醇或温水擦浴、冰袋降温等物理降温措施。高热刚开始，患者可能出现寒战，此时不急于采取退热措施，而应注意保暖，调节室温。对体温在 38.5 ℃以上者，可实施物理降温，患者出现寒战，应停止降温。有出血倾向患者禁用乙醇及温水擦浴。患者大量出汗、退热时，应密切观察有无虚脱现象。

（2）药物降温：经物理降温无效者，可根据病情遵医嘱通过口服、注射或其他途径给予药物降温，防止体温继续升高。必要时可遵医嘱实施人工冬眠疗法（哌替啶、氯丙嗪及异丙嗪静脉持续泵入）。

（3）体温监测：监测患者体温的变化，注意热型及升高的程度，需随时测量记录，监测血象变化。

（4）高热惊厥的护理：惊厥发生应立即头偏向一侧，清理气道分泌物，保持气道通畅；吸氧，快速精准遵医嘱给予抗惊厥药物；监测心肺功能，观察有无呼吸困难、发绀，备好气管插管、吸痰器等急救器械和药品。防止坠床及碰伤，床旁备开口器与拉舌钳，以防舌咬伤。

（5）中暑的护理：迅速将患者转移到阴凉通风的地方。遵医嘱使用物理降温或药物降温，降温过程中除注意血压、心率外，可持续监测肛温，肛温降至 38.5 ℃左右时暂停降温并将患者安置在 25 ℃以下的环境继续观察。

（6）防止冻伤：降温过程中要注意保护心前区、耳廓、阴囊及皮肤受压部位，注意局部皮肤的颜色及温度。

（7）出入水量管理：根据医嘱给予高热量饮食，保证足够的热量 8.37～12.55 MJ（2 000～3 000 kcal/d）。正确记录出入水量，维持电解质及水平衡。

（夏祝叶）

三、重症患者亚低温治疗的护理

（一）概述

1. 概念　目标体温管理（targeted temperature management，TTM）以前称为治疗性低温、保护性低温，在中国通常称为亚低温治疗。采用目标体温管理时，推荐维持稳定的目标值为 32～36 ℃。

2. 目的

（1）降低脑细胞的耗氧量：降低脑能量代谢，减少脑组织的乳酸堆积，从而减轻酸中毒，保护血脑屏障，以达到减轻脑水肿和降低颅内压的作用，其中体温每降低 1 ℃，人体代谢率下降 5%～6%。

（2）抑制内源性有害物质的释放：减少对脑组织的损害，从而减少脑细胞结构蛋白的破坏，促进脑细胞结构和功能的恢复；减少钙离子的内流，阻断钙离子对神经元的毒性作用。

（3）使中枢神经系统处于抑制状态：导致机体对外界及各种病理性刺激的反应减弱，从而达到对机体的保护作用。

（4）促进有氧代谢：提高血氧含量，改善心肺功能及机体的微循环。

3. 适应证和禁忌证

（1）适应证：溺水、中风、细菌性脑膜炎、大面积脑梗死或脑出血、新生儿缺血缺氧性脑病、重型颅脑损伤、急性癫痫持续状态、心肺复苏术后脑病、颅内感染患者出现高热惊厥时。

（2）禁忌证：无大脑电活动的昏迷患者、认知功能障碍患者、终末期患者、有活动性出血患者、凝血功能障碍患者、孕妇等。

（二）专科护理要点

1. 环境　应用 TTM 的患者应尽量置于单间，室温维持在 20～25 ℃。

2. 神经系统的观察　TTM 对脑组织无损害，但低温可能掩盖颅内血肿的症状，应特别提高警惕。另外，复温过快，发生肌颤易引起患者颅内压增高。因此，应特别强调颅内压的密切监测，严密观察患者意识状态、瞳孔变化以及各项生命体征的变化，必要时应予以脱水治疗和激素治疗。

3. 呼吸功能的监测及护理

（1）呼吸频率及节律：应用 TTM 的患者由于使用冬眠合剂，中枢神经系统处于抑制状态，故呼吸的频率会相对较慢，呼吸的节律会相对比较整齐。如果发现患者的呼吸频率太慢或快慢不等，且呼吸形态有明显的变化，例如出现点头样呼吸，此时应注意考虑呼吸中枢抑制过度，应立即通知医师，停用冬眠合剂，必要时予以呼吸中枢兴奋剂静脉滴入或使用呼吸机进行辅助机械通气。

（2）人工气道护理：冬眠合剂中的异丙嗪具有明显的抗组胺作用，可使呼吸道分泌物变得黏稠，应加强人工气道的管理，定时吸痰，及时清除呼吸道内的分泌物，保持呼吸道通畅，加强气道的湿化及温化。

4. 循环功能监测　主要有心电图、血压、脉搏、肢端循环及面色等。正常情况下，由于冬眠合剂的抗肾上腺素能作用，患者会表现为肢端温暖，面色红润，血压正常，脉搏整齐有力，但心率稍偏慢。若出现面色苍白、肢端发绀，血压下降、心律失常等症状，表明微循环障碍出现，提示冬眠过深或体温过低，应立即通知主治医师，停用冬眠药物并给予适当的保暖措施，纠正水电解质及酸碱平衡失调，必要时使用血管活性药物改善微循环。

5. 体温监测　应用 TTM 的患者目标体温应达到 32～36 ℃范围。降温和复温期间应连续监测中心体温。推荐食管、鼻咽部、膀胱及肺动脉等都适合于监测中心体温。若患者体温低于 33 ℃，容易出现呼吸、循环功能异常；若体温低于 28 ℃，易出现心室颤动。对于基础体温过低的患者，应适当降低冬眠合剂的使用量，必要时予以停用并对患者采取加盖被子、使用暖风机等保暖措施。

6. 体位护理　取平卧位，尽量避免患者突然改变体位，导致直立性低血压。

7. 复温的护理　治疗结束复温时应先撤去物理降温，让患者体温得到自然回升。

可将患者置于 25～26 ℃的室温中,以 0.25～0.5 ℃/h 的速度升温,防止过快升温引起不良反应。同时逐渐降低冬眠合剂的使用量,最后停用冬眠合剂,切忌先停用冬眠合剂,以免病情反复。若体温不能自行恢复,可采用加盖被子、使用暖风机方法协助复温。

8. 并发症及其护理　治疗中常见的并发症有心律失常、呼吸道感染、凝血功能障碍、电解质紊乱及冻伤等,应加强护理观察,尽可能减少并发症的发生。

(1) 心律失常:中、重度低温可使患者的心率减慢,血压下降,严重者可导致心律失常。应严密观察生命体征,24 h 连续监测心率、血压、呼吸及氧饱和度;每小时记录 1 次生命体征,并同时记录患者的神志、瞳孔及血压。

(2) 呼吸道感染:低温可引起呼吸减慢、通气量和潮气量下降,甚至出现呼吸抑制等。冬眠药物、中枢镇静药的使用使呼吸受到抑制,气体交换能力下降。保持呼吸道的通畅和湿润,可给予雾化吸入治疗。每次吸痰前予以纯氧吸入 1～2 min,并辅以物理辅助排痰法。

(3) 凝血功能障碍:低体温状态易导致凝血功能异常,密切观察患者是否出现消化道出血,观察胃液及大便颜色,遵医嘱行大便隐血试验检查。早期开放肠内营养,及时予以对症处理。

(4) 电解质紊乱:低温引起机体功能障碍,线粒体功能减退,钠、钾离子泵等细胞器功能障碍从而导致机体出现水、电解质失衡。应严密观察心电图异常变化,定时复查动脉血气及电解质指标,尤其是使用利尿剂的患者,应避免水电解质平衡紊乱。此外,还要注意低血钾等状态下对其他药物(如盐酸胺碘酮片等)的影响。

(5) 皮肤护理:低温治疗时皮肤和血管呈收缩状态,患者抵抗力降低,容易发生皮肤冻伤及压力性损伤。加强观察受压部位皮肤变化,每 1～2 h 为患者活动肢体,检查局部皮肤并翻身;每日为患者床上擦浴,做好皮肤皱褶处护理,以保持清洁。

知识链接

《ICU 目标体温管理指南》

"目标体温管理"(targeted temperature management, TTM)已经成为每位患者达到并维持特定体温的最佳干预措施。2017 年,由法国重症监护协会和法国麻醉与重症监护协会主导,法国急诊医学协会、法国儿童重症监护和紧急事件小组、法国国家神经麻醉与重症监护协会及法国神经血管学会共同参与制定形成国家层面的《ICU 目标体温管理指南》。

(夏祝叶)

第五节 重症感染患者的管理及护理

一、多重耐药菌感染的预防与护理

(一)概述

1. 概念 多重耐药菌(multi-drug resistant bacteria,MDRB)是指有多重耐药性的病原菌,其定义为一种微生物对3类或3类以上抗生素同时耐药,而不是同一类的3种。近年来,多重耐药菌流行形势严峻,已经成为医院感染的重要病原菌。多重耐药菌不仅影响患者的康复,危害医务人员的健康,而且会给医院甚至社会造成不良影响。常见种类:耐甲氧西林金黄色葡萄球菌;耐万古霉素肠球菌;耐碳青霉烯类抗菌药物肠杆菌科细菌;耐碳青霉烯类抗菌药物鲍曼不动杆菌;多重耐药/泛耐药铜绿假单胞菌;多重耐药结核分枝杆菌;产超广谱β-内酰胺酶细菌,包括大肠埃希菌、克雷伯菌属、阴沟肠杆菌、变形杆菌、黏质沙雷菌、铜绿假单胞菌及鲍曼不动杆菌。

2. 常见多重耐药菌的判定标准

(1)耐甲氧西林金黄色葡萄球菌(methicillin-resistant Staphylococcus aureus,MRSA):在药敏结果上对苯唑西林或/和头孢西丁耐药的金黄色葡萄球菌。

(2)耐万古霉素的肠球菌(vancomycin-resistant Enterococcus,VRE):在药敏结果上对万古霉素耐药的肠球菌,包括屎肠球菌和粪肠球菌等。

(3)耐碳青霉烯类肠杆菌(carbapenem-resistant Enterobacteriaceae,CRE):在药敏结果上对亚胺培南和(或)美罗培南耐药的肠杆菌科。

(4)耐碳青霉烯类鲍曼不动杆菌(carbapenem-resistant Acinetobacter baumannii,CR-AB):在药敏结果上对亚胺培南和(或)美罗培南耐药的鲍曼不动杆菌。

(5)泛耐药鲍曼不动杆菌(pandrug-resistant Acinetobacter baumannii,PDR-AB):药敏结果上对所有抗菌药物不敏感的鲍曼不动杆菌。

(6)多重耐药/泛耐药铜绿假单胞菌(multidrug-resistant/pandrug-resistant Pseudomonas aeruginosa,MDR/PDR-PA):药敏结果上对3种或3种以上临床常用抗菌药物耐药(除外天然耐药)及药敏结果上对临床常用所有抗菌药物不敏感的铜绿假单胞菌。

(二)专科护理要点

1. 多重耐药菌感染的医院管理

(1)发挥医院感染管理委员会的指导作用:医务处院感办联合检验科、药剂科在医院感染管理委员会的指导下多部门共同开展工作。医务处院感办负责制订耐药菌的控制措施并为临床多重耐药菌医院感染控制工作提供指导意见;检验科应当定期(至少每季度)向全院公布一次临床常见分离细菌菌株及其药敏情况,包括全院和重点部门多重耐药菌的检出变化情况和感染趋势等,并不断地提高对多重耐药菌检测及抗菌药物敏感性、耐药模式的监测水平;药剂科定期提供全院及重点科室抗菌药物使用情况。

（2）建立和完善对多重耐药菌的监测:临床科室应对多重耐药菌加强监测,及时发现、早期诊断多重耐药菌感染患者和定植患者,根据《多重耐药菌防控标准操作流程》采取隔离控制。当发生多重耐药菌感染的暴发时,应当按照《医院感染管理办法》《医院感染暴发报告及处置制度》的规定及时上报。

2. 强化多重耐药菌的预防与控制措施

（1）加强医务人员的手卫生:医务人员对患者实施诊疗护理活动过程中,应当严格遵循手卫生规范。

（2）严格实施隔离措施:①临床科室应当对多重耐药菌感染患者和定植患者实施隔离措施,首选单间隔离,条件有限时可将同类多重耐药菌感染患者或者定植患者安置在同一房间。不能将多重耐药菌感染患者或者定植患者与气管插管、深静脉留置导管、有开放伤口或者免疫功能抑制患者安置在同一房间。没有条件实施单间隔离时,应当进行床旁隔离。②与患者直接接触的相关医疗器械、器具及物品如听诊器、血压计、体温表、输液架等应专人专用,并及时消毒处理。轮椅、担架、床旁心电图机等不能专人专用的医疗器械、器具及物品要在每次使用后擦拭消毒。③医务人员对患者实施诊疗护理操作时,应当将高度疑似或确诊多重耐药菌感染患者或定植患者安排在最后进行。接触多重耐药菌感染患者或定植患者的伤口、溃烂面、黏膜、血液、体液、引流液、分泌物及排泄物时,应当戴手套,必要时穿隔离衣,完成诊疗护理操作后,要及时脱去手套和隔离衣,并进行手卫生。④对于多重耐药菌的患者进行接触隔离,应标示明确,进入患者病室必须穿隔离衣,隔离衣每班进行更换,发现污染、潮湿及时进行更换。

3. 合理使用抗菌药物 应当认真落实抗菌药物临床合理使用的有关规定,严格执行抗菌药物临床使用的基本原则,切实落实抗菌药物的分级管理,正确、合理地实施个体化抗菌药物给药方案,根据临床微生物检测结果,合理选择抗菌药物,严格执行围术期抗菌药物预防性使用的相关规定,避免因抗菌药物使用不当导致细菌耐药的发生。要建立和完善临床抗菌药物处方审核制度,定期向临床医师提供最新的抗菌药物敏感性总结报告和趋势分析,正确指导临床合理使用抗菌药物,提高抗菌药物处方水平。

4. 建立和完善对多重耐药菌的监测

（1）加强 MDRB 监测工作:重视医院感染管理部门的建设,积极开展常见多重耐药菌的监测。对多重耐药菌感染患者或定植高危患者要进行监测,及时采集有关标本送检,必要时开展主动筛查,以及时发现、早期诊断多重耐药菌感染患者和定植患者。

（2）提高临床微生物实验室的检测能力:加强临床微生物实验室的能力建设,提高其对多重耐药菌检测及抗菌药物敏感性、耐药模式的监测水平。临床微生物实验室发现多重耐药菌感染患者和定植患者后,应当及时反馈医院感染管理部门以及相关临床科室,以便采取有效的治疗和感染控制措施。患者隔离期间要定期监测多重耐药菌感染情况,直至临床感染症状好转或治愈方可解除隔离。临床微生物实验室应当至少每季度向全院公布一次临床常见分离细菌菌株及其药敏情况,包括全院和重点部门多重耐药菌的检出变化情况和感染趋势等。

5. 医院感染报告制度　报告具体内容：①医院感染漏报率应≤10％。漏报率是指在医院感染监测中某一时期内医院感染病例数的漏报频率。确诊医院感染的依据为卫生部《医院感染诊断标准》。②各临床科室的兼职感控护士在科主任、护士长的领导下，开展本科室院感管理的各项工作。③医院感染一经诊断（临床诊断或病原学诊断），主管医师应在24～48 h内填写《医院感染病例登记表》并上报院感办。④病房出现医院感染流行趋势或感染暴发流行时，应立即电话报告院感办，按照《院内感染暴发报告及处置制度》执行。⑤患者出院前，主管医师应再次核查患者在整个住院期间是否发生过医院感染，发生过医院感染的患者应在病历首页上注明，以免遗漏。

知识链接

《多重耐药菌医院感染预防与控制中国专家共识》

　　为加强多重耐药菌的医院感染管理，有效预防控制多重耐药菌在医院内的产生和传播，保障患者的安全，2015 年，由《中国感染控制杂志》组织，58 名国内知名专家共同发起，邀请全国 165 位专家参与，在充分收集意见和讨论的基础上，形成《多重耐药菌医院感染预防与控制中国专家共识》，旨在规范和指导我国多重耐药菌医院感染的防控，提高我国多重耐药菌感染防控水平。

（李　奇）

二、呼吸机相关性肺炎的预防与护理

(一) 概述

1. 概念　呼吸机相关性肺炎（ventilator-associated pneumonia，VAP）是气管插管或气管切开患者在接受机械通气 48～72 h 后发生的肺炎，其特征为新近出现的或渐进性发作的肺部渗出，全身感染的征象（发热、白细胞计数改变），痰的性质改变及病原体的检出，是重症医学科（ICU）内患者最常见的医院内获得性感染之一。

2. 发病机制　根据发生时间的早晚，VAP 又分为早发性 VAP（发生在机械通气的 2～5 d）和迟发性 VAP（发生在机械通气 5 d 之后）。早发性 VAP 多与对抗生素敏感的口咽部定植菌（包括苯唑西林敏感金黄色葡萄球菌、嗜血流感杆菌、肺炎链球菌）误吸和气管插管时这些细菌被引入下呼吸道有关。迟发性 VAP 多与咽部或胃、十二指肠定植菌的吸入有关，且致病菌多为耐药菌，包括耐药金黄色葡萄球菌、铜绿假单胞菌和不动杆菌属等。导致 VAP 发生的主要因素包括呼吸道与全身防御机制受损，口咽部定植菌误吸入肺、胃、十二指肠细菌逆行和易位，细菌生物被膜形成等。

3. 临床诊断　VAP 的诊断争议较大，临床表现和影像学的改变均缺乏特异性。根据现有的研究证据，VAP 的诊断主要依据临床表现、影像学改变和病原学诊断。近年来，一些与感染相关的生物标志物可提高临床对感染的识别，其对 VAP 的诊断意义值得关注。

(1) 临床表现:如同时满足下述至少 2 项可考虑诊断 VAP。①体温>38 ℃或<36 ℃;②外周血白细胞计数>$10×10^9$/L 或<$4×10^9$/L;③气管支气管内出现脓性分泌物,肺水肿、急性呼吸窘迫综合征、肺结核及肺栓塞等疾病除外。

(2) 胸部 X 线检查:可见新发生的或进展性的浸润阴影是 VAP 的常见表现。

(3) 微生物学诊断:获取病原学标本的方法分为非侵入性和侵入性。非侵入性方法一般指经气管导管内吸引(endotracheal aspiration,ETA)分泌物;侵入性方法常包括经气管镜保护性毛刷(protected specimen brush,PSB)和经气管镜支气管肺泡灌洗(bronchoal veolar lavage,BAL)获取样本。用上述方法获取的标本进行定量培养有助于病原微生物的诊断。目前的研究表明,与 ETA 相比,通过 PSB 和 BAL 留取标本做定量培养是更精准的病原学诊断方法。

气道分泌物定量培养需要 48~72 h,耗时较长,不利于 VAP 的早期诊断与指导初始抗菌药物的选择。对疑诊 VAP 患者,分泌物涂片阳性对 VAP 微生物学诊断的参考价值有限,不应作为初始经验性治疗的抗菌药物选择的唯一依据。而分泌物涂片阴性,特别是革兰阳性菌的涂片结果为阴性时,对排除 VAP 更有意义。

(二) 专科护理要点

1. **器械相关感染的预防策略** ①遵守医疗机构的消毒管理规定和按照呼吸机的说明书规范做好呼吸机清洁与消毒,包括呼吸回路、传感器、内部回路及机器表面的消毒。②呼吸回路污染是导致 VAP 的外源性因素之一。美国呼吸治疗协会(American Association for Respiratory Care,AARC)推荐,不应为了控制感染而常规更换呼吸机管路,延长呼吸回路更换时间有降低 VAP 发病率的趋势。因此,机械通气患者无须频繁更换呼吸回路,但当管路破损或污染时应及时更换。③选择合适的湿化器。湿化器可分为加热湿化器(HHs)和热湿交换器(HMEs)。前者是主动湿化方式,是以物理加热的方法为干燥气体提供适当的温度和充分的湿度;后者是被动湿化方式,它收集并利用呼出气中的热量和水分以温热和湿化吸入的气体。对需要高流量(60~100 L/min)送气的患者或存在气道分泌物异常黏稠、有黏液栓或痰痂形成时通常选用 HHs;而 HMEs 常在运输、麻醉等短时间的通气时应用。④细菌过滤器常放置在吸气管路和(或)呼气管路端。放置在吸气管路端可防止呼吸机送出气体内的病原体进入患者气道,放置在呼气管路端可防止患者呼出气中所含病原体污染呼吸机。⑤按需选择恰当的吸痰装置,开放式吸痰装置在操作过程中需要分离患者与呼吸机间的管道连接,不利于保持气道压力和密闭性。密闭式吸痰装置可维持呼气末正压和减少对周围环境的污染,临床上应用日渐增多。⑥严格做好纤维支气管镜消毒、灭菌和维护。

2. **操作相关感染的预防策略** ①根据临床问题对需要进行有创机械通气患者选择恰当的人工气道包括气管插管和气管切开,气管插管可通过经口途径和经鼻途径建立,经口气管插管的气道并发症较经鼻气管插管的多,但经口气管插管可降低鼻窦炎的发病率。②持续吸引和间断吸引声门下分泌物均可明显降低 VAP 的发病率,持续声门下吸引容易引起局部黏膜干燥、出血、影响局部血供等并发症。③目前,气管切开的时机可分为早期和晚期。早期行气管切开不降低已建立人工气道患者 VAP 的发病率,因此应选择合适的气管切开的时机。④美国胸科学会、加拿大重症监护试验中心及疾病控制与预防中心均推荐抬高床头(30°~45°),如此可有效预防 VAP,尤其有利于行肠内营养的患者,可减少其胃内容物反流而导致的误吸。⑤在对患者进行肠内营养时,根据患者的具体情况调节管饲的速度与量,同时行胃潴留量监测,可避免胃胀气,减少误吸。机械通气患者选择经鼻肠管进行营养支持可降低 VAP 的发病率。⑥对气管内导管套囊进行每 4 h 的压力监测,保持在 25~30 cmH₂O。⑦严格手卫生,对医护人员进行宣教,加强环境卫生及保护性隔离,加强患者口腔卫生,使用含 0.2%氯己定(洗必泰)液刷洗牙齿和舌面。⑧俯卧位通气用于急性肺损伤和急性呼吸窘迫综合征患者,可在一定程度上降低 VAP 的发病率、缩短机械通气时间及 ICU 留滞时间。⑨针对性地使用抗菌药物治疗呼吸机相关性气管支气管炎(ventilator-associated tracheobronchitis,VAT)。控制 VAT 可能是预防 VAP 和改善患者疗效的新策略。⑩落实早期康复治疗策略。早期康复治疗一般指机械通气 24~48 h 内或度过急性期后开始的康复治疗,包括呼吸功能康复治疗、电刺激等物理治疗及心理治疗。

(李　奇)

三、导管相关性血流感染的预防与护理

(一) 概述

1. 概念　导管相关血流感染(catheter-related blood stream infection,CRBSI)是指带有血管内导管或者拔除血管内导管 48 h 内的患者出现菌血症或真菌血症,并伴有发热(>38 ℃)、寒战或低血压等感染表现,除血管导管外没有其他明确的感染源。CRBSI 是最常见的健康相关性感染之一,也是临床上导致重症病患死亡的最主要原因之一。

2. 临床表现　当发生血流感染的患者存在中心静脉导管并且没有其他明显的感染源时应怀疑 CRBSI。发热是最敏感的临床表现,伴随或不伴随寒战,但是其特异性差。导管插入部位的炎症或化脓有较高的特异性,但敏感性差。其他临床表现包括血流动力学不稳定、神志改变、导管功能障碍(如管腔内有血凝块时),以及经导管输注后骤然发生脓毒症的临床征象。此外,还可出现医院获得性心内膜炎、骨髓炎及其他迁徙性感染的相关症状。由于缺少特异性和敏感性,故不能仅以上述症状或体征做出诊断。拔管后 24 h 内临床改善提示 CRBSI,但不足以确诊。

3. 发病机制及微生物学　穿刺部位周围皮肤表面及导管接头微生物定植是 CRBSI 病原体的主要来源。皮肤定植的微生物从置管部位迁移至皮下隧道并定植于导管尖端是外周短期留置导管常见的感染途径。导管接头污染可导致长期留置导管的管腔内细菌定植,其他感染途径还有感染部位的血行播散及少见的输液污染。导管相关性感染分别来源于皮肤(65%)、导管接头污染(30%)及其他途径(5%)。

生物膜的形成是细菌对抗菌药物耐药的一种机制。从导管生物膜分离出的最常见的病原体为表皮葡萄球菌、金黄色葡萄球菌、白色念珠菌、铜绿假单胞菌、肺炎克雷伯菌和粪肠球菌。通过中心静脉置管的液体管理可影响微生物的生长。静脉输液时革兰阳

性菌(G⁺,如表皮葡萄球菌、金黄色葡萄球菌等)生长不良,而革兰阴性菌(G⁻,如铜绿假单胞菌、肺炎克雷伯菌)则持续生长。血流感染(BSI)的发生率与导管尖端微生物数量相关,后者对生物膜的形成起关键作用。促使生物膜形成复杂的结构是由细菌细胞间密度感知信号系统交换的过程所致。真菌中最常见的与生物膜形成相关的是白色念珠菌,其次为金黄色葡萄球菌、肠球菌和假单胞菌属,不动杆菌、肠杆菌、肺炎克雷伯菌及其他细菌少见。

(二) 专科护理要点

1. 置管前 ①评估 CVC(中心静脉导管)置入的指征,尽量减少不必要的 CVC 置入。②对中心静脉导管相关的医疗人员要进行预防 CRBSI 的教育。教育内容包括导管的使用指征、适当的导管插入和维护、CRBSI 的风险与一般感染的预防策略。在进行导管置入和维护前,都应完成预防 CRBSI 基本措施的教育课程,并进行定期培训与能力评估。③在医疗专业人员进行独立置管前,应建立认证机制,确保其具有独立置管能力。④在实践中,改变输液系统时,要对相关人员进行再教育(例如,当医疗机构引入无针连接器时,需要对护理工作进行升级,并对相关人员进行培训)。⑤在基本护理的基础上,每日对 ICU 患者进行氯己定洗浴,可降低 CRBSI 的发生率。氯己定每日擦浴可以作为一种预防性措施。

2. 置管中 ①在 ICU 或非 ICU 中,置入 CVC 时要有明确的操作规范,以确保操作符合感染预防的规范。严格无菌操作,要求最全面的屏障预防措施,以达到最大无菌化。最大无菌屏障指所有医疗人员在导管插入过程中都应穿戴口罩、帽子、无菌手术衣、无菌手套。患者应该在导管插入过程中全身覆盖无菌洞巾。当用导管来交换导丝时,都应遵循这些措施,这种干预可以降低感染的风险。将整个操作步骤制作核对清单,以确保导管置入的规范性。②在进行 CVC 置入时,应该有其他具有相应资质的医师、护士或其他医疗卫生工作人员在旁指导,以确保操作的无菌。③在导管置入之前,操作人员要进行手部清洁。使用手套并不能忽略手部卫生。④正确穿刺部位的选择。与锁骨下静脉相比,通常导管相关感染更常发生于股静脉和颈内静脉,其中股静脉又多于颈内静脉。在插入肺动脉导管时,与经锁骨下静脉插入相比,经颈内静脉插入的感染风险更高。近期内行气管切开术的患者,如进行颈静脉穿刺则有较高的感染风险。在一定的条件下,肥胖患者应避免采用股静脉中心静脉通路作为导管放置点。⑤使用全套静脉穿刺和导管包,在超声引导下置入导管。超声引导下的穿刺置管术可减少 CRBSI 以及 CVC 非感染性并发症的发生。⑥使用含乙醇的氯己定(洗必泰)消毒皮肤,可使用 2%氯己定溶液对穿刺部位进行消毒,待消毒液挥发干净后再进行皮肤穿刺。

3. 置管后 ①确保适当的护士和患者比例,限制 ICU 护士的流动性。②在连接导管前,对导管的接口及注射端口进行消毒。为了增强消毒效果,机械摩擦不少于 15 s,并充分消毒待干。③每日多次评估持续血管内通路的必要性,撤去非必需的导管及三通接头。在中心静脉导管使用后,要常规评估,尽早拔除,有效地减少不必要的导管留置使用。④中心静脉导管选用透明敷贴每 7 d 换药 1 次,选用纱布类敷贴时应每 2 d 进行更换 1 次,如果透明敷料污染、潮湿或贴合不紧密,按需换药。⑤不用于输注血液、血液制品或脂质的导管更换时间间隔不应超过 72 h。⑥每日动态评估穿刺点局部有无红肿、触痛、脓性分泌物及全身症状。

知识链接

《临床静脉导管维护操作专家共识》

　　2019 年,中华护理学会静脉输液治疗专业委员会组织编写《临床静脉导管维护操作专家共识》,以期为临床护理实践提供依据。该共识总结了冲管与封管、敷料更换与导管固定、输液接头、静脉导管拔除、教育培训、感染预防与控制等 6 个方面的最新证据,内容覆盖导管维护的各个环节。

（李　奇）

四、手术部位感染的预防与护理

（一）概述

1. 定义　手术部位感染(surgical site infection,SSI)是指在无植入物手术后 30 d 或有植入物手术 1 年内发生在手术切口、深部器官和腔隙的感染,是中低收入国家最多见、最高发的卫生保健相关感染。术前、术中和术后一系列措施均可降低 SSI 风险。SSI 通常在手术后 30 d 内发生,按感染发生部位可分为以下 3 类。①浅表切口 SSI,发生在皮肤切口周围。②深切口 SSI,发生在切口下方肌肉和肌肉周围组织。③器官和腔隙 SSI,发生在手术涉及部位的器官或器官之间的空腔间隙。

2. 临床表现　SSI 可能会导致伤口周围发红、愈合延迟、发热、疼痛、触痛或肿胀。3 类 SSI 各自特有的症状和体征如下:

（1）浅表切口 SSI:可产生脓液,在培养皿中培养可寻找引起感染的细菌类型,协助诊疗。

（2）深切口 SSI:可能产生脓液,伤口部位可能无法愈合,外科医师需要重新打开伤口。

（3）器官和腔隙 SSI:是一个被炎症包裹的脓液和分解组织的封闭区域。当外科医师重新打开伤口或通过特殊 X 线检查时,可观察到脓肿。

（二）专科护理要点

1. 手术前护理要点

（1）皮肤准备:在手术日前一晚(或更早时候),患者应该使用抗菌/非抗菌肥皂或其他抗菌剂进行淋浴或全身沐浴。手术消毒前应用含有乙醇的清洗剂刷洗手术区域肢体或躯干部位皮肤 5 min 以上,以降低皮肤菌落数量。术前不建议常规去除毛发,如手术区域毛发浓密、可能影响显露和操作时,可用剪刀或电动除毛器将其去除,不可使用刮皮刀,以免可能造成皮肤创伤、增加 SSI 发生的风险。备皮处理宜在术前 2 h 内、手术间外进行,以免手术间内毛发飞散而导致手术部位及无菌区域的污染。

(2) 血糖管理:血糖水平增高是导致手术部位感染的一个独立危险因素,手术应激可使患者在术中和术后出现血糖升高。因此,接受外科手术的成年患者无论是否患有糖尿病均应密切监测其血糖水平并注意采取措施保持血糖稳定。一般患者血糖控制目标设定为 6.1~8.3 mmol/L,危重症患者血糖控制目标在 7.8~10 mmol/L,特殊人群血糖调控的目标还需结合患者实际情况而定。

(3) 营养支持:重症患者在严重创伤、感染等应激状态下,存在较高的营养风险,需要及时进行干预。不建议早期单独使用肠外营养(PN)或补充型 PN 联合肠内营养(EN);尤其是在 24~48 h 内实施的早期肠内营养(EEN),不仅能够提供营养底物,还能改善肠黏膜屏障及免疫功能,维护肠道的微生态。可使用营养风险筛查(NRS 2002)或危重症患者营养风险评分(NUTRIC 评分)进行营养风险评估,每日 1 次,对于血流动力学基本稳定、无 EN 禁忌证的重症患者,应尽早启动 EN,以改善营养不良或严重创伤的手术患者的预后,减少感染性并发症的发生。目标喂养量为 105~126 kJ/(kg·d)[25~30 kcal/(kg·d)],目标蛋白需要量为 1.2~2.0 g/(kg·d)。伴高营养风险的外科患者术前 7 d 给予营养支持治疗可显著减少院内感染并发症和术后并发症。

(4) 患者体重及相关指标控制:肥胖会增加切口感染、切口裂开等并发症的发生率,这是由于肥胖患者皮下脂肪较厚,易形成死腔;同时肥胖患者手术切口往往更深、脂肪组织血管较少、供血相对不足等因素也可导致。另外,同类型风险因素也包括低蛋白血症和高胆红素等。因此,术前应尽量控制患者的体重,注意维持总白蛋白≥30 g/L,总胆红素>17.1 μmol/L。肥胖患者的营养支持以目标喂养量不超过需求量的 65%~70% 为宜。

(5) 肠道准备与口服抗生素:额外的肠道准备并不能降低术后感染的发生。行择期结直肠手术的成年患者不宜单独使用机械性肠道准备,术前肠道准备联合口服抗生素可进一步减轻肠道内的细菌负荷,可显著降低接受择期结直肠手术的成年患者的 SSI 风险。

(6) 抗生素使用:预防性抗生素的应用需要选择合适的时机,以保证术中抗感染药物在手术部位维持在有效的血药浓度。应在手术切皮前 120 min 内预防性应用抗生素,同时需考虑抗生素的半衰期,反对以预防手术部位感染为目的或因存在伤口引流而延长围手术期预防性抗生素的使用。在剖宫产手术部位切开前进行预防性抗感染治疗,可使剖宫产术后子宫内膜炎发生风险降低 46%,切口感染发生风险降低 41%。接受心胸外科或骨科手术的鼻部金黄色葡萄球菌携带者,术前可使用 2% 莫匹罗星软膏联合或不联合氯己定(洗必泰)沐浴液以降低鼻部携带金黄色葡萄球菌所致的医院获得性感染风险。

(7) 预防术后肺部感染:通过戒烟、咳嗽锻炼改善肺功能。吸烟是术后感染的独立危险因素,术前至少戒烟 2 周。咳嗽锻炼可增加患者肺活量、通气量,有利于排痰,对预防围手术期肺部感染具有重要意义。

2. 手术后护理要点

(1) 维持体温:非预期的低体温与心血管并发症增加、凝血功能受损、伤口愈合减缓、免疫功能下降有关,增加了 SSI 感染的风险。病室温度以 22～24 ℃为宜,应注意避免过多的医源性暴露,维持术后患者体温在正常水平。

(2)液体治疗:液体治疗是围手术期重要的治疗手段,术后目标导向性液体治疗可降低 SSI 的发生率,通常以血压达术前基础水平、中心静脉压 1.07～1.6 kPa(8～12 mmHg)、每小时尿量≥0.5 mL/kg、混合静脉血氧饱和度≥70%为目标,以达到改善组织微循环、提高组织灌注水平的目的。

(3)血糖监测:手术应激可使糖尿病患者产生胰岛素抵抗,可持续数周处于高血糖状态,增加切口相关并发症的风险。术后第 1 日监测空腹血糖及三餐后 2 h 血糖,根据血糖水平维持或调整降糖方案,血糖控制目标同前。

(4)营养支持:外科术后排除肠内营养禁忌证后,24 h 内应启动 EN 支持治疗,如患者存在血流动力学不稳定,也应在液体复苏完成、血流动力学基本稳定后尽早启动肠内营养。不建议早期单独使用肠外营养或补充型肠外联合肠内营养;对于基础营养不良或胃肠道大手术术前已进行肠外营养的重症患者,建议早期肠内营养。营养评估建议每日 1 次,目标喂养量 105～126 kJ/(kg・d)[25～30 kcal/(kg・d)],目标蛋白需要量 1.2～2.0 g/(kg・d)。从低剂量起始喂养;而对于可耐受 EN 的重症患者,应尽快达到目标喂养量。喂养过程中需注意能量监测,以避免能量摄入不足和能量相对过剩(如再喂养综合征)。可采用 EN 流程化管理的方式以改善患者 EN 的耐受性,减少不良反应的发生。

(5)纠正术后贫血、低蛋白血症:营养评估及支持同术前,提倡尽早启动高蛋白、高维生素的饮食,必要时请营养科配置高营养要素饮食,食欲欠佳者给予促胃肠动力的药物。摄入不足的患者或总白蛋白<35 g/L 者,可选择性输注人血白蛋白,可有效降低术后感染风险。术后贫血者在充分营养支持基础上使用促红细胞生成素联合铁剂纠正贫血。血红蛋白<95 g/L 者,每日或隔日 1 次皮下注射 1 万单位促红细胞生成素联合静脉输注蔗糖铁 100～200 mg;血红蛋白≥95 g/L 者可仅给予口服铁剂 300 mg/d。

(6)切口管理:密切观察切口变化情况如发生红、肿、热、痛等异常时及时通知医师处理。手术切口缝合后覆盖吸附能力较好的敷料;术后敷料干燥无渗血者,可 24 h 后再更换敷料;如有渗血、渗液必须及时处理、避免逆行感染。换药时严格遵守无菌技术操作原则,遵循“先清洁切口、再污染切口、最后感染切口”的次序。对于高风险一期缝合切口,建议预防性使用伤口负压治疗。不建议以预防 SSI 为目的在一期缝合的切口上应用特殊敷料。术后加压包扎者,通常术后 4～6 h 拆除外侧弹力绷带;如外层弹力绷带加压压力过高引起患者不适,应及时调整绷带张力;如患者无特殊不适,且切口渗血风险高,可保持双层绷带加压 24 h 再拆除或调整。

(7)合理应用抗菌药物:术后继续按《抗菌药物临床应用指导原则》使用抗菌药物 24 h,如有切口渗液、肿胀等情况可适当延长使用时间至术后 72 h。但是不推荐以预防 SSI 为目的延长术后预防性抗生素的使用时间。

(8)引流管管理:密切观察引流液的色、质、量,保持引流通畅,注意无菌操作并尽可能保持引流系统的密闭性。手术部位切口有明显渗血而安置引流管时,应在出血停止或出血明显减少(24 h 引流量少于 50～100 mL)时拔除,引流管放置时间应<48 h,以降低

引流管逆行感染风险；可根据特殊情况适当延迟拔管。

（9）早期活动：早期活动能够促进局部血液循环、改善中央和周围血管灌注、促进机体的新陈代谢，利于手术切口愈合，减少术后 SSI 的发生。早期活动需注意安全性和效果持续评价，应遵循循序渐进原则。可按四阶段 16 级水平进行：①被动活动、翻身、床头抬高、持续侧方旋转（床）；②床头抬高、半卧位、辅助床旁坐立；③床旁站立、扶椅转动；④辅助下行走、独立行走。

知识链接

《中国手术部位感染预防指南》

2019 年，中华医学会外科学分会外科感染与重症医学学组、中国医师协会外科医师分会肠瘘外科医师专业委员会组织国内部分专家，经过反复多次讨论和修改，结合中国临床实践，制定了《中国手术部位感染预防指南》。

（李晓青）

五、脓毒症与感染性休克患者的护理

（一）概述

1. 定义　脓毒症是指因感染引起的宿主反应失调导致的危及生命的器官功能障碍，其主要机制是容量血管扩张、血管内皮损伤以及毛细血管渗漏造成的微循环功能障碍以及由此带来的组织低灌注和血流动力学改变。脓毒性休克的定义为脓毒症合并严重的循环、细胞和代谢紊乱，其死亡风险较单纯脓毒症更高。

2. 诊断标准

（1）脓毒症：对于感染或疑似感染的患者，当脓毒症相关序贯器官衰竭（sequential sepsis-related organ failure assessment，SOFA）评分较基线上升≥2 分可诊断为脓毒症。由于 SOFA 评分操作起来比较复杂，为方便快速识别诊断，临床上也可以使用床旁快速 SOFA（quickSOFA/qSOFA）标准识别重症患者，如果符合标准中的至少 2 项时，应进一步评估患者是否存在脏器功能障碍。

（2）感染性休克：又称脓毒性休克，是指在脓毒症的基础上出现持续性低血压，经充分容量复苏后仍需血管活性药来维持平均动脉压≥8.645 kPa（65 mmHg）以及血乳酸浓度＞2 mmol/L。

3. 治疗原则　脓毒症及感染性休克是一种急症，病死率高达 28%～50%，必须争分夺秒地进行抢救和治疗。主要治疗原则：预防并及时纠正休克，恢复有效循环血量和全身组织器官的血流灌注，维护重要脏器功能；积极控制原发性感染，消除病因。尽早识别诊断，尽早启动并完成"脓毒症 1 h 集束化策略"是改善脓毒症及感染性休克患者预后的关键。"脓毒症 1 h 集束化策略"完成得越早，患者的病死率越低。因此，一旦诊断后应立即开始复苏和治疗。

4.“脓毒症1h集束化策略” 包括：①测定乳酸水平,若初始乳酸＞2 mmol/L,则需重新测定;②在应用抗菌药物前获取血培养;③尽早应用广谱抗菌药物;④尽早开始液体复苏,在拟诊为脓毒性休克起3 h内输注至少30 mL/kg的晶体溶液;⑤在液体复苏期间或之后仍存在低血压者应用升压药维持平均动脉压≥8.645 kPa(65 mmHg)。“脓毒症1h集束化策略”的执行应结合患者在其他科室或医疗机构的前期处理,如静脉输液量、抗菌药物等使用情况,以保持治疗的延续性,同时注意反复评价患者对治疗策略的反应,以便及时调整。

(二)专科护理要点

1. 早期识别　护士是患者病情的第一观察者,可以为脓毒症患者的早期识别发挥关键作用。运用 qSOFA 评分能够尽早筛查重症患者是否符合脓毒症的诊断标准。qSOFA 评分包含3项指标:呼吸频率≥22次/分,收缩压≤13.3 kPa(100 mmHg),意识改变即格拉斯哥昏迷评分(GCS)≤13分,床边观察即可迅速获得,当发现患者符合标准中的至少2项时,应迅速与医师沟通,配合进一步精细检查以便尽早明确患者是否存在脓毒症或感染性休克。

2. 协助尽早启动治疗策略　在明确诊断脓毒症或感染性休克后应立即启动“脓毒症1h集束化治疗策略”,1 h的“计时起点”应从明确诊断脓毒症或感染性休克的第一时间开始,而非患者收入监护室时。为提高抢救效率,节省取用物品及药品时间,可将脓毒症或感染性休克治疗所需物品、药品提前备齐,集中定点放置,便于快速取用。常用药品:晶体溶液、常用广谱抗菌药物、去甲肾上腺素等;常用物品:静脉输液及采血用具、血培养瓶、动脉血气针、中心静脉留置套件、有创血压监测套件等。脓毒症患者病情复杂多变,抢救争分夺秒,成立脓毒症快速反应小组,制订小组启动流程,明确各自职责及救治时站位,在执行“脓毒症1h集束化治疗策略”期间至少有2～3名护士配合医师共同救治,可提高抢救效率与团队合作能力。

3. 预防及抗休克治疗

(1)液体复苏:早期有效的液体复苏对于改善脓毒症引起的组织低灌注或脓毒性休克至关重要,诊断一经确立,应立即开始液体复苏。复苏的主要目的是增加有效循环血容量,进而增加静脉回流,提高心输出量,改善组织灌注。液体复苏一旦延迟,将加剧组织低灌注,导致多器官功能障碍甚至衰竭。因此,护士在液体复苏过程中应注意以下几点。

1)建立静脉通路:保证患者至少有2条有效静脉通路可用,根据输液量快速评估现有静脉通路是否能满足输液需求,如需建立外周血管通路,应注意留置针的型号选择与输液流速范围是否匹配,尽量选择近心端粗大的静脉,必要时配合医师建立中心静脉通路,以便及时输入液体和药物、监测容量状态。

2)液体输注:对脓毒症所致低灌注患者,在拟诊为感染性休克起3 h内应至少静脉输注30 mL/kg的晶体液,但需考虑患者心肺功能及当前容量状态。为避免胶体液可能导致的肾损伤及凝血机制异常等不良事件,不建议使用羟乙基淀粉进行液体复苏;可酌情加用适量白蛋白。注意避免大量快速输液可能诱发的低体温、寒战等不良影响。

（2）动态评估患者容量状态并及时调整输液方案：为降低容量过负荷带来的组织水肿风险，可通过血流动力学监测、心脏或肺部超声以及动态指标预测液体反应性来评估患者容量状态、指导合理补液。

1）病情观察：密切监测患者神志及意识状态、心率、血压、尿量、中心静脉压（CVP）、动脉及静脉血氧饱和度、乳酸、微循环情况（肢端色泽、皮肤温度、末梢血管充盈时间等），准确记录每小时液体平衡，如有异常则及时通知医师处理。

2）乳酸监测：如患者的初始乳酸水平升高＞2 mmol/L，应在 2～4 h 内再次测量，将乳酸降至正常水平作为指导复苏的目标。血气标本采集后应 15 min 内送检。

3）预测液体反应性的动态指标：被动抬腿试验、容量负荷试验、补液后每搏输出量的变化、收缩压变化、脉压变化及机械通气后胸内压变化等。

4. 抗感染治疗

（1）感染源控制：感染源（原发感染和迁徙性病灶）的寻找和处理是彻底清除病原菌的重要环节。对易于清除的感染灶，包括腹腔内脓肿、胃肠道穿孔、胆管炎、胆囊炎、肾盂肾炎伴梗阻或脓肿、肠缺血、坏死性软组织感染和其他深部间隙感染（如脓胸或严重的关节内感染），应在初始复苏后尽快控制并清除，一般在诊断后不超过 6～12 h。当血管内植入装置为疑似感染源时，应考虑拔除或更换导管。

（2）微生物培养标本留取：培养标本中的细菌可能会在第一剂抗菌药物应用后数分钟内被杀灭。因此，对于怀疑脓毒症或脓毒性休克患者，在不显著延迟启动抗菌药物治疗的前提下，需尽可能在使用抗菌药物之前留取标本行微生物培养，以便更好地识别病原菌、改善预后。①如果能及时采样，先采集血标本进行培养，如果不能马上获得标本，则尽快启动抗菌药物治疗，不应为了获取血培养标本而延迟抗菌药物的使用。②微生物标本来源包括血液、脑脊液、尿液、伤口、呼吸道分泌物及其他体液，一般不包括有创操作的标本来源。③如果临床检查明确提示感染部位，则不需要对其他部位进行采样（血样除外）。④对于留置静脉导管超过 48 h 且感染部位不明的患者，建议至少进行需氧瓶和厌氧瓶两组血培养。⑤对于怀疑导管感染的患者，建议一组血标本经皮肤穿刺抽取，另一组血标本由每个血管通路装置分别抽取。⑥采集血培养应规范：采血前应对皮肤和培养瓶口进行消毒并充分干燥。成人每瓶采血量 5～10 mL，婴幼儿及儿童采血量每瓶 2～4 mL，不应超过其总血量的 1%。采血量充足时，注射器采集的血液先注入厌氧瓶，后注入需氧瓶，蝶翼针采集时先注入需氧瓶，再注入厌氧瓶，采血量不足时优先注入需氧瓶。血培养应在 2 h 内送检，如无法及时送检，应置于室温，不可置于冰箱或温箱，以免影响结果。

（3）抗菌药物的使用：早期应用抗菌药物可以尽快控制感染性休克，改善预后，降低病死率。①在病原菌未明确前，可根据原发病灶和临床表现，推测最可能的致病菌，选用强效广谱抗菌药物进行治疗，并以在组织中能达到足够杀菌浓度的抗菌药物为宜。②在分离培养出致病菌后，应根据药敏试验结果选用药物。③最佳使用时机为患者入院后或判断脓毒症以后 1 h 内,延迟不应超过 3 h。确诊低血压后 6 h 内开始应用抗菌药物的时机每推迟 1 h,患者生存率也随之降低 7.6%。④根据药物半衰期精准控制给药间隔时间及维持时间,有效监测血药浓度,并根据结果调整药物剂量和给药方式。

5. 器官功能的维护

(1) 心功能:重症休克和休克晚期常并发心功能不全,老年人和幼儿尤易发生。应严密观察患者是否出现心功能不全征象,严格控制静脉输液总量和速度,遵医嘱使用快速强心药、扩血管药及利尿剂等,同时注意纠正酸中毒和电解质紊乱。

(2) 呼吸功能:①保持呼吸道通畅。注意气道湿化,按需评估,及时清除呼吸道分泌物,观察痰液的色、质、量,必要时建立人工气道。②保证氧供。根据病情选择适当氧疗方式,如鼻导管吸氧、高流量氧疗、机械通气等,对成人脓毒症导致 $PaO_2/FiO_2<$ 150 mmHg 的急性呼吸窘迫综合征患者可行俯卧位通气治疗;注意监测呼吸、经皮血氧饱和度(SpO_2)、血气分析等;无二氧化碳潴留者 SpO_2 目标为 94%~98%,有二氧化碳潴留者 SpO_2 目标为 88%~94%。精准评估容量状态,及时调整液体平衡,避免肺水肿发生。

(3) 肾功能:脓毒症是导致急性肾损伤的主要原因。护理中应尤其注意维持血压在目标水平,以保证肾脏灌注,一般建议平均动脉压应在 65 mmHg 以上或维持基础血压水平;监测每小时尿量及尿色变化、每日关注血肌酐及内环境变化,若 48 h 内血肌酐升高≥26.5 μmol/L(0.3 mg/dL)或血肌酐升高超过基础值的 1.5 倍,且明确或经推断上述情况发生在 7 d 之内;持续 6 h 尿量<0.5 mL/(kg·h),则提示急性肾损伤可能,应及时汇报医师积极处理。

(4) 脑功能:脓毒症相关性脑病其发生机制尚未明确,目前认为与脑组织灌注不足、内皮细胞激活、血-脑屏障功能衰竭加重神经元的炎性反应、氧化应激产生的影响神经元的代谢及神经递质的传导等因素有关。应警惕短期内出现定向障碍、思维混乱、嗜睡、谵妄、昏迷及癫痫等表现;注意监测意识状态、瞳孔、格拉斯哥昏迷评分(GCS)等神经系统改变,可通过 GCS 评分、双频脑电指数、脑电图等监测脑功能的改变。实行目标体温管理,控制体温在正常范围,注意避免缺氧和体温过高导致脑水肿发生。积极抗感染、纠正缺血改善灌注、减轻炎性反应,抑制氧化应激等措施是基本治疗原则。

(5) 胃肠道功能:当全身有效循环血量降低时,肠道血流骤减与绒毛上皮缺血非常突出,由此导致肠道缺血-灌注损伤,进而影响胃肠功能。因此,护理过程中需注意维持血压在目标水平,并尽可能减少血压波动。尝试喂养前首先应判断胃肠动力状态及组织灌注状态,对于血流动力学不稳定的患者,应在液体复苏完成、血流动力学基本稳定后尽早启动肠内营养,当患者处于重症状态时可考虑以肠内营养低剂量起始喂养,如 41.8~83.7 kJ/h(10~20 kcal/h)或 2 092 kJ/d(500 kcal/d)。不同疾病或特殊病理状态,可根据喂养耐受性调整喂养速度:神经重症患者,24 h 后可上调至 80~100 mL/h;而肠内营养耐受性偏差者,如老年患者,后续喂养上调速度可根据肠内营养耐受情况谨慎调整,5~7 d 逐渐达到目标喂养量。喂养过程中需注意能量监测,以避免能量摄入不足和能量相对过剩(如再喂养综合征);同时应关注有无喂养不耐受、腹胀及腹痛等常见的胃肠功能障碍早期临床表现。对于喂养不耐受的患者,可考虑滋养型喂养;如因不耐受导致入住 ICU 7～10 d 仍未达 60％目标喂养量,建议补充肠外营养。肠内营养的喂养温度以接近机体生理喂养温度为宜;对实施经胃喂养的重症患者,建议每 4 h 回抽胃液或床旁超声监测一次胃残余量(gastric residual volume,GRV);对于 GRV＞250 mL 的患者,建议给予幽门后喂养、促进胃肠运动及抬高床头。此外,还应注意监测腹内压(intra-abdominal pressure,IAP)变化:当 IAP＞8～12 mmHg 时,腔静脉受压及回心血量下降,心输出量降低导致或加重休克;IAP＞15～20 mmHg,黏膜上皮毛细血管血流减少,造成组织缺氧与无氧代谢,炎症因子产生增加及血管通透性增高,肠壁水肿、肠动力下降;IAP＞20 mmHg 时,回心血量与心输出量进一步降低,循环进一步恶化,肠功能严重障碍甚至发生黏膜缺血坏死。

(6)出凝血功能:监测血小板、活化部分凝血酶时间、凝血酶原时间、纤维蛋白原等指标,关注有无皮肤出血点、瘀斑、血尿、血便、意识状态恶化等征象,预防弥散性血管内凝血的发生,警惕感染诱发炎性反应导致促凝与抗凝物质失衡以及纤溶系统紊乱并存的综合效应。此时临床上常表现为感染症状出现同时血小板计数急速降低(＜$100×10^9$/L)、活化部分凝血酶时间超过 47 s、凝血酶原时间超过 17 s、凝血酶时间超过 18 s、纤维蛋白原＜1.5 g/L,D-二聚体与纤维蛋白降解产物升高等。如有异常及时告知医师处理,减少抗凝剂的使用,增加止血相关药物。

6. 程序化血糖管理　目标血糖以 7.8～10 mmol/L 为宜,测量间隔时间及是否需要胰岛素治疗应根据程序化血糖管理方案及时调整,调整时应考虑肠内肠外营养摄入量。因末梢血糖易受各种因素的影响,对有动脉置管的患者建议以采集动脉血测定血糖为宜。

7. 目标滴定式镇痛镇静　关注清醒患者主诉,并及时通过生理指标、数字疼痛评分法(NRS)或重症监护疼痛观察工具法(CPOT)、Richmond 躁动评分(RASS)、脑电双频指数及 ICU 谵妄筛查检查表(ICDSC)等评估患者是否存在疼痛、躁动及谵妄,应在最大化人文关怀和充分镇痛的基础上,给予最小量的镇静。

知识链接

《中国脓毒症/脓毒性休克急诊治疗指南(2018)》

为了更好地指导我国急诊与危重症医学工作者对脓毒症和脓毒性休克的治疗,中国医师协会急诊医师分会和中国研究型医院学会休克与脓毒症专业委员会组织专家基于循证医学的方法制定了《中国脓毒症/脓毒性休克急诊治疗指南(2018)》。

(李晓青)

第六节 重症患者的营养管理及护理

一、重症患者的营养状态评估

(一) 概念

(1) 营养风险筛查:判断个体是否已有营养不良或有营养不良的风险,以决定是否需要进行详细的营养评定。

(2) 营养评定:是指通过人体组成测定、人体测量、生化检查、临床检查以及多项综合营养评定方法等手段,判定人体营养状况,确定营养不良的类型和程度,估计营养不良所致后果的危害,并检测营养支持的疗效。

(3) 营养不良:一种急性、亚急性或慢性的不同程度的营养过剩或营养不足状态,伴或不伴炎症活动,导致身体成分变化和功能减退。

(二) 专科护理要点

1. 营养风险筛查工具

(1) 营养风险筛查 2002(nutrition risk screening 2002,NRS 2002):2002 年,由丹麦肠外肠内营养协会研制,2006 年,中华医学会肠外肠内营养学分会将其列为肠外肠内营养支持适应证的评估工具。主要包括年龄、患者营养状况受损情况、疾病严重程度 3 个方面内容。适用对象为年龄 18~90 岁、住院天数>1 d、入院次日 8 时前未进行急症手术、神志清楚的患者(表 2 - 7)。

表 2 - 7 营养风险筛查 2002

NRS 2002 营养风险筛查总评分(疾病有关评分＋营养状态评分＋年龄评分): 分		
疾病评分:	评分 1 分:髋关节骨折□ 慢性疾病急性发作或有并发症者□ COPD□ 血液透析□ 肝硬化□ 一般恶性肿瘤□ 糖尿病□ 评分 2 分:腹部大手术□ 脑卒中□ 重度肺炎□ 血液恶性肿瘤□ 评分 3 分:颅脑损伤□ 骨髓移植□ APACHEⅡ>10 分□	
小结:疾病有关评分_____		
营养状态:	1. BMI(kg/m²)<18.5□(3 分) 注:因严重胸腹水、水肿得不到准确 BMI 值时,无严重肝肾功能异常者,用白蛋白替代(按 ESPEN 2006)____(g/L)(<30 g/L,3 分) 2. 体重下降>5％是在 　3 个月内(1 分)□ 2 个月内(2 分)□ 1 个月内(3 分)□ 3. 1 周内进食量:较从前减少 　25％~50％(1 分)□ 51％~75％(2 分)□ 76％~100％(3 分)□	
小结:营养状态评分_____		

（续 表）

年龄评分：	年龄＞70岁（1分）　　年龄＜70岁（0分）
小结：年龄评分_____	

注：对于表中没有明确列出诊断的疾病参考以下标准，依照调查者的理解进行评分。
1分：慢性疾病患者因出现并发症而住院治疗。患者虚弱但不需卧床。蛋白质需要量略有增加，但可通过口服补充来弥补。
2分：患者需要卧床，如腹部大手术后。蛋白质需要量相应增加，但大多数人仍可以通过肠外或肠内营养支持得到恢复。
3分：患者在加强病房中靠机械通气支持。蛋白质需要量增加而且不能被肠外或肠内营养支持所弥补，但是通过肠外或肠内营养支持可使蛋白质分解和氮丢失明显减少

1. 总分值≥3分：（或胸腔积液、腹水、水肿且血清蛋白＜35 g/L者）患者处于营养不良或营养风险，需要营养支持，结合临床，制订营养治疗计划。
2. 总分值＜3分：每周复查营养风险筛查。以后复查的结果如果≥3分，即进入营养支持程序。
3. 如患者计划进行腹部大手术，就在首次评定时按照新的分值（2分）评分，并最终按新总评分决定是否需要营养支持（≥3分）

（2）主观全面评定（subjective global assessment，SGA）：德国 Detsky 于 1987 年首次提出，主要包括详细的病史与身体评估的参数。根据评估结果给予 A、B、C 3 个等级，≥5 项属于 B 或 C 级，提示患者存在中度或重度营养不良。SGA 是目前临床上使用最为广泛的一种通用临床营养状况评价工具，广泛适用于门诊及住院、不同疾病及不同年龄患者的营养状况评估（表 2-8）。

表 2-8　主观全面评定

项　目	评　估　等　级		
主观症状变化			
体重变化	A. 无变化或增加	B. ＜5％	C. ＞5％
膳食变化	A. 无变化或增加	B. 轻微变化	C. 显著变化
胃肠道症状	A. 无	B. 轻微	C. 较重
应激反应	A. 无	B. 轻度	C. 重度
活动能力	A. 减退	B. 能起床走动	C. 卧床休息
人体测量结果			
肌肉消耗	A. 无	B. 轻度	C. 重度
皮褶厚度（mm）	A. ＞8	B. ＜8	C. ＜6.5
踝水肿	A. 无	B. 轻度	C. 重度

（3）简易营养评价法（mini nutritional assessment，MNA）：适合于老年住院患者的营养评估，由瑞士的 Guigoz 等提出，主要包括人体测量、整体评定、膳食问卷和主观评定 4 方面内容，共 18 个问题（参数）组成（表 2-9）。

表 2-9　简易营养评价法

类别	条　目	得　分
营养筛查	既往 3 个月内是否由于食欲下降、消化问题、咀嚼或吞咽困难而摄食减少	0 分—食欲完全丧失 1 分—食欲中等度下降 2 分—食欲正常
	近 3 个月内体重下降情况	0 分—>3 kg 1 分—1～3 kg 2 分—无体重下降 3 分—不知道
	活动耐力	0 分—需卧床或长期坐着 1 分—能不依赖床或椅子，但不能外出 2 分—能独立外出
	既往 3 个月内有无重大心理变化或急性疾病	0 分—有 1 分—无
	神经心理问题	0 分—严重智力减退或抑郁 1 分—轻度智力减退 2 分—无问题
	体重指数（BMI，kg/m² ）：体重(kg)/身高(m²)	0 分—<19 1 分—19～21 2 分—21～23 3 分—≥23

筛查分数(小计满 14 分)：>12 分表示正常(无营养不良风险)，无须进行以下评估；<11 分提示可能营养不良，请继续以下评估

类别	条　目	得　分
一般评估	独立生活(无护理或不住院)	0 分—否 1 分—是
	每日应用处方药超过 3 种	0 分—否 1 分—是
	压力性损伤或皮肤溃疡	0 分—否 1 分—是
	每日可以吃几餐完整的餐食	0 分—1 餐 1 分—2 餐 2 分—3 餐
	蛋白质摄入情况	＊每日摄入至少一份奶制品　A 是　B 否 ＊每周摄入 2 次或以上蛋类　A 是　B 否 ＊每日摄入肉、鱼或家禽　A 是　B 否 0 分—0 或 1 个"是" 0.5 分—2 个"是" 1 分—3 个"是"
	每日食用 2 份或 2 份以上蔬菜或水果	0 分—否 1 分—是

（续　表）

类别	条　目	得　分
	每日饮水量(水、果汁、咖啡、茶、奶等)	0 分—<3 杯 0.5 分—3~5 杯 1 分—>5 杯
	进食能力	0 分—无法独立进食 1 分—独立进食稍有困难 2 分—完全独立进食
	自我评定营养状况	0 分—营养不良 1 分—不能确定 2 分—营养良好
	与同龄人相比,你如何评价自己的健康状况	0 分—不太好 0.5 分—不知道 1 分—好 2 分—较好
	中臂围(cm)	0 分—<21 0.5 分—21~22 1 分—≥21
	腓肠肌围(cm)	0 分—<31 1 分—≥31
一般评估分数(小计满分 16 分) 营养筛查分数(小计满分 14 分) MNA 总分 30 分(量表总分 30 分)		
MNA 分级标准:总分≥24 分表示营养状况良好 　　　　　　总分 17~24 分表示存在营养不良风险 　　　　　　总分<17 分明确为营养不良		

（4）营养不良通用筛查工具（malnutrition universal screening tool，MUST）：适合不同年龄及诊断成人营养不良及其发生风险的筛查,主要用于蛋白质热量营养不良及其发生风险的筛查。由英国肠外肠内营养学会开发,包括患者 BMI、近期体重下降情况和疾病所致进食量减少 3 个方面,分为低风险、中风险及高风险三级。加总量计算出营养不良整体性风险分数:0 分为低度风险,1 分为中度风险,2 分或 2 分以上高度风险(表 2 - 10)。

表 2 - 10　营养不良通用筛查工具

BMI(kg/m²)	体重丧失 (过去 3~6 个月)	急性疾病影响分数	评分
>20	<5%		0 分
18.5~20	5%~10%		1 分
<18.5	>10%	患者正处于急性疾病状态和(或)>5 d 不会有营养摄入	2 分

（5）重症营养风险评分（nutric score）：由加拿大 Heylend 等提出，主要包括年龄、病情严重程度评分（APACHE Ⅱ）、全身性感染相关性器官衰竭（sepsis-related organ failure assessment，SOFA）评分、并发症数量、入住监护室前住院时间、白细胞介素－6（IL－6）这 6 项指标。主要适用于危重症患者营养风险筛查，同时可以预测患者预后及病死率。总分 0～5 分为低营养风险组，6～10 分为高营养风险组。无 IL－6 指标时，总分 0～4 为低营养风险组，5～9 分为高营养风险组，得分越高表明患者死亡风险越高（表2－11）。

表 2－11　重症营养风险评分

相关参数	范围	分值
年龄（岁）	＜50 50～75 ＞75	0 1 2
SOFA 评分（分）	＜6 6～10 ＞10	0 1 2
APACHE Ⅱ 评分（分）	＜15 15～21 21～28 ＞28	0 1 2 3
并发症数量（个）	0～1 ≥2	0 1
入住 ICU 前住院时间（d）	≤1 ＞1	0 1
白细胞介素－6（pg/mL）	≤400 ＞400	0 1

2. 营养评估

（1）主观评估指标

1）膳食及营养摄入调查：包括饮食习惯、宗教及文化背景影响、饮酒史、营养补充剂摄入量、饮食过敏史等。采取 24 h 回顾法全面准确记录。

2）病史采集：包括体重减轻、食欲减退、胃肠道症状、发热、用药治疗情况及既往病史，如糖尿病、脑卒中、胃切除史及近期大手术史等。

（2）客观评估指标

1）体重：短期体重变化可反映体液的变化；长期体重变化可以体现机体的组织变化；3 个月内体重减轻是评价营养状态的重要指标。临床上通过 3 个参数来评定营养状况［公式中的理想体重（kg）按身高（cm）减去 105 来计算］：

$$理想体重百分率（\%）＝实际体重／理想体重×100\%$$

$$通常体重百分率(\%)＝实际体重 / 通常体重×100\%$$
$$近期体重改变率(\%)＝(通常体重－实测体重)/ 通常体重×100\%$$

理想体重百分率表示患者实际体重偏离总体标准的程度,通常体重百分率表示平常体重的改变,近期体重改变率表示短期内体重损失的程度(表 2-12)。

表 2-12 体重变化率与营养情况

百分率	正常	轻度营养不良	中度营养不良	重度营养不良
理想体重百分率(%)	＞90	80～90	60～80	＜60
通常体重百分率(%)	＞95	85～95	75～85	＜75

2) 体重指数(body mass index,BMI):BMI＝体重(kg)/身高^2(m^2),是反映蛋白质热量营养不良以及肥胖症的可靠指标。国内标准 BMI＜18.5 kg/m^2 为营养不足,18.5 kg/m^2≤BMI＜24 kg/m^2 为正常,24≤BMI＜28 kg/m^2 为超重,BMI≥28 kg/m^2 为肥胖。

3) 三头肌皮褶厚度:反映皮下脂肪发育情况,可用 X 线、超声波、皮褶卡钳等方法测量。三头肌皮褶厚度的标准值:男性为 12.5 mm,女性为 16.5 mm。被世界卫生组织列为营养调查的必测项目。如为相当于标准值的 80%～90%,则为轻度营养不良;60%～80%为中度营养不良;＜60%为重度营养不良。肥胖患者评估同样可以用皮褶厚度:用拇指和示指捏起皮肤,再测量双折皮肤的厚度,一般建议揪肩胛骨下角处和上臂外侧三角肌两个部位。一般评判标准:肩胛骨下角处位于背部左肩下和右肩下,两者之和男性大于 51 mm 或女性大于 70 mm 就可以认为是肥胖。

4) 上臂围和上臂肌围:上臂围包括上臂松弛围和上臂紧张围,两者差值越大说明肌肉发育状况越好,差值越小说明脂肪发育状况越好。计算方法:上臂肌围＝上臂松弛围－3.14×三头肌皮褶厚度;成年男性正常值 24.8 cm,成年女性正常值 21 cm。实测值为正常值的 90%以上为正常,80%～90%为轻度营养不良,60%～80%为中度营养不良,小于 60%为重度营养不良。

5) 上肢力量测量:即为握力检查,是反映肌肉功能有效的指标,也可反映肌肉组织增长或减少的状况。

6) 腰围与臀围:腰围反映脂肪总量和脂肪分布的综合指标,可判断腹型肥胖,而且能很好地预测心血管病的危险因素。臀围反映髋部骨骼和肌肉的发育状况。

(3) 生化及实验室检查指标

1) 血浆蛋白:血浆蛋白是反映蛋白质热量营养不良的敏感指标,包括白蛋白、转铁蛋白、前白蛋白、视黄醇结合蛋白、纤维黏蛋白等。血浆白蛋白和转铁蛋白半衰期较长可反映体内蛋白质的亏损,而半衰期较短的前白蛋白和视黄醇结合蛋白反映膳食中蛋白质的摄取情况。

2）肌酐-身高指数：肌酐是肌酸的代谢产物，其排出量与肌肉量、体表面积和体重相关。患有蛋白质营养不良、消耗性疾病时，肌酐生成量减少。

3）氮平衡：氮平衡＝摄入氮－排出氮，由于疾病、创伤或手术造成大量含氮成分流失又未得到足够补充，出现负氮平衡。

4）细胞免疫功能：细胞免疫功能可通过淋巴细胞总数、皮肤迟发型过敏反应监测等测定，营养不良时细胞免疫功能降低。

（4）人体成分分析与能量代谢监测：人体成分分析是指对人体各组成成分及其含量比例的分析测定。能量代谢监测主要测量静息能量消耗和呼吸商，静息能量消耗是指用于维持机体基本细胞代谢活动和器官功能的能量消耗，呼吸商反映氧化底物的种类。

（王　莹）

二、重症患者肠内营养的护理

（一）概述

1. 概念　肠内营养指经消化道为患者提供营养，包括糖、脂肪、氨基酸、维生素、微量元素等。大部分重症患者无法经口摄取足够的营养，而肠内营养与肠外营养相比，具有符合生理特点、有助于维护胃肠道黏膜的正常结构与功能、更经济安全等多种优点。

2. 肠内营养制剂种类　肠内营养剂的分类方法主要有两种：一是按剂型分类，可分为粉剂、混悬剂、乳剂；二是按氮源分类，可分为以下 3 种。①成分型，有氨基酸型（如爱伦多、维沃）、短肽型（如百普力、百普素），以蛋白水解物为氮源，经少量消化过程便可吸收；②非成分型，即整蛋白型（如安素、益力佳、能全力等），以整蛋白或蛋白质游离物为氮源，适用于胃肠功能较好的患者；③模块型[如氨基酸/短肽/整蛋白模块、糖类制剂模块、长链/中长链脂肪（LCT/MCT）制剂模块、维生素制剂模块等]。每类又分为平衡型和疾病导向型，其中平衡型是指各种营养成分全面、均衡的营养制剂；疾病导向型则主要针对不同的疾病，如肝脏疾病、癌症及糖尿病患者等。

3. 肠内营养适应证与禁忌证

（1）适应证：①胃肠道功能正常但不能经口进食者，如口腔、咽喉、食管手术后及意识障碍的患者；②经口进食不足者，如大面积烧伤、脓毒症、大手术后等处于高分解状态的患者或结核、肿瘤等慢性消耗状态者；③肝、肾、肺等脏器功能不全或患有先天性氨基酸代谢缺陷等疾病者，需要特殊制剂营养，如患有短肠综合征、消化道瘘及炎性肠道疾病者等。

（2）禁忌证：肠梗阻、腹腔或肠道感染、严重腹泻或吸收不良、严重的消化道活动性出血、休克等。

（二）专科护理要点

1. 支持途径

（1）胃管：适用于胃肠道功能完整，预计营养周期在 4 周内的患者。优点为操作简单、经济、更符合生理功能，且胃对渗透压不敏感，适用于多种肠内营养制剂；缺点为反流和误吸的风险较大，而且易对鼻、咽、喉部皮肤造成刺激，引起溃疡、炎症甚至局部坏死等并发症。

（2）胃造口：适用于胃肠道功能完整，预计营养周期大于 4 周的患者。胃造口避免了导管对于鼻腔的刺激，但易发生反流和误吸。

（3）鼻空肠管：适用于肠道功能完好而胃功能受损或误吸风险较高、预计营养周期＜4 周的患者，可与胃肠减压同时使用。

（4）空肠造口：不适于经胃喂养且预计营养周期大于 4 周的患者。可行空肠造口，喂养管可长期放置，且管端外露部分在腹部，较为隐蔽，患者心理负担小。

2. 肠内营养给予方式

（1）分次给予：将配制好的营养液抽入注射器中，于 10～20 min 内缓慢注入喂养管内，一般每次入量为 100～300 mL，每日 4～6 次，根据胃内容物排空情况决定具体喂养次数及时间间隔。主要适用于喂养管尖端在胃内且胃肠功能良好者，其优点是不受连续输注的约束，有类似于正常餐食的间隔时间，符合人体的生理需求。

（2）间歇重力滴注：借助重力作用将肠内营养液缓缓滴入胃内，每次入量在 2～3 h 内完成，每日 4～6 次。根据患者的耐受程度逐渐增加入量。为保证患者睡眠，应尽量在白天供给。每日保证 6～8 h 间歇期，有助于恢复胃液正常的酸碱状态及维持正常的消化道菌群。

（3）连续输注：采用肠内营养泵持续滴注，每日持续时间 16～24 h。开始时宜以低浓度小速度进行滴注，每 8～12 h 逐渐增加浓度及速度，3～4 d 后达到全量。适用于胃肠功能较差或经小肠喂养者，持续输注可降低返流、误吸、胃潴留等并发症。

3. 并发症的预防

（1）胃肠道并发症

1）恶心、呕吐：在进行肠内营养的患者中，恶心、呕吐的发生率为 10％～20％，为避免这些并发症的发生，护士应注意对于胃排空延迟者应减慢输注的速度，条件允许时尽量采用营养泵匀速输入。鼻饲过程中应保持床头抬高，且进行翻身、拍背、吸痰等操作时要注意动作轻柔。

2）腹胀：开始肠内营养治疗时应按浓度由低到高、剂量由少到多、速度由慢到快的原则进行，对于胃肠道功能较差者，在输注时应保持肠内营养制剂在 38～40 ℃。鼓励患者进行适度的床上活动，必要时应用胃肠动力药或进行灌肠。

3）腹泻：开始肠内营养治疗时宜从低浓度（1/4～1/2 全浓度）开始，低蛋白的患者应及时补充蛋白，以减轻肠黏膜组织水肿所导致的腹泻；乳糖酶缺乏患者宜选择不含乳糖的营养制剂；胃肠道功能恢复者尽量提供富含膳食纤维的肠内营养制剂；已开启的营养液宜在 24 h 内使用，暂不用时放置于 4 ℃冰箱保存。

4）胃潴留：输注时要注意营养液的速度和量，应从小速度（25～50 mL/h）、小剂量（500～1 000 mL）开始，逐步递增以便于肠道适应；在肠内营养过程中应注意监测胃残余留量，必要时可使用胃动力药或可选择幽门后喂养。

（2）代谢性并发症

1）糖代谢紊乱：采取肠内营养治疗的重症患者应监测血糖，初始 2 d 内至少每 4 h

监测 1 次。当血糖水平超过 10 mmol/L 时需使用胰岛素控制血糖。低血糖症多发生于营养液滴注过少或突然停止者。为避免其发生,当肠内营养液摄入不足时应以其他形式进行补充。同时应观察患者有无心慌、乏力、头晕及出冷汗等低血糖的反应。

2) 水电解质失衡:定期监测患者血清电解质的变化,在第 1 周内至少每日监测 1 次。并严格记录出入量,尤其是尿量和消化液的丢失量。当患者出现渗透性腹泻、代谢应激及肝肾功能失常等异常情况时更应提高警惕。

3) 再喂养综合征:再喂养综合征是患者经过一段时间饥饿再进食后,表现以急性水、电解质紊乱以及维生素 B 缺乏为特征的临床症状,严重可引发脑病、昏迷、精神错乱等。常于进食后的 2～5 d 内出现。主要由于患者长期饥饿后,大量进食特别是一次大量摄入富含碳水化合物的食物时,葡萄糖刺激胰岛素释放,使组织细胞对葡萄糖、磷酸盐、钾及镁摄取增加,导致血清电解质浓度降低,机体出现呼吸困难、心律失常及意识障碍等多系统功能障碍。

(3) 感染性并发症

肠内营养液的反流或误吸所引起的吸入性肺炎是肠内营养应用中最危险的并发症,其发生率为 1%～4%。对于高风险的患者,可选择幽门后喂养,鼻饲中及鼻饲后 1 h 保持床头抬高 30°～45°。在喂养前应确定喂养管的位置。对于经胃喂养的患者,应每 4 h 监测胃残留量,依据情况调整喂养的速度及量。一旦发生误吸,应立即停止肠内营养液的输注,吸出气道内吸入物,做好患者的口腔护理并定时监测体温,必要时行气管镜吸引或使用抗生素预防感染。

(4) 机械性并发症

1) 鼻、咽、食管损伤:置管的过程会给患者鼻、咽及食管造成刺激,因此应选择质地柔软的管路。在置管时注意动作轻柔,护士应教会患者配合的方法。对于反应敏感者可选用利多卡因注射液滴入鼻孔并轻轻按摩 5～10 min。对于情绪紧张、频繁不安的患者,操作前可适当应用镇静剂。

2) 喂养管阻塞:是常见的肠内营养机械并发症之一。在持续泵入营养液的过程中,应每隔 2～4 h 用 20～40 mL 温开水脉冲式冲洗管路。鼻饲药物时,应将药物研碎并充分溶解后注入,注入药物前后均应用温开水冲洗管路,严禁将药物加入营养液中。连续输注不同营养液时要注意配伍禁忌,防止产生凝块引起堵管。若发生管路堵塞,可使用 5% 碳酸氢钠溶液反复抽吸冲洗管道,或将 10 mL 胰酶溶液注入肠内营养管内保留 30 min。

3) 喂养管脱出:喂养管脱出指喂养管从鼻腔自动或被动全部或部分脱出。为防止发生脱管,可用胶布于鼻翼及面颊或耳廓进行双重固定,且应每日清洁皮肤更换胶布;做好健康宣教;对于谵妄及烦躁的患者应使用镇静剂及必要的约束工具。

(5) 造口并发症

1) 造口皮肤感染:是造口术后最常见的并发症。护士应每日对造口周围皮肤进行消毒,调整内外垫片松紧适宜,避免局部压迫过紧导致皮肤缺血或压迫过松导致消化液渗出。

2) 管路堵塞：营养液输注前后和输注期间每隔 4 h 需用温水冲管，输注后及时将导管夹闭。经导管给药时，药物需研碎，充分溶解后单独给予，给药前后用 30 mL 温水冲管。

3) 包埋综合征：护士每日应将外垫片松开，轻轻转动导管，将导管小心推进 1 cm 左右再拖回原位。

4) 肉芽增生：应注意保持造口的清洁干燥，为患者改变体位时注意保护管路避免牵拉，并避免使用不透气的敷料。

（王　莹）

三、重症患者肠外营养的护理

（一）概述

1. **概念**　肠外营养（parenteral nutrition，PN）是经静脉为无法经胃肠道摄取或摄取营养物不能满足自身代谢需要的患者提供包括氨基酸、脂肪、碳水化合物、维生素及矿物质在内的营养素，以抑制分解代谢，促进合成代谢并维持结构蛋白的功能。所有营养素完全经肠外获得的营养支持方式称为全肠外营养（total parenteral nutrition，简称 TPN）。

2. **适应证与禁忌证**

（1）适应证：①肠功能障碍如短肠综合征、严重小肠疾病、放射性肠炎、严重腹泻及顽固性呕吐、胃肠梗阻及肠外瘘等；②重症胰腺炎；③高代谢状态危重患者，如大手术围术期、大面积烧伤及多发性创伤等；④严重营养不良患者的术前准备和术后支持；⑤大剂量放、化疗或接受骨髓移植患者；⑥轻度肝肾功能衰竭。

（2）禁忌证：①胃肠功能正常，能获得足量营养者；②需急症手术者，不因应用 TPN 而耽误时间；③休克、重度败血症、重度脏器功能衰竭不宜使用或慎用。

3. **肠外营养制剂成分**

（1）碳水化合物：是最简单、有效的 PN 制剂，可提供机体代谢所需能量的 50%～60%，临床常用 5%、10%、25%、50% 等规格的葡萄糖注射液。

（2）氨基酸：氨基酸构成肠外营养液配方中的氮源，用于合成人体的蛋白质。临床常用的复方氨基酸溶液按其配比模式可分为平衡型与非平衡型氨基酸溶液。平衡型氨基酸溶液所含必需与非必需氨基酸的比例符合人体基本代谢所需、生物利用度高，适用于多数营养不良的患者，如复方氨基酸注射液（18AAⅡ）、复方氨基酸（15）双肽（2）注射液、5% 复方氨基酸等。非平衡型氨基酸溶液针对某一疾病的代谢特点而制，如肝病用复方氨基酸注射液（15AA）富含支链氨基酸，肾病用复方氨基酸 9R 注射液可纠正因肾病引起的必需氨基酸不足等。

（3）脂肪乳：是一种重要的能源物质，提供的能量可占总能量的 25%～50%，常用制剂有中/长链脂肪乳注射液（C6～24）、中/长链脂肪乳注射液（C8～24）、ω-3 鱼油脂肪乳注射液等。

（4）维生素：包括水溶性维生素制剂和脂溶性维生素制剂，前者包括维生素 B、维生素 C 和生物素等，后者包括维生素 A、维生素 D、维生素 E、维生素 K。水溶性维生素制剂代表产品为注射用水溶性维生素,脂溶性维生素的代表产品为脂溶性维生素注射液(Ⅱ)。

(5)微量元素:包括锌、铜、铁、硒、铬及锰等,代表产品为多种微量元素注射液(Ⅱ),含9种微量元素。

(6)电解质:维持水、电解质及酸碱平衡,维持各种酶的活性、肌肉的应激性及营养代谢正常,临床常用0.9%氯化钠、10%氯化钠、10%氯化钾、碳酸氢钠及甘油磷酸钠注射液等。

(二)专科护理要点

1. **肠外营养的配置**　临床常将脂肪乳剂、氨基酸、糖类、电解质、微量元素及维生素等各种营养液混合于密封的无菌3 L输液袋中,称为全营养混合液(total nutrient admixture,TNA)。TNA的配制应在洁净环境和严格无菌操作下进行。TNA配制的步骤:①将磷酸盐加入氨基酸或高浓度葡萄糖中。②将其他电解质、微量元素加入葡萄糖液(或氨基酸)中,不能与磷酸盐加入同一稀释液中。③用脂溶性维生素溶解水溶性维生素后加入脂肪乳剂中。如处方不含脂肪乳,可用5%葡萄糖溶解并稀释水溶性维生素。复合维生素制剂(同时包含脂溶性和水溶性维生素),可用5%葡萄糖或脂肪乳溶解并稀释(不同制剂的配制操作需参照说明书)。④将氨基酸先加入一次性肠外营养输液袋(简称"三升袋")内,后将葡萄糖、0.9%氯化钠、葡萄糖氯化钠等液体加入三升袋内混合。⑤将含钙盐的溶液加入三升袋内混合。⑥最后把脂肪乳缓缓混入三升袋内。

2. **肠外营养的输注途径**

(1)外周静脉:常用贵要静脉,可缓慢均匀输注能够耐受常规能量与蛋白质密度的肠外营养配方全合一溶液(渗透压≤900 mmol/L),可通过外周静脉输注,但不建议连续输注时间超过10~14 d。

(2)中心静脉置管:包括经外周静脉置入中心静脉导管(peripherally inserted central catheter,PICC)和中心静脉导管(central venous catheter,CVC)。肠外营养支持时间预计>10~14 d,建议采用CVC或PICC导管。如果经外周静脉输入出现3次以上静脉炎,考虑药物所致,应采用CVC或PICC置管。PICC穿刺可选择肘正中静脉或贵要静脉,应尽可能避免选择接受乳房切除术和(或)腋窝淋巴结清扫、接受放射治疗的患侧上肢。CVC穿刺首选锁骨下静脉。中心静脉置管必须严格按照无菌操作规范进行。PICC置管和置管后护理应由经专门培训、具有资质的护理人员进行。

3. **肠外营养的输注要求**　①TNA现用现配,在室温中24 h输毕;②输液泵匀速输入,每分钟30~40滴或<200 mL/h,输入的速度变动在15%左右;③推荐输注不含脂肪乳的TNA使用0.2 μm孔径的终端滤器,含脂肪乳的TNA使用1.2 μm孔径的终端滤器;④配制好的TNA不加其他药物,以免影响营养液的稳定性;⑤导管尽量不作他用,如输血、抽血、推药、压力监测等,如不确定相容性的药物必须经同一通路输入时,建议暂停输营养液,并在输液前后使用生理盐水冲洗管路。

4. **并发症的预防**

(1)导管相关性并发症

1)导管堵塞:导管堵塞是长期留置导管最常见的非感染性并发症,表现为输注液体时有阻力或抽吸回血困难。输注时需严格遵守药物配伍禁忌,合理安排输液顺序,保持管路通畅无扭曲打折,长期输液者可每 4 h 使用生理盐水 20 mL 脉冲式冲管,每次输液前后用生理盐水 20 mL 冲管。禁止使用 10 mL 以下的注射器进行正压注射、封管及溶栓。导管发生堵塞时可根据导管内腔容积灌注一定量的清除剂,并保留 20~60 min。对于疑似血栓堵塞时建议使用 2 mg/2 mL 的组织纤溶酶原激活剂(尿激酶、阿替普酶)。脂肪残留物堵塞可用 70%乙醇填充导管腔,使用剂量不得超过 3 mL。聚氨酯材料的中心静脉导管慎用乙醇。

2) 导管异位:导管异位可导致脱管、堵管、深静脉血栓及静脉炎等并发症,主要表现为回抽无回血、输液或冲管困难、患者置管部位疼痛、水肿等。在置管前应充分评估患者血管条件、选择合适的部位,可在 B 超引导下置管,置管后应行 X 线确认位置。每次使用前都应对导管进行评估,并在使用过程中观察临床症状和体征。如确认导管移位则应拔除并更换部位重新留置。

3) 导管断裂:高压冲管、堵管后强行冲管、患者运动过度都有可能导致导管断裂。出现导管断裂时应立即启动应急预案,通知医师、安抚患者,根据患者具体情况采用不同方法,拔除或取出断裂的导管。

4) 静脉血栓形成:大多数静脉血栓形成时患者无明显症状和体征,少数患者会有肢体末端、肩膀、颈部或胸部疼痛或水肿等表现。在置管前应对患者进行充分评估,包括患者年龄、血管条件、凝血指标及使用的药物。提高穿刺技术,避免反复穿刺损伤静脉壁。指导患者进行肢体的适度活动,必要时遵医嘱使用低分子肝素或华法林等药物。如确认已形成静脉血栓应进行系统性溶栓,无效则应拔管。

(2) 感染性并发症:感染性并发症是最常见、较严重的并发症,包括局部感染和全身感染。局部感染常表现为局部皮肤触痛,伴红肿或硬块;全身感染即导管相关性血流感染,常表现为发热、寒战及血压降低等。可采用集束化方案进行预防:提高手卫生依从性;选择最佳的穿刺部位;置管和维护时使用专用护理包操作;保持最大化无菌屏障;宜选用 2%葡萄糖酸氯己定乙醇溶液(年龄<2 个月的婴儿慎用)消毒,消毒时必须用力擦拭皮肤至少 3 遍,范围为以穿刺点为中心直径≥20 cm,消毒时间≥15 s;评估敷料的完整性,按时更换敷料及导管附加装置;每日评估导管留置必要性等。

(3) 代谢性并发症:包括糖代谢异常(高血糖、低血糖)、脂肪代谢异常(高脂血症)、氨基酸代谢异常(高氨血症、代谢性酸中毒),水、电解质(低钠、高钾或低钾)、维生素及微量元素缺乏等并发症。应合理安排营养液配方,按计划均匀输注,避免输注过快或突然中止,注意监测患者血糖、血脂、肝肾功能及电解质变化。

(4) 脏器功能损害:主要包括肝胆系统并发症和胃肠并发症。PN 时易引起胆汁淤积性肝功能不全,原因主要是长期能量过高、肠内长期没有含脂肪食物通过等,可通过调整营养液用量和配方解决。长期禁食及使用不含谷氨酰胺 PN 液,可破坏肠黏膜正常结构和功能,导致肠黏膜上皮绒毛萎缩、变稀、褶皱变平、肠壁变薄,影响肠屏障功能,导致肠道菌群易位,引起肠源性感染,在 PN 中加入谷氨酰胺能发挥保护肠黏膜的作用。

知识链接

《成人补充性肠外营养中国专家共识》

补充性肠外营养（supplemental parenteral nutrition，SPN）是指肠内营养（enteral nutrition，EN）不足时，部分能量和蛋白质需求由肠外营养（parenteral nutrition，PN）来补充的混合营养支持治疗方式。合理的SPN能满足患者对能量和蛋白质的需求，调整氮平衡状态，促进蛋白质合成，能有效改善患者的营养状况，降低并发症发生率，改善患者的临床结局。2017年，中华医学会肠外肠内营养学分会组织专家，根据当前国际上发表的临床研究结果及循证医学证据，结合专家经验，形成《成人补充性肠外营养中国专家共识》，为国内临床营养实践中SPN的规范化和标准化提供参考意见。

（王　莹）

第七节　重症患者的气道管理及护理

一、有创机械通气患者的护理

（一）概述

1. 概念　有创机械通气是指通过建立人工气道（经鼻或经口气管插管、气管切开），应用正压机械通气方式，允许条件优化的气体（加温、氧化和加湿）进入肺部，达到维持、改善和纠正患者由于诸多原因所致的急慢性重症呼吸衰竭的一种治疗措施。有创正压通气为临床医学中不可缺少的生命支持手段，为治疗基础病提供了时间，极大地提高了呼吸衰竭的治疗水平。

2. 适应证与禁忌证

（1）适应证：许多病理状态都需要机械通气，主要可以归纳为以下几方面。①呼吸停止；②急性呼吸衰竭，动脉血二氧化碳分压值>50 mmHg 和 pH<7.30；③潜在急性呼吸衰竭，常见的潜在急性呼吸衰竭原因包括急性呼吸窘迫综合征（acute respiratory distress syndrome，ARDS）、肺炎、肺水肿、脓毒血症、呼吸肌疲劳及神经肌肉疾病等；④氧合降低，指提高吸入氧浓度也无法纠正的低动脉血氧饱和度（<90%）。

（2）禁忌证：有创机械通气无绝对的禁忌证。大咯血、气胸、张力性肺大疱、多发性肋骨骨折、双侧或单侧肺呼吸动力学参数严重不均、低血压、脑缺血等为机械通气的相对禁忌证。

（二）专科护理要点

1. 置管配合

（1）经口气管插管患者置管配合：①立即准备用物，包括喉镜、气管导管、导管管芯、听诊器、注射器、牙垫、局麻药、胶布、吸引器、吸痰管、简易呼吸球囊、加压面罩及无菌手套、必要时备眼罩、抢救用物；②协助安置患者体位，去枕平卧、头后仰，必要时可在患者肩部垫一小枕，对清醒患者，护士要做好解释工作；③医师进行气管插管，确认导管是否在气道内（听诊呼吸音，感觉有无气体呼出等），护士协助使用简易呼吸球囊经气管导管给患者送气，以便医师听诊呼吸音，如不在气管内，则重新插管；④护士协助固定导管，及时吸除气道内分泌物，记录插管深度，遵医嘱予机械通气，口插管尖端一般距离隆突 2～3 cm。

（2）气管切开患者置管配合：①术前给患者取正确体位，一般采用仰卧位，头向后仰，使颏、喉结和胸骨上切迹成一直线，对于清醒患者应指导其配合，对于精神紧张患者做好心理疏导，必要时征得患者同意，可约束双上肢；②术前护士要将物品准备齐全，操作中严格遵守无菌原则，用物一般包括气管切开包、手套、气管套管（一般根据患者体型准备两个大小不同的套管）、局麻药、棉签、消毒液、负压吸引器、吸痰管、无菌生理盐水及监护仪、必要时准备抢救药物；③气切完成后要观察是否有皮下气肿、血肿或局部切口渗血不止的情况，发现异常及时报告医师并规范记录；④合理给予身体约束并向患者充分解释。

2. 管路管理

（1）一般管路护理：①在病情允许的情况下，抬高床头30°。对于烦躁、谵妄、昏迷等意识不清或障碍的患者应使用保护性约束，并做好局部皮肤观察。②定期观察口插管刻度（正常成人男性平门齿处刻度为 22～24 cm，女性为 20～22 cm），并每 4 h 或每班记录 1 次。气管切开患者每班观察系带松紧程度，以能伸入一指为宜。③气管插管可选用胶布或者其他材料如衬带固定，每个护理单元应选择一种固定方法，不应混用。当固定材料被痰液或血液等污染时应及时更换。④病情稳定的患者由 2～3 名护士每日完成口腔护理，并做到口腔无异味。⑤定时测量气囊压力，当发现压力不足时，根据压力表读数，向气囊内注入气体，若患者出现呛咳，则应停止注气。⑥保持气道通畅，及时吸除气道分泌物。

（2）管路脱出的处理：气管插管、气管切开脱出可以发生在有创机械通气的任何时刻，可能在 ICU 内，也可能发生在患者转运的过程中。尤其是在转运过程中，发生管路滑脱往往更加危险。在转运时，应评估患者管路滑脱的危险因素并妥善固定，同时带好抢救设备，包括氧气面罩、气管插管、喉镜及呼吸球囊等。

1）当发生口插管脱出时：①立即协助麻醉师/手术医师，依照具体情况迅速给氧，并监测患者氧饱和度、心率、神志等变化；②对于有自主呼吸的患者，立即给予呼吸面罩加压给氧；③对于无自主呼吸的患者迅速实施人工呼吸等抢救措施；④准备插管用物和药品，协助麻醉师重新置入口插管。

2）当发生气管切开脱出时：①立即通知医师并用无菌止血钳撑开气管切口处给氧，

或用纱布盖住切口,面罩给氧。②有自主呼吸的患者,安慰患者,保持呼吸道通畅,面罩给氧,做好抢救准备,密切观察病情变化,协助医师更换套管重新置入。③无自主呼吸的患者,当患者气管切开时间超过1周,有窦道形成时,协助医师重新置管,并连接呼吸球囊加压给氧。如切开时间在1周内未形成窦道,用纱布盖住气切口处,同时协助医师进行气管插管,并予球囊加压给氧,然后设法重新置管。④准备抢救药品和物品,在ICU内可推抢救车,如患者出现心跳骤停时,立即给予心脏按压。查动脉血气,根据结果调整呼吸机参数,密切观察生命体征及神志、瞳孔、血氧饱和度的变化及时通知医师进行处理。⑤做好护理记录,做好意外脱管原因分析,并按护理不良事件上报程序上报。

3. 呼吸机与自主呼吸对抗(人-机对抗)

(1) 表现:患者躁动不安、呼吸困难、呼吸节律和动度不规则、心率和血压波动、血氧饱和度下降、呼吸力学波形形态不稳定、呼吸机报警。

(2) 临床意义:人-机对抗可能与建立人工气道和机械通气本身造成的患者痛苦有关,更为重要的是提示存在危及患者生命的情况。因而人-机对抗可以看作具有重要临床提示意义的一种临床表现,需要立即对其进行识别并给予合适的处理。

(3) 原因:积极寻找原因最为重要。造成人-机对抗的原因可分为三大类:①患者病情变化,如出现气压伤、气道痉挛或阻塞、急性肺水肿(心衰、心梗等)、肺栓塞、肺过度充气等;②呼吸机和呼吸管路因素及人工气道出现故障及相关并发症,如插管移位、气囊破裂、管腔阻塞、意外拔管、气管软化与扩大及气管食管瘘等;③通气模式和参数设置不当。

(4) 人-机对抗处理原则和步骤:①首先保证基本的氧合和通气;②以简易呼吸器辅助通气;③积极寻找原因并进行相应的处理;④对于突发的十分紧急的情况,需考虑张力性气胸和大气道或人工气道堵塞的可能;⑤进一步检查需等到病情基本稳定后进行;⑥应用镇静剂与肌松剂之前必须对可能的原因有比较清醒的认识,否则会掩盖这一十分重要的临床表现,故应十分慎重。

4. 并发症预防

(1) 呼吸机相关性肺损伤:呼吸机相关性肺损伤即肺泡的过度扩张引起的急性肺损伤,包括气胸、皮下气肿、纵隔气肿、系统性气栓塞和弥漫性肺损伤等。通气时过高的气道平台压和过大的潮气量常是诱发气压伤的危险因素。机械通气患者并发气胸、支气管胸膜瘘时具有严重危险性,需及时处理。设定呼吸机模式及参数时应在保证基本通气和氧合的前提下,尽量降低气道压、限制气道压的骤然升高,合理设置压力上限水平。

(2) 呼吸机相关性肺炎:气管插管机械通气超过24 h,医院内肺炎的发生率增加4倍,并随之增加病死率。预防措施:①医护人员在接触患者前后做好手卫生以避免交叉感染;②在进行气管插管、气管切开、气道内吸痰等气道管理操作,以及操纵呼吸机、雾化器等治疗设备时需规范操作,避免污染即所谓"待气管如血管"的理念;③呼吸机螺纹管不推荐常规更换,建议重复式呼吸回路每周更换、一次性使用呼吸回路每2周更换,呼吸机管道一旦被污染后需及时更换;④呼吸机管道中冷凝水必须及时倒掉,严禁将冷凝水引向湿化器甚至患者气道中;⑤可使用含氯己定的口腔含漱液,配合专用的口腔护理用具每6～8 h行口腔护理;⑥不推荐为避免气道黏膜损伤而常规进行气囊放气,每4～6 h监测气囊压力,气囊压力维持24.5～29.1 kPa(250～300 cmH$_2$O);⑦防止咽部滞留物误入下呼吸道,定时吸除气囊上滞留物,可采用带套囊上吸引装置的人工气道,必要时行持续气囊上分泌物吸引;⑧采用半卧位30°～45°,以防止误吸;⑨有条件的单位可设置空气净化装置,以减少空气中病原对开放气道患者的污染;⑩对气道内分泌物进行定期培养,监测其病原及菌群变化,及时作出相应的治疗反应,采用有创-无创序贯机械通气策略辅助撤机,减少有创机械通气时间可有效降低呼吸机相关性肺炎的发生率。

(3)心输出量降低:与自主呼吸时相反,正压通气增加胸内压,因此可减少静脉血的回流,也可减少右心房和心室的跨壁压,导致右心室前负荷的降低,致使右心室输出量减少。同时,由于左心室充盈不足,导致室间隔左偏,又损害左心室功能。机械通气期间,可发生多种类型心律失常,其中以室性和房性期前收缩多见。发生原因与低血压休克、缺氧、酸中毒、碱中毒、电解质紊乱及烦躁等因素有关。出现心律失常,应积极寻找原因,进行针对性治疗。

(4)氧中毒:吸入高浓度氧气可以引起氧中毒,其作用机制主要为高浓度氧产生的大量氧自由基和诱发的炎性细胞对肺泡上皮的损伤,临床表现无特异性。具体引起氧中毒的浓度尚不明确,氧中毒与吸入氧浓度和时间有关,通常在长时间(超过48 h)吸入高浓度(>60%)氧后出现动脉血氧分压降低、肺泡-动脉血氧分压差增大和肺静态顺应性下降。在排除其他原因所致病情加重时可考虑氧中毒。氧中毒关键在于预防,定时复查血气分析,在维持氧分压>60 mmHg、动脉血氧饱和度>90%的前提下,尽可能将氧浓度控制在50%以下。目前,尚无确切延缓或逆转氧中毒的方法。

(5)过度通气和通气不足:过度通气降低了动脉血二氧化碳分压,pH值升高,会引起肺泡的过度膨胀和碱中毒。呼吸性碱中毒可引起低钾血症、钙离子浓度下降、血红蛋白和氧的亲和力增加。相对性过度通气易在慢性代偿性呼吸性酸中毒患者机械通气过程中发生。这类患者的动脉血二氧化碳分压纠正于正常范围,可导致pH值升高。因此,这些患者动脉血二氧化碳分压中度(50～70 mmHg)升高是可接受范围。对于此类患者,定时复查血气分析,在确保pH>7.2的前提下,允许性高碳酸血症对机体创伤性影响更小。

(6)呼吸机故障所致并发症:呼吸机管道可因积水、扭曲、组装连接不当或单向活瓣方向装反等原因致管腔阻塞,不及时解决可造成窒息。为防止因呼吸机故障而引起并发症,医护人员必须充分了解仪器性能和使用方法,平时定期对仪器进行检测和维护。在将呼吸机与患者相连进行机械通气前,应先连接模拟肺检验仪器状况,确认无故障后,方可用于患者。机械通气后需合理设置压力、容量等报警限值,一旦出现报警,务必确定真正报警原因,切忌在未辨明原因的情况下仅简单消除或重置报警。如不能在短时间内查明故障原因则需先将呼吸机与人工气道断开,使用简易呼吸器维持患者呼吸,再对呼吸机进行检修。

知识链接

《预防成人经口气管插管非计划性拔管护理专家共识》

气管插管是危重症患者复苏抢救、呼吸支持治疗过程中最常用的人工气道建立途径。气管插管非计划性拔管（unplanned endotracheal extubation，UEE）一旦发生可引起窒息、心律失常、支气管痉挛、吸入性肺炎等多种严重并发症，发生 UEE 患者的病死率为 10.0%～25.0%。2018 年，由天津市护理质控中心牵头编写的《预防成人经口气管插管非计划性拔管护理专家共识》，旨在为预防成人经口气管插管非计划性拔管提供可靠的依据，指导临床实践。

（陶嘉乐）

二、无创正压通气患者的护理

（一）概述

1. 概念　无创正压通气（non-invasive positive pressure ventilation，NPPV）是指不需要侵入性或有创性的气管插管或气管切开，只是通过鼻罩、口鼻罩、全面罩或头罩等方式将患者与呼吸机相连接进行正压辅助通气的技术。近 30 年来，随着对 NPPV 临床研究与实践的不断深入，NPPV 不仅被证实疗效确切，可提高患者存活率、避免有创机械通气所带来的一系列并发症，降低治疗成本，而且易于实施并被患者所接受，已成为呼吸衰竭等病理生理状态早期及紧急情况下的通气支持手段。

2. 适应证与禁忌证

（1）适应证：NPPV 主要适合于轻、中度呼吸衰竭的患者，如下列情况均可使用 NPPV。①疾病的诊断和病情的可逆性评价适合使用 NPPV；②有需要辅助通气的指征，如中至重度的呼吸困难，表现为呼吸急促（慢性阻塞性肺疾病患者的呼吸频率＞24 次/分，充血性心力衰竭患者的呼吸频率＞30 次/分）；动用辅助呼吸肌或胸腹矛盾运动；血气分析异常（pH＜7.35，动脉血二氧化碳分压＞45 mmHg，或氧合指数＜200 mmHg）；③有创机械通气拔管后的序贯通气治疗；④排除有应用 NPPV 的禁忌证。

（2）禁忌证：由于 NPPV 的气道保护能力和通气保障性较低等原因，气管插管进行有创通气仍是治疗严重急性呼吸衰竭的"金标准"。当存在 NPPV 应用禁忌证时，其治疗的失败率高或患者死亡的风险增加。禁忌证有以下几种：①心跳或呼吸停止；②自主呼吸微弱、昏迷；③误吸危险性高、不能有效清除口咽及上呼吸道分泌物、呼吸道保护能力差；④未经处理的气胸；⑤颈部和面部创伤、烧伤及畸形；⑥近期面部、颈部、口腔、咽喉、食管及胃部手术；⑦上呼吸道梗阻；⑧明显不合作或极度紧张；⑨严重低氧血症（动脉血氧分压＜45 mmHg）、严重酸中毒（pH≤7.20）。

(二) 专科护理要点

1. NPPV 的实施　NPPV 治疗的成败,除与疾病和 NPPV 技术有关外,实施人员、程序和条件对治疗效果有显著影响。接受过规范培训的实施者,依据规范的操作流程操作,对提高依从性及临床疗效、减少不良反应和并发症具有重要的影响。

(1) 患者教育:与插管通气不同,NPPV 需要患者的合作,强调患者的舒适感。对患者的教育可以消除恐惧,争取配合,提高依从性,也有利于提高患者的应急能力。教育内容:①讲述治疗的作用和目的(缓解症状、帮助康复);②连接和拆除的方法;③讲解在治疗过程中可能出现的各种感觉,帮助患者正确区分和客观评价所出现的症状。

(2) NPPV 治疗过程中可能出现的问题及相应措施:如鼻或面罩可能使面部有不适感,使用鼻罩时要闭口呼吸,注意咳痰和减少漏气等;指导患者有规律地放松呼吸,以便与呼吸机协调;鼓励主动排痰,并指导咳痰的方法;嘱咐患者出现不适时及时通知医务人员等。

2. 连接方法的选择　由于不同患者的脸型和对连接方法的偏好不一样,应提供不同大小和形状的连接器供患者试用。通常轻症患者可先试用鼻罩;比较严重的呼吸衰竭患者多需用口鼻面罩、全脸面罩或头盔;老年或无牙的患者口腔支撑能力较差,主张用全脸面罩,如使用口鼻面罩应将义齿戴上。面罩佩戴的过程本身对患者的舒适性和耐受性有影响,建议在吸氧状态下将面罩连接[不连接呼吸机或给予持续气道正压 $0.4\sim0.5$ kPa($4\sim5$ cmH$_2$O)],摆好位置并调节好头带松紧度后,再连接呼吸机管道,避免在较高的吸气压力状态下佩戴面/鼻罩,增加患者的不适。

3. 通气模式的选择　多种通气模式均有应用于 NPPV 的报道。近年来,多数报道采用辅助通气模式。对于Ⅱ型呼吸衰竭,目前最常用的模式是双水平气道正压通气,其实质是压力支持或压力控制加上呼气末正压;而对于Ⅰ型呼吸衰竭,持续气道正压和双水平气道正压均有较多的应用。

4. 通气参数的调节　由于患者从完全的自主呼吸过渡到正压通气,需要有一个适应的过程。因此,通常给予比较低的吸气压力。调节过程是指当患者逐渐适应正压通气后,逐渐增加吸气压力,以保证辅助通气的效果。此程序有利于提高舒适性和依从性以及保证足够的辅助通气效果。具体方法:从持续气道正压[$0.4\sim0.5$ kPa($4\sim5$ cmH$_2$O)]或低压力水平[吸气压 $0.6\sim0.8$ kPa($6\sim8$ cmH$_2$O)]、呼气压 0.4 kPa(4 cmH$_2$O)开始,经过 $2\sim20$ min 逐渐增加到合适的治疗水平。当然,整个 NPPV 治疗过程还需要根据患者病情的变化和动脉血气分析结果随时调整通气参数,最终以达到缓解气促、减慢呼吸频率、增加潮气量和改善动脉血气为目标。

5. 监测　监测是判断疗效、调节合理的参数以发现不良反应和问题的重要措施,是提高患者耐受性和疗效的重要条件,也是避免因 NPPV 治疗无效而延误气管插管的重要环节。基本的监测应该包括生命体征、呼吸频率、呼吸音、血氧饱和度、心电图、潮气量、通气频率、吸气压力和呼气压力以及定期的动脉血气分析监测。所有患者在 NPPV 治疗 $1\sim2$ h 或以后应对临床病情及血气分析再次进行评估,如病情加重应考虑立即进行有创正压通气。

6. 并发症预防

（1）口咽干燥：多出现于使用鼻罩的患者，寒冷季节尤为明显。避免漏气（能够明显降低通过口咽部的气流量）和间歇喝水通常能够缓解症状。无创通气时推荐使用主动式加热湿化器，不推荐使用湿热交换器。由于水蒸气冷凝的作用，会有较多的水在面罩和管道内沉积，也有患者诉闷热不适。因此，应根据每个患者的具体情况和环境因素而选用。

（2）面罩压迫和鼻梁皮肤损伤：面罩对患者面部有一定的压迫是难以避免的。过长时间的压迫可造成患者明显不适，甚至造成鼻梁皮肤的损伤，使患者无法耐受。在NPPV通气之初即在鼻梁贴保护膜可以减少鼻梁皮肤损伤的风险；选用合适形状和大小连接器、位置合适和调整合适的固定张力、间歇松开连接器让患者休息或轮换使用不同类型的面罩（避免同一部位长时间的压迫），均有利于减少压迫感和避免皮肤损伤。使用额垫可以减少鼻梁的压力，也能减少面罩的上下滑动。

（3）胃胀气：主要由于反复的吞气或上气道内压力超过食管贲门括约肌的张力，气体直接进入胃。防治的方法：在保证疗效的前提下，避免吸气压力过高。必要时可放置鼻胃管行胃肠减压，但应权衡因此导致的漏气所带来的利弊。

（4）误吸：口咽部分泌物、反流的胃内容物或呕吐物的误吸可以造成吸入性肺炎和窒息。尽管发生率较低，但后果严重，所以应避免反流、误吸可能性高的患者使用NPPV。在NPPV治疗时，应避免饱餐后使用，适当的头高位或半卧位和应用促胃动力药有利于减少误吸的危险性。

（5）排痰障碍：由于没有人工气道，排痰主要依靠患者咳嗽。咳嗽排痰能力较差的患者，由于痰液阻塞而影响NPPV的疗效，也不利于感染的控制。在NPPV治疗期间适当通过雾化吸入和（或）静脉给药的方式给予适当的化痰药物以松解痰液，同时鼓励患者间歇主动咳嗽排痰，必要时可经鼻吸痰以清除口咽部分泌物和刺激咳嗽。

（6）漏气：漏气可以导致触发困难、人-机不同步和气流过大等，使患者感觉不舒服且影响治疗效果，是NPPV的常见问题，也是导致NPPV失败的最常见原因，国外文献报道其发生率可达20%～25%。临床实践中的发生率可能更高，甚至有学者认为漏气几乎发生于所有接受NPPV治疗者，只是程度与是否得到及时纠正相关。密切监护，经常检查是否存在漏气并及时调整连接器的位置和固定带的张力，用鼻罩时使用下颌托协助口腔的封闭，可以避免明显的漏气。同时，选择性能更加优越的呼吸机或无创专用呼吸机，也可以明显降低漏气对无创机械通气的影响。

（7）恐惧（幽闭症）：部分患者对戴口鼻面罩有恐惧心理，导致紧张或不接受NPPV治疗。合适的教育和解释能减轻或消除恐惧。观察其他患者成功地应用NPPV治疗，有利于增强患者的信心和接受性。

（8）睡眠性上气道阻塞：由于睡眠时上气道肌肉松弛，可能出现类似阻塞性睡眠呼吸暂停低通气的表现，使送气时间明显缩短，潮气量下降，影响疗效。甚至有部分患者入睡后因上气道阻塞而憋醒。建议对患者入睡后的呼吸情况加强观察，如有上气道阻塞，可采用侧卧位或增加呼气末正压水平（清醒后需要下调至基础水平）的方法。

（陶嘉乐）

三、困难气道患者的护理

(一) 概述

1. 概念　困难气道是经过专业训练的有5年以上临床经验的麻醉医师发生面罩通气困难或插管困难，或两者兼具的临床情况。美国麻醉医师协会将困难气管插管定义为在存在或不存在气管病理的情况下，需要多次尝试的气管插管。

(1) 困难面罩通气(difficult mask ventilation，DMV)：有经验的麻醉医师在无他人帮助的情况下，经过多次或超过1 min的努力，仍不能获得有效的面罩通气。

(2) 困难气管插管(difficult intubation，DI)：无论存在或不存在气管病理改变，气管插管需要3次以上努力。

2. 分类　困难气道可分为已预料和未预料两种。已预料的困难气道包括明确的困难气道和可疑的困难气道，前者包括明确困难气道史、严重烧伤瘢痕、重度阻塞性睡眠呼吸暂停综合征等；后者为仅评估存在困难危险因素者。两者的判断根据患者实际情况及操作者自身的技术水平而定，具有一定的主观性。对已预料的困难气道患者，最重要的是维持患者的自主呼吸，预防发生紧急气道。未预料的困难气道是指评估未发现困难气道危险因素的患者，其中极少数于全麻诱导后有发生困难气道的可能，需常备应对措施。

3. 评估

(1) 病史评估：详细询问气道方面的病史是气道管理的首要工作，必要时还应查阅相关的麻醉记录，了解困难气道处理的经历。

(2) 危险因素评估：年龄>55岁、打鼾病史、蓄络腮胡、无牙、肥胖(BMI>26 kg/m^2)是DMV的5项独立危险因素。另外，Mallampati分级Ⅲ或Ⅳ级、下颌前伸能力受限、甲颏距离过短(<6 cm)等也是DMV的独立危险因素。当具备两项以上危险因素时，提示DMV的可能性较大。

(3) 体检评估气道的方法：推荐以下6种最常用的方法，多个指标综合分析价值更大。

1) 咽部结构分级：即改良的Mallampati分级，咽部结构分级越高预示喉镜显露越困难，Ⅲ～Ⅳ级提示困难气道。

2) 张口度：即最大张口时上下门齿间距离，张口度<3 cm或检查者两横指时无法置入喉镜，导致困难喉镜显露。

3) 甲颏距离：是头在完全伸展位时甲状软骨切迹上缘至下颏尖端的距离，甲颏距离<6 cm或小于检查者三横指的宽度，提示气管插管可能会困难。

4) 颞颌关节活动度：如果患者不能使上下门齿对齐，插管可能会困难。亦有研究者提出以"咬上唇试验"作为颞颌关节移动度的改良评估方法。

5) 头颈部活动度：下颌不能接触胸骨或不能伸颈提示气管插管困难。

6) 喉镜显露分级：Cormack和Lehane把喉镜显露声门的难易程度分为4级。该喉镜显露分级为直接喉镜显露下的声门分级，Ⅲ～Ⅳ级提示插管困难。

7) 其他：上门齿过长、上腭高度拱起变窄、下腭空间顺应性降低、小下颌或下颌巨大、颈短粗、病态肥胖、孕妇、烧伤、会厌炎、类风湿关节炎、肢端肥大症以及咽喉部肿瘤等。这些方法预测困难气道都具有一定的敏感性和特异性,但单一方法还不能预测所有的困难气道,在临床上应综合应用。

（二）专科护理要点

1. 人工气道建立前准备　告知患者及家属在人工气道建立过程中困难气道发生的可能,并解释遇到困难气道后的具体处理方案,让患者有良好的心理准备能够积极配合,并保证其知情权。同时,对于已预料的困难气道应进行术前讨论,在有经验的医师或呼吸治疗师在场的情况下进行插管操作,当出现非预料困难气道时,应立刻求助,有专业人员能够立刻赶到现场协助。针对反流误吸高风险患者,应在术前常规禁食、禁饮,降低胃内 pH 值,对严重的胃排空或者肠梗阻患者,应留置胃管。

2. 插管时的护理

（1）优化头颈部体位的预充氧合:适当的体位能够增加直接喉镜置入和气管插管的成功率。大多数患者采用直接喉镜时最好是颈部仰伸,头以寰枕关节为轴后仰,即鼻嗅物位。对于肥胖患者,应常规使用轻度头高脚低斜坡位,以保证其外耳道水平齐平胸骨上切迹,这样能够在喉镜中提供更好的视野,改善气道开放和呼吸动力,促进呼吸暂停时的被动氧合。所有患者麻醉诱导前均须预充氧合,通过吸入适当流量的纯氧来增加患者体内的氧储备。对于大部分患者,新鲜气体流量(氧气)应超过静息分钟通气量(大约 5 L/min),以正常潮气量吸入纯氧 3 min 或进行 8 次/分的深呼吸即可达到预充氧合的效果。

（2）麻醉诱导配合:根据气道类型,已预料的困难气道选择清醒镇静表面麻醉气管插管,未预料的困难气道患者往往选择快速序贯诱导或全麻常规诱导。清醒镇静表面麻醉包括患者准备,镇静镇痛和表面麻醉等环节,镇静、镇痛的理想目标是使患者处于闭目安静、不痛、降低恶心呕吐敏感性和遗忘,同时保留自主呼吸、能被随时唤醒又高度合作的状态。而快速序贯诱导则尽可能缩短从意识丧失到气管插管的时间间隔。在麻醉诱导环节,护士应注意观察记录患者神志,以及氧合情况。

（3）插管配合:插管时护士应注意患者体位,随时协助麻醉师或医师完成插管操作,护士作为监督者,严格控制插管尝试次数,如遇到困难,应及时寻求帮助。

3. 设立警示标志　困难气道患者,尤其是 ICU 重症困难气道患者,须专人护理,床旁挂"困难气道"警示牌或其他警示标志,提醒医护人员对该患者拔管需慎重。

4. 拔管护理　在拔管前准备再次插管用物:准备符合患者气道大小的气管导管、牙垫、口咽通气道、喉罩、可视喉镜、肌松剂,必要时备气管切开包。拔管时,协助医师先吸净气管导管头端痰液,再吸净口腔分泌物,抽净气囊气体,医师快速拔除气管导管,再吸净口腔分泌物,然后予面罩吸氧 8 L/min。拔管后,观察患者意识、呼吸情况,注意患者胸廓起伏、口唇颜色和血氧饱和度变化,评估四肢肌力;安置患者半坐卧位,头侧向一边、防止误吸,背后垫一大枕头以增加患者舒适度,同时有利于胸廓的扩张;鼓励患者深呼吸、咳嗽及咳痰,保持呼吸道通畅。

（仲　骏）

四、重症患者高流量氧疗的护理

（一）概述

1. 概念　经鼻高流量氧疗（high-flow nasal cannula oxygen therapy，HFNC）是指未密封的鼻导管直接将一定氧浓度的高流量空氧混合气体输送给患者的一种氧疗方式。常规的鼻导管或者氧气面罩的氧气流量常常设置在 15 L/min 以下，且温、湿化效果有限。故当患者的吸气流速超过 15 L/min 时，常规的吸氧方式并不能满足患者的吸气需求。此时，患者需要吸入周围的空气来满足吸气需求，导致吸氧的浓度不稳定（最高氧浓度仅能达到 60%～70%）。使用 HFNC 时，可以满足患者的吸气流速，以达到恒定的吸氧浓度，温、湿化效果较于传统氧疗也更稳定，患者的舒适度相对得到提高。

2. HFNC 的作用

（1）对生理死腔的冲刷作用：HFNC 送气流速可高达 60～80 L/min。高速的气流能有效地冲刷存留在患者口鼻腔的无效气体，减少重复吸入，以达到减少生理死腔的作用。

（2）高效温、湿化以维持气道黏膜纤毛清除功能：HFNC 的湿化装置有温度检测与反馈系统和加热导丝，在高流量下也能实现充分加温加湿（最高在 37 ℃时达到饱和湿度）。

（3）氧浓度调节：根据设备中空气氧气比例阀的调节，氧浓度可以在 21%～100%之间调整。

（4）呼气末正压通气效应：HFNC 是一种开放性给氧系统，高速气流可对患者呼出的气流形成阻力（可提供 1～3 cmH_2O 的阻力），从而形成呼气末正压通气的效应。

对于成人患者而言，正常的吸气流速在 40～60 L/min，故 HFNC 要达到 60 L/min 的送气速度才能满足大多数患者的需求。然而流速越高，对温、湿化的要求也相应提高。实际上，当气体流速达到 80 L/min 时，即使有强大的温、湿化装置，气体温度也仅能达到 34 ℃。因此，实际应用中需通过对患者的症状、体征及患者的主观感受来判断设置的流速和温度是否适宜。

3. HFNC 的适应证及禁忌证

（1）适应证：①轻至轻中度Ⅰ型呼吸衰竭；②轻度呼吸窘迫（呼吸频率＞每分钟 24 次）；轻度通气功能障碍（pH≥7.3）；③对传统氧疗或对无创正压通气不耐受或有禁忌证者。

（2）相对禁忌证：①重度Ⅰ型呼吸衰竭；②通气功能障碍（pH＜7.3）；③矛盾呼吸（反常呼吸）；④气道保护能力差，有误吸高危风险；⑤血流动力学不稳定，需要应用血管活性药物；⑥面部或呼吸道手术不能佩戴 HFNC 者；⑦鼻腔严重堵塞者；⑧HFNC 不耐受者。

（3）绝对禁忌证：①心跳呼吸骤停，需要紧急气管插管有创机械通气；②自主呼吸微弱、昏迷；③极重度Ⅰ型呼吸衰竭；④通气功能障碍（pH＜7.25）。

（二）专科护理要点

1. 上机前护理　上机前应和患者充分交流，说明治疗目的的同时取得患者配合，建议半卧位或头高位。建议选取小于鼻孔内径50％的鼻导管。

2. 病情观察处理 ①严密监测患者生命体征、呼吸形态及血气分析的变化，及时作出针对性调整；②张口呼吸患者需嘱其配合闭口呼吸，如不能配合者且不伴有二氧化碳潴留，可应用转接头将鼻塞转变为鼻/面罩方式进行氧疗；③舌后坠伴HFNC效果不佳者，先予以口咽通气道打开上气道，后将HFNC鼻塞与口咽通气道开口处连通，如仍不能改善，可考虑无创通气或其他呼吸支持方式。

3. 管道护理

(1) 气道湿化：避免湿化过度或湿化不足，密切关注气道分泌物性状变化，按需吸痰，防止痰堵窒息等紧急事件的发生。

(2) 管路积水：注意管路积水现象并及时处理，警惕误入气道引起呛咳和误吸，应注意患者鼻塞位置高度高于机器和管路水平，一旦报警，应及时处理管路冷凝水。

(3) 湿化温度：如若出现患者无法耐受的异常高温，应停机检测，避免灼伤气道。

(4) 管路阻力：为克服呼吸管路阻力，建议最低流量最好不小于15 L/min。

(5) 皮肤：注意调节鼻塞固定带松紧，避免固定带过紧引起颜面部皮肤损伤。

(6) 报警、故障处理：使用过程中如有机器报警，及时查看并处理，直至报警消除；使用过程中出现任何机器故障报错，应及时更换并记录报错代码，并停止使用。

(7) HFNC设备的清洁和消毒：为避免发生交叉感染，每次使用完毕后应对HFNC装置进行终末消毒，HFNC消毒连接仪器自带的消毒回路进行仪器内部消毒即可。HFNC的表面应用75％乙醇或500 mg/L有效氯消毒液进行擦拭消毒，HFNC鼻导管、湿化罐及管路为一次性物品，按医疗垃圾丢弃。HFNC的空气过滤纸片应定期更换，建议每3个月或1 000 h更换1次。

> **知识链接**
>
> **《成人经鼻高流量湿化氧疗临床规范应用专家共识》**
>
> 高流量湿化氧疗作为一种新的呼吸支持技术，近些年来在临床得到广泛应用。2019年，中华医学会呼吸病学分会呼吸危重症医学学组和中国医师协会呼吸医师分会危重症医学工作委员会牵头撰写了《成人经鼻高流量湿化氧疗临床规范应用专家共识》，对规范国内HFNC的临床应用具有积极的意义。

（郑 欣）

五、重症患者雾化吸入的护理

(一) 概述

1. 概念 吸入疗法(inhalation therapy)又称气溶胶疗法(aerosol therapy)，包括气雾吸入、经储雾罐气雾吸入、干粉吸入以及雾化吸入等，其中以雾化吸入应用最广泛，疗效最确切。雾化吸入是指用专用雾化装置将治疗剂量的药物分散成液体或固体微粒(粒径 0.01～10 μm)即气溶胶形式,使其悬浮于气体中,经吸入途径直接进入呼吸道及肺内,达到治疗目的;雾化颗粒直径对药物沉积位置有直接影响,有效雾化颗粒直径应在 0.5～10 μm(其中粒径 5～10 μm 的雾粒主要沉积于口咽部,粒径 3～5 μm 的雾粒主要沉积于肺部,粒径<3 μm 的雾粒 50%～60%沉积于肺泡),肺内沉积的气溶胶大小最佳范围为 1～5 μm;与其他给药途径相比,雾化吸入可直接作用于靶向部位,局部药物浓度高,起效快,全身不良反应少。近年来,随着雾化吸入技术的不断创新和改进,提高了药物输出和吸入效率,从而增加药物的肺内沉降率,并且使药物浓度更稳定。

2. 常用雾化吸入装置 雾化吸入装置是一种将药物转变为气溶胶形态,并经口腔/鼻腔吸入的药物输送装置。目前临床最为常用的雾化吸入装置是小容量雾化器(small volume nebulizer,SVN),特别适用于无法进行呼吸配合的患者。其储液容量一般小于 10 mL,根据发生装置特点及原理不同可分为喷射雾化器(jet nebulizers,JN)、超声雾化器(ultrasonic nebulizers)和振动筛孔雾化器(mesh nebulizers)。

(1) 喷射雾化器:JN 的驱动力为压缩空气或氧气,高速气流通过细孔喷嘴时,根据 Venturi 效应在其周围产生的负压携带储罐内液体,将液体卷进高速气流后被粉碎成大小不等的雾滴。针对无人工气道可自主吸入的患者,JN 通常有口含式和面罩两种连接方式,因为鼻腔内鼻道弯曲并且鼻毛丰富,容易拦截气溶胶,气溶胶经鼻吸入后绝大多数沉积于鼻腔内。使用 JN 时,需要指导患者经口吸气,最好经鼻呼气,可增大气溶胶在肺内的沉积率。大多数 JN 产生和输出气溶胶是连续的,而患者的吸入是间断的,气溶胶在吸气停止后如仍有逸出会造成浪费,可在呼气端连接一段延长管或储存袋以储存呼气相的气溶胶。

(2) 超声雾化器:通过超声发生器薄板的高频声波振动传导至溶液表面产生气溶胶,气溶胶直径一般较大(5～10 μm),与超声频率成反比;沉降率 2%～12%;由于其在工作中有加热药物的倾向,有可能破坏蛋白质,因此不能用于含蛋白质的药物,如激素等;对某些液体混合物雾化释出比例和效果不同,可能导致溶液浓缩影响疗效。近年来其在气道管理的吸入治疗中应用逐渐减少。

(3) 振动筛孔雾化器:振动筛孔雾化器由一个可上下移动的有 1 000 个微孔的圆形板(微孔板)和圆环形压电陶瓷片组成,下方以 T 型管连接于呼吸机管路中,药液穿过细小的筛孔产生低流速的气溶胶,减少超声振动液体产热对药物的影响。筛孔的直径可决定产生气溶胶颗粒的大小,气溶胶的中位直径(MMAD)约为(2.8±0.4) μm,沉降率 10%～25%;雾化吸入时间 15～30 min,且具有雾化效率高(0.3～0.6 mL/min)、残留药量较少(0.1～0.5 mL)、电池驱动、静音、小巧轻便等优点。振动筛孔雾化器的储药罐可位于呼吸管路上方,降低了雾化装置被管路污染的可能性并且方便增加药物剂量。目前,在 ICU 的应用逐渐广泛。

3. 临床中常用的雾化吸入药物 目前,ICU 常用雾化吸入药物包括吸入性糖皮质激素(inhaled corticosteroid,ICS)、短效 β_2 受体激动剂(short-acting beta 2 receptor antagonist,SABA)、短效胆碱 M 受体拮抗剂(short-acting muscarinic antagonist,

SAMA)和黏液溶解剂等几大类。

（1）吸入性糖皮质激素：吸入药物直接作用于呼吸道，局部抗炎作用强，所需剂量小，通过消化道和呼吸道进入血液的药物大部分被肝脏灭活，全身不良反应较少；在预防哮喘复发方面已能达到与口服激素相似的疗效。目前，ICS是长期哮喘患者的首选药物。ICS能减少哮喘患者的气道炎症，降低气道的高反应性，改善气流受限，有利于整体病情的控制。ICS的不良反应发生率低，最常见的局部不良反应是口咽念珠菌感染、声音嘶哑、咽喉炎（痛）和支气管痉挛咳嗽，ICS吸入后应及时用清水含漱口咽部；ICS的全身不良反应主要为下丘脑-垂体-肾上腺轴抑制（吸入激素：$0.2\sim2.0$ mg），对于需要长期大剂量ICS的患者，应定期检查患者的皮肤、骨骼及代谢等情况。临床上常用ICS雾化制剂有布地奈德、丙酸倍氯米松和丙酸氟替卡松，作用机制、适应证、禁忌证等相似，但也存在药效学、药动学等差异。

（2）短效β_2受体激动剂：通过兴奋气道平滑肌细胞膜表面的β_2受体，舒张气道平滑肌，减少肥大细胞和嗜酸性粒细胞脱颗粒和介质的释放，降低微血管的通透性，加快黏膜纤毛转运的速度，减轻气道水肿。ICS与SABA联合应用时具有协同作用。SABA一般与SAMA联合应用，常用于COPD和支气管哮喘急性发作时的起始治疗。SABA常见不良反应是头痛、震颤及心动过速等，过量或不恰当使用更可导致严重不良反应。临床上常用SABA雾化制剂有特布他林和沙丁胺醇，特布他林雾化溶液经吸入后在数分钟内起效，1 h达到峰值，疗效持续$4\sim6$ h；沙丁胺醇雾化溶液经吸入后在数分钟内起效，$1.0\sim1.5$ h达到峰值，疗效持续$3\sim6$ h。

（3）短效胆碱M受体拮抗剂：SAMA通过与内源性胆碱竞争靶细胞上的毒蕈碱受体（M受体有5个亚型）而发挥作用，呼吸道内只有M1、M2和M3（M3受体主要存在于大气道）有明确的生理活性。SAMA拮抗M1及M3受体可舒张支气管平滑肌并抑制黏液高分泌状态，拮抗M2受体则促使神经末梢释放乙酰胆碱，使支气管收缩，可部分削弱支气管舒张作用。SAMA一般在15 min内起效，$1\sim2$ h达峰值，持续$4\sim6$ h，与SABA比较，SAMA起效时间较慢，但持续时间较长。围手术期气道管理中存在高危因素的患者及ICU人工气道管理中推荐常规SAMA雾化吸入。SAMA常见不良反应包括头晕头痛、咳嗽、吸入相关支气管痉挛及口干、呕吐等，对于合并青光眼、前列腺肥大的患者，使用SAMA过程中可能出现原患疾病的加重，建议更换药物。临床上常用SAMA雾化制剂有异丙托溴铵及其复方制剂。

（4）黏液溶解剂：具有较强的黏痰溶解作用，其分子中所含的巯基键能使痰液中黏蛋白多肽链中的二硫键断裂，从而降低痰液的黏滞性，使痰液易咳出；还能使脓性痰液中的DNA纤维断裂，因此不仅能溶解白色黏痰，也能溶解脓性痰；有效改善纤毛运动，增强纤毛清除功能，抑制黏液细胞增生；抑制细菌生物膜形成，破坏已形成生物膜，协同抗生素有效抗菌。临床上常用黏液溶解剂雾化吸入制剂有乙酰半胱氨酸，临床多用于治疗浓稠黏液分泌物过多的呼吸道疾病，使用过程中对鼻咽和胃肠道有刺激，对有支气管哮喘的患者在治疗期间应密切观察有无支气管痉挛的发生，一旦发生应及时终止治疗。

（5）抗感染药物：不推荐使用非雾化吸入剂型的抗感染药物用作雾化吸入，其疗效及安全性缺乏充分的循证医学证据。

(6) 药物相互作用：需联合雾化的协同、配伍关系，医务人员充分了解各种药物在同一雾化器中配伍使用的相容性和稳定性可更好地提高治疗效果和安全性。沙丁胺醇/异丙托溴铵雾化吸入的复方溶液说明书注明不能与其他药物混同在同一雾化器中使用。

（二）专科护理要点

1. 雾化吸入前

(1) 一般护理：①雾化吸入治疗前 1 h 不应进食，清洁口腔分泌物和食物残渣，以防雾化过程中气流刺激引起恶心呕吐等不适；②洗脸，不抹油性面膏以免药物吸附在皮肤上；③做好手卫生。

(2) 雾化器选择：①选择雾化器前需了解雾化装置产生的气溶胶大小；根据患者的特点选择雾化器，如患者无法配合雾化治疗，建议选择 SVN；对清醒患者雾化器连接首选咬嘴，当无法配合咬嘴时可选择面罩，需指导患者经口吸入药物；持续雾化治疗可选用面罩以改善患者的依从性，使用密闭性较好的面罩可减少药物对面部及眼睛的刺激并增加气溶胶的输送量。②当气管切开患者脱机但未拔管时，用 T 管（雾化装置与呼吸管路的连接管）连接与用气管切开面罩相比，前者气溶胶输送率更高。喷射雾化器通过 T 管连接于呼吸机管路中，药杯通常处于低位，易积聚管路中冷凝水而造成污染，雾化前应清空管路中的积水。

(3) 排除影响药效原因：雾化治疗前应初步排除痰液阻塞和肺不张等因素导致吸入的气溶胶在呼吸系统的分布不均一，以提高药物在下呼吸道和肺内沉积。

(4) 药液准备：按医嘱将药液配置好放入雾化吸入器内，一般推荐 4~5 mL，如采用氧气驱动雾化应调整好氧流量至 6~8 L/min，观察出雾情况。

2. 雾化吸入中

(1) 体位：雾化吸入时应采用舒适坐位或半卧位，指导患者间歇用嘴深吸气、鼻呼气的方式进行深呼吸；同时建议连接延长管或储物袋。

(2) 疗效观察：密切观察患者，如出现触发不良造成通气不足，需更改模式或支持力度以保证有效通气，如外接气源是压缩氧气，对慢性阻塞性肺疾病患者需下调呼吸机的预设吸氧浓度以避免过高氧浓度对呼吸的抑制。

(3) 管路护理：应用 SVN 进行雾化吸入时，产生的气溶胶量大、持续时间长，气溶胶容易黏附呼吸机的一些精密部件（如流量传感器等）造成其损坏，应在呼气端连接过滤器以吸附气溶胶；过滤器需定期检测或更换；如没有条件安装过滤器，在保证患者生命体征平稳的基础上，雾化吸入时需关闭流量监测，取下流量传感器。建议将雾化器置于机械通气吸气支管路靠近加热湿化罐处。

(4) 气道湿化：雾化吸入时可不关闭加热湿化器，以免造成呼吸道黏膜损伤，可适当增加药物剂量。当使用人工鼻进行温湿化时，由于人工鼻可吸附大量气溶胶，雾化吸入时需要将人工鼻暂时取下。

(5) 氧流量：雾化吸入时宜设置低流量和方波送气以及较长的吸气时间，有利于气溶胶在肺内的沉积。

（6）面罩固定：当使用带呼气阀的无创面罩时，雾化器置于呼气阀与面罩之间；无创通气患者接受雾化吸入时管路与面罩应尽可能密闭。

3. **雾化吸入后**

（1）雾化器清洗：雾化器应一人一用，每次使用完毕需用无菌蒸馏水或清水冲洗干净，置于通风处晾干保存。

（2）一般护理：雾化吸入治疗后应及时漱口，做好口腔护理和洗脸，或用湿毛巾抹干净口鼻部以下的雾珠，以免药物引起刺激和不良反应；及时翻身拍背有助于使黏附于气管、支气管壁上的痰液脱落，鼓励患者咳嗽咳痰或经人工气道吸痰，保持呼吸道通畅。医护人员注意手卫生及操作的规范性，避免院内感染发生。

（3）流量传感器：雾化结束后尽快卸除雾化器，尽快安装流量传感器并标定通过。

（郑　欣）

六、重症患者的气道廓清疗法

（一）概述

1. **概念**　廓清疗法是指通过侵入性或非侵入性的治疗手段来帮助松动和移除呼吸道分泌物，以改善气体交换和防止肺部并发症的治疗方法。气道廓清功能下降是由于黏液纤毛运动功能减弱以及不能有效咳嗽，无效的咳嗽或纤毛清除功能减弱会限制氧从肺部转运到组织。医务人员通过采取一系列协助清除气道分泌物的技术来加强患者清理呼吸道的能力。

2. **适应证**　肺泡通气是氧气输送到组织的重要过程，遗留在气道的分泌物或黏液栓可能会干扰氧气的交换。以下情况可能与清除气道分泌物的难度有关，包括纤毛运动受损、肺膨胀减少、肺弹性受损、胸壁活动性受损及呼吸肌无力或疲劳。

3. **廓清技术**

（1）侵入性气道净化治疗

1）经人工气道吸引：适应证为气道内可见有分泌物；气喘、干、湿啰音或呼吸音降低，无法解释的机械通气时容量控制模式下的压力增加或压力控制模式下的容量减少；原因不明的动脉血气变差。进行人工气道内吸引时必须注意无菌操作，必要时使用封闭式吸痰管，吸引前给予纯氧氧气可以减少由于负压吸引引起的血氧不足，吸痰动作轻柔，吸引负压维持在$-0.04 \sim -0.06$ MPa，吸痰管在气道内停留不超过15 s，两次吸痰间隔时间超过3 min，气道内生理盐水滴注不作为常规方法。目前，无证据表明这样操作可以从气道内吸引出更多的痰量，相反可能会导致患者的氧合变差。在吸引时，生理盐水只能帮助松动那些特别浓厚和顽固的分泌物。

2）经自然腔道（鼻）气管内吸引：对咳嗽无力且分泌物量大的患者，给予经鼻气管内吸引。放置鼻咽通气管可以减少因反复经鼻吸引对鼻腔黏膜的损伤。禁忌证包括鼻腔梗阻、鼻腔出血、会厌炎、急性的头部、面部或颈部损伤、凝血障碍或出血性疾病、喉痉挛、气道高反应性、上呼吸道感染。

3）支气管镜：对于气管插管的患者，支气管镜常通过保护性标本刷或支气管肺泡灌洗来获取气道内的分泌物标本,用于呼吸机相关性肺炎的诊断。纤维支气管镜也常用于清除插管患者气道分泌物。然而由于支气管镜是有创操作,所以仅适用于其他手段如辅助排痰、吸引痰液不能解决的顽固性肺不张患者。

(2) 非侵入性气道净化治疗

1) 体位引流(伴随或不伴随叩击和震颤):也称支气管引流,是利用重力、体位改变,协助分泌物从气管树中引流出来的特定技术。对于人工气道患者,在肺不张和肺萎缩的治疗上,这项治疗的效果等同于支气管镜检查。然而,对于没有分泌物潴留的患者,没有证据证实体位引流治疗的预防性应用。因此,体位引流对于少痰或无痰的急性插管患者的益处不大。①适应证:不能或不愿自动改变体位的患者;与体位有关的氧合变差(如单侧肺疾病);潜在或已存在肺不张;存在人工气道;有分泌物清除困难的依据;分泌物清除困难,并且每日咳痰量大于 25~30 mL(成人);人工气道内存在分泌物蓄积的证据;怀疑肺不张是由于黏液堵塞而造成;囊性纤维化、支气管扩张或肺大疱等疾病;气道异物的存在;痰液的量和性状提示需要额外的胸壁外部处理。②禁忌证:头部和颈部受伤未稳定;活动性出血和血流动力学不稳定。③相对禁忌证:颅内压>20 mmHg;近期脊椎手术或是脊椎严重损伤;咯血;脓胸;支气管瘘;充血性心力衰竭导致的肺水肿;年老的、神志不清的、烦躁的患者不能进行体位的更换;肺栓塞;肋骨断裂同时伴或不伴有连枷胸;外科手术恢复中;大量胸腔积液。④风险和并发症:缺氧;增加颅内压;治疗过程中的急剧低血压;肺部出血;脊椎、颈部、肌肉的疼痛或损伤;呕吐和误吸;支气管痉挛;烦躁。

2) 叩击:叩击也称为胸部扣拍,在涉及的肺段部分,治疗者双手成空心掌或者机械设备在胸壁上做有节律的扣拍,叩击产生的能量波由胸部传送到患者的肺,可从支气管壁松动分泌物并通过纤毛运动和咳嗽(或吸痰)将分泌物移动到近端支气管。体位引流和叩击的结合被证明对清除分泌物是有效的。①适应证:同体位引流。②禁忌证:恶性肿瘤并且明确转移的;抗凝治疗;肺结核;皮肤瘀点;骨质疏松改变;脓胸;肺栓塞;胸部伤口、皮肤移植或烧伤;未经处理的张力性气胸;连枷胸;咯血;急性脊髓损伤;患者不能耐受;心功能不稳定;颅内压增高;误吸风险;腹部膨隆;近期食管术后。

3) 高频胸壁振荡:高频胸壁振荡的工作原理是通过产生不同的气流速度(呼气流速高于吸气流速)使黏液从外周小支气管到中央大气道排出。高频胸壁振荡还可以降低黏液的黏度,使其更易被移除。首个开发高频胸壁振荡装置是一个通过软管连接到气体-脉冲发生器的可充气背心。该装置使整个胸腔在不同频率下振荡。用低频率时肺容积趋于增加,而用高频率时气体流速趋向于增加。持续雾化吸入与高频胸壁振荡同时使用可促进分泌物移动。研究显示,在囊性纤维化患者中使用高频胸壁振荡与徒手胸部物理治疗相比,肺功能得到改善且移除的痰量增加。肺部疾病急性恶化的住院患者对高频胸部振荡的耐受良好。该方法的安全性和耐受性已在长期使用机械通气的患者中得到证实。

4) 咳嗽辅助:咳嗽辅助是利用助咳机来模仿生理状态下的咳嗽过程,分为吸气和呼气两个时相。吸气时利用正压使肺部膨胀,紧接着一个负压把气体抽出,该治疗经过几个周期的重复,直至分泌物被清除。每一个周期是 1~2 s 的吸气正压 2.4~3.0 kPa

(24～30 cmH₂O)后紧跟着一个 2～4 s 的呼气的负压 3.0～4.0 kPa(30～40 cmH₂O)。可通过口鼻面罩或人工气道一起使用,可增加呼气气流以促进分泌物的排出。这个过程已被证实对神经肌肉疾病的患者有较大帮助。对于未行气管插管的患有延髓球部麻痹的患者,在呼气负压时段,由于上呼吸道的闭塞,该作用会受到限制。

5) 呼气正压:呼气正压大约是在 20 世纪 80 年代开始在丹麦使用和发展的,目前被广泛用于美国。呼气正压设备为呼气正压提供了振荡或流畅通气的方法。振荡呼气正压提供:①呼气正压;②使气道振荡;③加快呼气流速从而达到松动并移除分泌物的作用。呼气正压可维持气道稳定性,从而改善通气、气体交换及气道廓清。呼气正压呼吸已经被证明可使术后肺不张风险的患者受益,可促进更多的痰液生成从而被有效清除。

(二) 专科护理要点

1. 治疗前准备　治疗前的准备主要包括治疗人员准备、用物准备以及患者评估。治疗人员方面主要包括物理治疗师、呼吸治疗师、医师及护士等专业人员配合。用物准备包括吸引装置、治疗相关仪器设备的检查测试和参数设置以及位置摆放的合理性。患者的评估包括适应证、意识状况、生命体征、活动程度及耐力、心功能、肺功能、有无深静脉血栓形成、凝血情况等,体格检查包括视诊、触诊、胸部听诊等。管饲或饭后至少30 min 至 1 h 后才能执行气道廓清技术,必要时评估胃残余量。另外,根据不同的治疗技术,做好相应治疗体位的准备。

2. 治疗时的护理　严密观察并记录患者的生命体征,包括血压、心率、氧饱和度、呼吸形态。重视患者主观感受,治疗过程中如有任何异常应当终止。治疗时做好相应的配合工作,如用药、用物及体液标本的留取等。注重"爱伤"原则,保护患者隐私及做好保暖工作。翻身及体位改变时嘱患者活动缓慢,做好各导管的固定,防止牵拉、纽结、受压及滑脱。

3. 治疗后的护理　经相关治疗后观察操作部位情况,局部有无出血、肿胀,全身有无紫绀等缺氧表现。廓清效果评估包括气道分泌物清除能力,痰液色、质、量,氧合有无改善等。各导管妥善固定,恢复舒适体位,询问患者的感受,做好相应的记录及用物处理。

(朱　凌)

七、重症患者呼吸功能锻炼及护理

(一) 概念

呼吸功能锻炼指通过指导患者学会呼吸控制并运用有效呼吸模式,促进胸腔运动、减轻过度充气和提高气体交换能力,从而改善呼吸功能,预防呼吸肌疲劳和呼吸衰竭的发生。

(二) 专科护理要点

1. 开始时机　血流动力学及呼吸功能稳定,符合以下标准:心率>40 次/分或<120次/分;收缩压≥90 或≤180 mmHg 或(和)舒张压≤110 mmHg,平均动脉压≥65 mmHg 或≤110 mmHg;呼吸频率≤25 次/分;血氧饱和度≥90%,机械通气吸入氧浓

度≤60%,呼末正压≤10 cmH$_2$O;使用小剂量血管活性药物支持,多巴胺≤10 mg/(kg·min)或去甲肾上腺素/肾上腺素≤0.1 mg/(kg·min),即可尽早启动。

2. 锻炼方法　对于ICU的患者,呼吸肌功能锻炼的主要方法包括缩唇呼吸、腹式呼吸、训练器训练、膈肌起搏、呼吸操、其他肢体锻炼、咳嗽训练、胸部物理治疗及心理护理等。

(1)缩唇呼吸:通过缩唇呼吸让患者学会自控呼吸频率,逐步提升潮气量,让肺部之内的气体交换、肺功能指标有所改善,将残存在肺泡当中的气量排出。闭口、经鼻吸气,然后缩唇以类似鱼嘴状或吹笛状缓慢呼气,时间在4~6 s,患者根据自身状态适当调整呼气过程中的缩唇程度。

(2)腹式呼吸:通过腹式呼吸能够提升患者的腹肌张力状态,提升横膈上下移动的幅度并对呼吸肌肌力有积极的刺激影响,让肺通气状态有所改善。整个锻炼姿势并不固定,可选卧姿、坐姿。双膝半屈,以使腹部放松,在吸气的时候腹部鼓张,呼气的时候腹部收缩,腹部逐渐下陷。两手分别放置在胸前和腹部,在腹式呼吸时胸部尽可能不要有动作,呼气时手稍用力按压腹部,鼻深吸气、缩唇缓慢呼气,呼气时间长于吸气时间1~2倍,每次练习10 min,每日3次。

(3)训练器训练:通过呼吸训练器训练吸气肌肌力,患者能够使用呼吸训练器,并按照指令进行持续、匀速、最大深吸气。要求患者神志清醒、有自主呼吸能力、可主动配合。常用的呼吸训练器有诱发性肺量计,分为流量型和容量型。此外还有压力型和阻力型呼吸训练器。

(4)膈肌起搏:通过功能性电刺激膈神经运动点,使膈肌有规律地收缩,从而达到改善通气功能的目的。分为植入式膈肌起搏器和体外膈肌起搏器两种。膈肌起搏治疗属于一种被动性的膈肌运动锻炼,其在临床应用中需配合各种主动的呼吸肌锻炼方法,才能真正起到呼吸肌功能锻炼的目的。

(5)呼吸操:①坐式呼吸操的患者,双手握拳采用肘关节屈伸运动的方法来进行呼吸训练,肘关节屈时吸气,伸展时呼气,肘关节屈伸呼吸练习5次,平静呼吸5次,以此循环。也可采用双膝屈伸的方法。②选用卧式呼吸操进行呼吸练习,双手握拳,同样采用肘关节屈伸的方法,每个循环屈伸5次,同样是伸吸屈呼。③采用伸臂方法练习,每次伸臂时呼气,放下时吸气,每个循环5次,中间穿插正常的平静呼吸。

(6)咳嗽训练:包括指导性咳嗽、用力呼气技术、主动循环呼吸技术,后者包括呼吸控制、胸廓扩张、用力呼气技术三步,具有很好的耐受性,也可以借助机械性吸呼技术,为患者提供正负压力,促进咳嗽排痰。

(7)其他锻炼:包括上肢肌力、下肢肌力的康复锻炼,在于提升患者耐力、恢复状态,指导患者上下肢抬高、负重抬高等动作,提高呼吸肌肌力状态,同时还需要根据患者康复情况制订整体肌力的对应锻炼措施,全面提升患者的抵抗力、免疫力,在整体锻炼过程中需借助沙袋、哑铃、床旁脚踏车及弹弓绷带等工具,保证锻炼质量。

3. 停止时机　生命体征明显波动,宜暂停呼吸锻炼。具体指标:心率不低于年龄最高心率预计值的70%;静息心率的基础上下降>20%;心率<40次/分或>130次/分;

出现新的心律失常、急性心肌梗死、急性心衰。血压：收缩压＞180 mmHg 或舒张压＞110 mmHg 或有直立性低血压、平均压＜65 mmHg；新使用血管活性药或使用血管活性药物剂量增加。呼吸频率：呼吸频率＜5 次/分或＞30 次/分或出现呼吸困难，血氧饱和度＜88％、吸入氧浓度≥60％、呼气末正压≥1.0 kPa(10 cmH_2O)；人-机对抗；镇静或昏迷；患者明显躁动，需要加强镇静剂量，镇静评分＞2 分；患者不能耐受活动方案；患者拒绝活动；存在其他预后险恶的因素；或有明显胸闷胸痛、气急、眩晕、显著乏力等不适症状；或有未经处理的不稳定性骨折等，亦应暂时中止呼吸锻炼操作。

4. **注意事项**　①多学科合作，配备足够人力。重症护理人员与呼吸治疗师、物理治疗师等进行心肺功能综合评估。全面进行病例分析、检查、检验等，个体化制订预期目标和治疗计划。②保证管道功能正常，注意输液管、导管的放置、呼吸机管道管理、关注心率、血压、氧饱和度及患者反应。③治疗方案要循序渐进。锻炼时要严格控制锻炼量，适度锻炼，一旦患者出现不适应立即停止。④注意患者的心理护理，对患者始终保持同情心和责任感。⑤保护自己及患者安全，避免意外及职业伤害。⑥呼吸康复与心脏康复并重。

5. **效果评估**　护士应及时做好锻炼效果的评估，评估内容应包括以下几方面。

(1) 肌力评分：0 级，没有可见的收缩感；1 级，感觉到或可见收缩，但没有肢体运动；2 级，在非重力情况下可移动；3 级，运动可对抗重力；4 级，运动可对抗重力并能够对抗测试员的中等阻力；5 级，运动可对抗大阻力。

(2) 咳嗽分级：0 级，没有咳嗽反应；1 级，可以听见气流声，但无咳嗽声音；2 级，强力咳嗽，但无法咳出痰液；3 级，强力咳嗽，且能咳出痰液。

(3) 痰液分级：Ⅰ度(稀痰)，米汤或白色泡沫状，易咳出，吸痰后玻璃头内壁无痰液滞留情况；Ⅱ度(中度黏痰)，较Ⅰ度黏稠，白色或黄白色黏痰，用力可咳出痰液，吸痰后玻璃头内壁痰液易被冲洗干净；Ⅲ度(重度黏痰)，明显黏稠，黄色血性痰液，不易咳出，吸痰后玻璃头内壁痰液大量滞留，不易冲净，吸痰管常因负压过大而塌陷。

（刘　凯）

八、重症患者俯卧位通气的管理及护理

(一) 概述

1. **概念**　俯卧位指人工或利用翻身床或其他设备将患者体位变换至俯卧位后进行机械通气，以改善患者氧合的技术。俯卧位已成为临床常见的改善中重度急性呼吸窘迫综合征患者预后的治疗措施，临床具有简单、易行，无须额外设备，全身性不良反应较低等特点。1976 年，Piehl 等首次报道了俯卧位通气(prone ventilation)在呼吸衰竭患者中的疗效。此后 40 余年不断有动物实验及临床研究的报道出现，总体结果显示，在 50％～70％的急性呼吸窘迫综合征患者中，俯卧位通气可以明显改善其氧合，减小吸入氧浓度和呼气末正压的参数水平。

2. **适应证与禁忌证**　①适应证：中重度 ARDS 患者氧合指数≤150 mmHg，急性呼吸窘迫综合征病变早期≤48 h。②绝对禁忌证：尚未稳定的脊髓损伤或骨折(椎体骨折、

骨盆骨折、多发骨折及连枷胸等);未缓解的颅内压升高;严重的烧伤。③相对禁忌证:腹部手术后;腹腔高压;孕妇;头面部损伤;严重血流动力学不稳定。

3. 作用机制

(1) 改善通气血流比值失调:俯卧位时胸腔压力梯度减少,肺部压力趋向一致,背侧肺泡重新开放。炎性渗出向腹侧移动并重新分布,背侧萎陷肺泡复张,肺容量增加,全肺通气情况好转,进而改善通气血流比。

(2) 减少呼吸机相关性肺损伤:肺泡的反复扩张与塌陷导致的剪切伤是发生的关键因素,即使给予患者较高水平呼气末正压通气,俯卧位通气亦能提高肺泡稳定性,防止过度通气从而减少呼吸机相关性肺损伤的发生。

(3) 有效解除压迫:患者转为俯卧位后胸骨承担心脏重量解除了心脏对肺的部分压迫,有利于肺的进一步扩张;俯卧位通气还能解除肺对背侧肺组织的压迫,促使背侧萎陷肺泡扩张;同时俯卧位通气能解除膈肌运动受限,膈肌位置下移,功能残气量增加,肺泡复张,氧合指数改善。

(4) 有利于痰液引流:与仰卧位通气相比,俯卧位时由于重力因素的影响,深部痰液引流更为充分,气道阻力降低,呼吸做功减少。

4. 俯卧位通气效果的评估 肺部 CT 最能精准评估俯卧位通气的效果,但床旁 CT 难以实现。通常,临床中最常用氧合指数升高≥20%来提示俯卧位通气反应性好。反应性好的患者大部分指脉氧改善在俯卧位通气 1 h 之内,仅少数患者俯卧位通气超过 4 h 才出现氧合改善。俯卧位通气可改善通气,减少死腔通气量。因此,动脉血二氧化碳分压下降也提示俯卧位通气有效。

5. 俯卧位通气时间 俯卧位通气复张肺泡具有时间依赖性。因此,建议长时间俯卧位通气,建议重度急性呼吸窘迫综合征早期患者俯卧位通气时间每日 16～20 h。

6. 停止俯卧位通气的指征 俯卧位通气 4 h 后指脉氧未改善;心脏骤停;严重的血流动力学不稳定;恶性心律失常;可疑的气管导管移位;恢复仰卧位后氧合指数＞150 mmHg[呼气末正压通气＜1.0 kPa(10 cmH$_2$O)]。

(二) 专科护理要点

1. 俯卧位前的准备 俯卧位前的主要准备:①评估患者俯卧位适应证及禁忌证;②停止胃肠营养并保证胃肠排空;③充分镇静;④确定气管导管、输液通道及其他导管固定良好;⑤准备好负压吸引装置,充分清除气道分泌物;⑥夹闭引流管,停止不重要的静脉输液;⑦操作过程需要熟练的医师、护士及呼吸治疗师 5 位,分别为头侧 1 位,身体两侧各 2 位,确定翻身方向。

2. 俯卧位的过程 首先使患者保持平卧位,然后头侧者负责抬患者头部及确保气管导管未移位、打折,身体两侧者负责抬患者肩部、腰部、臀部及腿,确保动脉导管、静脉导管、留置胃管、留置导尿管等未脱出。将患者平移至翻身方向对侧,沿身体纵轴翻转90°成侧卧位,继续翻转患者90°成俯卧位。头偏向一侧,避免眼睛受压,气管导管平行于床面,呼吸机管路低于气管导管。检查各管道是否通畅或脱落。面部、胸部、会阴部及双膝垫以软枕,双肩、双膝、面部、前额使用防压疮敷料。双臂抬起置于头两侧,双腿自然放置。心电监护电极贴于背部相应部位。

3. 俯卧位时的护理　严密监测生命体征(心率、心律、血压、呼吸及指脉氧),呼吸机各参数。俯卧位 30 min、4 h 及恢复仰卧位前复查血气分析(生命体征不平稳及动脉血气恶化应立即恢复仰卧位)。双臂可置于头两侧或躯体两侧,每 2 h 更换头的朝向和交换四肢姿势。记录每次移动时的皮肤情况,防止压力性损伤发生。

4. 并发症预防

(1) 压力性损伤:加强监测和预防;压迫部位应用减压垫;每 2 h 变换头部受压部位及上肢位置防止神经麻痹;抬高床头以减轻压迫部位静水压及眼压(眼睑保护膜);注意避免气管插管对嘴唇的压迫;受压严重应评估终止俯卧位通气。

(2) 气管插管堵塞:俯卧位前充分清除口鼻腔及气道分泌物;俯卧位时做好分泌物的引流;支气管镜/振动排痰仪辅助。

(3) 气管套管脱出/打折:俯卧位前确认气管插管位置(胸片);气管导管平行于床面,呼吸机管路低于气管导管;保证气管导管的持续固定;气管切开、气管套管脱出时应立即终止俯卧位通气。

(刘　凯)

第八节　高级生命支持技术监测及护理

一、重症患者体外膜肺氧合的护理

(一) 概述

1. 概念　体外膜肺氧合(extra-corporeal membrane oxygenation,ECMO),简称膜肺,是以体外循环系统为基本设备,采用体外循环技术进行操作和管理的一种辅助治疗手段。ECMO 将血液从体内引到体外,经膜式氧合器(人工肺)氧合再用泵将血液灌入体内,可进行长时间心肺支持。其基本结构包括血管内插管、连接管、动力泵(人工心脏)、氧合器(人工肺)、供氧管及监测系统。ECMO 治疗期间,心脏和肺得到充分的休息,全身氧供和血流动力学处在相对稳定的状态。此时氧合器可进行有效的二氧化碳排除和氧的摄取,为肺功能和心功能的恢复赢得宝贵的时间。

2. 适应证

(1) 循环支持:①心脏手术后的心源性休克;②心脏移植前的过渡桥梁;③急性重症心肌炎;④心肌梗死引起的心源性休克。

(2) 呼吸支持:①重症肺炎;②急性呼吸窘迫综合征(ARDS);③新生儿的呼吸疾病,如新生儿肺动脉高压等。

(3) 普通体外循环的替代:①肺移植;②神经外科手术;③心脏停跳(死亡的)器官捐献者的支持。

3. 禁忌证　对于需行 ECMO 的患者而言,绝大多数禁忌证都是相对禁忌证,是否行 ECMO，需权衡该项治疗可能存在的风险与患者可能的获益，最终作出决策。相对禁忌证：①心肺功能无恢复可能性；②本身存在影响生活质量的疾病（中枢神经系统疾病，恶性肿瘤晚期，抗凝存在全身出血风险）；③呼吸机使用 14 d 以上；④高龄患者（年龄≥70 岁）；⑤进展性肺间质纤维化；⑥难以逆转的感染性休克；⑦无抢救意义的患者，即病情过重，已经接受了过长时间的常规治疗，或具有致命的诊断的患者。

4. 置管方式

（1）静脉-动脉（V-A）转流：经静脉将静脉血引出经氧合器氧合，并排除二氧化碳后泵入动脉。成人通常选择股动-静脉，这是可同时支持心肺功能的连接方式。

（2）静脉-静脉（V-V）转流：经静脉将静脉血引出经氧合器氧合，并排除二氧化碳后泵入另一静脉。通常选择股静脉引出，颈内静脉泵入。

总体来说，V-V 转流方法为肺替代的方式，V-A 转流方法为心肺联合替代的方式。正确的模式选择可对原发病起积极作用，提高抢救成功率。心脏功能衰竭及心肺衰竭病例选 V-A，肺功能衰竭病例选用 V-V 转流方法。

（二）专科护理

1. 循环系统的护理

（1）生命体征：ECMO 时注意保持体温在 35～36 ℃。温度太高，机体氧耗增加。温度太低，易发生凝血机制和血流动力学的紊乱。体外心肺复苏术可采用适当低温，维持中心温度 32～35 ℃，如此有利于保护大脑，减少神经系统并发症的发生。注意神志变化，每小时观察瞳孔，每日唤醒患者及判断肢体活动。

（2）循环灌注：使用微量泵静脉输入血管活性药物，根据病情调节剂量。以平均动脉压≥60 mmHg 作为初始的血压目标，如此能够保证充足的组织灌注而不引起后负荷过度增加。在平均动脉压的最佳初始目标的基础上，根据患者情况对血压进行滴定式调整。

（3）尿量及颜色：如果尿色加深，很可能出现血红蛋白尿。其原因为泵头对红细胞的机械性破坏，膜肺对血细胞的破坏等，应及时向医师反映，严重者应更换 ECMO 系统。

（4）呼吸机管理：在使用 ECMO 期间，呼吸机设置在正常范围的最小参数，使肺得到充分的休息，并根据血气分析结果及时调整呼吸机各项参数。

（5）呼吸及氧合：每 4 h 监测动脉血气分析 1 次。观察血氧饱和度，经股动脉建立 ECMO 时，右手的血氧饱和度反映患者的心肺功能，左手的血氧饱和度反映 ECMO 的血氧饱和度。应定时记录左手及右手血氧饱和度的动态变化。

2. 抗凝管理　ECMO 过程中常规使用普通肝素抗凝。在置管过程中，置入导丝后，快速静脉注射负荷剂量肝素。ECMO 运转过程中，持续静脉泵入肝素抗凝，根据激活全血凝固时间（ACT）和活化部分凝血酶时间（APTT）监测抗凝强度。

（1）低出血风险患者：维持 ACT 180～200 s 或 APTT 50～80 s（或基础值的 1.5 倍）。

（2）高出血风险患者：维持 ECMO 流量＞3 L/min，维持 ACT 160 s 或 APTT 45～60 s，必要时行血栓弹力图监测。

（3）活动性出血患者：维持 ECMO 流量>3 L/min，暂停肝素抗凝，密切监测 ACT 和 APTT。具体情况遵医嘱随时调节肝素静推微泵速度。

3. ECMO 系统的护理

（1）安装前：①保证床单位有足够的空间摆放设备，使 ECMO 相关设备处于有效制动状态；②ECMO 及其附属配件的电源确认安全，空氧混合器和氧源连接无误，ECMO 各报警功能均处于开启状态；③准备手摇柄和管道钳，确保抢救物品和药品准备妥当。

（2）运行时：手术操作者及 ECMO 运转管理人员检查管路，确保各接头连接紧密，固定良好，管路无弯折、无扭曲、无压迫后，先松解流入端管道阻断钳，启动 ECMO 泵，将泵速预调至每分钟 2 000 次，以防止血液回流，随后松解流出端管道阻断钳。运行时注意事项：

1）流量监测：观察流量变化并适时调整转速，将流量稳定在 2～3 L/min。运转初期常见流量波动较大，此时应判断是由置管深度导致还是有效循环血量不足导致。轻微调整管道深度或超声探查即可鉴别。如经调整后流量仍波动明显并伴有输入管道持续颤动，则表明容量不足。

2）灌注量监测：需严密监测灌注量，防止灌注量过低引发的并发症。

3）膜肺监测：应严密观察膜肺进出两端血液颜色的变化。如发现两端颜色为暗红色，应及时通知医师，采取两端血标本做血气分析；如氧分压低，应更换膜肺后重新转流。

4）管道护理：定时检查管道各接口是否妥善固定，保持管道功能位。禁止在体外循环的管道上输注脂肪乳，以免影响氧合器的氧合效果。监测静脉管路判定静脉引流，负压不宜过高（<30 mmHg），否则容易产生溶血。监测氧合器出入口压力，判定氧合器有无阻塞，持续监测动脉管路压力，避免打折、灌注不畅。

5）记录 ECMO 相关参数：转速、流量、氧浓度、ACT、APTT、肝素剂量等，观察泵前压力及泵后压力。

（3）撤机时：《国际体外生命支持组织（ELSO）指南》中提示，当 ECMO 支持水平低于心肺功能总体的 30% 时可考虑撤除 ECMO。ECMO 撤机后并发症包括全身炎症反应综合征（SIRS）、静脉血栓、穿刺处出血、肾衰竭、卒中、谵妄等。为预防并发症，撤机后应注意：①超声评估患者下肢血栓形成情况，继续观察肢体血供情况，穿刺处有无出血和血肿，肢体制动 24 h，监测抗凝指标变化；②记录体温变化，注意抗生素使用情况；③注意神志变化，清醒患者进行心理护理；④记录 24 h 出入量，注意观察心功能变化以及循环血量情况。

4. 并发症预防

（1）出血：是 ECMO 最严重的并发症。出血部位主要在脑、消化道及插管部位。应定时监测 ACT、凝血酶原时间（PT）、APTT 以及血小板数值，如果有出血倾向，应及时调整抗凝策略。严密观察动静脉穿刺部位及全身出血情况，减少医源性损伤。治疗期间要密切监测患者的血红蛋白、胆红素和尿的颜色变化情况，如果出现严重的贫血、高胆红素血症和血红蛋白尿，要注意保护肝、肾功能。

（2）栓塞：血栓可能出现在管路的任何部位，产生严重不良后果时（如影响 ECMO

正常运行、出现血管栓塞、严重凝血、血小板和凝血因子快速消耗等），应更换整套 ECMO 装置。该类并发症应以预防为主，如定期使用高亮度光源检查 ECMO 管路，尽早发现可能的血栓形成，动态监测 ACT、APTT 和 D-二聚体。气体栓塞与离心泵产生的负压有关。引血端与离心泵之间存在较大负压，操作不当（如错误开放负压段管路）可使大量气体进入管路，引起气体栓塞。此时，应立即停止 ECMO 转流，排尽静脉管路内的空气并恢复静脉端管路的密闭性后再重启 ECMO 转流。此外，应定期检查 ECMO 管路，监测静脉端压力，避免过度负压。

（3）肢体缺血性损伤：术后密切观察插管侧肢体的颜色、温度、周径及动脉搏动情况，并与健侧肢体相比较。评估患者意识状况，防止脑血栓的发生。对于有意识的患者，可定期询问有无肢端感觉异常。对于股动脉置管患者，插管部位远端肢体缺血是常见的并发症。为了避免发生，可采用以下方法：①用适当的灌注管建立侧支供血至远端下肢，建立远端灌注；②从肢体远端的灌注管泵入肝素，减少血栓发生。

知识链接

《成人体外膜氧合循环辅助专家共识》

尽管 ECMO 技术已相对成熟，但对于 ECMO 辅助时机选择、适应证以及辅助期间患者管理等相关问题，不同 ECMO 中心存在一定差异，影响了对 ECMO 辅助效果的判定。因此，在《国际 ECMO 循环辅助应用指南》以及循证医学研究进展的基础上，结合我国应用现状，中国医师协会体外生命支持专业委员会于 2018 年发布《成人体外膜氧合循环辅助专家共识》。该共识涉及基础理论 ECMO 建立、辅助期间管理和团队建设等内容。

（钟美珺）

二、重症患者肾脏替代治疗的护理

（一）概述

1. **概念** 肾脏替代治疗（renal replacement therapy，RRT）是利用血液净化技术清除溶质，以代替受损的肾功能以及对脏器功能起保护支持作用的治疗方法。临床上，一般将单次治疗持续时间＜24 h 的肾脏替代治疗称为间断性肾脏替代治疗（intermittent renal replacement therapy，IRRT）；将治疗持续时间≥24 h 的肾脏替代治疗称为连续性肾脏替代治疗（continuous renal replacement therapy，CRRT）。

2. **分类** 根据溶质清除原理、血管通路的建立、治疗剂量的不同，可将连续性肾脏替代治疗进行分类。

（1）根据溶质的清除原理分类：连续性血液透析、连续性血液滤过、连续性血液透析滤过及连续性血液滤过吸附。

（2）根据血管通路的建立方式分类：可分为动脉-静脉和静脉-静脉两大类。动脉-静脉通路是利用人体本身动静脉之间的压力差作为体外循环的驱动压，但是在患者出现低血压、血流动力不稳定时，就受到很大的限制，时常被迫停止治疗。随着连续性血液净化设备的不断更新，它可用血泵产生一定的压力驱动，进行体外血液循环。因此，选择静脉-静脉作为血管通路越来越普遍，静脉-静脉血液滤过（CVVH）也已经成为连续性肾脏替代治疗最常用的标准治疗模式。

（3）根据治疗剂量分类：可将 CRRT 分为标准和高流量两大类。

3. 适应证　主要包括以下方面：重症和复杂性急性肾功能不全、全身炎症反应综合征和脓毒症，重症急性胰腺炎，急性呼吸窘迫综合征，顽固性心力衰竭，挤压综合征，乳酸性酸中毒，严重水、电解质及酸碱失衡，药物和毒物中毒，肝功能不全，急性肿瘤溶解综合征；CRRT 还可以用于高热、急性溶血、胎儿水肿病、肺出血-肾炎综合征、重症肌无力、格林巴利综合征、颅内高压、重症子痫、甲状腺危象等多种疾病的配合治疗，成为多器官功能支持的重要手段。

4. 管路选择与穿刺

（1）导管置入部位与体位：临床上，主要穿刺部位包括股静脉、颈内静脉及锁骨下静脉。

1）股静脉：现在临床上多采用股静脉，其优点是压迫止血效果好，血肿发生率低。文献报道在选择左、右股静脉导管中，右股静脉穿刺的患者比左股静脉穿刺的患者凝血发生率低，且管路使用寿命较长，可能与右侧股静脉到髂外静脉走形较左侧平直有关，且穿刺方便，技术要求低。股静脉的通畅程度与体位改变、呛咳、吸痰等关系密切，尤其是对肥胖患者和腹内高压的患者。

2）颈内静脉：颈内静脉具有流量高、活动受限少，并发症少的特点，也是血液净化治疗的首选通道。

3）锁骨下静脉：锁骨下静脉易引起血栓形成、血管狭窄、远期感染的发生率均高于其他部位的导管，故其仅作为在没有其他选择的情况下使用的手段。

（2）操作者穿刺技术：对于操作者，应具有相应的年资与穿刺资格，除了严格无菌操作技术外，技术的熟练也很重要，尽量避免多次穿刺和多部位穿刺，较为困难的穿刺可在超声引导下进行。因为反复多次的穿刺会损伤导管内壁，使得导管内壁光滑性及电荷性质被破坏，局部血管内膜机械损伤加重，每一次穿刺都造成不同程度的血管壁血肿，导致凝血发生率增加。因此提高穿刺技术是减少管路凝血保证治疗的有效措施。

（二）专科护理要点

1. 治疗前护理　置管前准备主要包括环境准备、用物的准备及患者评估。保证足够的电源接口以及仪器摆放场地，避免因人员触碰而发生导管滑脱、移位等安全隐患。保持病房安静，限制人员访问，确保床单位清洁、干燥，为保证空气质量，可使用紫外线进行房间消毒，使用 500 mg/L 含有效氯消毒液擦拭物体表面、地面等，使用 75% 乙醇对显示器表面等进行擦拭，从细节防止感染。置管前保证仪器及用物均呈备用状态。患者的评估包括患者当前生命体征、穿刺部位皮肤情况、心理状况等，做好解释工作取得患者配合及紧急情况下的应急抢救措施。治疗中各种抗凝方式都有着自身的优缺点,肝素是最常用的抗凝剂,局部枸橼酸抗凝对于无肝衰竭及乳酸蓄积的患者是最佳的选择。充分评估患者的出血危险,选择合理的抗凝方式。

2. 治疗中护理

(1) 置管时护理:严密观察患者的生命体征,包括血流动力学、血肌酐、尿素氮、动脉氧分压与吸入氧浓度比、pH 变化、血培养以及是否运用血管活性药物等情况。确认导管动静脉端通畅且无血栓,严格执行无菌操作,保持敷料清洁干燥,消毒直径≥15 cm,治疗时妥善固定管路,使用大敷贴固定导管,若发现有潮湿、污染,应立即更换;保证各管路连接紧密,告知患者活动幅度不可过大,对于烦躁不配合的患者可根据医嘱给予镇静用药和适当的四肢约束保护。

(2) 基础护理:采用 24 h 心电监护监测,每小时记录生命体征及血氧饱和度等血流动力学指标水平,如患者血压下降,可降低血流量,必要时可根据医嘱使用升压药。同时注意患者体温的变化情况,血液的输出及置换液的输入常常导致患者体温下降。体温下降可导致患者出现心律不齐等并发症,应采取加盖被子,鼓风机升温,提高室温,加热置换液等措施,加盖被子时需注意保持血液管路和连接处连接妥善,防止脱落和出血。

(3) 出凝血护理:抗凝对 CRRT 患者十分重要,抗凝不足容易导致凝血,抗凝过量容易导致出血。护理人员应该密切关注穿刺处有无渗血、血肿等情况,皮肤黏膜是否有出血点,大便的颜色和性状等,如患者有出血倾向,应立即减少或停止使用抗凝剂;观察滤器内血液情况,如血液颜色变深变暗或血液出现分层,滤过管路出现黑色条纹时,说明滤过器出现凝血状况,则应先查看跨膜压压力值,检查透析器,必要时进行更换;或通知医师,根据患者出凝血情况适当加大抗凝剂的量。

(4) 深静脉血栓和压力性损伤预防:患者长时间卧床、制动容易造成深静脉血栓和压力性损伤的形成。护理人员因每日检查患者足背动脉搏动情况,可通过将患者下肢肢体垫枕抬高,穿弹力袜、充气间歇加压治疗仪等措施,预防深静脉血栓的发生。为预防出现压力性损伤,可给予气垫床,定时减压,对骨突出处进行保护措施,给予患者每 2 h 翻身,注意检查各种管道是否通畅。

(5) 心理护理:对于神志清醒的患者,护理人员耐心听取患者主诉,加强对患者的安慰,鼓励患者战胜疾病,早日康复,以提升治疗效果;针对大多数家属可能存在恐慌、不安等心理的状况,护士应主动向家属讲解患者目前病情及积极配合治疗的重要性,让家属放心。

3. 治疗后护理　美国 INS 推荐的透析导管的封管液浓度为 1 000 U/mL。封管后夹闭管腔,管腔上的夹子尽量夹在导管根部,导管外用无菌纱布包裹,并妥善固定。有条件可使用正压接头替代肝素帽封管,从而避免血液回流,防止血栓形成。文献报道尿激酶肝素联合封管液,既加强了抗凝又有溶栓作用,效果优于单纯肝素封管。对于高出血风险患者,应用 10%氯化钠封管与肝素液封管相比,导管保留时间和平均血流速均保持不变,凝血指标也不受影响,是透析高出血风险患者封管的一种新的替代方法。若一段时间内不使用,应在封管后 24～72 h 内重复封管 1 次。确定不需要使用时,应由专人及时拔除。

4. 并发症预防　CRRT 治疗清除溶质和水的特点是缓慢、持续，且选用的材料生物相容性较高，因此与治疗速度及材料相关的并发症较常规血液透析减少。但是 CRRT 治疗的对象均为重症患者，病情复杂。因此，部分并发症如出血、低血压等较常规血液透析更容易出现。其他并发症主要还包括失衡综合征、透析器首次使用综合征、心律失常、发热、溶血和空气栓塞等。

（1）出血：由于 CRRT 治疗时间长，抗凝剂使用总量大，且患者往往存在凝血功能障碍，容易发生出血并发症，包括皮肤黏膜出血、消化道出血、伤口或创面渗血，严重者甚至可出现脑出血等。因此，CRRT 治疗过程中应密切监测患者的生命体征及伤口出血情况、引流管颜色和引流量情况，并定期监测患者的凝血功能和血小板数量及功能。一旦发生出血并发症，应立即判断出血的严重程度及引起出血的原因，并及时采取措施。主要措施：①出血程度较轻者仅需抗凝剂减量；②出血较重，但不影响患者血流动力学时，则应停用抗凝剂，或换用其他抗凝方法如局部抗凝方法，同时可根据使用抗凝剂的类型，选择应用其拮抗剂，如肝素抗凝时可使用鱼精蛋白进行处理；③因凝血功能障碍导致的出血，可以适当补充凝血因子，如因血小板数量或功能异常导致的出血则可输注血小板；④出血严重引起患者血压降低甚至休克时，应立即紧急处理，包括停用抗凝剂、应用抗凝剂拮抗剂、补充血容量、输注新鲜血液等措施，直到患者出血缓解，血流动力学稳定。

（2）低血压：多为治疗超滤过多过快引起有效血容量不足所致，也见于透析膜破裂或其他原因引起的出血、严重心律失常、肺栓塞等。此外，透析器反应、透析液或置换液污染引起热源反应也可表现血压降低。低血压可发生于 CRRT 治疗各个阶段，临床表现不一，可出现头晕、头痛、恶心、肌肉痉挛及反应迟钝等。一旦出现应及时分析原因，并立即采取措施。如因脱水过多导致有效血容量不足，则应及时调整超滤速度和超滤量，必要时补充生理盐水、高渗盐水或血清蛋白溶液等。如因出血导致血容量不足，则除以上措施外，应及时进行止血处理，包括减少或停用抗凝剂、应用抗凝剂拮抗剂、补充凝血因子等措施。如是由透析液或置换液污染所致，则需立即停用污染液体，并给予糖皮质激素、血管活性药物等对症处理。

（3）失衡综合征：是指在治疗中或治疗后不久出现的以神经精神症状为主要表现的临床综合征。临床上轻者仅有焦虑不安、头痛，可伴有恶心呕吐、视力模糊、脉压增宽和心率减慢等颅内高压症状；中度可有肌阵挛、震颤、定向力障碍及嗜睡等症状；重者可表现为癫痫样发作、昏迷，甚至死亡。CRRT 治疗中由于溶质和水的清除是连续而缓慢的，患者血浆渗透压的改变相对缓慢。因此，该并发症在临床上较少见，出现的多为轻症，常无须特殊处理。对于有临床症状者，可采取措施降低颅内压，包括静脉应用高渗葡萄糖、甘露醇、甘油果糖、白蛋白溶液。需要注意的是，由于 CRRT 治疗患者常存在凝血功能障碍，且治疗中多需使用抗凝剂，存在发生颅内出血风险，对于治疗中或治疗后出现的颅内压升高现象，需首先排除颅内出血，再考虑失衡综合征诊断。

（4）透析器首次使用综合征：分为 A 型和 B 型。A 型反应主要发病机制为快速的变态反应，常于治疗开始 5 min 内发生，少数迟至 30 min。可表现为皮肤瘙痒、荨麻疹、咳嗽、喷嚏、流清涕、腹痛及腹泻,重者出现呼吸困难、休克及死亡等。一旦发生应立即停止治疗,夹闭血路管,丢弃体外循环血液,并给予抗组胺药、糖皮质激素或肾上腺素药物治疗。如出现呼吸循环障碍,需予心脏呼吸支持治疗。预防措施包括治疗前充分冲洗透析器和管路,对于高危人群可于治疗前用抗组胺药物,并停用血管紧张素转化酶抑制剂等。B型反应常于治疗开始后 20～60 min 出现,发作程度较轻,多表现为胸痛和背痛。预防措施包括透析器使用前充分预冲冲洗、选择生物相容性好的透析器等。

(5)严重心律失常:CRRT 治疗中可出现心律失常,可无症状,部分可出现心悸不适,严重者可引起血压下降甚至死亡。电解质紊乱、酸碱失衡、心肌缺血、器质性心脏疾病是常见病因。常见类型有室性过早搏动、非阵发性室性心动过速。治疗中定期监测患者的血电解质及酸碱指标,并根据结果及时调整置换液配方,可有效预防严重心律失常的发生。此外,治疗中避免低血压及低氧血症的发生,也有助于心律失常的预防。

(6)发热:治疗中患者出现发热的原因较多,包括感染、热源反应、透析液或置换液加热过高、溶血、输血反应等。其中热源反应所引起发热可见于治疗的各个阶段,多于治疗开始后 1～2 h 出现,主要因操作不当、透析液被细菌及其碎片污染或残留内毒素过高所致,表现为寒战、高热。感染引起发热多为静脉导管感染,多于治疗开始 30 min～1 h 发生,表现为怕冷、寒战及高热。在对症处理基础上,应同时分析原因,并根据原因采取相应措施。①热源反应是需要寻找和纠正导致热源反应环节,如更换无污染的透析液或置换液。通常纠正后患者症状常于 24 h 内好转,如无好转则考虑由感染引起,需继续寻找病原体证据并进行抗生素治疗。②若由静脉导管感染所致应终止治疗,待更换静脉导管后再行治疗,同时进行细菌血培养和拔除导管尖端培养,并合理使用抗生素治疗。③溶血导致发热应严格按照溶血并发症的处理原则进行,发热本身仅需对症处理。

(7)溶血:原因包括治疗温度设定过高、置换液配制错误导致渗透压过低、异型输血或输入含抗体的血液等。表现为胸痛、胸部压迫感、呼吸急促、腹痛、发热及畏寒等,此时血液呈深红色或红葡萄酒色,血细胞比容明显下降,常伴高钾血症。一旦发生,应立即处理。根据原因,采取措施包括终止治疗、夹闭血路管、丢弃管路中血液等(待纠正原因后再继续进行 CRRT 治疗),纠正贫血,必要时输新鲜血液,将血红蛋白提高至许可范围,严密监测血钾,避免高钾血症等。

(8)空气栓塞:多由泵前管道破损、注射装置漏气、管路连接松脱、空气捕捉器松脱和治疗结束时回血不慎等引起。少量空气呈微小泡沫状进入体内常无症状,若快速进入大量空气,可因空气栓塞致死。一旦发现大量空气进入,应立即阻断静脉回路,并使患者处于头低左侧卧位,也可左侧卧位并抬高穿刺下肢端,以使空气聚集在右心房顶端,避免空气进入肺动脉,引起肺栓塞。此外,应给患者吸纯氧,有条件者需至高压氧舱内吸氧。必要时可应用地塞米松、肝素和低分子右旋糖酐等措施,以分别减少脑水肿和改善循环。空气栓塞是威胁生命的严重并发症,治疗困难,预后差,因此预防是关键。措施包括治疗前严格检查管路和透析器有无破损;透析器和管道连接应牢固;治疗过程中密切观察管路连接处、静脉导管有无松动或脱落;结束时避免空气回血;加强机器空气报警装置的维护等。

(程立宏)

三、重症患者主动脉内球囊反搏的护理

（一）概述

1. **概念**　主动脉内球囊反搏（intra-aortic balloon pump counter pulsation，IABP）是目前应用最广泛的机械循环辅助装置之一，多用于经药物无法改善的心源性休克或心脏术后无法脱离体外循环支持的重症患者。IABP 在左锁骨下动脉开口远端和肾动脉开口上方的降主动脉内植入一根带气囊的导管，并通过气囊的充气放气，达到辅助心脏功能的作用。其原理是在心脏收缩、主动脉瓣开放前球囊瞬间迅速完成放气，使主动脉内瞬间减压，左心室射血阻力降低，心输出量增加。当心室舒张时，主动脉瓣关闭，球囊立即充气，产生反搏作用，将主动脉血逆流向上挤压至主动脉根部，使近端主动脉舒张压升高，冠状动脉（以下简称冠脉）灌注得到增加，改善心肌缺血。

2. **适应证与禁忌证**

（1）适应证：①急性心肌梗死合并心源性休克；②难治性不稳定型心绞痛；③血流动力学不稳定的高危经皮冠状动脉置入术（percutaneous transluminal coronary intervention，PCI）患者（左主干病变、严重多支病变、重度左心功能不全）；④PCI 失败需过渡到外科手术；⑤因心肌梗死的并发症、病毒性心肌炎、特发性心肌炎、低心输出量综合征、心肌病晚期导致的心脏泵衰竭。

（2）禁忌证：①主动脉夹层、动脉瘤、主动脉窦瘤破裂；②主动脉瓣关闭不全，尤其是中、重度者；③严重的主动脉-髂动脉病变；④凝血功能障碍；⑤其他：如严重贫血、脑出血急性期等。

（3）血流动力学指征：①心脏指数＜2 L/(min·m^2)；②平均动脉压（MAP）＜8 kPa(60 mmHg)；③左房压（LAP）或肺毛楔压（PCWP）＞2.66 kPa(20 mmHg)；④成人尿量＜20 mL/h，四肢凉，发绀，末梢循环差。

（二）专科护理要点

1. **置管前准备**　置管前的准备主要包括环境、用物准备以及患者评估。环境上保证有足够的电源接口以及摆放仪器的场地。置管前还应检查 IABP 仪器是否处于备用状态，检查剩余气量。患者的评估包括穿刺部位的皮肤情况，双下肢皮肤的颜色、温度，双侧足背动脉搏动的情况，末梢感觉以及活动情况。穿刺前评估的目的是发现置管并发症的高危因素，并通过置管前后对比，早期识别相关并发症。评估患者目前的治疗情况，需要放置 IABP 的患者一般心功能较差，需要血管活性药物的维持，为了警惕置管过程中可能出现的低血压、恶性心律失常等情况，应评估患者静脉通路情况以及目前药物剂量，以便在出现紧急情况时及时给药。

2. **置管时的护理**　严密观察并记录患者的生命体征，包括血压、心率、心律，以及双下肢温度、颜色、动脉搏动情况。对于患者出现的各种异常情况及主诉均要足够重视，尤其是对于患者疼痛应足够警觉，如胸前或胸背部疼痛常提示主动脉内膜剥脱。观察置管过程中可能发生的并发症，包括栓塞、动脉内膜剥脱、出血及气囊位置放置错误等。在置管过程中可能会出现短暂的心律失常，应严密观察。在置管结束后，常规行 X 线片检

查,以确定导管位置是否合适,在调整好位置后妥善固定并记录。

3. IABP 使用中的护理　IABP 治疗期间的护理目标是预防相关并发症的发生,优化 IABP 的治疗效果。护士每班记录 IABP 置管的深度,观察有无移位、滑脱,患者一般取平卧位,穿刺侧下肢避免弯曲,可采用保护性约束,抬高床头或抬高下肢的角度不宜超过 30°。翻身时注意轴线翻身,下肢与躯体呈一直线。观察穿刺部位皮肤情况,有无外渗。积极查找穿刺点出血的原因,如患者的抗凝状态。球囊搏动、翻身、穿刺导管移动等也可能造成伤口渗血。必要时予以沙袋压迫或用敷料固定。此外,球囊导管的置入可能会影响患者部分脏器灌注,如球囊导管向主动脉弓或腹主动脉移位,可影响左锁骨下动脉、肾动脉、肠系膜上动脉的血流,进而导致相关脏器灌注不足,表现为上肢缺血、尿量减少、肠鸣音减弱,因此需要观察患者上肢神经和血管、尿量以及肠鸣音的情况。

4. IABP 工作状态评估　为了使 IABP 辅助达到最佳效果,护士对 IABP 工作状态的评估尤为重要,从触发方式、反搏时相、反搏比例、气囊充气量等方面进行综合评估。时相错误可能无法达到应有的治疗效果,甚至会使得心功能恶化。护士应不断地评估患者目前的治疗情况,根据动脉压力波型,调整相应时相以优化球囊泵的辅助效果。

IABP 治疗过程中常见的问题如下。

(1) 充气过早:充气过早可能限制每搏输出量和心输出量,随着收缩末期受到阻碍,可导致心肌氧耗增加。此时,充气点应该往后调整,直到充气点上出现平稳的重搏切迹。

(2) 充气过晚:即球囊开始充气之前,动脉压力波形已经显示心脏舒张开始。由于充气时间减少,冠脉血流和灌注压无法达到需要的水平,治疗效果欠佳。

(3) 放气过早:放气过早缩短了充气的持续时间,使得 IABP 无法充分发挥效果,左心后负荷并未减轻,会增加心肌需氧量。应延长放气时间,使得放气时压力下降仅在下一次正常收缩前一点。

(4) 放气过晚:心脏在气囊放气之前收缩而未能出现典型的舒张末期压力下降。如果滞后严重,还会导致心脏后负荷的增加、心输出量降低。

5. 拔管的护理　气囊导管一般在体内保存 1～2 周,最长不超过 4 周。患者拔管的指征包括病情平稳、心排指数 >3 L/(min·m^2);反搏时舒张压 >100 mmHg,四肢温暖、末梢循环改善;尿量 >30 mL/h,停用或小剂量使用血管活性药物后能保持循环稳定。当达到上述标准,医师判断可以拔管后,则开始逐步减少球囊反搏比例,并在拔管前 4 h 停用肝素。导管拔除后,局部人工按压 15～30 min,观察足背动脉及皮肤颜色、温度,并观察穿刺部位周围皮肤有无皮下血肿。加压包扎伤口,予沙袋压迫 6 h,并制动 12 h。

6. 相关并发症的预防

(1) 血管相关并发症:穿刺侧肢体下肢缺血是常见的血管并发症,主要原因包括动脉粥样硬化、血管痉挛、导管粗细不适宜、患者本身股动脉细小以及动脉栓塞。而长期卧床、抗凝管理不佳是导致 IABP 辅助患者发生动脉栓塞的主要原因。在 IABP 治疗期间,应至少每小时评估肢体末端动脉搏动及皮色、皮温情况,出现皮肤冰冷或温度下降、皮肤苍白、足背动脉搏动消失、疼痛等异常情况应及时通知医师。

(2) 出血及局部血肿:出血主要是由于患者本身抗凝以及血小板降低导致的,由于球囊的机械损伤可能会导致患者血小板计数减少。护士应遵医嘱进行抗凝治疗,并检测患者凝血相关实验室指标。在有效抗凝的前提下,保证 APTT 在 $50\sim70$ s,并严密监测血小板计数变化。同时注意观察患者有无出血的征象,包括消化道出血、皮下出血、眼底出血、牙龈出血和鼻出血。

（3）预防感染:预防 IABP 导致的感染与其他导管穿刺所致的感染方法上大致相同,严格遵守无菌原则,按时更换伤口敷料。观察穿刺部位有无感染的征象,包括红、肿、热、痛及分泌物等。常规预防性使用抗生素,同时注意监测患者感染有关的实验室指标以及标本培养结果。

（钟美珺）

四、重症患者的持续心输出量监测

（一）概述

1. 概念　脉搏指示持续心排血量（pulse indicator continuous cardiac output,PiCCO）监测,是新一代容量监测仪。PiCCO 监测是经热稀释技术和脉搏波型轮廓分析技术的综合。通过置入中心静脉导管和带温度感知器的特制动脉导管,实现床旁连续监测心输出量、外周血管阻力、心搏量变化,并用单次温度稀释法测量心输出量、胸内血容量和血管外肺水。其中血管外肺水（EVLW）和胸内血容量（ITBV）两项指标是 PiCCO 特有的。它是一种对重症患者主要血流动力学参数进行监测的工具。

2. 适应证　任何原因引起的血流动力学不稳定,或存在可能引起这些改变的危险因素,并且任何原因引起的血管外肺水增加,或存在可能引起血管外肺水增加的危险因素,均为 PiCCO 监测的适应证。具体包括:①休克患者;②急性呼吸窘迫综合征（acute respiratory distress syndrome,ARDS）患者;③急性心功能不全患者;④肺动脉高压患者;⑤心脏及腹部、骨科大手术患者;⑥严重创伤患者;⑦脏器移植手术患者。

3. 禁忌证　PiCCO 血流动力学监测无绝对禁忌证。相对禁忌证包括:①肝素过敏;②穿刺局部疑有感染或已有感染;③严重出血性疾病,或溶栓和应用大剂量肝素抗凝;④接受主动脉内球囊反搏治疗（IABP）患者,不能使用本设备的脉搏轮廓分析方式进行监测。

（二）专科护理

1. PiCCO 置管期间护理

（1）导线及监护模块护理:护士应掌握 PiCCO 置管期间导线以及监护模块正确的连接方法,医师穿刺后需要将患者中心静脉导管通路经三通将注射器、心输出量工作模块、接口电缆温度探头相连,并经股动脉正确放置动脉专用监测导管,与接口导线以及心输出量工作模块导线连接。除此以外,有创压力模块也应当经压力传感器与动脉专用监测导管相连。

（2）置管配合:在临床医师进行穿刺时必须严格遵循无菌操作原则,注意防范穿刺损伤或意外事件发生。护士需与临床医师配合完成相关管道的连接,压力传感器应排气后备用。指导患者摆放去枕平卧体位,于床旁进行穿刺。穿刺期间护士应当对患者病情变化以及心电监护情况进行严密监测。PiCCO 穿刺置管成功后需及时将中心静脉导管与温度感知工作探头相连,压力传感器应当与动脉热稀释导管相连,然后与 PiCCO 监护模块连接。上述操作过程中护士应当特别注意保持 PiCCO 管路通畅并及时校正。

(3)病情观测:PiCCO 置管过程中应安排护士对患者的心率、血压、心律、呼吸、血氧饱和度及意识等方面的具体情况进行观察,及时发现异常并报告医师进行处理。针对穿刺点出现渗血症状或凝血功能较差的患者,可通过沙袋压迫穿刺点 6~8 h 的方式加以处置。

2. PiCCO 置管后护理

(1)换能器调零:PiCCO 置管成功后应当按照 4~6 h 的间隔进行调零操作,以确保对患者中心静脉压以及动脉血压的精准监测。同时,换能器位置应当与患者心脏在同一水平线上(即平行于患者腋中线第 4 肋间线)。若 PiCCO 置管期间患者出现体位变动,护理人员需要及时根据实际情况对换能器进行调零,以免压力值出现误差。

(2)PiCCO 定标:PiCCO 定标时,经中心静脉快速注射(4 s 内匀速注射)<8 ℃的生理盐水 10~15 mL,冰盐水经过上腔静脉—右心房—右心室—肺动脉—肺静脉—左心房—左心室—升主动脉—腹主动脉—股动脉—PiCCO 导管接收端。为了保持脉搏轮廓分析对患者状况有更精准地监测,推荐病情稳定后每 8 h 用热稀释测定 1 次心输出量(CO)校正,每次校正注入 3~5 次冰盐水。PiCCO 定标时须注意:①注入中心静脉的盐水量应根据患者的体重和胸腔内液体量选择,定标前护士需要暂停中心静脉补液 30 s 以上,注射毕立即关闭三通开关;②病情稳定后 PiCCO 定标每 8 h 进行 1 次,避免反复频繁测定,增加心脏负荷;③测量过程勿触摸中心静脉的温度传感器和导管,避免手温影响测量精准性;④避免从中心静脉注入血管活性药。

(3)PiCCO 管路维护:患者在应用 PiCCO 进行监护期间必须合理使用加压袋,护理人员应确保整套测压装置压力维持在 300 mmHg 左右。管道冲洗时使用 500 mL 生理盐水配肝素钠混合液至 6.25 U/mL。日常护理中为确保管路通畅,应注意按照每隔 1~2 h 进行手动冲洗。同时,需要注意动脉管道内是否出现回血,若观察到回血需及时冲洗管道,以免管道内部残留血凝块影响其通畅性。若需要自 PiCCO 动脉导管部位抽动脉血气样本,采血后需要立即对管道进行冲洗,以防堵塞。其他调零、抽血等相关操作中应当注意维护导管密闭性,以免空气进入 PiCCO 管路内诱发空气栓塞。一旦护士发现 PiCCO 监测波形出现异常,需要立即排查原因后方可继续进行监测。

(4)参数监测与记录:在 PiCCO 置管期间应当通过对各项数值的综合监测,并结合临床基本情况以评价患者心功能与血容量,为患者临床补液顺序及其速度提供指导,同时还可对血管活性类药物以及利尿剂的应用情况进行适度调整,以改善氧供条件,降低机体组织缺血、缺氧状态。护理人员应当掌握 PiCCO 置管期间各项参数的监测与记录方法。监测过程应注意:①避免使用较长的连接管或多个三通,严密观察各个连接处有无松动、脱出及血液反流现象,应保证三通、管路及换能器等连接牢固。②保持动脉导管通畅,动脉导管使用生理盐水加压维持,以防导管堵塞。当压力曲线异常时,应分析原因,及时处理。③如导管内有凝血而发生部分堵塞,导致波形异常时,应及时回抽血块。

④发生引起血流动力学改变的心律失常及机械通气时,脉波轮廓心输出量测量值不准确,需重复校正(表2－13)。

表2－13 PiCCO常见参数及意义

参数	正常值	意义
CI	3.5～5.5 L/(min·m²)	低于 2.5 L/(min·m²)时可出现心衰,低于 1.8 L/(min·m²)并伴有微循环障碍时为心源性休克
ITBI	850～1 000 mL/m²	小于低值为前负荷不足,大于高值为前负荷过重
GEDI	680～800 mL/m²	小于低值为前负荷不足,大于高值为前负荷过重
ELWI	3～7 mL/kg	大于高值为肺水过多,将出现肺水肿
PVPI	1～3	反映右心室后负荷大小
SVV	≤10%	反映液体复苏的反应性
SVRI	1 200～2 000 dyn·s/(cm⁵·m²)	反映左心室后负荷大小;体循环中小动脉病变,或因神经体液等因素所致血管收缩与舒张状态,均可影响结果
dPmax	1 200～2 000 mmHg/s	反映心肌收缩力

注:CI,心指数;ITBI,胸腔内血容量指数;GEDI,全心舒张末期容量指数;ELWI,血管外肺水指数;PVPI,肺血管通透性指数;SVV,每搏量变异;SVRI,外周血管阻力指数;dPmax,左心室收缩指数。

(5)穿刺肢体的护理:①患者取平卧位,术侧肢体保持伸直、制动;②必要时给予约束或药物镇静;③定时给予按摩,促进血液循环;④患者翻身或躁动时,注意导管是否移位,妥善固定导管,防止牵拉。

(6)拔管干预:在拔除动脉导管后应当按压15～30 min,穿刺处用无菌敷料妥善覆盖。拔管后可视情况用弹力绷带进行加压包扎,2 h内注意观察是否存在局部渗血。PiCCO导管一般可留置10 d,留置期间应当注意观察患者是否存在寒战、高热等异常表现,若有则及时上报医师并立即拔除导管,通过外周血培养以及导管血培养进一步确认原因。

3. 并发症预防

(1)出血及血肿:定时监测出凝血时间、血常规及血小板情况。严密观察体外导管连接口有否松脱,置管部位有无渗血,周围有无皮下血肿、瘀斑。发现皮下血肿时,要记录其范围、性质,并用记号笔在血肿边缘做好标记,及时发现血肿扩大倾向,并采取相应措施。渗血较多时及时更换敷料,采用1 kg沙袋进行压迫止血。同时还应注意有无血尿、痰中带血、消化道出血、牙龈渗血等全身出血倾向。向患者解释PiCCO管及中心静脉管的重要性,并对其心理疏导,减少脱管的机率。

(2)导管相关感染:①严格无菌操作,注意手卫生,防止因操作不当造成感染;②保持穿刺部位清洁干燥,定时更换敷贴;③观察穿刺周围有无红肿、渗血、分泌物等,发现问题应及时对症治疗;④每日更换三通、肝素帽及输液器;⑤若患者出现寒战、高热等异常表现,应上报医师并立即拔除导管,并做好外周血培养以及导管血培养。

(3)术侧远端肢体缺血:定期观察患者下肢外周循环状况,主要包括足背、胫后动脉搏动强弱、毛细血管充盈度、皮肤颜色、温度、感觉及下肢运动情况。密切观察置管部位下肢有无麻木、冰凉、苍白、疼痛等缺血症状。认真辨别患者的主诉,及早发现下肢缺血并积极处理。固定导管时及拔除导管后,切勿环形包扎或包扎过紧。

(4)血栓:每日观察并记录患者四肢皮温变化以及足部动脉搏动,做好保暖工作,并注意观察置管侧下肢有无肿胀、静脉回流受阻等下肢静脉栓塞的表现,如发现皮肤苍白、皮温低、肌肉痉挛等现象,则优先考虑出现血栓的可能,应立即通知医师,必要时拔除导管。

(钟美珺)

参考文献

[1] 王辰,席修明. 危重症医学[M]. 北京:人民卫生出版社. 2017.

[2] 中华医学会重症医学分会,安友仲,马晓春,等. 中国成人 ICU 镇痛和镇静治疗指南[J]. 中华重症医学电子杂志(网络版),2018,4(2):90-113.

[3] 中华医学会重症医学分会. 呼吸机相关性肺炎诊断、预防和治疗指南(2013)[J]. 中华内科杂志,2013,52(6):524-543.

[4] 中国医师协会急诊医师分会,中国人民解放军急救医学专业委员会,北京急诊医学学会,等. 雾化吸入疗法急诊临床应用专家共识(2018)[J]. 中国急救医学,2018,38(7):565-574.

[5] 中国医师协会急诊医师分会,中国医疗保健国际交流促进会急诊急救分会,国家卫生健康委员会能力建设与继续教育中心急诊学专家委员会. 无创正压通气急诊临床实践专家共识(2018)[J]. 中国急救医学,2019,39(1):1-11.

[6] 刘大为. 实用重症医学[M]. 2 版. 北京:人民卫生出版社. 2017.

[7] 江利冰,李瑞杰,刘丽丽,等. 欧洲重症监护医学会危重症患者早期肠内营养临床实践指南[J]. 中华急诊医学杂志,2017,26(3):270-271.

[8] 余跃天,马朋林. 重症监护病房多重耐药菌防控:指南与实践[J]. 中华医学杂志,2019,99(25):1945-1948.

[9] BONELLO L, DELMAS C, SCHURTZ G, et al. Mechanical circulatory support in patients with cardiogenic shock in intensive care units: a position paper of the "Unité de Soins Intensifs de Cardiologie" group of the Fench Society of Cardiology, endorsed by the "Groupe Athérome et Cardiologie Interventionnelle" of the Fench Society of Cardiology [J]. Arch Cardiovasc Dis, 2018,111(10):601-612.

[10] DEVLIN J W, SKROBIK Y, GÉLINAS C, et al. Clinical practice guidelines for the prevention and management of pain, agitation/sedation, delirium, immobility, and sleep disruption in adult patients in the ICU [J]. Crit Care Med,

2018,46(9):e825 - e873.

[11] HIGGS A, MCGRATH B A, GODDARD C, et al. Guidelines for the management of tracheal intubation in critically ill adults [J]. Br J Anaesth, 2018,120(2):323 - 352.

[12] SIEMIENIUK R A C, CHU D K, KIM L H, et al. Oxygen therapy for acutely ill medical patients: a clinical practice guideline [J]. BMJ, 2018,363:k4169.

[13] TAYLOR B E, MCCLAVE S A, MARTINDALE R G, et al. Guidelines for the provision and assessment of nutrition support therapy in the adult critically ill patient: Society of Critical Care Medicine (SCCM) and American Society for Parenteral and Enteral Nutrition (A. S. P. E. N.) [J]. Crit Care Med, 2016,44 (2):390 - 438.

[14] Wound, Ostomy and Continence Nurses Society-Wound Guidelines Task Force. WOCN 2016 Guideline for Prevention and Management of Pressure Injuries (Ulcers) [J]. J Wound Ostomy Continence Nurs, 2017,44(3):241 - 246.

第三章 内科重症患者的护理

第一节 循环系统重症患者的护理

一、恶性心律失常的护理

(一) 概述

1. 概念 恶性心律失常又称致命性心律失常,是由各种原因在短时间内的血流动力学障碍,是心脏冲动起源、频率、节律、传导速度与激动次序的异常,可导致患者晕厥甚至猝死的心律失常。起病急、病情重、急剧恶化是本病的特点,可引起持续性心动过速和心室纤颤,主要包括室颤、室速、阵发性室上性心动过速、多形性室性期前收缩等,多发生于有明确器质性心脏病的患者,是一类需要紧急处理的心律失常。

2. 病因

(1) 自律性增高:具有自律性的心肌细胞由于自主神经系统兴奋改变或其内在的病变使其自律性增高,导致不适当的冲动发放。此外,原来无自律性的心肌细胞如心房、心室肌细胞,由于心肌缺血、药物、电解质紊乱、儿茶酚胺增多等原因,均可出现异常的自律性。

(2) 触发活动异常:触发活动是指局部出现儿茶酚胺浓度增高、低血钾、高血钙与洋地黄中毒时,心房、心室与希氏束浦肯野纤维在动作电位后产生除极活动,被称为后除极。若后除极的振幅增高并抵达阈值,便可引起反复激动而产生持续性快速性心律失常。

(3) 折返激动:当激动从某处一条径路传出后,又从另外一条径路返回原处,使该处再次发生激动的现象称为折返激动,这是所有快速心律失常最常见的发生机制。冲动在折返环内反复循环,产生持续而快速的心律失常。

(4) 传导障碍:主要原因是冲动传导系统传导的速度减慢(传导延迟)或传导中断(传导阻滞)。

3. 危险因素

(1) 器质性心脏病:器质性心脏病是导致恶性心律失常的主要原因,如冠心病、风心病、心肌炎、心肌病、高血压心脏病、先天性心脏病及肺心病等。

(2) 非心源性疾病:急性坏死性胰腺炎、急性脑血管意外、妊娠高血压综合征、慢性阻塞性肺疾病、甲亢、嗜铬细胞瘤、胆囊炎及胆石症等也是导致恶性心律失常的原因。

（3）电解质与酸碱平衡紊乱：如低血钾、高血钾、低血镁、低血钙及酸中毒等，其中以血钾异常最为常见。

（4）药物过量或中毒：如洋地黄、奎尼丁及胺碘酮等抗心律失常药物；肾上腺素、阿托品、多巴胺等拟交感神经药物。

（5）其他：急性感染、急性颅内病变、外科手术、诊断性操作、严重中暑、缺氧、低温、电击伤、有机磷类农药及各种毒素都可导致心律失常的发生。

4. 分类

（1）快速性心律失常：非持续性室性心动过速、持续性室性心动过速、尖端扭转型室速、室扑、室颤、房扑及房颤。

（2）缓慢性心律失常：室内传导阻滞、病态窦房结综合征及高度房室传导阻滞等。

5. 临床表现　患者常出现心悸、胸闷、乏力、发作性头晕，严重者可出现昏厥、休克甚至猝死。心率增快至每分钟 100～250 次，心律可规则或略不规则，心尖部第一心音强弱不等，心室纤颤或无脉性室速、室颤者可出现意识丧失、血压下降、心音消失。

（1）室性心动过速：患者常有心慌、气促、胸闷、心绞痛、晕厥及低血压，严重者可出现休克、急性左心衰竭、心室纤颤等。心电图出现连续 3 个或以上室性期前收缩，宽大而畸形的 QRS 波，时限＞0.12 s，T 波方向与主波方向相反，心室率在每分钟 100～250 次，心律可规则或略不规则；P 波与 QRS 波无固定时间关系，出现房室分离，心房率小于心室率。

（2）尖端扭转型室速：患者多发生突发意识丧失、晕厥、四肢抽搐，是一种较为严重的室性心律失常，发作时呈室性心动过速体征，因心电图 QRS 波群的尖端围绕基线扭转而得名，发作时频率在每分钟 200～250 次，QT 间期延长超过 0.5 s，T 波宽大、U 波显著。

（3）心室扑动和心室颤动：患者有晕厥及阿-斯综合征表现。心电图中心室扑动无正常的 QRS 波群、T 波与 ST 段，出现连续快速、波幅大且规则的波动，频率在每分钟 200～300 次，有时难与室速鉴别。心室颤动表现为形状不同、大小各异、极不匀齐的快速频率的波形，频率在每分钟 250～500 次。室颤与室扑的鉴别在于室颤波形及节律完全不规则，且电压较小。

（4）二度Ⅱ型房室传导阻滞：患者可以无症状，如有症状则多为心悸或是心搏暂停的感觉。心电图示心房冲动传导突然阻滞，PR 间期恒定不变（正常或延长），大多下传搏动的 PR 间期正常。若 QRS 波正常，阻滞可能位于房室结内，当出现 QRS 波形态异常且增宽时，阻滞位于房室束-浦肯野系统。

（5）三度房室传导阻滞：患者其症状与心室率的快慢和伴随疾病相关，可感到疲倦、乏力、头晕、晕厥及心绞痛等，如并发心力衰竭时会有胸闷、气促及活动受限。又称完全性房室传导阻滞，P 波与 QRS 波无固定关系，P－P 间期相等，心房率高于心室率，心房冲动来自窦房结或异位心房节律。心室起搏点一般在阻滞部位稍下方，若出现在房室束及其近邻，心室率在每分钟 40～60 次，QRS 波群正常，心律较稳定；若出现在室内传导系统的远端，心室率可低于每分钟 40 次，QRS 波群增宽，心律不稳定。

6. 处理原则 ①积极治疗基础心脏病,预防和纠正诱发因素;②尽快查找原因使用有效的抗心律失常药物,终止心律失常发作,恢复稳定的窦性心律及血流动力学;③药物治疗无效时采取电复律或人工心脏临时起搏术;④积极持久的药物和非药物干预,防止心律失常的复发。

(二)专科护理要点

1. 心脏射频消融 将电极导管经静脉或动脉血管送入心腔特定部位,释放射频电流导致局部心内膜及心内膜下心肌凝固性坏死,达到阻断快速心律失常异常传导束和起源点的介入性技术。经导管向心腔内导入的射频电流损伤范围在 1~3 mm,不会造成机体危害。

(1) 术前护理:协助医师做好血常规、生化、凝血指标、心电图、B 超、心脏彩超、经食管心脏彩超检查,评估有无血栓及出血性疾病,遵医嘱停用抗心律失常药物及抗凝药。

(2) 术后护理:采用动脉路径的穿刺者,伤口用弹性绷带包扎 24 h,并予沙袋压迫 6~8 h,嘱患者平卧 24 h,术肢制动;采用静脉路径的穿刺者,伤口用弹性绷带包扎 12 h,可予沙袋压迫 4 h,嘱患者平卧 6~12 h,术肢制动 6~8 h,解除包扎后即可下床活动;卧床期间需严密观察术侧足背动脉搏动情况,观察肢端血运及皮肤温度;观察穿刺部位有无渗血、周围有无瘀斑或血肿,必要时重新压迫止血;术后遵医嘱使用肝素钠、华法林等抗凝药物,观察有无出血情况;注意观察有无穿刺处出血或血肿、心律失常、心包压塞、房室传导阻滞、心肌梗死、血气胸、迷走神经反射(血压下降、心动过缓、头晕、面色苍白、出冷汗及胸闷气短)等并发症的发生。

2. 起搏器

(1) 术前准备:化验血常规、血糖、电解质及出凝血时间、胸部 X 线正位片、心脏彩超;术前停用抗凝药物,尽可能停用抗心律失常药 3 个半衰期。

(2) 术后护理:放置起搏器后绝对卧床休息 1~3 d,取平卧或略向左侧卧位,6 h 后可半卧位,禁止右侧卧位,勿用力咳嗽,术侧肢体不宜过度活动,腕关节、肘部可做小幅度的屈伸运动,肩关节短时间内不可做外展和抬高等大幅度的活动,以防电极移位;沙袋压迫伤口 4~6 h,每 2 h 放松 5 min,渗血量多时应适当延长压迫时间,压迫位置在切口下方囊袋的正上方,不能将皮肤切口缝合位置作为压迫的部位;观察伤口有无渗血、红肿、疼痛、皮肤颜色及体温变化,注意无菌操作,保持伤口敷料清洁、干燥,定期更换敷料,遵医嘱合理应用抗生素,预防感染等并发症发生;密切观察起搏器工作情况,起搏器带动频率与设置数值是否一致;注意起搏器电池情况,及时更换电池;嘱患者严禁接近强磁和高压电区,如核磁共振、微波炉,禁做热透疗法、电按摩器、电吹风、牙科电钻等,防止引起脉冲停止,手机应在对侧手臂接听,不能放在同侧上衣口袋内,手臂不宜过度伸展,不宜从事重体力劳动;严密观察生命体征及病情变化,注意有无心悸、气短、头颈部跳痛发胀、胸痛情况。

3. 电复律 指在严重快速型心律失常时,用额定短暂高压强电流通过心脏,使全部或大部分心肌细胞在瞬间同时除极,造成心脏短暂的电活动停止,然后由最高自律性的起搏点(通常为窦房结)重新主导心脏节律的治疗过程。①病房的除颤仪性能良好,不可外借或随意挪动,并保证其电池充满备用。②正确选择电复律模式:同步电复律适用于房扑、房颤、室上速和室速,选择能量在 100～200 J;非同步电复律适用于室颤、室扑,功率可设在 200～400 J。③电极部位:a. 心尖部,即左腋中线 5 肋间;b. 胸骨旁,即剑突水平,右锁骨中线第 2～3 肋间。④操作前评估电极部位皮肤有无潮湿、敷料,有无永久性起搏器及导电、金属物质;应注意避开起搏器部位至少 10 cm。⑤除颤前确定操作者及周围人员无直接或间接与患者接触。⑥操作后检查除部位皮肤无红肿,无灼伤。

(叶佳婧)

二、急性心力衰竭的护理

(一) 概述

1. 概念　急性心力衰竭(acute heart failure,AHF)是由心脏做功不正常引起血流动力学改变而导致的肾脏和神经内分泌系统的异常反应的临床综合征。机械性循环障碍引起的心力衰竭称机械性心力衰竭。心脏泵血功能障碍引起的心力衰竭,统称泵衰竭。急性左心衰较为常见,以肺水肿或心源性休克为主要表现,是严重的急危重症,抢救是否合理及时与预后密切相关。

2. 病因

(1) 急性弥漫性心肌损害:如急性心肌梗死,急性心肌炎等。

(2) 急性心脏后负荷过重:如突然血压显著升高,或高血压危象,原有瓣膜狭窄(二尖瓣、主动脉瓣)或左室流出道梗阻者突然过度体力活动,快速心律失常。

(3) 急性容量负荷过重:如急性心肌梗死、感染性心内膜炎或外伤引起的乳头肌断裂或功能不全,腱索断裂、瓣膜穿孔等导致的急性瓣膜反流,输液过多过快等。

3. 发病机制　心脏收缩力突然严重减弱,心输出量急剧减少,或左室瓣膜性急性反流,左室舒张末压迅速升高,肺静脉回流不畅。由于肺静脉压快速升高,肺毛细血管压随之升高,使血管内液体渗入到肺间质和肺泡内形成急性肺水肿。

4. 临床表现　突发严重呼吸困难,呼吸频率常至每分钟 30～40 次,强迫坐位、发绀、面色灰白、大汗、烦躁及频繁咳嗽,咳粉红色泡沫状痰。极重患者可因脑缺氧而致神志模糊。起始可有一过性血压升高,病情如不缓解,血压将持续下降直至休克。两肺听诊可有满肺湿啰音和哮鸣音,心尖部第一心音减弱,频率快,同时可闻及舒张早期第三心音而构成奔马律,肺动脉瓣第二心音亢进。胸部 X 线片显示:间质水肿时,上肺静脉充盈、小叶间隔增厚、肺门血管影模糊;肺水肿时表现为蝶形肺门;严重肺水肿时,呈弥漫性大片阴影。重症患者采用漂浮导管行床边监测,肺毛细血管楔压(pulmonary capillary wedge pressure, PCWP)随病情的加重而增高,心脏指数(cardiac index, CI)则相反,脑钠肽(brain natriuretic peptide, BNP)水平急剧升高,可高达数千 pg/mL 以上。

(二) 专科护理要点

1. 快速评估与分诊　①出现突发性呼吸困难、水肿、乏力时,应迅速评估容量(血压、颈静脉充盈度)和灌注(脉压、啰音、皮温)状况,识别可疑急性心力衰竭患者;②对住院可疑急性心力衰竭患者,应协助医师收集脑钠肽、病史、心电图、胸片、心脏超声及血气分析等结果,推荐使用有效临床评估工具,以快速明确诊断,识别病因和诱因。

2. 最佳体位 ①出现突发性呼吸困难时,应协助患者采取被迫端坐卧位;②出现意识丧失、大动脉搏动不明显甚至消失时,应立刻给予患者复苏体位;③病情相对平稳时,推荐急性心力衰竭患者采取自感舒适的体位(如半卧位或平卧位)。

3. 氧气治疗 ①急性心力衰竭患者,不推荐给予四肢轮扎;②急性心力衰竭患者呼吸困难明显并伴有低氧血症时,推荐高流量给氧;③急性心力衰竭伴低氧血症患者,不推荐给予乙醇湿化吸氧,这可能导致支气管和肺泡壁损伤。

4. 无创正压通气治疗 无创通气能够促进气体交换,降低吸气氧耗,改善通气与血流比例。此外,无创正压通气还能增加胸膜内压,一定程度上减少静脉回流,从而降低心脏前负荷,并通过使胸腔内压增高来降低心脏后负荷。目前常用模式为持续气道正压(continuous positive airway pressure,CPAP)和双水平气道正压通气(bi-level positive airway pressure,BiPAP)。初始 CPAP 设置多在 0.5~0.8 kPa(5~8 cmH$_2$O),根据患者血气、血脉氧等临床综合情况,每 5~10 min 调整 1 次。对于 CPAP 超过 1.18 kPa(12 cmH$_2$O)时仍难以改善的患者,建议转为插管通气。如用 BiPAP 模式,则 IPAP 从 8~1.0 kPa(约 10 cmH$_2$O)开始,同样逐渐增加调整。

(1) 选择合适的连接器:教会患者配合佩戴面罩、学习应急解除面罩方法。鼻罩适用于清醒、配合的患者,可保留上呼吸道加温、加湿作用,保留开口,无效腔小,牙槽不能正常咬合患者不能佩戴,鼻道阻力>0.5 kPa[5 cmH$_2$O/(L·s)]不能使用;口鼻面罩可用于不清醒、不能配合的患者,面罩漏气少、反复张口,容易形成持续胀气,必要时需加胃管引流。

(2) 漏气:头带、头帽固定面罩需要仔细检查松紧度,以患者舒适、合作为目的,以漏气量 7~20 L/min 为合适(最好<15 L/min),避免片面追求零漏气。在无创通气治疗时,须有专人在床边看护,处理面罩漏气和进行血气分析检查,综合评估脉氧、循环功能等指标。治疗有效患者的临床症状往往在 30 min 左右开始逐渐缓解,2 h 左右症状改善趋于稳定。

(3) 效果评价:如不能达到临床治疗目标,应积极查找原因,不要延误插管时机。同时,在临床实践中应适时使用吗啡、咪达唑仑等药物,有利于减少机体氧耗量,促进缺氧症状的改善。

5. 用药管理 ①及时为患者建立有效静脉通路,推荐静脉给予利尿剂,建议采用负荷量推注和(或)持续静脉泵入;②静脉给予利尿剂期间,密切监测患者尿量,以评价利尿疗效(开始 2 h 尿量>每小时 100 mL);③静脉给予利尿剂期间,应常规监测症状、肾功能、电解质,警惕发生低血钾等不良反应;④改为口服利尿剂治疗后,仍需观察是否存在容量负荷过重,至少应监测 24 h;⑤收缩压>12.0 kPa(90 mmHg)的急性肺水肿患者,考虑静脉给予血管扩张药物(硝酸酯类或硝普钠等),以加速改善充血症状,建议采纳静脉泵入方式;⑥使用硝酸酯类和(或)硝普钠等血管扩张药期间,应密切监测患者血压变化,出现低血压或肾功能恶化时,应减少剂量或停药;⑦容量充足但血压仍低和(或)有低灌注症状/体征患者,可短期静脉给予正性肌力药或血管收缩剂(如多巴胺、多巴酚丁胺、左西孟旦及磷酸二酯酶抑制剂等)以缓解症状,一般从小剂量开始,逐渐增加剂量,建议采用静脉泵入方式;⑧使用正性肌力药或血管收缩剂期间,应持续监测患者血压、心率/心律；⑨急性心力衰竭患者，不常规给予阿片类药物（如吗啡），若使用阿片类药物，应监测呼吸困难及焦虑缓解状况，警惕呼吸抑制、意识改变的发生。

6. 病情观察　①推荐持续标准化无创监测心率/心律、呼吸、血压、血氧饱和度，密切监测心力衰竭相关症状及体征以评估容量负荷；每日监测出入量（尿量）、体脂量；密切监测电解质及肾功能等；及时评估营养、活动、皮肤、认知水平、家属及患者需求等；②应精准、规范记录患者病情变化、处理措施、临床疗效及需求，及时与医师沟通。

（郑吉莉）

三、急性冠脉综合征的护理

（一）概述

1. 概念　急性冠状动脉综合征（acute coronary syndrome，ACS）是以冠状动脉（以下简称冠脉）粥样硬化斑块破裂或侵袭，继发完全或不完全闭塞性血栓形成为病理学基础的一组临床综合征，是冠心病病程中的严重事件，容易导致大面积心肌坏死甚至猝死。由于不同类型的 ACS 的治疗策略存在一定差异，根据患者发病时的心电图 ST 段是否抬高，可将 ACS 分为急性 ST 段抬高性心肌梗死（ST-elevation myocardial infarction，STEMI）和非 ST 段抬高性急性冠状动脉综合征（non-ST-elevation acute coronary syndrome，NSTE‐ACS）。其中，根据心肌损伤血清生物标志物（肌酸激酶同工酶或心脏肌钙蛋白）测定结果，NSTE‐ACS 又包括非 ST 段抬高性心肌梗死（non-ST-elevation myocardial infarction，NSTEMI）和不稳定型心绞痛（unstable angina，UA）。

2. 病因

（1）血栓形成：斑块破裂形成非阻塞性血栓造成冠脉狭窄或血小板聚集和破裂碎片导致的微血管栓塞。

（2）动力性阻塞：由于血管平滑肌过度收缩和（或）内皮细胞功能紊乱引起的冠脉血管局部强烈痉挛。

（3）机械性梗阻：进行性机械梗阻，增大的斑块导致冠脉严重狭窄。

（4）炎症和感染：动脉炎症，可能与感染有关，炎性细胞浸润，斑块纤维帽变薄撕裂。

（5）心肌耗氧：继发性不稳定型心绞痛，外源性原因导致的心肌需氧量增加和供氧量下降。

3. 危险因素

（1）年龄、性别：本病临床上多见于 40 岁以上的中、老年人。近年来，临床发病年龄有年轻化趋势。与男性相比，女性发病率较低，但在更年期后发病率增加。

（2）血脂异常：脂质代谢异常是动脉粥样硬化最重要的危险因素。总胆固醇、甘油三酯、低密度脂蛋白或极低密度脂蛋白增高，相应的载脂蛋白 B 增高；高密度脂蛋白减低，载脂蛋白 A 降低都被认为是危险因素。在临床实践中，以总胆固醇及低密度脂蛋白增高最受关注。

（3）高血压：60%～70% 的冠状动脉粥样硬化患者有高血压，高血压患者患本病较血压正常者高 3～4 倍。

（4）吸烟：吸烟者与不吸烟者比较，本病的发病率和病死率增高 2～6 倍，且与每日吸烟的支数呈正比。被动吸烟也是危险因素。

（5）糖尿病：糖耐量异常患者较非糖尿病者发病率高出数倍，且病变进展迅速。

（6）其他危险因素：①肥胖；②从事体力活动少、脑力活动紧张，经常有工作紧迫感者；③常进较高热量、含较多动物性脂肪、胆固醇、糖和盐的食物者；④遗传因素，家族中有在年龄＜50 岁时患本病者，其近亲得病的机会增加 5 倍；⑤性情急躁、好胜心和竞争性强、不善于劳逸结合的 A 型性格者。

4. 临床表现

（1）典型表现：发作性胸骨后闷痛，紧缩压榨感或压迫感、烧灼感，可向左上臂、下颌、颈、背、肩部或左前臂尺侧放射，呈间断性或持续性，伴有出汗、恶心、呼吸困难、窒息感甚至晕厥，持续大于 10～20 min，含服硝酸甘油不能完全缓解时常提示急性心肌梗死。

（2）不典型表现：牙痛、咽痛、上腹隐痛、消化不良、胸部针刺样痛或仅有呼吸困难。这些常见于老年、女性、糖尿病、慢性肾功能不全或痴呆症患者。临床缺乏典型胸痛，特别当心电图正常或临界改变时，常易被忽略和延误治疗，应注意连续观察。大多数 ACS 患者无明显的体征。

（3）重症患者表现：重症患者可出现皮肤湿冷、面色苍白、烦躁不安、颈静脉怒张等休克症状，听诊可闻肺部啰音、心律不齐、心脏杂音、心音分裂、第三心音、心包摩擦音和奔马律。

5. 处理原则

（1）NSTE - ACS：此类患者病情发展难以预料，应使患者处于严密监护之下，疼痛发作频繁或者持续不缓解及高危患者应立即住院。①卧床休息，床边 24 h 心电监护，观测生命体征，给予吸氧，维持血氧饱和度＞95％。如有必要重复检查心肌坏死标记物。②烦躁、疼痛剧烈者应考虑镇静剂皮下注射，硝酸酯类药物静脉或微泵维持注射。此外，可选用钙通道阻滞剂等，其中变异性心绞痛以钙离子通道阻滞剂首选。③抗凝/栓治疗，及早使用抗血小板和抗凝治疗是 UA 治疗的关键措施。④UA 经治疗稳定后，继续加强抗凝和调脂治疗，尤其是他汀类药物的使用可促使斑块稳定。

（2）STEMI：此类保持卧床休息，常规心电监护，吸氧解除刺激因素，抗血小板凝集治疗。①解除疼痛，使用药物缓解持续疼痛，避免引发新的并发症。②尽早开通血管，挽救更多心肌。在起病 3～6 h（最多 12 h）内使闭塞血管再畅通，恢复心肌灌注以改善预后。③有条件具备适应证的应尽快实施直接经皮冠脉介入（percutaneous transluminal coronary intervention，PCI）治疗，可获得较好的效果。④无条件实施介入者，无禁忌证则应立即（接诊后 30 min 内）行溶栓治疗。发病 3 h 内心肌梗死溶栓治疗获益大。年龄＞75 岁者应慎重溶栓或减少剂量。⑤介入失败或有手术指征者，争取 6～8 h 内施行冠脉旁路移植术。⑥在治疗过程中，避免新发并发症，积极处理包括各种心律失常、休克和心力衰竭在内的严重并发症。

（二）专科护理要点

1. ACS 的识别与评估　护士应具备识别可疑 ACS 患者的能力，并尽早完成（一般在接触患者 10 min 内)12 或 18 导联心电图。无论是可疑或已经确诊的 ACS 患者,患者都应严格监测心率、心律、血压及氧饱和度,准备除颤仪和心电监护。对于血氧饱和度＞90％的患者,不需要常规吸氧。无急症手术计划的患者绝对卧床 48～72 h,1 周内以卧床休息为主,可在床上活动,做好生活护理。低盐低脂低胆固醇易消化饮食,忌烟酒浓茶。安排舒适体位,吸氧并遵医嘱给予扩血管和止痛药物,如硝酸甘油和吗啡。

2. 溶栓护理

(1) 溶栓前准备:协助医师做好溶栓前血常规、血型、血凝等检查。建立静脉通道,遵医嘱用药,注意观察不良反应:寒战、发热、皮疹、低血压、出血,如黏膜出血、血尿、便血、咯血、颅内出血等。

(2) 溶栓疗效观察:胸痛 2 h 内基本消失;心电图 ST 段 2 h 内回降＞50％;2 h 内出现再灌注性心律失常,如窦性心动过缓、加速性室性心律失常、房室传导阻滞等;心肌肌钙蛋白的峰值提前至发病后 12 h 内,血清肌酸磷酸激酶同工酶(CK－MB)峰值提前出现(14 h 以内)也可根据冠脉造影直接判断溶栓是否成功。

3. 经皮冠状动脉介入(percutaneous transluminal coronary intervention,PCI)治疗的护理

(1) 术前护理:急症手术患者完善术前准备,一般在静脉溶栓后 24 h 之内就需要进行 PCI 手术,即使溶栓成功,也会对患者进行冠脉造影检查。行 PCI 的患者常规不需要剔除毛发,当毛发遮挡手术视野时,建议使用剪刀剪短此处毛发。除非药品说明书上有特殊要求,不推荐对急症 PCI 患者进行碘对比剂过敏试验。

(2) 术后护理:术后鼓励患者多饮水,促进造影剂的排泄。注意观察穿刺部位有无出血、肿胀,术后常规给予低分子肝素等抗凝治疗,注意观察有无出血倾向。植入支架患者可遵医嘱应用抗生素预防感染,经股动脉穿刺者可即刻拔除鞘管,常规压迫穿刺点30 min 后,若穿刺点无活动性出血,可进行制动并加压包扎,穿刺侧肢体制动 24 h 后拆除弹力绷带自由活动。经桡动脉穿刺者术后使用动脉加压止血器,观察术侧肢体皮肤的颜色、温度、伤口敷料有无渗血及穿刺周围有无血肿,腕关节制动 12 h,按时(术后 2 h、4 h 及 6 h)给予气囊放气 2 mL,24 h 后如未出血,可去除压迫器,如果去除压迫器后发现水疱,应局部消毒后,用无菌注射器将液体抽出,不可弄破水疱表皮,以免增加感染概率。

知识链接

《急性冠脉综合征急诊快速诊治指南(2019)》

中国医师协会急诊医师分会、中国医疗保健国际交流促进会急诊急救分会组织相关专家发布《急性冠脉综合征急诊快速诊治指南(2019)》。指南内容涉及 ACS 的诊治流程、诊断及风险评估和治疗等内容。

(郑吉莉)

四、高血压危象的护理

(一) 概述

1. 概念　高血压危象(hypertensive crisis，HC)为临床急症，是指原发性或继发性高血压患者在某些诱因作用下，血压突然或显著升高，同时伴有进行性心、脑、肾等重要靶器官功能急性损害的一种严重危及生命的临床综合征。其病情凶险，如抢救措施不及时，常会导致死亡。近几年，随着新型降压药物的应用，很多高血压患者可以得到有效的治疗，HC 的发病率有所下降。但是，在农村基层，由于对高血压的知晓率、治疗率和控制率低，HC 仍不少见。因此，提高医护工作者对 HC 的认识和治疗水平十分必要，只有及时正确处理 HC，才能在短时间内使病情缓解，预防进行性或不可逆性靶器官损害，降低病死率。

2. 病因和发病机制　HC 的病因是指原发性或继发性高血压，在病程中由于各种因素如情绪失控、过度劳累、寒冷刺激、精神创伤、嗜铬细胞瘤阵发性高血压发作等的影响，全身小动脉发生强烈的痉挛，而使血压急剧上升，影响重要器官血压供应而产生的危急症状。当平均动脉压达到 20.0 kPa(150 mmHg)时，可引起脑血管的过度自动调节反应，发生弥散性小动脉痉挛、缺血，继而出现小动脉被动性扩张、渗出，发生高血压脑病的脑功能障碍，同时小动脉痉挛又使肾素-血管紧张素-醛固酮系统(renin-angiotensin-aldosterone system，RASS)激活，使血压更加升高，进一步加重血管壁的损伤和内脏器官缺血和缺氧。这种互为因果相互影响的后果，使高血压患者病程中不断受到刺激形成恶性循环。而血管壁、心脏、脑、肾也有 RASS 各种组成成分，这些病理改变累及心、脑、肾等靶器官就会出现相应的危象。

3. 分类　根据标准将 HC 分为高血压急症和亚急症。

(1) 高血压急症(hypertensive emergencies)：指原发性或继发性高血压患者，在某些诱因作用下，血压突然和显著升高(一般超过 180/120 mmHg)，同时伴有进行性心、脑、肾等重要靶器官功能不全的表现。高血压急症包括高血压脑病、颅内出血(脑出血和蛛网膜下腔出血)、脑梗死、急性左心心力衰竭、急性冠脉综合征、主动脉夹层动脉瘤、子痫等。应注意血压水平的高低与急性靶器官损害的程度并非成正比，如不能及时控制血压使其在短时间内缓解，将对脏器功能产生严重影响，甚至危及生命。

(2) 高血压亚急症(hypertensive urgencies)：指血压显著升高但不伴靶器官损害。患者可以有血压明显升高引起的症状，如头痛、胸闷、鼻出血和烦躁不安等。高血压亚急症与高血压急症的唯一区别标准是有无新近发生的、急性及进行性的严重靶器官损害。

4. 治疗　根据具体高血压急症的不同，最佳的治疗方法有所不同，包括药物选择和目标血压值选择。降压过快或过多往往是不明智的，因为已经适应于较高血压水平的血管床可发生缺血性损害。对于大多数高血压急症患者，在第 1 小时内应将平均动脉压逐渐降低 10%～20%，此后的 23 h 再进一步降低 5%～15%。这种方法通常在第 1 小时达到<180/120 mmHg 的目标血压，在接下来的 23 h 达到<160/110 mmHg 的目标血压(但在这段时间内很少达到<130/80 mmHg)。患者在 ICU 控制血压处于目标值一段适

当时间(一般是 8～24 h)后,通常可给予口服药物治疗并逐渐减少并停用初始静脉治疗。

(二)专科护理要点

1. 急救护理

(1)生命体征监测:应根据患者临床表现,迅速判断病情,密切监测生命体征,通知医师,配合及准备好各种抢救设备、药物及监测设施。

(2)意识瞳孔监测:患者出现意识不清时,加强安全措施,防止跌倒坠床。患者出现抽搐时,在患者口中放置牙垫,防止舌咬伤,并及时清除口鼻腔分泌物,保持呼吸道通畅。

(3)降压:①建立静脉通路,选择较粗直且易固定的静脉进行穿刺,并注意观察穿刺部位,避免药物外渗引起静脉炎甚至组织坏死;②遵医嘱使用作用迅速的静脉降压药物,密切监测血压变化及用药效果,严格控制剂量,使用微量泵及输液泵泵入药物,避免因剂量不准造成血压波动。

(4)体位:立即协助患者卧床休息,减少搬动,可给予平卧位,床头抬高 15°～30°,护理中动作应轻柔,进行检查和监护等活动时尽量减少患者的主动运动。

2. 用药护理

(1)硝普钠:硝普钠作为一种强效血管扩张药,具有作用时间短,血压下降快,易调节等优点。用药时应严密监测血压,根据血压随时调整药物剂量。该药对光敏感,应现配现用,注意避光。不良反应有恶心、呕吐。肾功能不全患者应避免长期使用,以免引起氰化物中毒。

(2)硝酸甘油:硝酸甘油可改善冠脉血流状况,其扩张容量血管作用较强,降压作用较硝普钠弱,常见不良反应包括头痛,呕吐,长期使用易产生耐药性。

(3)其他:如应用卡托普利可能出现干咳明显、味觉异常等。应用酚妥拉明时注意直立性低血压、面红、头痛及反射性心动过速等不良反应。

3. 相关并发症的护理

(1)急性主动脉夹层:如怀疑或合并主动脉夹层时要及时缓解胸痛,详细记录疼痛的特征、部位、形式、强度、性质及持续时间等。在保证脏器足够灌注的前提下,迅速将患者的血压降低并维持收缩压 100～120 mmHg,心率控制在≤60 次/分。

(2)急性脑卒中和高血压脑病:患者应绝对卧床,吸氧,保持呼吸道通畅,密切监测生命体征及神志、瞳孔变化,保持大便通畅,必要时适当应用缓泻剂,嘱患者排便时勿用力。对发生剧烈头痛、躁动的患者,应遵医嘱使用镇痛解痉药物,合并抽搐者需同时给予抗惊厥药物,颅内压明显升高者应立即降低颅内压,遵医嘱使用甘露醇等利尿剂,防止脑水肿。

(3)急性心力衰竭:患者常表现为急性肺水肿。为缓解症状和减少充血,遵医嘱予强心、利尿及扩张血管治疗;合并氮质血症者,应采取相应措施,必要时行血液透析治疗。

4. 心理护理　抢救治疗易引起患者焦虑、紧张心理,特别是老年患者易对治疗失去信心。治疗及护理过程中使用安慰鼓励性语言,耐心讲解检查和治疗的相关知识。详细介绍各项护理操作目的、程序,取得患者配合。

5. 健康教育　预防高血压,从根本上杜绝高血压危象的发生。①指导患者了解高血压的致病因素,加强预防,使之主动配合医护人员接受心理指导、训练及提高自我控制情绪的能力;②指导饮食:饮食均衡,平时尽量做到少盐、少油及低热量饮食,戒烟酒,多食新鲜蔬果;③指导用药:患者遵医嘱用药,并总结控制高血压的用药经验,不随意自行更改药物剂量;④定期随访复查血压、血脂、血糖等,长期高血压可引起肾功能减退,应定期进行尿常规及肾功能检查;⑤指导出院患者在外出时携带诊疗卡片,上面写明个人基本信息等并随身携带药物。

> **知识链接**
>
> **《成人高血压管理指南》**
>
> 2017 年 11 月 13 日,在美国心脏协会(American Heart Association, AHA)年会上,美国心脏病学会(American College of Cardiology,ACC)/AHA 发布了《成人高血压管理指南》。新版指南取消了原来"高血压前期"的血压分类,将血压分为正常血压、血压升高、1 级高血压及 2 级高血压 4 个等级。

(周子琳)

第二节　呼吸系统重症患者的护理

一、急性呼吸衰竭的护理

(一) 概述

1. 概念　急性呼吸衰竭(acute respiratory fail,ARF)是指由于多种突发致病因素使通气或换气功能迅速出现严重障碍,导致低氧血症伴(或不伴)高碳酸血症,在短时间内发展为呼吸衰竭。若在海平面、静息状态、呼吸空气条件下,动脉血氧分压(PaO_2)$<$60 mmHg,伴(或不伴)二氧化碳分压($PaCO_2$)$>$50 mmHg,即可诊断为呼吸衰竭。

2. 病因

(1)气道阻塞性病变:如慢性阻塞性肺疾病急性发作、重症哮喘等,引起肺通气不足,导致缺氧和二氧化碳潴留,发生急性呼吸衰竭。

(2)肺组织病变:如严重肺炎、肺气肿、肺水肿等,均可导致有效弥散面积减少、肺顺应性降低、通气/血流比例失调,造成缺氧或合并二氧化碳潴留。

(3)肺血管疾病:如肺栓塞可引起通气/血流比例失调,导致急性呼吸衰竭。

(4)胸廓与胸膜病变:如胸外伤造成的连枷胸、胸廓畸形、广泛胸膜增厚气胸等,短时间内造成通气减少和吸入气体分布不均,导致急性呼吸衰竭。

（5）心脏疾病：如缺血性心脏病、严重心瓣膜病等可导致通气和换气功能障碍，从而导致急性呼吸衰竭。

（6）神经肌肉病变：如脑血管疾病、脊髓颈段或高位胸段损伤、重症肌无力等均可累及呼吸肌，造成呼吸肌无力或麻痹，导致急性呼吸衰竭。

3. **临床表现** 除原发疾病的症状、体征外，主要为急性缺氧和二氧化碳潴留所致急性呼吸困难和多脏器功能障碍。

（1）呼吸困难：急性呼吸衰竭早期表现为呼吸频率增加，病情严重时出现呼吸困难，可出现三凹征。

（2）发绀：是缺氧的典型表现。当动脉血氧饱和度（SaO_2）低于90％时，出现口唇、指甲和舌发绀。另外，发绀的程度与还原型血红蛋白含量相关，因此红细胞增多者发绀明显，而贫血患者则不明显。

（3）精神-神经症状：急性呼衰可迅速出现精神紊乱、躁狂、昏迷及抽搐等症状。

（4）循环系统表现：多数患者出现心动过速，严重缺氧和酸中毒时，可引起周围循环衰竭、血压下降、心肌损害、心律失常甚至心搏骤停。二氧化碳潴留者出现体表静脉充盈、皮肤潮红、温暖多汗、血压升高。

（5）消化和泌尿系统表现：急性严重呼吸衰竭时可损害肝、肾功能，并发肺心病时出现尿量减少。部分患者可引起应激性溃疡而发生上消化道出血。

（二）专科护理要点

1. **体位** 急性呼吸衰竭的患者可取半卧位或坐位，以增加辅助呼吸肌的效能，促进肺复张。为减少体力消耗，降低氧耗量，患者需卧床休息，并尽量减少自理活动和不必要的操作。对于中重度急性呼吸窘迫综合征（ARDS）应早期应用俯卧位通气，如此能减少心脏、腹部对肺的压迫，促进重力依赖区肺复张及排除分泌物，从而达到改善通气的目的。俯卧位通气的翻身时间长度在国际上没有统一的标准，从4 h至48 h翻身1次均有报道，但以12～16 h翻身1次最为普遍。近年的Meta分析显示，合并采用肺部保护模式（小潮气量）进行通气，并同时采用俯卧位通气，如此能降低ARDS患者的病死率。

2. **气道护理**

（1）保持气道通畅：病情严重、意识不清的患者应立即开放气道，并进行吸痰，以清除口咽部分泌物，并能刺激咳嗽，有利于气道内的痰液咳出。如有气管插管或气管切开，则给予气管内吸痰，必要时也可用纤维支气管镜吸痰并冲洗。吸痰时应注意无菌操作。

（2）有效咳嗽、咳痰：①指导并协助患者进行有效的咳嗽、咳痰；②每1～2 h翻身1次，并给予叩背和物理治疗，促使痰液排出；③雾化吸入、气道湿化和稀释痰液，使痰液易于咳出或吸出。机械通气时需使用加温加湿器，维持吸入气体的温度32～36 ℃，相对湿度100％。注意观察痰的色、质、量、味及痰液的实验室检查结果，并及时做好记录。按医嘱及实验室检查要求正确留取痰液检查标本。

3. **给氧**

（1）给氧策略：Ⅰ型呼吸衰竭患者需吸入较高浓度（吸入氧浓度＞50％）氧气，使PaO_2迅速提高到60 mmHg或$SaO_2＞90％$。Ⅱ型呼吸衰竭的患者一般在$PaO_2＜$

60 mmHg 时才开始氧疗,应予低浓度(吸入氧浓度<35%)持续给氧,使 PaO_2 控制在 60 mmHg 或 SaO_2 在 90% 或略高,以防因缺氧完全纠正而使外周化学感受器失去低氧血症的刺激而导致呼吸抑制,反而会导致呼吸频率和幅度降低,加重缺氧和 CO_2 潴留。

(2) 给氧方法:常用的给氧法有鼻导管、鼻塞和面罩给氧。面罩包括普通面罩(simple face mask)、无重吸面罩(non-rebreather mask)、文丘里面罩(Venturi mask)、高流量氧疗系统(HFNC)及无创机械通气(NPPV)。无重吸面罩带有储氧袋,在面罩和储氧袋之间有一单向阀,允许患者呼气时将废气排入空气中,并在吸气时阻止空气进入面罩内。因此,这种面罩的吸入氧浓度最高,可达 90% 以上,常用于有严重低氧血症、呼吸状态极不稳定的 I 型呼衰患者。文丘里面罩能够提供准确的吸入氧浓度,对于慢性阻塞性肺疾病引起的急性呼吸衰竭尤其适用。HFNC 作为新型呼吸支持技术,在改善氧合和患者耐受性方面有明显优势,适用于轻中度低氧血症($100 \text{ mmHg} \leqslant PaO_2/FiO_2 < 300$ mmHg)、没有紧急气管插管指征、生命体征相对稳定的患者。对于轻度通气功能障碍($pH \geqslant 7.3$)的患者也可以谨慎应用。

(3) 效果观察:氧疗过程中,应注意观察氧疗效果,如吸氧后呼吸困难缓解、发绀减轻、心率减慢,表示氧疗有效;如果意识障碍加深或呼吸过度表浅、缓慢,可能为二氧化碳潴留加重。应根据动脉血气分析结果和患者的临床表现,及时调整吸氧流量或浓度,保证氧疗效果,防止氧中毒和二氧化碳麻醉。如通过普通面罩或无重复呼吸面罩进行高浓度氧疗后,不能有效地改善患者的低氧血症,应做好气管插管和机械通气的准备,配合医师进行气管插管。

4. 机械通气患者的护理

(1) 镇痛镇静护理:对于急性呼吸衰竭使用机械通气的患者,遵医嘱给予镇痛镇静治疗,这可使患者舒适安全地接受机械通气治疗,降低氧耗和应激,改善人-机协调性,提高治疗依从性。实施镇痛镇静后要密切监测镇痛镇静的效果,随时调整药物的走速。对于能自主表达的患者应用 NRS 评分,目标值<4 分;对于不能表达、运动功能良好、行为可以观察的患者应用 BPS 或 CPOT 评分,目标值 BPS<5 分和 CPOT<3 分。浅镇静时,目标值 RASS-2~0,SAS 3~4 分;较深镇静时,目标值 RASS-3~-4,SAS 2 分;深度镇静目标值 RASS-5,SAS 1 分,对于深度镇静患者宜实施每日镇静中断。

(2) 呼吸机参数及功能的监测:定时检查呼吸机各项通气参数是否与医嘱要求设定的参数值相一致、各项报警参数的设置是否恰当,报警器是否处于开启状态。报警时,及时分析报警的原因并进行及时有效的处理。如气道压力突然升高,常见于咳嗽、痰液过多或黏稠阻塞气道,或呼吸机管道扭曲、受压等;气道压力过低报警多与呼吸机管道衔接不紧、气囊漏气或充盈不足有关。

(3) 机械通气效果监测与观察:①监测血氧饱和度以了解机械通气的效果;②监测有无自主呼吸,自主呼吸与呼吸机是否同步,呼吸的频率、节律、深度及两侧呼吸运动的对称性,开始应每隔 30~60 min 听诊肺部,如一侧胸廓起伏减弱、呼吸音消失,可能为气管插管过深造成单侧肺(常为右侧)通气,也可能为并发气胸;③胸部 X 线检查:可及时发现肺不张、呼吸机相关性肺炎等机械通气引起的并发症,亦可了解气管插管的位置;④动脉血气分析:是监测机械通气治疗效果最重要的指标之一,有助于判断血液的氧合状态、指导呼吸机参数的合理调节和判断机体酸碱平衡情况,结合呼吸状态的监测可判断肺内气体交换的情况;⑤呼气末二氧化碳浓度:用于评价通气效果。呼出气二氧化碳浓度在呼气末最高,接近肺泡气水平。如呼气末二氧化碳浓度为 4.5%～5%,表示通气恰当;<4.5%为通气过度;>5%则表示通气不足。

(4) 肺复张(RM)护理:机械通气联合使用肺复张可进一步改善通气。肺复张即给急性呼吸衰竭患者一个瞬时的较高的跨肺压,促进萎陷的肺泡重新复张,从而引起肺部气体重新分布、改善气体交换。主要的肺复张方法:①PEEP 递增法。保持吸气驱动力(15 cmH_2O)或潮气量(4～8 mL/kg)不变,初始 PEEP 为 20～25 cmH_2O,逐渐增加 PEEP(每次 5 cmH_2O,维持 2 min),直至 40～45 cmH_2O,持续 2 min。②持续性肺膨胀法。模式 CPAP 35～50 cmH_2O,持续 20～40 s。肺复张过程中应密切观察是否发生气压伤、低氧、高碳酸血症、心律失常及血流动力学抑制等并发症。

(5) 皮肤、黏膜观察:观察气管插管或气管切开周围皮肤、黏膜的颜色、疼痛情况、皮肤刺激征象和局部引流情况,及时发现并处理口腔溃疡、继发性真菌感染或伤口感染。注意皮肤的颜色、弹性及温度,了解缺氧和二氧化碳潴留改善情况,如皮肤潮红、多汗、浅表静脉充盈,提示仍有二氧化碳潴留;观察有无皮下气肿,常与气胸、气管切开有关。

(6) 预防误吸:机械通气患者可因气囊漏气使气体反流入胃,或长时间卧床不动、使用镇静药或低钾血症等造成肠蠕动减慢,导致腹胀,应观察有无腹部胀气和肠鸣音减弱。腹胀严重需遵医嘱给予胃肠减压,同时要观察呕吐情况。对于误吸风险高的患者首选幽门后营养通路进行喂养,每班进行耐受性肠内营养评分,并根据患者肠内营养耐受情况,动态调整喂养方案。

(7) 容量管理:正确观察和记录 24 h 出入量,如尿量增多,水肿逐渐消退,说明经机械通气后低氧血症和高碳酸血症缓解,肾功能改善。若尿量减少或无尿,要考虑体液不足、低血压和肾功能不全等原因。

5. 体外膜肺氧合(ECMO)　适时采用 ECMO 治疗呼吸衰竭患者,可以提高患者生存率。ECMO 可以分 VV - ECMO 及 VA - ECMO。VV - ECMO 主要用于治疗肺部疾病患者,如 ARDS;VA - ECMO 用于治疗合并心脏疾病患者,如心肌炎(详见 ECMO 护理相关章节)。

6. 生活护理　急性呼吸衰竭的患者失去生活自理能力,需随时评估并帮助患者满足各项生理需要,如采用鼻饲供给足够的热量,不限水的患者需补充足够的水分,做好口腔护理、皮肤护理和排泄护理等。

7. 心理社会支持　急性呼吸衰竭患者常会产生无助感、焦虑、恐惧等心理状态。对意识清醒的患者,应主动关心患者,与其交流,帮助气管插管、气管切开和机械通气患者学会应用手势、卡片、写字等非言语沟通方式表达其需求,以缓解焦虑和无助感,促进康复。同时做好患者家属的心理支持。

《严重急性低氧性呼吸衰竭急诊治疗专家共识（2018）》

急性低氧性呼吸衰竭是急诊常见的一组危及生命的疾病，其治疗除了去除病因外，需要根据病情严重程度选择不同的氧疗方式。为指导急诊临床医护人员对严重急性低氧性呼吸衰竭患者进行规范化治疗，中华医学会急诊医学分会危重病学组牵头联合多学组讨论，形成《严重急性低氧性呼吸衰竭急诊治疗专家共识（2018）》。

（陈　芳）

二、重症哮喘的护理

（一）概述

1. 概念　支气管哮喘（bronchial asthma，BA）是由多种细胞（如嗜酸性粒细胞、肥大细胞、T淋巴细胞、中性粒细胞、气道上皮细胞等）和细胞组分参与的气道慢性炎症性疾病。重症哮喘（severe asthma，SA）是指在过去的一年中，需要使用《全球哮喘防治倡议》（global initiative for asthma，GINA）建议的第4级或第5级哮喘药物（大剂量吸入性糖皮质激素联合一种控制药物，或全身激素治疗≥50％的时间），才能够维持控制，或即使在上述治疗下仍表现为"未控制"的哮喘。

2. 病因

（1）遗传因素：重症哮喘是一种复杂的具有多基因遗传倾向的疾病，其发病具有家族集聚现象，亲缘关系越近，患病率越高。目前，采用全基因组关联研究（genome-wide association studies，GWAS）鉴定了多个哮喘易感基因位点。具有易感基因的人群发病与否受环境因素的影响较大，深入研究基因-环境相互作用将有助于揭示重症哮喘发病的遗传机制。

（2）环境因素：①变应性因素，如室内变应原（尘螨、家养宠物、蟑螂）、室外变应原（花粉、草粉）、职业变应原（油漆、饲料、活性染料）、食物（鱼、虾、蛋类、牛奶）、药物（阿司匹林、抗生素）；②非变应性因素，如大气污染、吸烟、运动及肥胖等。

3. 危险因素

（1）年龄：年龄增长是重症哮喘的重要危险因素，这可能与肺部随时间延长而发生的结构变化有关。

（2）肥胖：与哮喘严重程度显著相关，有许多将肥胖与哮喘严重程度的增加联系起来的假设，包括遗传因素、伴随的并发症或脂肪组织分泌的炎症介质等。瑞典北部阻塞性肺部疾病中心的一项研究表明，肥胖是变应性哮喘和非变应性哮喘的危险因素。

（3）吸烟：研究发现吸烟与哮喘严重程度相关，吸烟会改变哮喘的表型，降低患者对吸入型糖皮质激素的治疗反应。

（4）其他危险因素：如上呼吸道感染、鼻炎-鼻窦炎（鼻息肉）、社会和心理因素、声带功能障碍、睡眠呼吸暂停综合征、内分泌紊乱和胃食管反流等。

4. **临床表现**

（1）症状：典型表现为发作性伴有哮鸣音的呼气性呼吸困难。症状可在数分钟内发作，持续数小时至数日。夜间及凌晨发作和加重是哮喘的重要临床特征。

（2）体征：发作时典型的体征为双肺可闻及广泛的哮鸣音，呼气音延长。但非常严重哮喘发作时，哮鸣音反而减弱，甚至完全消失，表现为"沉默肺"，是病情危重的表现。

（3）并发症：严重发作时可并发气胸、纵隔气肿、肺不张，长期反复发作或感染可并发慢阻肺、支气管扩张和肺源性心脏病。

5. **处理原则**

（1）药物治疗：对于重症哮喘患者，最基本也是最重要的药物为糖皮质激素。对于吸入激素，除加大吸入剂量，还可选择吸入超微颗粒的方法；对于口服激素，已经使用大剂量糖皮质激素维持治疗但哮喘症状仍未控制的重度哮喘患者，常需加用口服激素作为维持治疗，同时应密切监测长期使用全身性激素所导致的不良反应；关于肌肉注射长效激素，有文献报道显示，肌肉注射长效激素曲安西龙 3 mL 可用于激素不敏感的重度哮喘患者的治疗，但应避免滥用。对于 β_2 受体激动剂，建议必要时可以联用长效 β_2 受体激动剂、长效胆碱能受体拮抗剂、吸入性糖皮质激素（ICS）治疗重症哮喘。其他常用药物还有茶碱和白三烯调节剂。对于免疫抑制剂和大环内酯类药物，虽然已有一些循证依据，但鉴于尚缺乏高级别循证医学研究证据，其药物的疗效和安全性尚不明确，故不推荐常规使用。

（2）非药物治疗：包括教育和管理、环境控制和心理治疗。在教育和管理方面明确以提高依从性、掌握正确的吸入装置使用方法及提高自我管理水平为目的，特别是开发具有漏吸提醒功能的吸入装置，推广应用交互式语音应答系统和移动互联网医疗平台，用"互联网＋"的形式来提高依从性。自我管理则强调通过监测工具，有哮喘控制测试、简易峰流速仪和哮喘日记配合。环境控制方面建议：有效避免过敏原，并进行详细和实用的具体列举，同时包括减少或避免空气中有害刺激因子和戒烟。此外，还强调心理治疗涉及心理疏导，以及相应的抗焦虑药物或抗抑郁药物使用，从而贯彻了 WHO 倡导的生理-心理-社会医学新模式，帮助重症哮喘患者达到全面的健康状态。

（3）机械通气治疗：重症哮喘病情严重，并发呼吸衰竭，需要及时进行无创和有创机械通气治疗，详见急性呼吸衰竭章节。

（二）专科护理要点

1. **护理评估** 评估患者症状、与哮喘有关的病因和诱因（如有无接触变应原、有无服用阿司匹林、抗生素等药物史、有无哮喘家族史等）、评估患者心理-社会状况及其对疾病知识的了解程度等。

2. **病情观察** ①严密监测患者的生命体征和精神状态，有无嗜睡、意识模糊等意识状态改变；②观察呼吸频率和脉率的情况，观察胸部有无过度充气，观察有无辅助呼吸肌参与呼吸和三凹征出现；听诊肺部有无哮鸣音、呼气音延长，有无胸腹反常运动，注意非常严重的哮喘发作时,可无哮鸣音;③监测动脉血气分析,有无 PaO_2 降低,$PaCO_2$ 是否增高,有无呼吸性酸中毒或呼吸性碱中毒;④监测肺功能,有无第 1 秒用力呼气量占所有呼气量的比例(FEV_1/FVC)、$FEV_1\%$ 预计值、呼气流量峰值(peak expiratory flow,PEF)等下降,有无残气量和肺总量增加,有无残气/肺总量比值增高;⑤观察胸部 X 线或 CT 检查,有无肺透亮度增加,注意观察有无气胸、纵隔气肿、肺不张等并发症的征象。

3. **用药护理**　观察药物疗效和不良反应,指导患者正确使用定量雾化吸入器和干粉吸入剂。

(1) 糖皮质激素:指导患者吸药后及时用清水含漱口咽部,口服用药宜在饭后服用,以减少对胃肠道黏膜的刺激。气雾吸入糖皮质激素可减少其口服量,当用吸入剂替代口服剂时,通常需同时使用 2 周后再逐步减少口服量,指导患者不得自行减量或停药。

(2) β_2 受体激动药:①指导患者按医嘱用药,不宜长期、规律、单一、大量使用,因为长期应用可引起 β_2 受体功能下降和气道反应性增高,出现耐药性;②指导患者正确使用雾化吸入器,以保证药物的疗效;③用药过程观察有无心悸、骨骼肌震颤及低血钾等不良反应。

(3) 茶碱类药物:不良反应有恶心、呕吐、心律失常、血压下降及多尿等,偶有呼吸中枢兴奋,严重者可致抽搐甚至死亡。合用西咪替丁、喹诺酮类、大环内酯类药物可影响茶碱代谢而使其排泄减慢,应减少用药量。茶碱缓(控)释片有控释材料,不能嚼服,必须整片吞服。

(4) 其他:抗胆碱药吸入后,少数患者可有口苦或口干感。酮替芬有镇静、头晕、口干、嗜睡等不良反应,对高空作业人员、驾驶员、操纵精密仪器者应予以强调。白三烯调节剂的主要不良反应是轻微的胃肠道症状,少数有皮疹、血管性水肿及转氨酶升高,停药后可恢复正常。

4. **氧疗**　重症哮喘患者常伴有不同程度的低氧血症,应遵医嘱给予鼻导管或面罩吸氧,吸氧流量为每分钟 1~3 L,吸入氧浓度一般不超过 40%。为避免气道干燥和寒冷气流的刺激而导致气道痉挛,吸入的氧气应尽量温暖湿润。在给氧过程中,监测动脉血气分析。如哮喘严重发作,经一般药物治疗无效,或患者出现神志改变,$PaO_2 <$ 60 mmHg,$PaCO_2 > 50$ mmHg 时,应进行机械通气。

5. **呼吸道护理**　①促进排痰:痰液黏稠者可定时给予氧气雾化吸入。指导患者进行有效咳嗽,协助叩背,以促进痰液排出。无效者可用负压吸引器吸痰;②补充水分:哮喘急性发作时,患者呼吸增快、出汗,常伴脱水、痰液黏稠,形成痰栓,阻塞小支气管,加重呼吸困难。重症哮喘患者应建立静脉通道,遵医嘱及时、充分补液,纠正水、电解质和酸碱平衡紊乱。

6. **心理指导**　精神心理因素在哮喘的发生发展过程中起重要作用,培养良好的情绪和战胜疾病的信心是哮喘治疗和护理的重要内容。哮喘患者的心理反应可有抑郁、焦虑、恐惧及性格改变等,给予心理疏导,使患者保持规律生活和乐观情绪,最大限度保持劳动能力,可有效减轻患者的不良心理反应。此外,患者常有社会适应能力下降、自信心下降、交际减少等表现,应指导患者充分利用社会支持系统,动员患者家属及朋友参与对哮喘患者的管理,为其身心康复提供各方面的支持。

(陈　芳)

三、慢性阻塞性肺疾病急性加重期的护理

(一)概述

1. 概念　慢性阻塞性肺疾病急性加重(acute exacerbation of chronic obstructive pulmonary disease,AECOPD)定义为呼吸症状急性恶化,导致需要额外的治疗。是慢性阻塞性肺疾病(chronic obstructive pulmonary disease,COPD,简称"慢阻肺")病程中的急性阶段,也是慢阻肺患者死亡的重要因素。

2. 病因　上呼吸道病毒感染和气管-支气管感染,气道内细菌负荷增加或气道内出现新菌株。感染引起的特异性免疫反应及中性粒细胞、CD8T淋巴细胞为主的炎症,AECOPD发病与气道炎症加重有关。细菌、病毒感染、空气污染和气温异常等环境因素均可诱发急性加重,肺部病毒和细菌的感染和定植常伴随慢阻肺气道炎症的加剧。目前,分离出的最常见的病毒是鼻病毒(普通感冒的病因)。

3. 临床症状　慢阻肺患者呼吸系统症状可出现急性加重,典型表现为呼吸困难加重、咳嗽加剧、痰量增多和(或)痰液呈脓性,伴咳嗽和喘息加重。此外,可出现心动过速、呼吸急促、全身不适、失眠、嗜睡、疲乏、抑郁和精神紊乱等非特异性症状。当患者出现运动耐力下降、发热和(或)胸部影像学异常时可能为慢阻肺症状加重的临床表现。痰量增加及出现脓性痰常提示细菌感染。慢阻肺急性加重的症状通常持续7～10 d,但是有些可能持续更久。

4. 药物治疗　AECOPD常用的药物有3类:支气管扩张剂、激素和抗生素。目前,不推荐应用抗病毒药物治疗AECOPD。AECOPD是可预防的,减少急性加重及住院次数的措施:戒烟、接种流感和肺炎疫苗、应用(一种或两种)吸入长效支气管扩张剂或联合应用吸入糖皮质激素、应用磷酸二酯酶-4抑制剂等。

(二)专科护理要点

1. 保持呼吸道通畅

(1)有效咳嗽咳痰:指导患者深呼吸和腹式呼吸,有效咳嗽咳痰,痰液难以咳出时予以拍背排痰,必要时予以负压吸痰。

(2)氧疗:AECOPD患者的氧疗途径包括鼻导管吸氧、储氧面罩吸氧、文丘里面罩吸氧等。吸氧后30 min需复测动脉血气,观察PaO_2、$PaCO_2$及有无呼吸性酸碱失调,调节氧流量以改善患者低氧血症、保证氧饱和度在88%～92%为目标。

(3)雾化吸入:指导患者正确使用雾化吸入药物,常用的雾化吸入药物主要有吸入糖皮质激素、短效β_2受体激动剂、短效胆碱M受体拮抗剂和黏液溶解剂等。吸入雾化液最好在6～8 L/min氧流量的条件下给予雾化吸入。发生AECOPD时,通常首选短效β_2受体激动剂和短效抗胆碱能药物联合吸入,能够更好地改善临床症状及肺功能。

2. 无创正压通气 当慢阻肺患者出现急性呼吸衰竭时,如无绝对禁忌,无创机械通气应为首选通气模式,可以改善通气(改善呼吸性酸中毒,提高 pH 值,降低 $PaCO_2$、呼吸频率,减轻气促,改善患者临床症状)、减少呼吸肌做功和气管插管的需求、缩短住院时间、改善生存率。向患者讲解无创正压通气的目的、方法和注意事项。

(1)无创呼吸机与患者的连接:选择符合患者鼻子大小的鼻罩和口鼻面罩,固定带选择适宜的松紧度,尽量减少漏气及避免面部皮肤破溃。保证连接的舒适性、密封性和稳定性。

(2)通气模式的选择与参数调节:常用 NIV 通气模式包括持续气道正压(CPAP)、压力/容量控制通气(PCV/VCV)、比例辅助通气(PAV)、压力支持通气+呼气末正压(PSV+PEEP,通常所称双水平正压通气即主要为此种通气模式),其中以双水平正压通气模式最为常用。参数调节采取适应性调节方式:呼气相压力(EPAP)从 $0.2\sim0.4$ kPa($2\sim4$ cmH_2O)开始,逐渐上调压力水平,以尽量保证患者每一次吸气动作都能触发呼吸机送气;吸气相压力(IPAP)从 $0.4\sim0.8$ kPa($4\sim8$ cmH_2O)开始,待患者耐受后再逐渐上调,直至达到满意的通气水平,或患者可能耐受的最高通气支持水平(但一般不超 $25\sim30$ cmH_2O)。

(3)病情观察:监测患者的神志和生命体征变化,配合情况和通气效果,排痰情况和不良反应。

3. 有创辅助呼吸 若患者气道分泌物黏稠不易排出、出现通气障碍及重度酸碱失衡等情况,则仍需进行气管插管有创机械通气。①严密监测患者生命体征,呼吸频率和节律、外周血氧饱和度和心率,呼吸是否费力;②严密监测呼吸机参数,潮气量(VT),呼吸频率(f),分钟通气量(MV),气道峰压(PIP),吸氧浓度等,观察患者的自主呼吸情况;③痰液的引流,定时予以负压吸痰,鼓励患者咳嗽咳痰。

4. 并发症的处理

(1)心力衰竭和心律紊乱:AECOPD 并发右心衰竭时,有效地控制呼吸道感染,应用支气管扩张剂,改善缺氧和高碳酸血症,再配合适当应用利尿剂,即可控制右心衰竭,通常无须使用强心剂。但对某些 AECOPD 患者,在呼吸道感染基本控制后,单用利尿剂不能满意地控制心力衰竭时或患者合并左心室功能不全时,可考虑应用强心剂治疗。

(2)肺栓塞:AECOPD 患者并发肺栓塞时诊断困难,因为肺栓塞的症状和体征均是非特异性的,呼吸困难和低氧血症又常可由 AECOPD 所引起。低血压和(或)高流量吸氧后 PaO_2 不能升至 60 mmHg 以上常提示肺栓塞可能。治疗参见《肺血栓栓塞症诊断与治疗指南》和《急性肺血栓栓塞症诊断治疗中国专家共识》。

(3)肺动脉高压和右心功能不全:AECOPD 相关肺动脉高压目前暂无特异性治疗方法,目前不推荐 AECOPD 患者使用血管扩张剂靶向治疗,因为这类药物会抑制低氧引起的肺血管收缩,从而损害气体交换,使通气/灌注比例失调恶化,进一步加重低氧血症,使患者临床症状加剧。

知识链接

《慢性阻塞性肺疾病诊断、治疗和预防的全球创议》

1998 年,《慢性阻塞性肺疾病(慢阻肺)全球创议》(Global Initiative For Chronic Obstructive Lung Disease, GOLD)启动,目标是根据已发表的最佳研究结果制订慢阻肺的管理推荐。GOLD 2019 是 GOLD 2017 的第 2 次修改,于 2018 年 11 月 7 日发布,从"起始治疗"和"随访治疗"两个角度建立管理循环,对稳定期慢阻肺患者的药物治疗路径进行了更为详尽和明确的推荐,并纳入了血嗜酸性粒细胞(eosinophil, EOS)作为指导吸入糖皮质激素(inhaled corticosteroid, ICS)临床应用的生物学标志物。

(陈丽花)

四、肺动脉栓塞的护理

(一) 概念

1. 概念 肺动脉栓塞是内源性或外源性栓子堵塞肺动脉或分支,引起肺循环障碍的临床和病理生理综合征,可发生肺出血或坏死者称肺梗死(pulmonary infarction)。起源于肺动脉原位者称肺动脉血栓形成(pulmonary thrombosis),堵塞两个肺叶动脉以上或伴有血压下降者称大块肺栓塞(massive pulmonary embolism)。肺栓塞与肺梗死或肺栓塞与肺血栓形成有时难以区别。该病是直接威胁患者生命的内科危重症之一。临床上,未进行治疗的肺栓塞患者病死率 25%～30%,而及时接受现代治疗的患者病死率可降至 2%～8%。有尸体解剖资料显示,肺栓塞的临床漏诊率高达 67%,假阳性率为 63%,诊断正确率仅 9%。我国尚缺乏全国性的肺栓塞发病率、病死率的流行病学资料。

2. 病因 肺栓塞发生的危险因素主要有两个方面:

(1) 原发性病因:种族差异,在西方以 Ⅴ 因子 Leiden 变异引起的活化蛋白质 C 抵抗、凝血酶原 *20210A* 基因变异等为主,而在东方则以抗凝蛋白缺陷为主,其中尤以蛋白质 S 缺乏为最高。

(2) 继发性病因:主要来自骨折和外科手术后下肢静脉血栓形成、长时间制动、凝血异常和一些全身性疾病等。在肺栓塞的病因和诱发因素中,下肢和盆腔深静脉血栓形成是目前公认的首位原因。临床上,80%以上肺栓塞属于血栓栓塞,其中下肢和盆腔深静脉的血栓占 95%以上。

3. 危险因素

(1) 静脉血栓形成:静脉血栓形成的危险因素在很大程度上也是肺栓塞的危险因素。术后卧床制动、休克或组织灌注不良等,都是引起静脉血栓的诱因。血栓形成早期比较松脆,易在数日内发生脱落,但是引起静脉血栓断裂脱落的确切原因不清。某些机械因素如肢体活动、外力挤压,加上纤溶系统的作用,以及溶栓治疗,皆有可能导致其脱落。

(2) 心肺疾病:慢性心肺疾病是肺血栓栓塞的主要危险因素。25%～50%的肺栓塞患者同时有心肺疾病,并发于心血管疾病者占12%,特别是心房颤动伴心力衰竭患者尤易发生。

(3) 肿瘤:恶性肿瘤患者患肺栓塞的危险性增加。一方面,来源于肿瘤的栓子可直接导致肺栓塞;另一方面,恶性肿瘤患者循环中存在组织凝血活酶,而且肿瘤细胞可能产生激活凝血系统的物质,如组蛋白、组蛋白酶、蛋白酶及黏蛋白等,可促发血液凝固机制。

(4) 妊娠和产后:妊娠期肺栓塞的发生率约为相应年龄非妊娠期的7倍。妊娠时多种凝血因子和血小板数增加,而纤溶活性和蛋白溶酶减少,生理性凝血抑制剂如AT-Ⅲ减少,使血液处于血栓前状态。妊娠子宫压迫下腔静脉和双侧髂静脉,导致下肢血流缓慢,下肢深静脉血栓形成可能增加。此外,分娩时还存在羊水栓塞的危险。

(5) 其他:肥胖、高龄及长期口服避孕药等,都是肺栓塞的危险因素。此外,血液病、代谢病、免疫性疾病及肾病综合征等疾病,均易伴发血栓栓塞性疾病。

4. 临床表现　肺栓塞的临床表现多种多样,且无明显特异性,实际是一较广的临床谱。临床所见主要决定于血管堵塞的多少、发生速度和心肺的基础状态,轻者仅累及2～3个肺段,可无任何症状;重者累及15或16个肺段,可发生休克或猝死。一般有4个临床综合征。

(1) 急性肺心病:突然呼吸困难、濒死感、发绀、右心衰竭、低血压、肢端湿冷,见于突然栓塞两个肺叶以上的患者。

(2) 肺梗死:突然呼吸困难、胸痛、咳血及胸膜摩擦音或胸腔积液。

(3) 呼吸困难:不能解释的呼吸困难,栓塞面积相对较小,是提示无效腔增加的唯一症状。

(4) 右心衰竭:慢性反复性肺血栓栓塞,起病缓慢,发现较晚,主要表现为重症肺动脉高压和右心功能不全,是临床进行性发展的一个类型。

(5) 其他:另外,也有少见的矛盾性栓塞和非血栓性肺栓塞。前者多是与肺栓塞同时存在的脑卒中,由肺动脉高压卵圆孔开放、静脉栓子进入体循环系统引起;后者可能是由长骨骨折引起的脂肪栓塞综合征,或者与中心静脉导管有关的空气栓塞。临床上最常见的表现是呼吸困难、胸痛和下肢肿胀疼痛。

5. 处理原则

(1) 一般措施与呼吸循环支持:对高度怀疑或确诊的患者,应该置入ICU,进行严密的监护。监测呼吸、心率、血压、静脉压、心电图及血气变化。为了防止栓子再次脱落,患者要绝对卧床,保持排便通畅,避免用力。同时给予镇静、止咳及镇痛处理。良好、有效的呼吸循环支持是保证抢救成功和有效治疗的关键。这其中包括吸氧、机械通气,降低肺动脉压,纠正右心衰竭。

(2) 抗凝治疗:抗凝是肺栓塞的基础治疗,抗凝可以有效降低肺栓塞患者的病死率,不仅是肺栓塞确诊患者的首要治疗方法,也是肺栓塞高风险患者(Wells 评分＞1 分或改良 Geneva 评分＞5 分)在进一步检查或等待检查结果期间的预防性措施。

（3）溶栓治疗:在保证生命体征平稳的同时,积极的溶栓治疗可以迅速溶解部分或全部血栓,恢复组织再灌注,减小肺动脉阻力,降低肺动脉压,改善右心室功能,减少严重肺动脉栓塞患者的病死率和复发率。溶栓治疗的时间窗为 14 d 之内。

（4）肺动脉血栓消融和其他经皮导管介入治疗:通过介入的方法,将无创性导管置入至肺动脉栓塞部位,无创导管远端为圆形,内置叶片,该叶片在外界动力系统作用下,产生 10 万～15 万 r/s。在导管前端产生反复循环的负压涡流,快速持续地将血栓浸软浴解成直径＜15 μm 的微粒,从而达到治疗效果。该种方法对不能进行溶栓的患者非常有效。目前,也有猪尾巴导管或其他球囊导管置入血栓内碎栓、局部溶栓,以及机械性血栓抽吸、导管血栓抽吸或血栓旋切等技术,主要应用于需要溶栓治疗但有出血风险、溶栓禁忌证的 PE 患者。

（5）手术:在体外循环下行肺动脉切开取栓。此种方法临床应用较少。手术适应证:诊断明确有危及生命者,血流动力学不稳定如右心衰竭、休克等;大面积 PE 者,肺动脉主干或主要分支全部堵塞;有溶栓禁忌证或溶栓及其他治疗方法疗效不满意者;右心房,左心房或心室内有大量血栓,或血栓有脱落危险者。手术死亡率差异较大,在 11％～55％。手术存活者中,大约 80％保持正常的肺动脉压和活动耐量。

（二）专科护理要点

1. 术前护理

（1）心理护理:给予患者精神安慰及心理支持,增加患者的安全感和战胜疾病的信心。

（2）急救护理:一旦发现患者出现胸痛、呼吸困难或呼吸加快、咳血、血压下降、晕厥等症状时,立即通知医师,绝对卧床休息并制动,避免剧烈地搬动和翻身,防止栓子脱落。若患者发生呼吸、心搏骤停,立即进行心肺复苏。持续心电监护,给予高流量吸氧,监测血氧饱和度变化,观察尿量变化,迅速建立静脉通路,适当控制补液速度,警惕急性肺水肿。备齐各类抢救物品,床边常规备吸痰盘。

（3）休息与活动:指导患者绝对卧床休息,床上大小便,抬高患肢,禁止按摩、热敷患肢。

（4）药物护理:使用抗凝、溶栓药物治疗期间注意观察有无出血倾向。

2. 术后护理

（1）卧位:绝对卧床休息,平卧 24 h,术后穿刺点沙袋压迫 6 h,穿刺肢体制动,采取轴式翻身。

（2）饮食护理:进食易消化、刺激小、富含维生素的食物,多饮水,保持排便通畅。

（3）病情观察:加强生命体征监护,特别是氧饱和度指标,观察穿刺部位有无出血和血肿,观察足背动脉搏动情况。观察患者有无胸痛、胸闷及呼吸的改变,防止血胸、气胸的形成。

（4）出血倾向观察:静脉穿刺点压迫止血 3～5 min,遵医嘱监测凝血功能,发现大小便颜色异常、皮肤出现瘀斑、牙龈出血、鼻出血等情况时,应及时通知医师,对症处理。

3. 并发症护理

（1）出血：发病病因为术中或术后使用抗凝剂，导致机体处于低凝状态容易引起出血、术后出血多以伤口渗血为主。临床表现为伤口渗血或皮下淤血。处理措施为立即报告医师，少量伤口渗血时，在排除抗凝剂过量作用后，可给予伤口加压包扎。大量出血时，应立即给予手术止血。出血控制后，可继续使用抗凝治疗。

（2）血栓复发：发病病因为血液处于高凝状态的患者，术后使用抗凝药物剂量不足。临床主要表现为下肢再次出现肿胀、疼痛。处理措施为加强抗凝措施，抗凝治疗应不少于 6 个月，做好患肢护理，即弹性绷带包扎或穿弹力袜，使用 3 个月以上。加强功能锻炼，指导患者行足背配伸屈运动。

4. 健康教育　①饮食指导：控制体重，多饮水，保持大便通畅；②行为指导：适当活动，可以散步、慢跑、游泳，骑自行车等，但应避免久坐久站和跷"二郎腿"。避免穿着紧身的衣服；③用药指导：有深静脉血栓既往史者，应长期在医师指导下坚持抗凝药物治疗。在应用抗凝药物期间，指导患者自我观察有无出血倾向，定期监测凝血指标；④复查指导：出院后半个月至 1 个月到医院复查。若发现有胸痛、胸闷、呼吸困难、咳血等症状时，及时就诊。

知识链接

《2019 欧洲心脏病学会急性 PE 诊断和管理指南》

急性肺栓塞（pulmonary embolism，PE）是全球第三大常见的心血管病死因，随着近年来 PE 领域积累的大量新的循证医学证据，2019 年，欧洲心脏病学会（European Society of Cardiology，ESC）携手欧洲呼吸学会（European Respiratory Society，ERS）共同制定《2019 欧洲心脏病学会急性 PE 诊断和管理指南》，从诊断、风险评估、急性期治疗等方面提出了推荐意见。

（郝桂华）

第三节　消化系统重症患者的护理

一、胃肠功能损伤的护理

（一）概述

1. 概念　2012 年欧洲重症医学会（European Society of Intensive Care Medicine，ESICM）腹部疾病工作组（Working Group on Abdominal Problems，WGAP）指出，胃肠道功能障碍是描述发生在 ICU 之外的大部分胃肠道症状和诊断，对于重症患者，建议用

"急性胃肠损伤"(acute gastrointestinal injury，AGI)。急性胃肠损伤是指由于重症患者急性疾病本身导致的胃肠道功能障碍。本病不是独立的疾病，而是多器官功能障碍(multiple organ dysfunction syndrome，MODS)的一部分，包括急性胃黏膜病变(应激性溃疡)、麻痹性肠梗阻、腹腔内高压(intraabdominal hypertension，IAH)及腹腔间隔室综合征(abdominal compartment syndrome，ACS)等。

2. 分级　ESICM 提出了急性胃肠损伤(AGI)分级诊断标准(其主要是基于消化吸收功能受损程度而建立的)。该诊断标准共分为 4 级：Ⅰ级是指新出现胃肠道症状(如呕吐、胃潴留、腹泻、胃肠道出血、下消化道瘫痪或肠鸣音异常)，并且这些症状与已知原因有关，被认为是暂时性的(出现胃肠道功能障碍或衰竭的风险)；如果这些症状没有得到持续改善，而且需要给予干预治疗，则为Ⅱ级(胃肠障碍)；Ⅲ级(胃肠衰竭)是指胃肠道症状持续加重，并无法喂养；Ⅳ级(胃肠道衰竭，且影响远端器官功能)是指存在直接危及生命的急性胃肠道问题。详见 2012 版 AGI 分级标准表(表 3-1)。

表 3-1　2012 版 AGI 分级标准

分级	标　　准
Ⅰ级(风险)	胃肠功能部分损害，主要特点为出现病因明确的暂时性胃肠道症状，具有自限性；包括胃肠道术前后几日的恶心、呕吐，休克早期的肠蠕动障碍
Ⅱ级(胃肠障碍)	胃肠道无法完成消化吸收功能，不能完全满足机体营养及液体需求，但没有影响全身状态；主要特点为胃肠道症状持续加重，需要干预治疗；包括高度胃潴留或反流、下消化道麻痹、腹泻、腹腔高压 1 级(腹内压 12~15 mmHg)、消化道出血、喂养不耐受等
Ⅲ级(胃肠衰竭)	胃肠功能丧失：胃肠功能经干预治疗无法恢复，存在治疗无效的喂养不耐受，并影响全身状态；包括高度胃潴留、持续胃肠麻痹、肠道扩张、腹腔高压 2 级(腹内压 15~20 mmHg)
Ⅳ级(胃肠衰竭伴远隔器官损害)	胃肠衰竭导致休克或 MODS 威胁生命：肠道缺血坏死、胃肠出血引起失血性休克、Ogilvie 综合征、腹腔间隔室综合征

3. 病因

(1) 胃肠动力障碍

1) 肌源性因素：各种病因引起胃肠壁平滑肌及其周围细胞的结构和功能异常均可导致胃肠动力障碍。主要是胃肠道动力减弱，表现为胃肠道内容物排空障碍。

2) 神经源性因素：当外来神经(交感神经、副交感神经)和内在神经系统(肠神经系统)发生病变与功能紊乱时，均可导致胃肠运动异常。

3) 体液因素：许多激素可影响胃肠运动，胃肠运动增强：胃泌素、胃动素和神经加压素等分泌增多；胃肠运动减弱：促胰液素、抑胃肽、胆囊收缩素、生长抑素及血管活性肠肽等分泌增多。

4) 机械因素：胃肠道内固形物、肿瘤、液体、气体增多或减少等通过胃肠道神经反射影响胃肠道动力。异物、肿瘤、肠系膜粘连、肠套叠等形成机械阻塞或者肠管变形，使有效胃肠道通道狭窄甚至闭塞,影响胃肠道排空。

(2) 消化吸收不良

1) 物理和化学处理食物过程异常导致的消化障碍:①唾液分泌减少;②胃分泌液改变;③胰腺功能障碍:胰液分泌减少,引起脂肪和蛋白质等多种物质的肠腔内消化发生障碍,可导致脂肪泻和肉质泻;④肠内胆盐缺乏:胆盐是胆汁酸与甘氨酸或牛磺酸结合的钠盐或钾盐,胆盐减少主要影响脂溶性物质的消化和吸收;⑤寡糖酶缺乏症:普遍性寡糖酶缺乏、低乳糖酶;⑥食物成分反常;⑦运动障碍。

2) 消化道的结构和功能异常导致的吸收障碍:①小肠吸收面的结构功能破坏。a. 手术切除:小肠切除术后、胃结肠瘘等可导致吸收面积减少,从而影响吸收功能;b. 肠黏膜病变:导致肠黏膜细胞功能下降或有效面积减少而影响吸收功能。②小肠运动障碍,如运动过快或过慢。

3) 肠的淋巴和血液循环障碍:①淋巴发育不良、淋巴管阻塞性病变。淋巴循环障碍,导致脂肪吸收不良,可见于小肠淋巴管扩张症及小肠淋巴瘤。②肠黏膜缺血、淤血。肠黏膜血供减少,造成吸收障碍,如充血性心力衰竭、肝硬化晚期。

(3) 胃肠道屏障功能障碍

1) 机械屏障功能障碍:①非感染性炎症:缺血再灌注损伤、免疫性炎症;②感染性炎症:长期幽门螺杆菌感染、细菌毒素、病毒感染;③胃肠黏膜细胞死亡或增殖障碍:放疗、化疗、营养缺乏。

2) 化学屏障功能障碍:长期禁食,全胃肠外营养,使胃肠道处于无负荷状态,导致胃酸、胆汁、溶菌酶、黏多糖及水解酶等化学屏障成分减少。

3) 生物屏障功能障碍:长期大量应用广谱抗生素、肠动力障碍或免疫力低下等导致正常菌群的定植性、繁殖性、排他性作用减弱,导致外籍菌的增殖和入侵。

4) 免疫屏障功能障碍:肠道免疫相关性疾病、继发性免疫缺陷。

(4) 分泌功能障碍

1) 外分泌功能障碍:各种原因引起的胃肠黏膜细胞数量减少和功能低下,使胃液、肠液、黏液和抗体分泌减少,导致消化吸收和防御功能障碍。

2) 内分泌功能障碍:胃肠的内分泌激素主要是肽类激素,其对消化系统的内外分泌、胃肠动力、消化吸收、免疫及炎症等具有显著的调节作用。

4. 临床表现

(1) 呕吐与反流:任何可视的胃内容物反流,无论呕吐物量的多少均有误吸的风险。

(2) 胃潴留:单次胃液回抽超过 200 mL 定义为大量胃潴留,欧洲腹部疾病工作组(WGAP)仍将 24 h 残留总量超过 1 000 mL 作为异常胃排空的一项指征。

(3) 腹泻:每日 3 次以上稀水样便,且便量>200~250 g/d 或>250 mL/d,建议在 ICU 中,将其分为疾病相关性、药物相关性、食物/喂养相关性腹泻。

(4) 消化道出血:任何进入胃肠道内腔的出血,并经呕吐液、胃内容物或粪便等标本隐血试验证实。

(5) 下消化道瘫痪(麻痹性肠梗阻):在没有机械性梗阻的情况下,至少 3 d 肛门停止排便,肠鸣音存在或消失。

（6）异常肠鸣音：减弱、消失或者亢进。

（7）肠管扩张：腹部平片或 CT 中显示结肠直径超过 6 cm（盲肠超过 9 cm）或小肠直径超过 3 cm。

（8）喂养不耐受综合征（feeding intolerance syndrome，FI）：连续肠内营养 72 h 未达到 83.7 kJ（20 kcal）/（kg·d）的营养需求目标,或者由于任何临床原因需要中止肠内营养的需考虑 FI。

5. 处理原则

（1）胃肠减压：胃肠减压可以通过放置鼻胃管或鼻肠管实现。在急性胃肠功能障碍和术后肠梗阻的治疗中,放置胃肠引流管早已被广泛接受。对于肠道扩张明显的患者,推荐在维持水电解质平衡基础上,使用胃肠减压,择期手术后患者不推荐常规使用鼻胃管减压。盲肠直径超过 10 cm、保守治疗 24～48 h 未改善者,推荐使用结肠镜进行非外科减压。

（2）早期肠内营养：是指 24～48 h 内开始肠内营养,前提是血流动力学相对稳定、无肠内营养禁忌证,如存在休克或使用大剂量升压药等急性复苏早期阶段应暂缓肠内营养。实践证明,肠内营养（enteral nutrition，EN）支持能改善门静脉系统循环,有利于恢复肠蠕动、维护肠屏障功能、改善肝胆功能、促进蛋白质合成、肠襻组织的康复及免疫功能的调控,特别是维护肠屏障功能,弥补了肠外营养支持的不足。EN 有助于维持肠黏膜细胞结构和功能的完整性,支持肠道黏膜屏障,能明显减少肠源性感染的发生。

（3）特异性营养底物的选择：①谷氨酰胺是一个组织特需氨基酸,为生长迅速的细胞所需。肠黏膜细胞需要谷氨酰胺作为它的主要能量,它能促进肠黏膜细胞的增生,有效地维持肠黏膜的通透性,有利于维护肠黏膜屏障功能,从而改善重症患者的预后,降低感染的发生率。②膳食纤维是另一种对于恢复胃肠道功能有益的物质。在膳食中,水溶性和非水溶性纤维对小肠、结肠的黏膜生长和细胞增殖均有刺激和促进作用。

（4）使用胃肠道促动力药物：促动力药应作为肠道动力紊乱的一个标准治疗措施。

（5）改善肠道灌注及微循环：急性胃肠功能障碍时,迅速恢复血流、改善灌注及微循环增加氧供、补充能量及降低组织能量代谢等是防止胃肠功能进一步恶化的积极有效措施。

（二）专科护理要点

1. 喂养不耐受综合征的处理　①限制使用损害肠动力药物、应用促动力药物和（或）通便药物,控制腹腔压力；②应常规考虑尝试给予少量的肠内营养,不耐受肠内营养的患者应给予补充肠外营养；③延迟 1 周的肠外营养与早期肠外营养相比,可以促进病情恢复。

2. 腹腔内高压的处理　①动态监测液体复苏,避免过度复苏；②对于术后伴有原发 IAH 的患者,采用持续胸段硬膜外镇痛可能会降低腹腔压力；③用鼻胃管/结肠减压以清除胃肠道的内容物；④对于腹腔积液患者,使用经皮置管引流；⑤抬高床头。

3. 腹腔间隔室综合征的处理　①对于其他治疗措施无效的 ACS 患者,目前推荐的手术减压是救治性的措施;②对于存在 IAH/ACS 多种危险因素的患者,在剖腹手术时可以考虑采取预防性减压;③对于最严重的腹主动脉瘤破裂或腹部创伤患者,首次手术时可以考虑使用网孔材料关腹以避免发生 ACS。

4. 胃潴留的处理　①推荐静脉注射甲氧氯普胺(胃复安)和(或)红霉素来治疗胃潴留量过多;②不推荐常规使用促胃肠动力药;③针灸刺激可以促进神经外科 ICU 患者的胃排空;④应尽可能避免或减少使用阿片类药物和深度镇静;⑤如果单次测量的胃潴留量超过 500 mL,建议停止使用胃内营养,此时应该考虑空肠内营养;⑥不主张常规使用空肠内营养,因为偶尔会引起严重的小肠扩张和肠穿孔。

5. 腹泻的处理　①基本治疗包括补充液体和电解质、维持血流动力学稳定和脏器保护(例如纠正低血容量以预防肾功能损害)。同时还应积极寻找发病原因,尽可能停药(例如泻药、山梨醇、果糖及抗生素)或采取治疗(例如吸收不良、炎症性肠病)。②危重患者肠内喂养导致的腹泻可能需要降低输注速度、重新定位营养管或稀释营养配方,增加配方中可溶性纤维的含量可延长食物在胃肠道的通过。③对于严重的或复发性难辨梭状芽孢杆菌感染相关的腹泻,口服万古霉素治疗的效果优于甲硝唑。

6. 胃肠道出血的处理　①如果发生临床明确的消化道出血,根据血流动力学状态来采取处理方法。对于血流动力学不稳定的患者,内镜是可选择的诊断工具,但是进行性或大量出血则排除了内镜检查的可能,此时更适合采用血管造影。②早期(24 h 内)进行上消化道内镜检查。对于静脉曲张破裂出血的患者则应该更积极(12 h 内)。③可以采用肾上腺素注射并结合止血夹、热凝或硬化剂注射等其他方法。④不推荐常规进行二次内镜检查,但对再出血者应再次尝试内镜治疗。⑤如果上消化道内镜结果阴性而存在消化道出血,应该进行结肠镜检查。如果结果仍然阴性则进行小肠镜检查。⑥如果出血持续存在而内镜结果阴性,应该考虑剖腹手术/术中内镜检查或者介入治疗。

7. 肠管扩张的处理　①除了维持水电解质平衡以外,胃肠减压也同样有效,择期手术后患者不推荐常规使用鼻胃管减压。②盲肠直径超过 10 cm、24 h 内未改善者,在排除机械性肠梗阻后建议静脉使用新斯的明。③盲肠直径超过 10 cm、保守治疗 24~48 h 未改善者,推荐使用结肠镜进行非外科减压。④结肠镜减压有效率高达 80%,但存在一定的发病或死亡风险。当盲肠直径≤12 cm 时,联合结肠镜减压的保守治疗可以持续 48~72 h。⑤保守治疗无效者,由于存在穿孔的风险,建议行外科手术治疗。⑥使用胸椎硬膜外麻醉的腹腔镜手术,术后一定程度上可以改善肠道功能,预防肠道扩张。

(邵小平)

二、消化道出血的护理

(一) 概述

1. 概念　消化道出血是临床常见综合征,可由多种疾病所致。上消化道出血是指十二指肠悬韧带(Treitz ligament,屈氏韧带)以上的食管、胃、十二指肠、上段空肠以及胰管和胆管的出血。十二指肠悬韧带以下的肠道出血统称为下消化道出血。

2．病因

（1）上消化道出血：

1）急性消化性溃疡出血：是上消化道出血最常见的病因。当溃疡累及较大血管、血管硬度较高或并发凝血功能障碍时，可在短时间内大量出血。

2）食管胃底静脉曲张破裂：门静脉高压是导致曲张静脉出血的主要原因，是由曲张静脉壁张力超过一定限度后发生破裂造成的，是上消化道出血致死率最高的病因。

3）恶性肿瘤出血：主要是上消化道肿瘤局部缺血坏死，或侵犯大血管所致。

4）合并凝血功能障碍的出血：①药物：抗凝药物、抗血小板药物、非类固醇抗炎药等；②血液病，血友病、白血病、恶性组织细胞增多症、再生障碍性贫血、血小板减少性紫癜及弥散性血管内凝血；③其他可导致凝血机制障碍的疾病：肝功能障碍、肾功能障碍、败血症及流行性出血热等。

5）慢性肝病：慢性肝病患者肝脏合成凝血因子、肝功能异常至维生素 K 依赖相关因子缺乏和代谢纤溶酶原的能力减弱，导致凝血功能障碍，引起出血。

（2）下消化道出血：痔疮、肛裂及肛瘘等肛管疾病，其他原因有直肠疾病、结肠疾病和小肠疾病。如结核性直肠炎、非特异性直肠炎、息肉、肠套叠及跟踪恶性肿瘤等。

3．临床表现

（1）大量呕血与黑便：呕血可为暗红色甚至鲜红色伴血块，如果出血量大，黑便可为暗红色甚至鲜红色，应注意与下消化道出血鉴别。

（2）失血性周围循环衰竭症状：急性大量失血由于循环血量迅速减少而导致周围循环衰竭，表现为头晕、心悸、出汗及口干等症状，进一步加重可出现晕厥、肢体冷感、皮肤苍白、血压下降等，严重者呈休克状态。

（3）氮质血症：血液蛋白在肠道内分解吸收，血中尿素氮浓度可暂时增高，称为肠源性氮质血症；出血致使循环衰竭，肾血流量下降而引起的肾前性功能不全所致的氮质血症；大量或长期失血，持久或严重的休克所致的肾小管坏死引起的肾性氮质血症。

（4）发热：体温多在 38.5 ℃以下，可能与分解产物吸收、体内蛋白质破坏、循环衰竭致体温调节中枢不稳定有关。

（5）血象变化：红细胞计数、血红蛋白、血细胞比容初期可无变化，数小时后可持续降低。

（二）专科护理要点

1．上消化道出血

（1）紧急处理：①卧床休息，活动性出血期间禁食。②判断患者的意识状态，意识障碍是急性失血严重程度的重要表现之一；观察患者脉搏、血压、毛细血管再充盈时间，判断患者的血流动力学是否稳定。对于出现意识障碍或循环衰竭的患者，应常规采取"OMI"，即吸氧（oxygen，O）、监护（monitoring，M）和建立静通路（intravenous，I）的处理。③保持呼吸道通畅，避免呕血时引起窒息或误吸，观察患者的呼吸频率、呼吸节律是否正常，是否有呼吸窘迫的表现，是否有氧合不良等，必要时实施人工通气支持。④容量复苏，常用的复苏液体包括生理盐水、平衡液、人工胶体和血液制品。通常主张先输入晶体液,在没有控制消化道出血的情况下,应早期使用血液制品。⑤限制性液体复苏,对于门脉高压食管静脉曲张破裂出血的患者,谨慎恢复血容量,过度输血或输液可能导致继续或再出血。在液体复苏过程中,要避免仅用生理盐水扩容,以免加重或加速腹水或其他血管外液体内的蓄积。⑥血管活性药物的使用:在积极补液的前提下如果患者的血压仍然不能提升到正常水平,为了保证重要脏器的血液灌注,可以适当地选用血管活性药物,以改善重要脏器的血液灌注。⑦完善相关检查:快速完善患者血常规、交叉配血试验等相关检查,以做好输血准备。

(2) 常用药物治疗

1) 抑酸药物:常用质子泵抑制剂和 H_2 受体拮抗剂抑制胃酸分泌,提高胃内的pH 值。

2) 生长抑素及其类似物:生长抑素能够减少内脏血流,降低门静脉压力,抑制胃酸和胃蛋白酶分泌,抑制胃肠道及胰腺肽类激素分泌等,是肝硬化急性食管胃底静脉曲张出血的首选药物之一;也被用于急性非静脉曲张出血的治疗。

3) 促凝血治疗:对血小板缺乏患者,避免使用强化抗血小板治疗;对血友病患者,首先输入血因子,同时应用质子泵抑制剂;对凝血功能障碍患者,可输注新鲜冰冻血浆,给予氨甲环酸补充纤维蛋白原,必要时血栓弹力图监测引导下成分输血。

4) 抗菌药物:肝硬化急性静脉曲张破裂出血者活动性出血时常存在胃黏膜和食管黏膜炎性水肿,预防性使用抗菌药物有利于止血,并可减少早期再出血及感染,提高生存率。

5) 血管升压素及其类似药物:包括垂体后叶素、血管升压素及特利加压素等。

(3) 局部止血治疗常用方法

1) 口服止血剂:消化性溃疡的出血是黏膜病变出血,采用血管收缩剂如去甲肾上腺素 8 mg 加于冰盐水 100～200 mL 分次口服,可使出血的小动脉强烈收缩而止血。

2) 三腔二囊管压迫止血:是药物难以控制的大出血的急救措施,为内镜或介入手术止血创造条件。三腔二囊管的护理:①插管后患者要仰卧,牵引间歇期时,头偏向一侧,有利于吐出咽部分泌物;②随时注意出血情况,观察记录引流液的量、色、质,抽吸胃液,如果抽出新鲜血液,就代表压迫止血效果不佳,可以进行适当调整;③在三腔管放置24 h 后,每隔 12 h 就要抽出食管气囊内的气体;④置管期间,也要注意口腔护理,并给予静脉输液,来保障水和电解质的平衡;⑤三腔管放置 3 d 左右,如果出血停止 24 h 以上,无出血症状,可考虑拔管,注意不能让患者把痰液吞下,以免造成吸入性肺炎;⑥交班及巡视时注意检查胃管是否通畅,减压装置是否有效,各管道连接是否正确。

(4) 消化道再出血处理:消化道再出血风险高的患者应尽早使用大剂量质子泵抑制剂(proton pump inhibitors PPI)持续静脉用药 72 h。并根据内镜下分型和止血结果及时调整。溃疡出血患者在内镜止血后继续使用大剂量 PPI 可明显降低再出血风险。虽然内镜操作前使用 PPI 不会显著降低上消化道出血患者再出血、手术治疗率及其死亡风险,但可降低内镜止血的需求和操作难度。针对无法进行内镜治疗的患者,PPI 可降低再出血和手术治疗的风险。

2. 下消化道出血

(1) 紧急处理：①小量出血主要是针对原发疾病的治疗；急性大量出血时建立静脉通道，积极抗休克补充血容量。②严密监测患者生命体征，如心率、血压、呼吸、尿量及神志变化，观察黑便情况，定期复查血红蛋白浓度、红细胞计数等。③血流动力学评估：有疑似消化道出血患者应及时完善血流动力学评估，并根据风险分层进行临床决策。国内有研究显示，Forrest分级、血红蛋白、休克、溃疡大小是影响消化性溃疡出血患者发生早期再出血的危险因素，内镜下止血治疗可降低再出血风险。

(2) 病因治疗

1) 肠息肉及痔疮：前者多在内镜下切除，后者可通过局部药物治疗，注射硬化剂及结扎疗法止血。

2) 血管畸形：小肠、结肠黏膜下静脉和黏膜毛细血管发育不良出血常可自行停止，但再出血率高，可达50%。内镜下高频电凝或离子凝固器烧灼治疗可使黏膜下层小血管残端凝固，是肠血管发育不良的简便、经济和有效的方法，适用于病灶较局限的患者。此外，凝血酶保留灌肠有时对左半结肠出血有效。

3) 各种病因的动脉性出血：急诊结肠镜检查如能发现出血病灶，可在内镜下止血。对内镜不能止血的病灶，可行肠系膜上、下动脉血管介入栓塞治疗。生长抑素或奥曲肽静脉滴注有一定作用，可与各种微创手术联合使用。

4) 炎症及免疫性病变：较为常见，如重型溃疡性结肠炎、克罗恩病、过敏性紫癜等，常用药物有糖皮质激素、生长抑素或奥曲肽、5-氨基水杨酸类等药物。

5) 手术治疗：不明原因反复大量出血，经内科保守治疗仍出血不止，无论出血病变是否确诊，均需进行紧急手术治疗。

(3) 内镜下治疗的观察：对急性消化道出血患者及时进行内镜检查和治疗是首选方法，一般在出血后24h内进行。内镜检查不仅能直接观察到90%的出血病灶，而且可以根据病灶情况行相应的止血治疗，还可预测复发出血的危险性。对非静脉曲张破裂出血可采用常用的内镜治疗方法，包括药物局部注射、热凝和机械止血3种。针对活动性出血病灶，可选择局部肾上腺素注射治疗联合热凝止血、机械止血或硬化剂注射等方法。虽然局部药物注射简便易行，但止血效果欠佳，不应单独作为内镜下止血治疗方案。针对未出血的裸露血管，推荐热凝止血、机械止血或硬化剂注射作为内镜治疗主要手段，或联合局部肾上腺素注射治疗。

知识链接

《急性非静脉曲张性上消化道出血诊治指南》

急性非静脉曲张性上消化道出血（acute nonvariceal upper gastrointestinal bleeding，ANVUGIB）是临床最常见的急危重症之一。为了指导国内的临床医师进行规范化诊治,我国在 2009 年发表了《急性非静脉曲张性上消化道出血诊治指南》。2018 版《急性非静脉曲张性上消化道出血诊治指南》在 2009 版本基础上进行了更新。指南涉及消化道出血的原因、输血指征及治疗方案,并推荐根据病情、按照循证医学原则采取个体化分级救治流程。

(邵小平)

三、重症胰腺炎患者的护理

(一) 概述

1. 概念 重症急性胰腺炎(severe acute pancreatitis,SAP)约占急性胰腺炎(acute pancreatitis,AP)的 5%~10%,伴有持续(>48 h)的器官功能衰竭,是一种危及生命的疾病,院内病死率约为 15%。胰腺和胰周坏死的感染与器官衰竭是 SAP 的主要特征。SAP 早期病死率高,如后期合并感染则病死率更高。重症急性胰腺炎(SAP)的诊断至少应该满足以下 3 项中的 2 项:①上腹疼痛、血清淀粉酶水平升高 3 倍以上;②CT 或磁共振(MR)检查有急性胰腺炎的变化,同时有胰周广泛渗出和(或)胰腺坏死、和(或)胰腺脓肿改变;③器官功能衰竭。

2. 病因

(1) 胆道疾病:胆道疾病最常见,占我国 AP 病因的 50%。能够引起 AP 的胆道疾病有胆管炎症、结石、寄生虫、水肿、痉挛均会导致 AP 的发生。胆石在移行过程中损伤胆总管、壶腹部或胆道感染引起 Oddi 括约肌松弛,使十二指肠液反流入胰管引起急性胰腺炎。胆道感染时细菌毒素、游离胆酸及非结合胆红素等可通过胆胰间淋巴管交通支扩散到胰腺,激活胰酶,引起急性胰腺炎。

(2) 胰管阻塞:胰管结石、狭窄、肿瘤或蛔虫钻入胰管等可导致胰管阻塞,胰管内压过高,使胰管小分支和胰腺腺泡破裂,胰液外溢到间质引起急性胰腺炎。

(3) 高脂血症:高脂血症性 AP 发病率呈上升态势,我国 10 年间由 8.1% 上升至 18.2%,目前已超过酒精而成为仅次于胆道疾病的第二大病因。

(4) 酗酒和暴饮暴食:大量饮酒和暴饮暴食均可致胰液分泌增加,并刺激 Oddi 括约肌痉挛,十二指肠乳头水肿,使胰管内压增高,胰液排出受阻,引起急性胰腺炎。轻度饮酒一般不会引起 AP,只有严重酗酒史(饮酒≥50 g/d,且>5 年)时方可诊断为酒精性 AP。慢性嗜酒者常有胰液蛋白沉淀,形成蛋白栓堵塞胰管,致胰液排泄障碍。酒精性 AP 在西方国家是第二大病因(占 AP 的 25%~35%)。

3. 临床表现

(1) 腹痛:为 AP 的主要表现和首发症状,腹痛常位于中上腹,向腰背部呈带状放射,水肿型患者腹痛一般 3~5 d 后缓解;严重者腹部剧痛,持续较长,由于渗液扩散可引起全腹痛。

（2）恶心、呕吐及腹胀：起病后多出现恶心、呕吐，大多频繁而持久，吐出食物和胆汁，呕吐后腹痛并不减轻。出现急性腹膜炎体征，腹肌紧张，全腹显著压痛和反跳痛，伴麻痹性肠梗阻时有明显腹胀，肠鸣音减弱或消失。可出现移动性浊音，腹水多呈血性。

（3）发热：多数患者有中度以上发热，一般持续 3~5 d。若持续发热 1 周以上并伴有白细胞升高，应考虑有胰腺脓肿或胆道炎症等继发感染。

（4）水电解质及酸碱平衡紊乱：多有轻重不等的脱水，呕吐频繁者可有代谢性碱中毒。严重者可有显著脱水和代谢性酸中毒，伴血钾、血镁、血钙降低。

（5）低血压和休克：其主要原因为有效循环血容量不足、胰腺坏死释放心肌抑制因子致心肌收缩不良、并发感染和消化道出血等。

（6）其他：少数患者由于胰酶或坏死组织液沿腹膜后间隙渗到腹壁下，致两侧腰部皮肤呈暗灰蓝色，称 Grey-Turner 征，或出现脐周围皮肤青紫，称 Cullen 征。如有胰腺脓肿或假性囊肿形成，上腹部可扪及肿块。胰头炎性水肿压迫胆总管时，可出现黄疸。

4. 处理原则

（1）减轻腹痛：疼痛是 AP 的主要症状，缓解疼痛是临床首要任务。所有 AP 患者在入院 24 h 内都必须接受某种形式的镇痛治疗。在大多数对非插管患者，盐酸二氢吗啡酮优于吗啡或芬太尼。对于那些需要长期大剂量阿片类药物治疗的重症和急性危重症胰腺炎患者，可考虑使用硬膜外镇痛。

（2）减少胰腺分泌及抑制胰酶活性：生长抑素及其类似物可以直接抑制胰腺外分泌，但并不改善预后。有麻痹性肠梗阻的患者可以减少肠液分泌。蛋白酶抑制剂（乌司他丁、加贝酯）能够广泛抑制胰蛋白酶、弹性蛋白酶、磷脂酶 A 等的释放和活性，并可稳定溶酶体膜，改善胰腺微循环，主张早期足量应用。

（3）防治并发症：腹内高压（IAH）是指持续或反复的腹腔内压力病理性升高≥12 mmHg；腹腔间隔室综合征（ACS）指持续性的腹腔内压力＞20 mmHg（伴或不伴腹腔灌注压＜60 mmHg）并有新发生的器官功能不全或衰竭。这是 SAP 的常见严重并发症，SAP 时 IAH 和 ACS 的发生率分别约为 40％和 10％。SAP 并发 ACS 的主要治疗原则是在充分考虑治疗风险的前提下及时采用各种积极有效的措施缓解腹内压，包括胃肠道减压及导泻、各种手段改善胃肠动力（药物及各种中医学方法）、镇痛、镇静、使用肌松剂及床边血滤减轻组织水肿，B 超或 CT 引导下腹腔内与腹膜后引流减轻腹腔压力。不建议在 SAP 早期将 ACS 作为开腹手术的指征。

（二）专科护理要点

1. 液体复苏护理　低血压或休克 SAP 的患者可突然出现休克、发生猝死，或在发生并发症时出现。这是因为有效血容量不足，缓激肽类致周围血管扩张，引起水肿和休克。因此，在发病期间绝对卧床休息，取舒适体位、保暖及吸氧。迅速建立静脉通道，必要时静脉切开。按医嘱输入液体，血浆或全血，补充血容量。同时注意有无弥散性血管内凝血发生，遵医嘱及时准确的进行药物治疗。给予患者心理安慰，避免患者紧张导致病情加重。复苏液首选乳酸林格液，对于需要快速复苏的患者可适量选用代血浆制剂。扩容治疗需避免液体复苏不足或过度，可通过动态监测中心静脉压或肺毛细血管楔压、心率、血压、尿量、血细胞比容及混合静脉血氧饱和度等作为指导。

2. 胃肠减压管的护理 SAP 的患者禁食、胃肠减压是使胰腺处于休息状态的基本措施,如此可减少胰分泌素、胆囊收缩素、促胰酶素的分泌,减少胰腺外分泌、胃滞留和腹胀等问题。胃管妥善固定,保持负压及引流通畅,避免扭曲受压。若胃管内注入药物,注射后需夹管 0.5~1 h,观察引流液的量、颜色,若有异常则及时通知医师。

3. 疼痛护理 SAP 的腹痛多为刀割样剧痛,一般的镇痛难以缓解。腹腔内渗出液的刺激和腹膜后出血引起的麻痹性肠梗阻所致的肠道积气积液可引起腹胀。阿片类药物能安全和有效地控制疼痛,需注意药物会引起呼吸抑制。注意观察腹部情况,观察腹痛性质、范围、持续时间,如出现腹痛加剧、明显腹胀、高热、反跳痛等情况,立即报告医师。同时安慰患者,满足患者的需要,使其避免紧张、恐惧。指导患者减轻腹痛的方法,如松弛疗法、皮肤针刺疗法等。

4. 腹胀护理 监测腹内高压可以尽早发现腹腔高压。①定时监测腹内压,及时了解患者腹腔压力的变化,积极对症处理;②必要时遵医嘱给予患者使用肠动力药,如促动力药物(甲氧氯普胺或红霉素);③保持大便通畅,必要时给予灌肠通便。

5. 营养支持护理 肠功能恢复前,可酌情选用肠外营养;一旦肠功能恢复,就要尽早进行肠内营养。采用鼻空肠管或鼻胃管输注法,注意营养制剂的配方、温度、浓度和输注速度,并依据耐受情况进行调整。肠内营养期间,做好安全标志及警示牌的悬挂等安全防控措施,做好监测胃残余量、腹腔压监测,防止患者目标喂养的不足,甚至中断。肠内营养期间抬高床头防止反流误吸。

6. 并发症预防 SAP 患者可合并 ACS,当腹内高压>20 mmHg 时常伴有新发器官功能衰竭,因而成为 SAP 死亡的重要原因之一。经膀胱间接腹内压测定法是临床间接测定的"金标准"。ACS 的治疗原则是及时采用有效的措施缓解腹内压,包括胃肠道减压及导泻、镇痛镇静、使用肌松剂及床边血滤减轻组织水肿,B 超或 CT 引导下腹腔内与腹膜后引流减轻腹腔压力。

(邵小平)

四、急性肝衰竭的护理

(一) 概述

1. 概念 我国《肝衰竭诊疗指南》将肝衰竭定义为多种因素引起的严重肝脏损害,导致其合成、解毒、排泄和生物转化等功能发生严重障碍或失代偿,出现以凝血机制障碍和黄疸、肝性脑病、腹水等为主要表现的一组临床综合征。急性肝衰竭(acute liver failure,ALF)是以急性起病,无基础肝病史,2 周以内出现 Ⅱ 期或以上肝性脑病等为特征的临床综合征。本病的主要临床特征是起病急,进展迅速。近年来随着肝移植、人工肝等技术的发展,病死率有明显下降。

2. 病因

(1)病毒性肝炎:在我国,急性肝功能衰竭的主要由病毒性肝炎引起。其中,乙型病毒性肝炎(乙肝)约占 7%,甲型病毒性肝炎(甲肝)约占 3%,如果同时罹患乙型和丁型病毒性肝炎将极大地增加发生急性肝功能衰竭的风险。急性肝功能衰竭中,年轻患者和血清甲胎蛋白水平升高者预后较好。在少见情况下,带状疱疹病毒、单纯疱疹病毒或者一些未被鉴定种类的病毒感染也可能导致急性肝功能衰竭。

(2) 药物性肝损伤:药物性肝损伤(drug induced liver injury, DILI)是指化学物质或药物经静脉、消化道或呼吸道等途径进入人体而导致的肝脏损伤。目前已发现近1 000 种药物与肝损伤有关。

(3) 自身免疫性肝炎(autoimmune hepatitis, AIH):自身免疫性肝炎往往病情进展缓慢,但也有少部分患者病情迅速进展,其中部分患者进展至急性肝功能衰竭。如发病2～3 周内病情急剧进展则预示着预后不佳。

(4) 肝静脉阻塞综合征及肝豆状核变性病:肝静脉阻塞综合征及肝豆状核变性病引起的急性肝功能衰竭病死率非常高,并且没有有效的治疗方法,往往需要考虑肝移植。

3. 临床表现　①极度乏力,有明显厌食、腹胀、恶心、呕吐等严重消化道症状;②短期内黄疸进行性加深;③出血倾向明显:皮肤、黏膜、内脏广泛出血,严重时可危及生命;④肝脏进行性缩小:肝脏有大面积坏死,并可出现肝臭、扑翼样震颤,为发生肝性脑病的先兆;⑤脑水肿:大部分患者可出现脑水肿,表现为昏迷程度迅速加深、频繁抽搐、瞳孔异常变化、呼吸不规则、血压持续升高、视盘水肿等;⑥肝性脑病可分为 4 期,早期为神经、精神改变,烦躁、谵妄、计算力与定向力障碍、抽搐、嗜睡,晚期可出现昏迷。肝性脑病和脑水肿的发生是引起 ALF 患者死亡的最重要的临床事件之一,故必须对 ALF 患者心理、精神状态进行仔细地观察和评估,明确肝性脑病分期。

4. 处理原则

(1) 内科综合治疗:①停用一切不必要的药物以免进一步损伤肝脏;②营养方面要尽量摄入高碳水化合物、低脂肪、适量蛋白饮食;并且尽可能给予肠内营养,如肠内营养确实不能达 6.28 MJ(1 500 kcal)/d 热量供给,则考虑给予补充肠外营养支持;③有凝血功能障碍者积极予以纠正,必要时静脉输注血浆和凝血因子;④存在低蛋白血症的患者可酌情适当输注白蛋白,但应警惕由于摄入氮源过多而诱发肝性脑病;⑤急性肝功能衰竭患者极易发生电解质紊乱、酸解平衡失调,要及时进行检测,一旦发生尽快予以纠正;⑥采取一切必要手段预防院内感染发生,加强口腔护理及肠道管理,感染患者极有可能在短时间内病情恶化甚至死亡。

(2) 病因治疗:①抗病毒治疗:核苷(酸)类似物如拉米夫定等,可很快降低乙肝患者血清中乙肝病毒 DNA 水平,在这类急性肝功能衰竭患者中,应尽快使用拉米夫定或其他同类药进行抗病毒治疗;②药物:立即停用一切可疑导致急性肝功能衰竭的药物是药物性肝功能衰竭的最重要的措施,而 N -乙酰半胱氨酸是对乙酰氨基酚引起肝功能衰竭者的特异性解毒药物;③妊娠期女性如发生急性肝功能衰竭应尽快终止妊娠;④中毒的急性肝衰竭患者,可使用相对应的特殊解毒剂,并且积极的人工肝及血液透析。

(3) 其他病因治疗:糖皮质激素是治疗自身免疫性肝炎所致急性肝功能衰竭的主要方法,但是糖皮质激素治疗自身免疫性肝炎所致急性肝功能衰竭往往效果不佳,肝移植往往是这类患者的最终归宿。

（4）微生态治疗：肝衰竭患者存在肠道微生态失衡，肠道益生菌减少，肠道有害菌增加，而应用肠道微生态制剂可改善肝衰竭患者预后。根据这一原理，可应用肠道微生态调节剂、乳果糖或拉克替醇，以减少肠道细菌易位或降低内毒素血症及肝性脑病的发生。

（5）人工肝支持治疗：急性肝功能衰竭患者由于丧失了大部分肝脏功能，而肝脏又是人体主要解毒器官，导致新陈代谢所产生的大量对人体有害代谢产物在人体内堆积，严重威胁人体健康和生命。而人工肝则是通过体外机械、化学或生物装置进行血液净化，将大部分代谢有害产物排除人体从而稳定内环境。非生物型人工肝已在临床广泛应用并被证明确有一定疗效。目前，应用的非生物型人工肝方法包括血液灌流、血浆置换、血液滤过、血浆胆红素吸附、血液透析、白蛋白透析、血浆滤过透析和持续性血液净化疗法等。进行人工肝治疗时应注意人工肝治疗操作的规范化。

（6）肝移植治疗：①原位肝移植，即将供体肝脏移植于受体体内的方法，适用于终末期其他治疗无效的肝功能衰竭患者；②辅助性肝移植，将供体部分肝脏移植于受者体内，待受者残存的部分肝脏再生并恢复功能后再将移植的部分肝脏手术切除，这种方法适用于未完全丧失肝功能的患者，优点是不必终身服用免疫抑制剂。

（二）专科护理要点

1. 加强病情监护　卧床休息，减少体力消耗，减轻肝脏负担，病情稳定后加强适当运动。评估神经状态，监测血压、心率、呼吸频率、血氧饱和度，记录体重、腹围变化、24 h 尿量、排便次数及性状。

2. 黄疸进展的观察　观察患者皮肤、巩膜黄染程度和尿色深浅的变化，注意胆酶分离情况，如出现食欲不振、乏力、高度腹胀、睡眠颠倒、顽固性呃逆，提示病情加重。黄疸会引起皮肤瘙痒，应做好皮肤护理，防止皮肤破损。

3. 营养护理　给予低脂、低盐、高热量、清淡易消化饮食，忌食油炸、坚硬、辛辣刺激性食物，戒烟酒，可进流质、半流质饮食，少量多餐，合理调整饮食，含芳香氨基酸的鸡肉、猪肉等应少食，保证食物新鲜可口，刺激食欲，以利营养成分吸收，促进肝细胞再生和修复，避免高蛋白饮食。有腹水和肾功能不全患者应控制钠盐摄入量（≤1 g/d），少尿时可用利尿剂；有肝性脑病先兆者，忌高蛋白饮食，防止血氨增高而致昏迷。进食不足者，每日静脉补给热量、液体、维生素及微量元素，推荐夜间加餐补充能量。

4. 严密监测实验室相关指标　根据医嘱完成病情评估相关实验室检查，积极纠正低蛋白血症，补充白蛋白或新鲜血浆，并酌情补充凝血因子；注意纠正水电解质及酸碱平衡紊乱，特别要注意纠正低钠、低氯、低镁及低钾血症。

5. 并发症的预防

（1）消化道出血：监测患者的血常规，观察患者的大便颜色、性状和量，注意有无便血或黑便，对出现消化道出血的患者，及时给予抑酸、止血等治疗，必要时给予输血治疗。

（2）肝性脑病：严密观察患者的性格、情绪等变化，注意有无意识障碍出现，必要时给予约束。对于肝性脑病患者给予口服抗生素如甲硝唑、庆大霉素等、乳果糖灌肠治疗，使用 15% 的乳果糖进行灌肠，使患者的肠道 pH 值在 3.8 以下，减少患者的蛋白质摄入，降低体内氨物质的量,监测患者血氨指标。

(邵小平)

▍第四节　神经系统重症患者的护理

一、缺血性脑卒中患者的护理

(一) 概述

1. 概念　缺血性脑卒中是指局部脑组织,包括神经细胞、胶质细胞及联系纤维,由于供血障碍发生的变性、坏死或一过性的功能丧失。其是临床常见疾病之一,好发于中老年人群,且致残率与病死率均较高。根据临床表现可分为全前循环脑梗死、部分前循环脑梗死、后循环脑梗死和腔隙性脑梗死。

2. 病因　包括各种疾病引起的血管、血流动力学及血液成分异常,造成脑部供血障碍,导致脑缺血发生。大动脉粥样硬化、心源性栓塞和小动脉闭塞被认为是最主要的 3 种病因。

3. 临床表现

(1) 颈内动脉系统(前循环)脑梗死

1) 颈内动脉闭塞:如果侧支循环代偿良好,可全无症状。如果侧支循环欠佳,可引起短暂性脑缺血发作,临床表现可有病侧 Horner 征、对侧偏瘫、偏身感觉障碍、偏盲,优势半球受累可出现失语,非优势半球受累可有体象障碍。

2) 大脑中动脉闭塞:主干闭塞可出现对侧偏盲、偏身感觉障碍和同向性偏盲,可伴有双眼向病灶侧凝视,优势半球受累可出现失语,非优势半球病变可有体象障碍。皮质支闭塞引起的偏瘫及偏身感觉障碍,以面部和上肢为重,累及优势半球可有失语。深穿支闭塞表现为对侧偏盲,肢体、面和舌的受累程度均等,对侧偏身感觉障碍,可伴有偏盲和失语。

3) 大脑前动脉闭塞:远段闭塞时,出现对侧偏瘫,上肢重于下肢,有轻度感觉障碍,双侧大脑前动脉闭塞时,可伴有尿失禁及抓握反射等。

(2) 椎-基底动脉系统(后循环)脑梗死

1) 大脑后动脉闭塞:主干闭塞表现为对侧偏盲、偏瘫及偏身感觉障碍,丘脑综合征,优势半球受累可伴有失读。

2) 椎动脉闭塞:若两侧椎动脉的粗细差别不大,一侧闭塞时,通过对侧椎动脉的代偿作用,可无明显症状。约 10% 的患者一侧椎动脉细小,脑干仅由另一侧椎动脉供血。此时供血动脉闭塞引起的病变范围等同于基底动脉或双侧动脉阻塞后梗死的区域,症状较为严重。

3) 椎-基底动脉闭塞:主干闭塞,表现为眩晕、恶心及呕吐、眼球震颤、复视、构音障碍、吞咽困难及共济失调等,病情进展迅速可出现延髓性麻痹、四肢瘫、昏迷、中枢性高热及应激性溃疡,常导致死亡。分支闭塞会引起脑干和小脑的梗死,可表现为脑桥前下部综合征、闭锁综合征、基底动脉尖综合征等。

4. 处理原则

(1) 初步评估与检查:患者出现急性脑血管症状和体征入急诊后,进行初步评估的同时,尽可能在30 min内完成头颅影像学检查(头部平扫CT),若不会导致溶栓时间延误,可考虑行头颈部CT血管成像(CTA)或MRI/MRA检查。

(2) 静脉溶栓治疗:通过影像学检查判定为缺血性脑卒中,且神经功能持续缺损,若患者症状出现时间在4.5 h内,且符合重组人组织型纤溶酶原激活物(rt-PA)溶栓治疗指征、无禁忌证,尽早给予rt-PA溶栓治疗;若不符合rt-PA溶栓治疗指征或有禁忌证,则根据患者病情给予规范化的抗栓治疗、他汀治疗、降压治疗、降糖治疗及其他对症支持治疗。

(3) 血管内治疗:通过影像学检查判定为缺血性脑卒中,且神经功能持续缺损,若患者症状出现时间在4.5~24 h,且符合血管内治疗指征、无禁忌证,尽早给予血管内治疗。若不符合血管内治疗指征或有血管内治疗禁忌证,则根据患者病情给予规范化治疗。

(4) 常规治疗:通过影像学检查判定为缺血性脑血管病,且神经功能持续缺损,若患者症状出现时间>24 h,则根据患者病情给予规范化治疗。

(二)专科护理要点

1. 识别与评估　护士应具备识别可疑急性缺血性脑卒中患者的能力,并尽早配合完成患者意识状态、气道、呼吸和循环功能的评估。

2. 静脉溶栓的护理

(1) 溶栓前准备:①协助患者完成血糖、血常规、凝血常规、肝肾功能和电解质及心电图等检查;②协助患者完成头颅影像学检查;③为患者测量体重;④建立静脉通路。

(2) 给予溶栓治疗:①根据医嘱计算药物用量(rt-PA剂量为0.9 mg/kg)并准确配制;②总用量的10%在1 min内输入,剩余90%在1 h内输入(使用微量注射泵匀速泵入)。

(3) 溶栓后24 h内的护理

1) 基础护理:溶栓24 h内尽量避免留置胃管、尿管等有创性操作。做好病情观察与基础护理。绝对卧床24 h,减少搬动和不必要的探视。

2) 血压监测:一般情况下收缩压控制在120~180 mmHg,舒张压控制在60~100 mmHg。在溶栓3 h内,每15 min监测血压,然后每30 min 1次,持续监测6 h,之后每小时监测直至24 h。接受任何降压治疗后,均需调整血压监测为每15 min 1次。

3. 血管内治疗术后监护与管理

(1) 病情观察:接受血管内治疗的急性缺血性卒中患者术后至少完善24 h心电监护、呼吸、脉氧、无创血压监测及神经功能的监测,并于术后即刻及术后24 h完善影像学检查。

(2) 体位:术后返回监护室后需卧床,术肢严格要求平卧制动24 h,避免屈曲,防止穿刺部位加压不当导致出血,或导致局部皮肤破溃,术后6 h由医师给予减压。

（3）血压监测与管理：①术后 24 h 内血压应＜180/105 mmHg；②术后存在高灌注风险的患者应在充分评估血管再通情况及全身情况的基础下维持血压至较低水平（收缩压 120～140 mmHg）；③急性血管再通情况不佳或有血管再闭塞倾向的患者不宜控制血压至较低水平，同时应尽量避免围手术期血压波动；④使用镇静药患者，需严密监测血压变化，避免血压过低，如患者同时使用降压药物，需在镇静药物开始使用前适当降低降压药物剂量或暂停使用。

（4）伤口观察：严密观察股动脉穿刺处有无血肿，敷料有无渗血或被污染，并严密观察双下肢皮肤颜色是否一致，如术侧肢体有无青紫、发绀、双侧足背动脉搏动强弱是否一致，如有异常应及时告知医师，并给予对症处理。

（5）其他：术后增加液体的摄入，无心肺功能不全患者 24 h 内以 2 000～2 500 mL 为宜，以促进造影剂的排出。

4. 病情观察　缺血性脑卒中伴意识障碍患者应用 GCS 评估患者意识状态，轻度意识障碍 13～14 分，中度意识障碍 9～12 分，重度意识障碍 3～8 分，深昏迷或脑死亡时 3 分。对于重度、中度、轻度意识障碍患者可每 15 min、30 min、60～120 min 观察 1 次瞳孔的变化。患者入院后护士应密切观察患者呼吸情况，必要时吸氧，应维持氧饱和度＞94%，气道功能严重障碍者应给予气道支持（气管插管或切开）及辅助呼吸，无低氧血症的患者无须常规吸氧。遵医嘱严格控制及监测血压，对于血压波动较大者或使用血管活性药物的患者可置入有创动脉置管持续血压监测。

5. 血糖管理　应加强血糖监测，血糖控制在 7.8～10 mmol/L。血糖超过 10 mmol/L 时遵医嘱给予胰岛素治疗。血糖低于 3.3 mmol/L 时，立即报告医师危急值，可给予 10%～20% 葡萄糖口服或注射治疗，避免低血糖的发生。

6. 吞咽功能障碍的护理　缺血性脑卒中后吞咽功能障碍会增加误吸、肺炎、营养不良、心理与社交障碍等的发生风险。患者开始进食、饮水或者口服药物之前行洼田饮水试验筛查吞咽困难，该法可以有效地识别高危误吸患者，存在吞咽功能障碍且短期内不能恢复者，早期留置鼻胃管或鼻肠管进行肠内营养。做到科学识别和管理脑卒中后吞咽功能障碍，保障患者的治疗和营养摄入，降低肺炎的发生率。应尽早开展吞咽功能的康复锻炼。

7. 认知功能障碍的护理　缺血性脑卒中会使患者认知功能障碍发生的风险增加，严重影响其日常生活能力，也会增加照顾者的负担。利用认知筛查工具对入院缺血性脑卒中患者及时进行认知损害筛查与评估，根据患者的认知水平制订个性化认知训练计划，采用作业护理、计算机辅助认知训练等方法，进一步增强脑卒中患者康复效益，在提高患者肢体运动功能的同时改善患者独立生活能力。

8. 肢体功能障碍的康复护理　康复护理对提高缺血性脑卒中肢体功能障碍患者的独立生活能力、减轻家庭和个人负担具有重要意义。脑卒中患者均应在有组织的、多学科合作的照护团队下进行早期康复，制订适合患者的更为体系化和规范化的康复护理方案，脑卒中轻到中度的患者可在发病后 24 h 后进行床边康复、早期离床的康复训练，包括坐、站、走等活动，帮助患者恢复生活自理能力。卧床者病情允许时应注意良肢位摆放。

9. 并发症的预防

(1) 脑水肿与颅内压增高:密切观察病情变化,避免和处理引起颅内压增高的因素,如头颈部过度扭曲、激动、用力、发热、癫痫、呼吸道不通畅、咳嗽、便秘等。对颅内压升高、卧床的患者通常抬高床头大于30°。

(2) 肺部感染:定期为卧床患者翻身,采用雾化吸入、气道湿化、胸部叩击、体位引流、振动排痰、按需吸痰等措施促进痰液排出;指导患者进行缩唇呼吸、腹式呼吸等呼吸功能锻炼;按需进行口腔护理;在保证患者安全的前提下,提倡并协助患者早期下床活动。

(3) 压力性损伤:对有瘫痪者定期翻身,以防止皮肤受压;保持良好的皮肤卫生,保持营养充足。易出现压力性损伤的患者建议使用波动式气垫床,直到恢复行动能力。

(4) 出血的风险:静脉溶栓及血管内治疗术后的患者,注意观察皮肤、黏膜有无皮下出血、牙龈出血、鼻出血、注射部位有无渗血、黑便及血尿等,有异常立即告知医师并给予对症处理。因血压管理不当、脑血管缺血后再灌注等原因可发生出血转化,应密切观察患者意识状态、瞳孔的变化。血管内治疗的患者,因股动脉穿刺点按压不当,可造成穿刺点血肿、皮下瘀斑的发生,应精准掌握动脉穿刺点按压部位、按压力度和按压时间。

10. 延续护理和健康教育 院外延续性护理干预能提高脑卒中患者院外康复的依从性,促进患者肢体运动功能的恢复和日常生活能力的改善。每日目标化健康教育模式可提高患者治疗依从性。采用多元化的方式,结合现代化智能技术和设备进行有效的健康教育和延续护理。

(高　岚)

二、出血性脑卒中患者的护理

(一) 概述

1. 概念 出血性脑血管病又称脑出血(intracerebral hemorrhage，ICH),指原发性非外伤性脑实质内出血,也称自发性脑出血,占急性脑血管病的20%～30%。蛛网膜下腔出血(subarachnoid hemorrhage，SAH),通常是指由颅内动脉瘤或动静脉畸形破裂所致的脑血管突然破裂,或脑实质出血后,血液流至蛛网膜下腔。

2. 病因 最常见的病因为高血压合并细、小动脉粥样硬化,其他病因有动脉粥样硬化、颅内动脉瘤和动静脉畸形、脑动脉炎、血液病、梗死后出血、淀粉样脑血管病及脑底异常血管网病等。

3. 临床表现 不同出血部位的出血有不同的临床表现。

(1) 基底节区出血:以壳核出血最为常见,系豆纹动脉尤其是外侧支破裂所致。患者常出现病灶对侧偏瘫、偏身感觉障碍、同向性偏盲的"三偏征",双眼向病灶侧凝视。当优势半球损害时可有失语。出血量小者(<30 mL)临床症状较轻;出血量大者(>30 mL)可有意识障碍,引起脑疝甚至死亡。

(2) 脑干出血:绝大多数为脑桥出血,系基底动脉的脑桥支破裂所致。脑桥出血常表现为突发头痛、呕吐、眩晕、复视、交叉性瘫痪或偏瘫、四肢瘫等。大量出血（血肿＞5 mL）者，血肿波及脑桥双侧基底和被盖部，患者立即昏迷、双侧瞳孔缩小呈针尖样、呕吐咖啡色胃内容物、中枢性高热、呼吸衰竭和四肢瘫，多在48 h内死亡。

（3）小脑出血：多由小脑上动脉破裂所致。发病突然，眩晕和共济失调明显，可伴频繁呕吐和枕部疼痛。小量出血者表现为小脑症状，如眼球震颤、病变侧共济失调、站立和步态不稳等，无肢体瘫痪。出血量大时，很快进入昏迷、双侧瞳孔缩小、呼吸节律不规则、有去大脑强直发作，最后至枕骨大孔疝而死亡。

（4）蛛网膜下腔出血：最常见的症状为突发剧烈难忍的头痛，可向项背部放射，常伴有恶心、呕吐。重者可有短暂意识障碍或烦躁、谵妄、幻觉等精神症状，少数出现部分性和全面性癫痫发作。大多数患者在发病数小时后即可查见脑膜刺激征。再出血多发生在首次出血的4周内，第2周多见。早期脑血管痉挛常见于起病后，历时短暂。

4. 处理原则

（1）内科治疗

1）控制血压：脑出血急性期一般不予应用降压药，而以脱水降颅压治疗为基础。但血压过高时可增加再出血的风险，应及时控制血压。当血压≥200/110 mmHg时，应采取降压治疗，使血压维持在略高于发病前水平或180/105 mmHg左右。收缩压在180～200 mmHg或舒张压在100～110 mmHg时暂不用降压药。

2）控制颅内压，降低脑水肿：①抬高床头＞30°，头位于中线以上，以增加颈静脉回流，降低颅内压。②对需要插管或其他类似操作的患者需静脉应用镇静剂。镇静剂应逐渐增加，以减少疼痛或躁动引起的颅内压增高。③若患者具有颅内压增高的症状或影像学表现，和（或）实测颅内压＞20 mmHg，可应用脱水剂，如甘露醇、甘油果糖、白蛋白及利尿剂等。应用上述药物应监测肾功能和电解质，必要时进行颅内压监护。

3）血糖管理：无论既往是否有糖尿病，入院时的高血糖均预示脑出血患者的死亡和转归不良风险增高。然而，低血糖可导致脑缺血性损伤及脑水肿，故也需及时纠正。因此，应监测血糖，控制血糖在正常范围之内。

4）呼吸道管理：若意识障碍程度加重、排痰不良或肺部感染者应考虑气管插管或尽早气管切开。怀疑肺部感染者应早期作痰培养及药敏试验，选用有效抗生素治疗。

5）下肢深静脉血栓和肺栓塞的预防：患者发生深静脉血栓形成和肺栓塞的风险较高，应鼓励患者尽早活动；避免穿刺下肢静脉输液；可使用间歇性空气压缩装置预防下肢深静脉血栓及相关栓塞事件。

6）其他：出血8 h内可适当应用止血药预防血肿扩大，使用不超过48 h；对于合并SAH的患者，可使用钙离子通道拮抗剂行抗血管痉挛治疗；控制体温在正常范围之内。

（2）外科治疗：有下列表现之一者，可考虑手术。①颞叶钩回疝、影像学检查有明显颅内压升高表现、实际测量颅内压＞25 mmHg。②对大部分破裂动脉瘤患者，应在发病72 h内通过介入治疗或开颅手术对动脉瘤进行干预，以降低再出血风险。③对于同时适合介入治疗和开颅手术的动脉瘤患者，尤其是年龄＞70岁、动脉瘤性SAH中的Hunt-

Hess 分级 4～5 级的患者,可首选介入治疗。

（二）专科护理要点

1. 血压　急性脑出血患者血压往往显著增高,但一般不急于降血压,应先降颅内压后,再根据血压情况决定是否行降血压治疗。因此,随时监测血压并维持血压稳定是护理的重点。临床中常用的静脉降压药有尼卡地平、乌拉地尔、硝酸甘油等;口服降压药有长效钙通道阻滞剂、血管紧张素Ⅱ受体阻滞剂等。用药过程中密切监测患者的血压及药物的不良反应。

2. 其他生命体征　密切监测患者的生命体征变化,当患者出现血压升高,脉搏减慢,呼吸减慢的"两慢一高"的生命体征改变时,应警惕颅内压增高进而导致脑疝发生。若病变部位在脑干,丘脑下部的散热中枢受损,出现中枢性高热,解热镇痛剂无效,物理降温有效。此外,当患者出现感染性高热,应遵医嘱应用抗生素。当患者出现呛咳、咳痰,血氧饱和度下降时,保持呼吸道通畅,警惕肺部感染。

3. 意识状态及瞳孔　脑出血的患者发生意识障碍,常提示出血量大、继续出血或脑疝形成。患者处于水肿高峰期,应随时观察患者 GCS 评分及瞳孔的变化,当患者两侧瞳孔不等大,常提示脑疝形成。

4. 并发症的护理

（1）脑疝:当患者出现剧烈头痛、喷射性呕吐、烦躁不安、血压升高、脉搏减慢、意识障碍进行性加重、双侧瞳孔不等大、对光反射迟钝、呼吸不规则等脑疝的先兆表现时,立刻报告医师,进行相应处理。

（2）营养不良:因患者行气管插管或存在呛咳和吞咽困难且出血超过 24 h 者,应早期留置鼻胃管行肠内营养,以满足机体的营养需求。留置胃管后,每次鼻饲前回抽,监测胃内容物的颜色、性质和量。若胃内容物呈咖啡色或血性,警惕上消化道出血,及时告知医师处理。患者每 4 h 胃残余留＞200 mL 应遵医嘱用药或留置鼻肠管。

（3）肺部感染:脑出血病情危重,咳痰反射较弱,痰液黏稠不易咳出,或因建立人工气道行呼吸机辅助呼吸,存在呼吸机相关性肺炎的危险。应保持呼吸道通畅,合理调节呼吸机参数,按需吸痰。当患者痰液黏稠时应遵医嘱给予雾化吸入使痰液稀释,如无禁忌应保证充足的液体量并进行翻身叩背。

（高　岚）

三、重症谵妄患者的评估及管理

（一）概述

1. 概念　谵妄(delirium)是一系列以烦躁不安、注意缺损、思维混乱、幻听或者幻视、精神状态波动为表现的急性认知障碍综合征。重症患者在治疗过程中遭受着因机械通气、有创监测、睡眠剥夺等引起的各种身体不适,加之对病情及陌生环境的恐惧、交流受限等影响因素均加重其心理负担,使患者极易罹患谵妄。ICU 谵妄是患者在 ICU 期间发生的一组以精神状态的急性改变或波动、注意缺损、意识水平改变或思维紊乱为特征的认知障碍综合征。谵妄发生可能由脑部代谢紊乱和神经递质减少造成。

2. 病因

(1) 中枢胆碱能缺陷:乙酰胆碱(ACh)作为胆碱能系统的主要递质,在意识、注意、感知觉传入的调节作用中起重要作用。在乙酰胆碱合成、转运、结合等作用过程中的任何环节的缺陷,均可影响 ACh 发生作用,导致谵妄的发生。

(2) 神经递质学说:其他的中枢神经递质也可能与谵妄相关,如多巴胺(DA)、去甲肾上腺素、5-羟色胺(5-HT)、γ-氨基丁酸(GABA)及色氨酸等氨基酸。

(3) 炎性反应机制:创伤后会引起大量炎性因子如 TNF-α、IL-1β、IL-6 等的产生及释放,破坏血脑屏障并激活小胶质细胞,进一步释放各类促炎因子,产生神经炎症反应。

3. 危险因素

(1) 易患因素:谵妄高危人群是高龄者,由于其潜在的神经系统疾病或者对周围环境的认知功能下降,例如存在痴呆、脑血管疾病、帕金森病等,往往容易患谵妄。

(2) 疾病因素:躯体、心理的急性疾病损伤及治疗干预措施造成的脑功能异常,如严重感染、创伤、休克、呼吸衰竭及体外循环(CBP)等。

(3) 促发因素:在患者基础病的基础上,并存促发谵妄的因素,如疼痛、焦虑、抑郁及药物等。

4. 临床表现

(1) 意识障碍:主要表现为意识清晰水平下降,嗜睡和意识模糊。轻者可神志恍惚、反应迟钝、心不在焉,严重者可发展为昏迷。

(2) 认知障碍:①早期主要表现为注意力不集中,随之出现逻辑推理能力下降,或出现思维混乱,记忆力减退,或出现记忆错误;②定向障碍:通常以时间及地点的定向受损最为常见,除严重谵妄外,一般尚保持对人物的定向;③语无伦次,对答不切题。

(3) 感知障碍:主要表现为错觉、幻觉(幻视多见),内容常带有恐怖性。

(4) 情感障碍:情感变化无常,早期多表现为轻度抑郁焦虑、易激惹。病情严重时,情感相对淡漠,有时表现为焦虑、恐惧及激越。

(5) 行为障碍:①活动减少型,表现为抑制、反应迟钝,甚至亚木僵状态,动作迟缓、行动呆滞、表情淡漠、抑郁及嗜睡;②活动增多型,呈现兴奋、躁动不安、过度活动、对刺激敏感、反应增多,若有恐怖的幻觉或错觉时,可表现逃避或攻击行为。

(6) 其他:睡眠-清醒周期紊乱,甚至颠倒。典型表现为白天嗜睡,夜晚失眠。食欲下降,新出现的尿失禁或大便失禁。

5. 处理原则

(1) 祛除诱因:一旦发现患者有谵妄风险或出现术后谵妄,应迅速寻找并处理导致谵妄的潜在诱因。

(2) 非药物疗法:谵妄的预防要求纠正诱因、针对危险因素,强调多学科团队干预的非药物性预防方案。医务人员首先全面评估患者,针对患者存在的具体危险因素,个体化的提供相应的多学科团队干预方案。

(3) 药物疗法:多种抗精神病药物、镇静药物均有诱发谵妄的可能,并且增加患者死亡和痴呆患者卒中的风险,因此建议谨慎使用。除非是苯二氮䓬类药物戒断症状引起的谵妄,否则不建议将苯二氮䓬类药物治疗谵妄患者激越行为。

(二) 专科护理要点

1. 谵妄的识别与评估 为了快速识别谵妄,提高谵妄诊断的精准度,对于监护室患者应采用 ICU 意识模糊评估法(CAM - ICU)和重症监护谵妄筛查量表(intensive care delirium screening checklist,ICDSC)对 ICU 患者进行谵妄的筛查。CAM - ICU 相较于 ICDSC 具有更高的灵敏度和特异度,所以临床多采用 CAM - ICU 作为 ICU 谵妄的测评工具。建议对于 RASS 评分≥−2 分,且具有谵妄相关危险因素的 ICU 患者应常规进行谵妄评估。详见表 3-2、表 3-3。

表 3-2　ICU 意识模糊评估法(CAM-ICU)

特征	表　现	阳性标准
意识状态急性改变或波动	意识状态是否与其基线状况不同,或在过去的 24 h 内,患者的意识状态是否有任何波动,表现为镇静量表(如 RASS)、GCS 或既往谵妄评估得分的波动	任何问题答案为"是"则需进行注意力障碍测试
注意力障碍	数字法检查注意力,指导语:如与患者说,"我要给您读 10 个数字,任何时候当您听到数字'8',就捏一下我的手"。然后用正常的语调朗读下列数字,每个间隔 3 s,6—8—5—9—8—3—8—8—4,当读到数字"8"患者没有捏手或读到其他数字时患者做出捏手动作均计为错误	错误 0～2 个为阴性;错误大于 2 个则需进行意识水平测试
意识水平改变	如果 RASS 的实际得分不是清醒且平静(0 分)则为阳性	RASS 不为"0"则 CAM - ICU 阳性;如为"0"则需进行是非题测试
思维混乱	是非题:①石头是否能浮在水面上;②海里是否有鱼;③1 斤是否比 2 斤重;④您是否能用榔头钉钉子。当患者回答错误时记录错误的个数 执行指令:对患者说"伸出这几根手指"(检查者在患者面前伸出 2 根手指),然后说"现在用另一只手伸出同样多的手指"(这次检查者不做示范),如果患者只有一只手能动,第二个指令改为要求患者"再增加一个手指",如果患者不能成功执行全部指令,记录 1 个错误。	错误总数＞1 则 CAM - ICU 阳性;错误数 0～1 个为阴性

注:特征 1 加 2 和特征 3 或 4 阳性即可诊断为 CAM - ICU 阳性。

表 3-3　ICU 谵妄筛查(ICDSC)检查表内容及评判标准

项　目	评判标准
意识变化水平(如果为 A 或者 B,该期间暂时终止评价)	
A. 无反应	评分:0 分
B. 仅对于加强和重复的刺激有反应	评分:0 分
C. 对于轻度或者中度刺激有反应	评分:1 分

（续　表）

项　　　目	评判标准
D. 正常清醒	评分:0 分
E. 对正常刺激产生夸大的反应	评分:1 分
注意力不集中	评分:0 或者 1 分
定向力障碍	评分:0 或者 1 分
幻觉-幻想性精神病状态	评分:0 或者 1 分
精神运动型激越或者阻滞	评分:0 或者 1 分
不恰当的言语和情绪	评分:0 或者 1 分
睡眠-觉醒周期失调	评分:0 或者 1 分
症状波动	评分:0 或者 1 分

注:每项根据其存在与否记为 1 分或 0 分,然后计算总分,总分≥4 分提示存在谵妄。

2. 改善医疗环境　通过灯光的昼夜调节、降低病房内噪音、维持舒适的温度等加强睡眠管理,减少患者的不适主诉。护理期间尽量保证各项护理操作集中,并在操作期间保证动作迅速、轻柔;在确保患者安全的基础上控制仪器的报警声音,减少 ICU 病房内的噪声;必要时通过耳塞和眼罩,联合轻缓的音乐可以不同程度地改善睡眠,减少谵妄的发生。

3. 早期活动　早期活动目前主要指患者生命体征平稳后即开始进行活动。运动可以促进肢体血液循环,改善脑部血供。早期活动既可给予患者心理支持,也可增强躯体器官功能,减少并发症,防止大脑发生缺血性损害;还可以增加皮质内胆碱能纤维密度,增加体内抗炎物质的产生。护理人员在患者病情允许的情况下使其进行早期活动,活动过程中保证患者安全,避免跌倒、坠床不良事件的发生。

4. 加强心理护理　患者在住院期间对病情及陌生环境的恐惧、交流受限等影响因素会加重其心理负担,使患者极易罹患谵妄,而谵妄本身也易导致抑郁、焦虑等心理应激。护士应尽早进行解释沟通,强化对患者的心理干预,结合患者的具体情况(如性格内向、高龄、既往病史等)给予心理疏导,最大限度减少来自疾病本身及治疗引起的精神创伤和心理应激。同时在心理护理期间,护理人员可通过非语言的沟通技巧,采用面部表情、肢体动作等方法强化与患者的沟通,并根据患者反馈,进一步了解其心理动态,增强患者对各类刺激的反应能力,从而预防谵妄的发生。

5. 重视家庭成员的参与　ICU 内家属探视可有效减轻患者的孤独感和分离性焦虑。根据治疗、护理的具体情况,适当延长探视时间,可增加家属与患者接触机会并了解患者的需求,给患者心理上的支持。家属进入 ICU 前,护士简单培训沟通技巧,让家属鼓励患者,使其摆脱孤独感,从而树立战胜疾病的信心,有助于减少患者谵妄的发生,促进谵妄的恢复。

6. 药物治疗与护理　右美托咪啶可缩短谵妄持续时间,或可预防谵妄发生,相对于其他镇静药物,右美托咪啶在镇静的同时更易保持可唤醒力,极少诱发呼吸抑制,血流动力学影响小，且其快速消除的药代动力学特性，可减少药物蓄积。应用抗精神病药物治疗谵妄时，应警惕其对心律、血压及意识的影响。非典型抗精神病药，如奥氮平、喹硫平等，对谵妄有一定的疗效，但在应用时应权衡利弊，此类药物不但可导致过度镇静，还可引起尖端扭转型室性心动过速。2018 年 9 月美国麻醉医师协会发布了《成人 ICU 内疼痛、躁动/镇静、谵妄、制动及睡眠紊乱管理指南》，提出不建议使用非典型抗精神病药、氟哌啶醇治疗谵妄。

知识链接

2018 版《成人 ICU 内疼痛、躁动/镇静、谵妄、制动及睡眠紊乱管理指南》

2018 年 9 月，*Critical Care Medicine* 杂志刊登了新版《成人 ICU 内疼痛、躁动/镇静、谵妄、制动及睡眠紊乱管理指南》（简称《PADIS 指南》）。新版本指南对 2013 版《IPAD 指南》进行了更新，添加了两个紧密联系的临床护理主题，即制动和睡眠。本指南 5 个部分相互关联，共 37 条推荐意见，其中 2 条为强推荐，为临床谵妄患者的管理提供了参考依据。

（高　岚）

第五节　内分泌系统重症患者的护理

一、肾上腺皮质功能减退症的护理

(一) 概述

1. 概念　肾上腺皮质功能减退症可分为原发性和继发性两种类型。原发性又称为艾迪生病（Addison 病）。在该类患者中有 90% 以上的肾上腺曾遭受自身免疫、结核等致病因素的破坏；继发性是由垂体、下丘脑等病变引起的促肾上腺皮质激素分泌不足。

肾上腺危象或艾迪生病危象（Addisonian crisis），又称为急性肾上腺皮质功能减退症（或称为"不全症"）（adrenocortical insufficiency），是指机体在各种应激状态下，由于体内肾上腺皮质激素供给急速不足，出现以循环衰竭为主要特征的危象状态。该病症临床虽少见，但由于危及生命，故应高度重视。肾上腺危象的主要表现是休克，但患者常有非特异性症状，如厌食、恶心、呕吐、腹痛、无力、疲乏、嗜睡、发热、意识模糊或昏迷。脱水、低血压或休克，与当前疾病成正比；恶心呕吐，有厌食和体重减轻、腹部疼痛症状，类似"急腹症"；无法解释的低血糖；无法解释的发热；低钠，高钾血症，氮质血症，高钙血症，或嗜酸性粒细胞增多，色素沉着或白癜风；其他自身免疫缺陷疾病，如"甲状腺功能低下"。

2. 病因　重症患者发生肾上腺危象的主要机制与全身性感染和全身炎症反应

(systemic inflammatory response syndrome，SIRS)引起的继发性肾上腺皮质功能减退有关。常见原因如下：

(1) 原发性肾上腺皮质功能减退：①肾上腺皮质自身免疫性疾病；②肾上腺结核，一些患者常合并肺结核；③肿瘤；④真菌感染；⑤先天性肾上腺皮质增生；⑥急性肾上腺皮质出血、坏死血栓形成。

(2) 继发性肾上腺皮质功能减退

1) 严重感染或重大应激：该类因素会导致肾上腺皮质继发损伤，激素分泌相对不足，或肾上腺皮质功能处于持续抑制状态。在慢性原发性肾上腺皮质功能减退症患者中，当其发生严重感染或其他重大急性应激时，肾上腺危象的表现可能是之前未被诊断出的患者的首发表现，在这类患者中，应激源会打破原本的平衡，导致患者出现明确的低血压。常见应激：创伤、手术、过度劳累、分娩、大汗、呕吐等，或骤停肾上腺皮质激素治疗等。

2) 替代治疗不足：在确诊患有原发性或继发性肾上腺皮质功能减退症的患者中，若替代治疗不足，也可能发生肾上腺危象综合征。具体原因可为下列任一情况：①补充糖皮质激素和(或)盐皮质激素的日剂量不足；②感染或其他重大疾病期间未增加糖皮质激素剂量；③病毒性胃肠炎或其他胃肠疾病导致持续呕吐或腹泻，从而导致药物吸收减少。

3) 急性病因：存在导致肾上腺破坏的急性病因，如双侧肾上腺梗死或出血，可诱发肾上腺危象；存在导致继发性肾上腺皮质功能减退症的急性病因，如垂体梗死时、手术或照射(肿瘤治疗)等。

4) 停药或药物拮抗：突然停用超生理剂量糖皮质激素的患者出现继发性肾上腺皮质功能减退症，包括口服也包括吸入性途径。应用可导致肾上腺皮质功能衰竭的药物，如甲地孕酮＞160 mg/d,酮康唑等。

3. 临床表现　其临床常见症状出现比较缓慢，如极度疲劳、头晕、体重下降、皮肤黏膜色素沉着、肌肉关节疼痛、食欲不振、腹泻、胃部不适或呕吐、嗜盐。但在各种应激下引发肾上腺危象时，临床表现多数呈现非特异性，容易被其他疾病或并发症掩盖而误诊；且由于重症患者病情危重、了解病史困难，增加了诊断难度，所以需要积极寻找线索来辅助诊断。在临床上，对于无其他原因可解释的低钠血症，应考虑到肾上腺皮质功能减退的可能。低钠血症联合消化道症状及不明原因低血压是诊断本病的重要线索。

(1) 原发性肾上腺皮质功能减退：一旦出现则病情危重。常见如感染导致的发热，体温＞40 ℃,直立性低血压,低血容量性休克、心动过速、四肢厥冷,极度虚弱无力,萎靡淡漠和嗜睡,甚至昏迷,也可表现为烦躁不安、谵妄和惊厥。消化功能障碍(恶心、呕吐、厌食或腹泻),伴腹痛,多无特异性定位。若发生两侧肾上腺梗死或者广泛出血的情况下则可变现为突发低血压或休克、腹部两侧或背部、下胸部疼痛、发热、低血糖以及精神神经症状。

(2) 继发性肾上腺皮质功能减退：常见为低血糖昏迷,可有低钠血症。可同时伴有其他垂体前叶激素缺乏的症状。若出现垂体卒中,可出现剧烈头痛、急剧的视力下降和视野缺损。若为促肾上腺皮质激素急剧下降,合并感染、创伤、手术等诱因,亦可出现低血压和休克。

4. 治疗原则　原则上临床对于急性肾上腺功能减退需要尽早识别、诊断和积极处理，快速补充肾上腺皮质激素至关重要，否则可迅速表现为肾上腺危象，危及生命而导致死亡。且一旦拟定诊断，须急症治疗，无须等待化验结果。

（1）纠正脱水和水电解质紊乱：迅速补充液体，可根据患者个体的脱水程度、年龄和心脏功能而定。典型的肾上腺危象患者液体损失量约达细胞外液的 1/5，故在初始治疗时的第 1、2 日内应迅速补充生理盐水 2 000～3 000 mL/d。对于糖皮质激素缺乏为主，脱水不严重的患者补充盐水量需要适当减少，同时可按照体重的 6% 估计，纠正电解质紊乱如高钾血症、低钠血症、低血糖症，第 2 日可根据症状改善程度、年龄、心神功能等情况酌情补充。

（2）补充皮质激素：在补液同时，可立即给予氢化可的松或琥珀酸氢化可的松 100 mg 静脉注射，使血皮质醇浓度达到正常人在发生严重应激时的水平。然后，氢化可的松 50～100 mg 加入生理盐水或 5% 葡萄糖盐水中静脉滴注，每 6 h 1 次，第 1 日总量 300～400 mg，多数患者病情 24 h 内得到控制。第 2、3 日可减至每日 300 mg，分次静滴。如好转，继续减至每日 200 mg，继而 100 mg。同时继续对因治疗至病情稳定后逐步减量。呕吐停止后能耐受者可改为口服泼尼松 5～10 mg，每日 3～4 次。及时评估，观察药物疗效。注意病情反跳。病情稳定第 4～7 d 后可减至维持量。如用氢化考的松后收缩压不能回升至 100 mmHg 或持续低钠血症可给予盐皮质激素协同治疗。

（3）去除并防止各类诱因及并发症：积极寻找诱发因素并及时处理，如合理选用有效、适量抗生素、积极处理其他诱因，停用并禁止使用可能诱发肾上腺危象的药物。

（二）专科护理要点

（1）体液不足护理：立即建立静脉通路，必要时可准备两条静脉通路，遵医嘱补充足够的液体，包括生理盐水、葡萄糖液和糖皮质激素等。记录 24 h 出入水量，同时观察患者皮肤的颜色、湿度和弹性，注意有无脱水表现。

（2）用药指导和监测：观察药物疗效。激素使用时需要密切观察血压、水肿、血清电解质等的变化，为调整药量和电解质的摄入量提供依据。同时需要注意药物的不良反应，及时干预，尤其是激素的合并症和其用量的增减需要谨慎。

（3）休息与活动：保证患者能得到充分的休息，活动耐力下降的患者因酌情减少活动量。指导患者在活动或者改变体位时，动作宜缓慢，防止血压因体位变动而下降发生眩晕和跌倒。

（4）营养：评估患者的营养状况，合理计算热卡的摄入，按需补充。必要时给予胃肠内营养。当 BMI<30 kg/m^2 时使用当前体重（actual body weight，ABW）计算所需热卡。若 BMI≥30 kg/m^2 时，剂量体重（dosing weight）＝理想体重（ideal body weight，IBW）×1.1，或剂量体重＝IBW＋0.4×（ABW－IBW），其中 IBW＝50（女性为 45.5）＋0.9×（身高－152.4）。随着镇静及机械通气等技术的应用，重症患者的热量消耗不会超过静息能量消耗，其安全起始剂量为 33.5～46 kJ（8～10 kcal）/（kg·d），1 周后尝试达到 105～126 kJ（25～30 kcal）/（kg·d）的目标值。

（5）病情观察：监测有无低血钠、高血钾、高血钙、低血糖及血清氯化物降低；监测心率、心律和血压，注意有无心律失常、血压过低，观察患者有无意识改变、生命体征改变、恶心呕吐、腹泻等情况并记录。

（6）避免诱发因素：积极控制感染，合理选用有效适量的抗生素治疗，及时处置原发灶。避免创伤、过度劳累和突然中断治疗。手术、分娩做好充分的准备。当患者出现恶心、呕吐、腹泻及大量出汗时应及时处理。停止使用可能诱发肾上腺危象的药物。

（王　枫）

二、重症患者的血糖管理

（一）酮症酸中毒

1. 概念　酮症酸中毒是由于胰岛素分泌不足或升血糖激素不适当升高引起的糖、脂肪、蛋白质严重代谢紊乱综合征，临床以高血糖、高血酮、代谢性酸中毒为主要表现。特点：当糖尿病糖代谢紊乱加重时，脂肪动员和分解加速，脂肪酸在肝脏经过 β 氧化产生酮体，当血清酮体积聚超过肝外组织的氧化能力时，可在早期表现为血酮升高，称酮血症，尿酮排出增多称酮尿症，统称为酮症。血 pH 值在早期处于代偿期可正常，此时为代偿性酸中毒；晚期可下降，为失代偿性酮症酸中毒；若进一步发展则会出现意识障碍，称糖尿病酮症酸中毒昏迷。

2. 相关危险因素

（1）感染：最常见的诱发因素，占 20%～40%，其中肺部感染和泌尿系统感染最常见。

（2）胰岛素治疗不规范：胰岛素治疗中断、胰岛素减量不合理。

（3）各种应激：手术、分娩、创伤等可诱发。

（4）药物因素：糖皮质激素、免疫抑制剂、噻嗪类利尿药、β 受体阻滞剂、部分抗精神病药物等都可能诱发。

（5）其他：早期诊断不明治疗手段不当，约 20%～30% 的患者发病时无糖尿病病史。

3. 临床表现

（1）高血糖：血糖＞13.9 mmol/L，多为 16.7～33.3 mmol/L。酮症酸中毒发生的基础是胰岛素有效作用的减弱，这种情况下可导致升糖激素升高，主要是对胰高血糖素的抑制减弱，加上应激素状况下升糖激素释放增多，使血糖进一步升高。

（2）高酮体：血酮≥3 mmol/L 或尿酮阳性。由于机体胰岛素缺乏，外周组织对葡萄糖利用出现障碍，导致脂肪动员，生成大量酮体。

（3）酸中毒：pH＜7.3，血 HCO_3^-＜18 mmol/L，机体表现为血酮体、尿酮体升高，酮体中有机酸增高，两者作用导致酸中毒。

（4）渗透性利尿：高血糖、高酮体导致血浆渗透压上升，出现细胞脱水和渗透性利尿。

（5）胃肠道反应：常表现为恶心、呕吐及腹痛等。

（6）其他：进行性意识障碍、脱水、电解质紊乱、休克。

4. 临床治疗　原则上需要尽快输液,补充并恢复血容量、纠正休克和失水状态,降低血糖、纠正水电解质及酸碱失衡,同时积极寻找诱因并去除,预防各类并发症,降低病死率。

（1）静脉输液:酮症酸中毒治疗的关键环节是输液治疗。一般以生理盐水为主,若有血钠升高,可考虑使用 0.45% 氯化钠溶液。需要密切关注输液量和速度,一般根据患者的体重和失水程度估计失水量,速度可按先快后慢的原则。前 4 h 输入失水量的 1/3 的液体,以尽快补充血容量,改善周围循环和肾功能。在初始 1～2 h 内,可输入生理盐水 1 000～2 000 mL,若血压低或伴有休克,可加入胶体溶液和采取相关的抗休克措施。后续则需根据患者的血压、心率、尿量、末梢循环、有无发热呕吐、实验室等情况调整输液量和速度。老年人需要考虑心肾功能。必要时可进行中心静脉压监测。一般 24 h 输液量为已失水量加上继续失水量,总量为 4 000～6 000 mL,严重失水者可达 6 000～8 000 mL。最初不宜输注葡萄糖溶液,必须关注血糖值变化,当血糖值下降至 13.9 mmol/L 时,应补充 5% 葡萄糖溶液,同时每 2～4 g 葡萄糖需要加入 1 U 短效胰岛素。

（2）胰岛素治疗:采用小剂量胰岛素持续静脉输注,即短效胰岛素 0.1～0.2 U/(kg·h),重症患者应酌情静脉注射首次负荷剂量 10～20 U 胰岛素。每 1～2 h 复测血糖,以每小时降低 4～6 mmol/L 为宜,当血糖值下降至 13.9 mmol/L 时,应补充 5% 葡萄糖溶液,按比例加入胰岛素。继续多频次复测血糖并调整胰岛素比例,使血糖水平稳定在安全范围内。病情稳定后可转为胰岛素常规皮下注射治疗。

（3）纠正水电解质紊乱和酸碱失衡

1）监测:推荐连续监测,前 4～6 h 每小时监测血糖和酮体水平、尿素氮、肌酐,每 2～4 h 监测血气和电解质,直至患者稳定。可根据监测结果调整胰岛素和用药,血酮体指标的下降则决定了酮症酸中毒是否缓解。

2）补钾:渗透性利尿和相关的胃肠道反应会造成钾的丢失;胰岛素的使用和血 pH 的升高,会促使钾离子进入细胞内;血容量补充会出现利尿排钾,加重缺钾。补钾需要评估血钾和尿量。补钾同时,患者常伴有镁和磷的缺乏,也需要同时补充。常规使用 10% 氯化钾注射液,按浓度配置或者微量泵给药。若患者可以口服,亦可给予口服补钾。同时加强监测血钾浓度、尿量,关注心电图变化,及时调整,防范药物不良反应。

3）补碱:一般经过输液和胰岛素治疗后,酸中毒可自行纠正,严重酸中毒影响心血管、呼吸和神经系统功能时,则需给予相应治疗,但是不宜过多、过快。

5. 并发症预防　①低血糖,严密监测血糖,及时纠正;②低血钾:需要密切监测血钾,及时补充;③高氯酸中毒:与药物治疗方案有关,可调整配比纠正;④肾功能衰竭:是主要致死原因之一,治疗过程中需密切关注尿量变化,及时干预;⑤血栓形成:血糖增高可诱导炎症反应引起高凝,可予以抗凝治疗、预防血栓干预;⑥急性心肌梗死:合理调整给药速率和量,酌情使用利尿药物和正性肌力药物,关注血钾,防止过高或过低对心脏的影响;⑦严重感染:积极查找原因处理;⑧脑水肿:预防为主,早发现早治疗。

（二）高渗性高血糖

1. 概念　高渗性高血糖状态与酮症酸中毒统称为高血糖危象,是糖尿病的严重急性并发症之一。临床以严重高血糖、高血浆渗透压、脱水为特点,无明显酮症酸中毒,常有不同程度的意识障碍和昏迷。其发生率低于酮症酸中毒,病死率却高于酮症酸中毒,好发于老年人。主要死亡原因是高龄、感染及心脑血管栓塞。

2. 相关危险因素　多与酮症酸中毒相似,但多见于 2 型糖尿病。①急性感染;②创伤、手术、脑血管意外;③胃肠外营养;④药物因素:β受体阻滞剂、苯妥英钠、利尿剂及糖皮质激素;⑤血液透析及腹膜透析等透析治疗。

3. 临床表现

(1) 脱水:口渴、多饮、多尿。与酮症酸中毒相比脱水更严重。

(2) 进行性意识障碍:表现多样,可有淡漠、木僵、昏迷、幻觉、定向障碍,可伴有肌张力改变、震颤、偏瘫等。神经精神症状比酮症酸中毒的相关表现更突出。

(3) 高血糖:血糖升高可达>33.3 mmol/L,多为 33.3~66.6 mmol/L。

(4) 渗透性利尿:血浆渗透压>320 mmol/L。

(5) 其他:疲乏、无力、厌食、恶心呕吐、呼吸深大、电解质紊乱。无酮症酸中毒,pH >7.3,血 HCO_3^- >18 mmol/L。

4. 临床治疗

(1) 输液治疗:高渗性高血糖症脱水更严重,第 1 小时内按照 20 mL/kg 速度予以补液,以等渗液体为主。第 1 个 24 h 内应该补足丢失量,可按照患者稳定期体重的 10%~12%作为参考依据。根据其血浆渗透压、血流动力学、心肺功能来调整输液速度。初始需要使用生理盐水输注,关注患者血钠和血浆渗透压,浓度可按结果进行配比调整,当血糖水平<16.7 mmol/L 时,可输注 5%葡萄糖。

(2) 胰岛素治疗:治疗方案与酮症酸中毒相同。

(3) 纠正电解质紊乱:关注血钾和血钠的纠正。

(4) 并发症预防:与酮症酸中毒相同。

(三) 低血糖

1. 概念　是一组多种病因引起的以血糖过低,交感神经兴奋和中枢神经系统受低血糖影响的多种表现为主要特点的临床综合征。一般非糖尿病患者以血糖≤2.8 mmol/L 作为低血糖症的标准,糖尿病患者以血糖≤3.9 mmol/L,且补充葡萄糖后症状迅速缓解。大多数 1 型糖尿病患者不能避免低血糖发生。

2. 相关危险因素　①应激后激素分泌不足;②严重脏器功能障碍;③内分泌疾病胰腺疾病、垂体前叶疾病、甲状腺功能减退及肾上腺皮质功能减退等;④血糖控制治疗不当;⑤药物因素。ICU 中低血糖的最常见原因是终止营养摄入时未能停止胰岛素输注,该状况可能发生在喂养管堵塞、导管意外脱管、TPN 或静脉葡萄糖溶液输注结束时。

3. 临床表现

(1) 反应性低血糖:表现为头晕、头痛、冷汗、四肢发凉、面色苍白、手部颤动、下肢无力、饥饿感、心动过速、心律失常及高血压等。

(2) 神经性低血糖:表现和严重性与大脑不同部位对低血糖敏感性不同有关。

1) 大脑皮质受抑制:意识朦胧、反应迟钝、恍惚、定向力障碍、多汗、震颤、头痛、头晕、精神失常、幻觉及躁狂等。

2）皮质下抑制：神志不清、躁动不安、阵挛性舞蹈样动作、心动过速及惊厥等。

3）中脑受抑制：强直性痉挛、扭转性痉挛。

4）延髓受抑制：严重昏迷、去大脑僵直、反射消失、瞳孔缩小、呼吸减弱、血压下降、体温不升，乃至死亡。对于昏迷、麻醉后未苏醒及应用镇静药物的患者，其症状常被掩盖，发生神经性低血糖的风险更高。

4. 临床治疗　原则上需要强调早发现早治疗。观察神志，及时发现和处理脑水肿，积极消除诱因，治疗各种并发症。①及时测量毛细血管血糖。对于接受降血糖治疗的糖尿病患者，当血糖浓度骤降或＜3.9 mmol/L 时，应立即采取措施，调整治疗方案，注意预防发生低血糖的可能。②发生低血糖时，给予 50％葡萄糖溶液 60～100 mL 静脉注射，之后予以 5～10％葡萄糖溶液静脉滴注，必要时可以补充氢化可的松治疗。神志不清者需保持呼吸道通畅，防止误吸和窒息。轻者可口服治疗。③对反复发生低血糖的患者，应考虑各种引发低血糖的危险因素。对于发生无感知性的低血糖患者，应该放宽血糖控制目标，严格避免再次发生低血糖。④积极寻找病因进行治疗，如药物引起则停药或者调整用药，若是胰岛素瘤可明确定位手术治疗等。

（四）专科护理要点

1. 血糖异常的症状观察

（1）观察患者是否有"三多一少"症状表现：多饮、多食，多尿，体重减轻，伤口愈合不良，经常感染等主诉，女性患者加强观察有无外阴皮肤瘙痒。关注有无食欲减退，恶心，呕吐，呼吸增快、加深，面色潮红，皮肤干燥，呼气可呈现烂苹果气味及脱水等酮症酸中毒的表现。

（2）观察患者有无低血糖反应：其表现与血糖水平以及血糖的下降速度有关，可表现为交感神经兴奋（如心悸、焦虑、出汗及饥饿感等）和中枢神经症状（如神志改变、认知障碍、抽搐和昏迷）。老年患者发生低血糖时常可表现为行为异常或其他非典型症状。有些患者频发低血糖后，可表现为无先兆症状的低血糖昏迷。

（3）遵循医嘱执行血糖监测：关注空腹、餐后 2 h 血糖和糖化血红蛋白的变化，以及相关辅助检查如甘油三酯、胆固醇、脂蛋白等数值的变化。

2. 异常血糖护理

（1）高血糖管理

1）早期积极容量复苏管理：按照治疗的首要目标是纠正组织的低灌注状态，改善肾小球滤过率，纠正胰岛素抵抗和缺乏。通常需要生理盐水进行复苏，在实施过程中，需密切观察生命体征，尤其严密监测中心静脉压，同时观察患者氧合状态并做好输氧护理。

2）胰岛素泵管理：胰岛素治疗通常首选连续性静脉给药，按照每小时监测血糖进行监测调整用量。护士需要了解目标血糖值，将监测结果及时与医师沟通。当血糖值控制至酮体水平正常且患者可以进食时，可改为定时皮下注射。

3）电解质、酸碱平衡管理：按照检验报告结果补充电解质，需严格掌握用药指征给药。补钾时需关注给药途径，常规尽量口服，如果为静脉给药需要关注浓度、速度和尿量,在补钾过程中要密切动态监测血钾水平。补充磷酸盐和碳酸氢盐时,都需要测算相关剂量后给予。

4) 相关并发症的观察:当患者出现头晕、视力障碍等中枢神经系统异常症状时,可根据病史、治疗药物进行判断,也可急测血糖、血酮体等进行鉴别,及早干预纠正;关注电解质、酸碱报告和出入水量,防止血容量不足和电解质紊乱;加强对基础疾病的相关并发症的观察。

5) 血糖监测:使用胰岛素持续治疗的患者按需增加血糖监测频次,必要时每小时监测;关注患者医嘱中的糖分给予和患者是否禁食中;同时关注患者生命体征的变化,及时将血糖结果和体征变化及时与医师沟通对胰岛素用量及时调整。

(2) 低血糖反应及其防治:由于低血糖的严重性和持久性直接关联到患者结局,故必须严格管理好血糖监测控制。低血糖表现为饥饿感、头晕、心慌、心跳加速、无力、颤抖、面色苍白,甚至昏迷。干预方案:①胰岛素注射者必须按时进餐,以免注射后发生低血糖。经常发生低血糖,则应根据医嘱适当减少胰岛素的用量。发生低血糖后,应该及时进食 15~20 g 糖类食品或者静脉注射 50％葡萄糖 20~40 mL。15 min 后再次监测血糖,如血糖还是低于 3.9 mmol/L,继续进食或者静脉注射。②关注药物和疾病因素,临床上常见会影响血糖水平的药物,诸如皮质醇、拟交感类药物、免疫抑制剂、镇静剂、利尿剂、血液净化的透析液或置换液都会引起血糖水平波动;同时,肝硬化、肾功能衰竭、慢性心功能不全、胰岛素瘤、胰腺外肿瘤等都可引起低血糖发生。需要对存在此类问题的患者明确加强血糖监测。③持续使用胰岛素治疗的患者,需要高度关注喂养是否中断,如果中断肠内喂养或 TPN 时,需要保障同时有糖分的摄入和胰岛素入量的控制。

(3) 饮食与营养:需评估患者的营养状况,设定体重目标,控制总热能,合理分配营养素。再根据患者的活动强度和胖瘦程度决定其每日每千克体重所需热能,并分配到三餐,可以是 1/5、2/5、2/5,也可以是 1/3、1/3、1/3。三餐内容搭配要均匀,碳水化合物占总热能的 45％~60％、蛋白质占 15％~20％、脂肪占 25％~35％。低血糖患者需要少吃多餐,一日可分配吃 6~8 餐。

(4) 营养喂饲方法与胰岛素的相关护理

1) 全肠外营养 TPN:在接受 TPN 的患者中,胰岛素通常与营养剂一起给予。为了确定添加到 TPN 液体中胰岛素的剂量合适,在实施 TPN 同时采用微量泵同步单独泵入胰岛素,并 24 h 动态监测血糖更为科学、安全,也更易于胰岛素用量调整,保持稳定血糖。

2) 肠内营养:在接受连续肠内营养的患者中,胰岛素的每日总剂量可以单独使用基础胰岛素(一日 1 次"甘精胰岛素",代表药物甘精胰岛素("来得时"),或一日 2 次"地特胰岛素",代表药物"诺和平",或中性鱼精蛋白锌胰岛素 NPH,代表药物"优泌林")。但需要注意如果肠内营养意外中断可能会发生低血糖。

3) 胰岛素配合建议:将每日胰岛素总量的约 50％的量作为基础胰岛素量,另外 50％作为餐时(短效或速效)胰岛素,每 4 h(速效胰岛素)至 6 h(短效胰岛素)给予。类似比例的基础与餐时胰岛素可用于接受顿服喂养的患者,可将餐中胰岛素剂量平均分配,在每次喂养前给予。校正胰岛素应根据需要与餐时胰岛素一起使用。如果意外中断了肠内喂养，则应当提供与肠内喂养相似的碳水化合物热量，以预防低血糖。

（5）糖尿病足部护理：每日检查双足，特别是足趾间皮肤；定期洗脚，水温合适，用柔软干布擦干，尤其是足趾间皮肤，可使用油膏类护肤品；凡是合并严重周围神经病变的糖尿病患者，一旦出现足踝部畸形、浮肿和皮肤温度升高或溃疡者，都应该进行检查治疗。

（王　枫）

三、垂体危象的护理

（一）概述

1. 概念　是指在原有腺垂体功能减退基础上，因腺垂体性部分或多种激素分泌不足，在遭遇各种应激如感染、腹泻、呕吐、脱水及手术等因素，或因严重功能减退自发地出现的一组以临床特点为休克、昏迷、代谢紊乱、高热或低体温、意识障碍及昏迷、气管功能失调等危急征象，又称为腺垂体功能减退危象。

2. 相关危险因素　最常见的原发病因为垂体腺瘤或其治疗的影响，有时该病可由垂体外肿瘤（如颅咽管瘤）所致。①垂体或下丘脑肿瘤，最常见的原发病因，约占43.6％；②血管因素，产后大出血致垂体缺血性坏死、手术或感染性休克全身器官低灌注继发垂体供血不足或坏死；③感染与浸润性病变；④垂体损伤和切除；⑤诱发因素：感染、呕吐、腹泻、脱水、寒冷、麻醉或镇静药物、降血糖药物，本身腺垂体功能不良，未进行正规激素补充治疗或突然停药等。

3. 临床表现

垂体危象症状由于腺垂体受损范围不同，受影响激素种类和水平不一，诱发因素不同，可有不同类型。分为低血糖性昏迷、感染性昏迷、低血压循环性昏迷、失钠性昏迷、水中毒昏迷、低温性（T＜30 ℃）昏迷、高热型（T＞40 ℃）昏迷和混合型多种类型。常表现为高热或低体温、恶心、呕吐、低血糖、低氧血症、低钠血症、水中毒、低血压、休克、神志模糊、谵妄、抽搐及昏迷等。若不及时纠正会危及生命。

4. 临床治疗

（1）快速纠正低血糖：静脉注射50％葡萄糖溶液40～100 mL，继以高糖补液500～1 000 mL静滴，不要骤停，防止继发低血糖。

（2）激素替代治疗：予以大剂量肾上腺皮质激素，氢化可的松200～300 mg/d，或地塞米松5～10 mg/d，分次应用。情况危急时可用50％葡萄糖加琥珀酸氢化可的松100 mg缓慢静脉推注。之后的第2～3日根据病情和机体对激素的反应，减量为每日100～200 mg。1周左右按照病情逐情减量，改为口服维持剂量。糖皮质激素替代治疗比盐皮质激素替代治疗更迫切，因为保钠效应需数日后才逐步显现，且通过静脉补充生理盐水或高浓度氯化钠溶液即可达到充分补钠。待危象纠正后，应适量给予靶腺激素长期替代治疗。

（3）纠正休克：肾上腺皮质激素不足、失水、血容量不足、低血糖可表现为低血压和休克。评估容量和尿量，最初的24～48 h内，静滴生理盐水或糖盐水1 000～3 000 mL。

若血压恢复不满意,则持续适量给予升压药和综合抗休克治疗。

(4)纠正电解质紊乱:严重低钠血症需要给予高浓度氯化钠溶液,记录出入水量,避免补液过量。

(5)其他:去除和避免诱发因素,尤其是最常见的感染。根据患者情况合理选择抗感染治疗;体温过低或过高可予以复温或降温仪治疗,保持患者体温的恒定;慎用镇静药物;病情稳定后可酌情实施性激素治疗。

(二)专科护理要点

1. 垂体危象的抢救

(1)建立静脉通路:一旦收治入院后,需立即建立中心静脉通道,快速补充血容量,改善微循环。一条通路给予血管活性药多巴胺和去甲肾上腺素微泵泵入,按医嘱控制浓度、速度以维持血压。另一通路给予50%葡萄糖60 mL静脉微泵注入,以10%葡萄糖氯化钠静脉输注补充电解质,同时给予氢化可的松300 mg/d静脉输注,病情稳定后逐渐减量至改为口服维持。定时监测中心静脉压,指导抗休克治疗。

(2)体温管理:患者体温低,应予保暖措施,给患者加盖棉被,控制环境温度,室温24～28 ℃,相对湿度55%～60%为宜,必要时可给与升温和降温仪使用,并随时观察皮肤、黏膜的色泽和温度。

(3)血糖和激素水平监测:存在低血糖需予以高糖溶液输注,立即给予50%葡萄糖40～100 mL静脉给药,继续予以10%葡萄糖500～1 000 mL维持,同时需要严密关注血糖监测值和生命体征的变化,及时协助医师进行调整;需协助完成激素替代治疗时,可予以氢化可的松或地塞米松等静脉输注。同时激素类药物会导致相关药物并发症,如会导致血糖值不稳定、骨质疏松、心悸、心律失常及腹泻等问题,应加强对其不良反应的监测及时干预。待病情稳定后逐渐减量至改为口服维持。在应用肾上腺皮质激素的基础上给予甲状腺激素口服或鼻饲。

2. 密切观察生命体征变化 立即予以心电监护,监测体温、脉搏、呼吸及血压变化,观察患者精神和意识变化,发现病情变化立即报告医师,积极配合抢救。

3. 呼吸道的管理 患者呼吸衰竭予气管插管呼吸机辅助通气能及时纠正低氧血症,最大限度地减轻缺氧对各器官功能的损害。ICU护理人员应加强人工气道的护理,患者出现烦躁时应及时汇报医师,遵照医嘱给予适量镇静剂使用,随时评估防止脱管,同时在知情同意的前提下酌情使用保护性约束。保持患者气道通畅,及时清除呼吸道分泌物。积极防治VAP的发生。

4. 肝肾功能监护 患者血压降低使机体处于缺血缺氧的情况下会导致肝肾功能损害,应密切观察患者肝肾功能、皮肤及巩膜黄染的程度变化,严密监测尿量、尿色,患者意识障碍应立即留置导尿,以便准确记录每小时尿量及24 h出入量。在有效扩容后患者若是出现少尿可遵照医嘱予呋塞米静脉使用。同时继续密切监视尿常规和肝肾功能指标变化,预防并发症。

5. 用药的护理

(1)血管活性药物:用于保障血流动力学的平衡,使用该类药物过程中应注意是否与其他药物存在配伍,同时因该类药物需要严格掌握速度和浓度,故应避免与影响速度浓度的药物并行。密切监测血压,通常可使用无创血压或不间断持续有创监测。

（2）肾上腺皮质激素：严密观察患者用药后有无腹痛、呕血及黑便等症状,防止出现应激性溃疡引起消化道出血的现象,甲状腺激素应在用肾上腺皮质激素的基础上从小剂量开始使用,注意监测心率,防止甲状腺激素过量。

6. **饮食营养护理** 应给患者提供富含高蛋白质、高热量、高维生素的饮食,以供给机体营养、维持各器官的生理功能,增强机体的抵抗力和免疫力。患者意识障碍时,行留置胃管鼻饲流质并保证管道通畅。待患者意识清楚后,可按照"流食→半流食→软食→普食"的顺序逐渐过渡。由于肾上腺皮质激素皮质醇减少而引起胃酸分泌减少而引起的食欲减退、恶心等症状,应为患者提供良好的进食环境,鼓励患者进食。定时监测血糖变化,根据血糖数值及时调整胰岛素用量,防止出现高血糖危象。

7. **心理护理** 患者长期受疾病的困扰,容易出现表情淡漠及烦躁等不良情绪,加之ICU 环境的特殊性和病房封闭式管理以及担心医疗费用等因素,进一步加重患者的焦虑、恐惧等情绪障碍。因此,应及时给予安慰,注意与患者交流的方式、方法及语言技巧,帮助患者树立战胜疾病的信心,使患者配合治疗和护理。

（王　枫）

四、甲状腺危象的护理

（一）概述

1. **概念** 甲状腺危象（thyroid storm or thyroid crisis）是甲状腺功能亢进（以下简称"甲亢"）最严重的并发症,多发生在甲状腺功能亢进未治疗或控制不良的患者中,在感染、手术、创伤或突然停药后,出现以高热、大汗、心动过速、心律失常、严重呕吐腹泻、意识障碍等为特征的临床综合征。

2. **病因**

（1）内科因素：感染、精神刺激和创伤、疲劳过度、甲亢症状未缓解而骤停抗甲状腺药物或重症患者未经及时、积极治疗者。

（2）外科因素：主要是甲亢手术前未能妥善准备;其他如剖宫产、人工流产、阑尾切除术等,也可诱发本病。

（3）其他：手术或放射性核素碘治疗前,未做好准备工作。甲状腺肿大明显,病情较重,行放射性碘治疗前未用抗甲状腺药物准备的患者,多发生在碘治疗后 1～2 周内。

3. **危险因素** 甲状腺危象可发生于甲状腺功能亢进（Graves 病、毒性多结节性甲状腺肿、孤立性毒性甲状腺腺瘤）长期未得到治疗的患者,但也常由急性事件诱发,如甲状腺或非甲状腺手术、创伤、感染、急性碘负荷或分娩。此外,停用或不规律使用抗甲状腺药物也是常见的甲状腺危象诱发因素。

4. **临床表现**

（1）发热：多为持续性高热或超高热,体温可达 42 ℃,病情稍轻者也可为中等程度的发热。

（2）多汗：甚至大汗淋漓，皮肤潮湿，未及时治疗者因脱水可致皮肤干燥。

（3）呼吸急促：静息状态下气短、心悸。

（4）心动过速：心率多在 140 次/分以上，常伴有快速心律失常，房性期前收缩、室上性心动过速、心房纤颤，可诱发心绞痛，重者发生心力衰竭、低血容量性或心源性休克。

（5）消化道症状：恶心、呕吐、腹泻、黄疸等消化道症状。患者常体重锐减、重度消瘦，更严重者呈恶病质状。

（6）其他：患者表现极度焦躁不安，甚至有精神症状，或感觉迟钝、意识模糊、谵妄、昏迷。次要临床表现：少数患者出现剧烈腹痛，与急腹症样表现相似；个别患者持续性抽搐，可并发脑梗死、心肌梗死、肺水肿及急性肾衰竭，有难以纠正的心力衰竭、休克。

5. 处理原则　甲状腺危象一经诊断，应立即采取联合治疗。主要治疗措施包括：

（1）迅速抑制新的甲状腺激素合成：首选丙硫氧嘧啶（PTU），因 PTU 可抑制甲状腺激素的合成，同时大剂量时能抑制外周组织 T_4 转化为生物活性强的 T_3。

（2）阻止甲状腺激素的释放：在 PTU 应用 1 h 后，方可应用碘化物。这种延迟使用碘剂主要是因为允许抗甲状腺药物有时间抑制甲状腺激素合成，否则可能因为碘的增加而增强甲状腺激素的合成，可能加重危象。

（3）应用大剂量 β 受体阻滞剂：该类药可抑制甲状腺激素的外周作用；使用 β 受体阻断剂后还能使兴奋、易激惹、震颤、腹泻、发热和大汗等症状得到改善。

（4）糖皮质激素治疗：可以纠正肾上腺功能相对不足、抑制免疫反应，也可以阻断 T_4 向 T_3 的转化。

（5）补液、对症、支持治疗：发热、大汗、呕吐、腹泻可能导致血容量不足，需要积极补液以避免休克发生，每日补液 3 000～6 000 mL；如果补液不能使血压升高，则需要暂时使用升压药物；发热可以采用药物降温或物理降温，药物最好选择对乙酰氨基酚；必要时也可以行人工冬眠，氯丙嗪肌肉注射，慎用静脉用药；吸氧、呼吸支持。

（6）降低和清除血浆中甲状腺激素：常规治疗效果不佳时，可采用腹膜透析或血浆置换来降低高水平的循环 T_4 和 T_3。

（二）专科护理要点

一旦发现甲状腺危象征象，立即通知临床医师，并协助诊治，主要护理要点包括以下几点。

（1）急救护理：绝对卧床休息，呼吸困难时半卧位，立即氧气吸入。患者抽搐、嗜睡和昏迷时应确保呼吸道通畅，开放外周静脉通路，必要时予以无创正压通气或气管插管。胃肠道出血的风险会随着机械通气的天数和 ICU 住院天数的增加而增加，注意观察患者的病情，尤其是弥漫性血管内凝血（disseminated intravascular coagulation，DIC）的发生。患者烦躁不安或昏迷时，注意安全，使用床档防止坠床或外伤。

（2）专科护理：做好皮肤护理，由于患者出汗多，因此应经常更换衣服和被服，协助患者用温水擦洗，使患者感到舒适。但应避免受凉感冒，同时防止皮肤感染。

（3）营养：给予高热量、高碳水化合物、高蛋白及含 B 族维生素、钙磷丰富的饮食，昏迷患者应给予鼻饲饮食。

（4）病情观察：严密观察病情变化并详细记录，如神志和生命体征的变化。患者原有甲亢症状加重，出现烦躁、发热、多汗、心悸，伴有纳差、恶心腹泻等为甲状腺危象之先兆，应提高警惕，防止病情进一步发展。若发现患者极度烦躁，大汗淋漓，恶心、厌食、呕吐及腹泻加重，以致大量失水，使患者虚脱，休克甚至昏迷，提示患者病情严重，已处于甲状腺危象状态，应立即通知医师，备好抢救器械和药品，及时抢救，对症护理。如果患者出现躁动、谵妄，遵医嘱给予奥氮平等精神类药物。对于不能口服的患者可通过肌肉或静脉注射。

（5）用药护理：严密观察药物疗效和不良反应。如抗甲状腺药物易引起粒细胞减少与药疹，并应警惕剥脱性皮炎的发生。同时应按医嘱抽取血液或尿液培养标本，合理使用抗生素，预防和消除感染。注意休克患者尿量，按医嘱继续输液，血压下降时应用血管活性药物，注意滴速并防止药液溢出血管外造成皮下坏死。如果患者出现意识障碍并确定低血糖时应遵医嘱予以葡萄糖静脉注射，如在此基础上同时合并营养不良时，应在注射葡萄糖之前补充维生素 B_1。

（6）其他：注意心肾功能和周围微循环状况，如详细记录出入量，按时测量血压、体温、观察皮肤的颜色，为治疗提供依据；高热患者及时给予冷敷和酒精擦浴，必要时使用降温毯，并做好口腔、皮肤和安全护理；给予精神安慰，避免情绪波动和各种刺激。应同情、关心患者，使其解除忧虑及精神紧张，树立战胜疾病的信心，积极配合治疗；昏迷患者定时翻身，做好皮肤护理，预防压力性损伤及肺部感染；做好出院前指导工作，将有关疾病的知识和注意事项告诉患者及家属，防止复发。

（康　磊）

五、尿崩症的护理

（一）概述

1. 概念　尿崩症（diabetes insipidus，DI）是由于下丘脑-神经垂体病变引起精氨酸加压素（arginine vasopressin，AVP；又称抗利尿激素，antidiuretic hormone，ADH）严重或部分缺乏（中枢性尿崩症），或肾脏病变引起肾脏对肾远曲小管、集合管上皮细胞 AVP 受体及受体后信息传递系统缺陷，对 AVP 不敏感（肾性尿崩症）导致的一组临床综合征。其临床特点为多尿、烦渴、低比重尿或低渗尿。尿崩症可发生于任何年龄，但以青少年多见，男性多于女性，男女患病比例为 2∶1。

2. 病因

（1）中枢性尿崩症（central diabetes insipidus，CDI）：任何导致 AVP 合成、分泌与释放受损的原因均可引起本症，CDI 的病因有原发性、继发性与遗传性 3 类。①原发性尿崩症：其原因不明，占尿崩症的 30％；②继发性尿崩症：继发于头颅外伤及垂体下丘脑手术、肿瘤、肉芽肿、感染性疾病、血管病变及其他疾病；③遗传性尿崩症：可为 X 连锁隐性、常染色体显性或常染色体隐性遗传。

（2）肾性尿崩症（nephrogenic diabetes insipidus，NDI）：亦可分为原发性与继发性。

前者为遗传性疾病,属性联隐性遗传;后者较多见于慢性肾功能衰竭、尿路梗阻伴肾小管功能失常,也见于低钾血症,高钙血症等。

3. 危险因素

(1) 中枢性尿崩症

1) 头颅外伤和下丘脑-垂体手术:是 CDI 的常见病因,其中以垂体手术后一过性 CDI 最常见,如手术造成正中隆突以上的垂体柄受损,则可导致永久性 CDI。

2) 肿瘤:尿崩症可能是垂体及附近部位肿瘤的最早临床症状。常见肿瘤包括垂体瘤、颅咽管瘤、胚胎瘤、松果体瘤、胶质瘤、脑膜瘤、转移癌等。

3) 肉芽肿:结节病、组织细胞增多症、类肉瘤、黄色瘤等。

4) 感染性疾病:脑炎、脑膜炎、结核、梅毒等。

5) 血管病变:动脉瘤、冠状动脉旁路移植术等。

6) 其他:妊娠后期和产褥期可发生轻度尿崩症,与其血液中 AVP 降解酶活性增高有关。

(2) 肾性尿崩症:NDI 可继发于多种疾病导致的肾小管损害,如慢性肾盂肾炎、阻塞性尿路疾病、肾小管性酸中毒、骨髓瘤、肾脏移植等,也可继发于低钾血症、高钙血症等代谢紊乱。多种药物可导致 NDI,如庆大霉素、头孢唑啉钠、诺氟沙星(氟哌酸)、阿米卡星(丁胺卡那霉素)及链霉素等。

4. 临床表现

(1) 多饮、烦渴与低渗性多尿:尿崩症的主要临床表现为多尿、烦渴与多饮,起病常较急,一般起病日期明确。24 h 尿量可多达 5～10 L、极少超过 18 L,但也有报道达 40 L/d 者。尿比重常在 1.005 以下,尿渗透压常为 50～200 mOsm/(kg・H_2O),尿色淡如清水。部分患者症状较轻,24 h 尿量仅为 2.5～5.0 L,如限制饮水,尿比重可超过 1.010,尿渗透压可超过血浆渗透压,可达 290～600 mOsm/(kg・H_2O),称为部分性尿崩症。

(2) 其他表现:由于低渗性多尿,血浆渗透压常轻度升高,因而兴奋口渴中枢,患者因烦渴而大量饮水,多喜冷饮。如饮水不受限制,本症仅影响患者睡眠,使其体力虚弱,但智力、体格发育接近正常。多尿、烦渴在劳累、感染、月经期和妊娠期均可加重。当肿瘤及颅脑外伤手术累及口渴中枢,或因手术、麻醉、颅脑外伤等原因使患者处于意识不清状态时,口渴感觉减退或消失。此时,如未及时补充大量水分,患者可严重失水、血浆渗透压与血清钠明显升高,出现极度乏力、发热、精神症状,甚至死亡。一旦尿崩症合并腺垂体功能减退时,尿崩症可减轻,糖皮质激素替代治疗后症状再现或加重。垂体柄断离(如头部外伤)可引起三相性尿崩症(triphasic):①第一阶段(4～5 d),外伤致垂体后叶轴索"震荡",不能有效释放 AVP。尿量明显增加、渗透压下降、同时外伤后意识丧失或口渴中枢受损,不能及时补水,表现为高钠血症。②第二阶段(4～5 d),垂体后叶轴索溶解释放过多 AVP,尿量迅速减少,尿渗透压上升,血钠降低,甚至出现低钠血症。③第三阶段为垂体后叶 AVP 耗竭,可发生永久性尿崩症。特别注意,这类尿崩症的第二阶段可以单独出现。继发性尿崩症除上述表现外,尚有原发病的症状与体征。

5. 处理原则　在尿崩症的治疗过程必须与抗利尿激素异常综合征(syndrome of inappropriate secretion of antidiuretic hormone，SIADH)、脑性盐耗综合征(cerebral salt wasting syndrome，CSWS)相鉴别诊断。SIADH 指内源性抗利尿激素(ADH)分泌异常增多或其活性作用超常所导致的以水潴留、尿钠不适当增多或体液低渗为主要生化异常的一组临床综合征。CSWS 是脑内疾病导致肾脏排钠、排水过多，以低钠血症和脱水为主要特征的综合征，临床以低血钠、低血容量、高尿钠为特点的一组临床综合征，尿比重正常或＞1.010。明确为尿崩症后的处理原则如下：

(1) AVP 替代疗法：AVP 替代疗法适用于完全性和部分性 CDI，但对 NDI 疗效不佳。由于需要的剂量个体差异大，用药必须个体化、严防水中毒的发生。

1) 去氨加压素(1-脱氨-8-右旋精氢酸加压素，DDAVP，即 desmopressin)：为人工合成的加压素类似物。其抗利尿作用强，而缩血管作用只有 AVP 的 1/400。为目前治疗 CDI 的首选药物。口服制剂，每次 0.1～0.4 mg，每日 2～3 次，部分患者可睡前服药 1 次，以控制夜间排尿和饮水次数、有利于睡眠和休息。妊娠伴尿崩症时仅能应用 DDAVP，禁用任何其他药物。因 DDAVP 含 5%～25% 的催产素活性，故需注意观察其不良反应。因妊娠时，DDAVP 不被血浆中的氨肽酶降解，故其用量应较非妊娠时低。分娩时，不宜给水太多，以防发生水中毒。分娩后，血浆中的氨肽酶活性迅速下降，患者的尿崩症症状可明显减轻或消失。也可选择皮下注射 1～4 μg 或鼻内给药 10～20 μg，每日 1～2 次。

2) 垂体后叶素水剂：作用仅维持 3～6 h，皮下注射，每次 5～10 μg。每日须多次注射，长期应用不便。主要用于脑损伤或神经外科术后尿崩症的治疗。

3) 尿崩停粉剂：赖氨酸加压素是一种鼻腔喷雾剂，每次鼻吸入 20～50 mg，4～6 h 使用 1 次，长期应用可引起慢性鼻炎而影响其吸收。

4) 长效尿崩停：是一种鞣酸加压素制剂(5 U/mL)。深部肌肉注射，从 0.1 mL 开始，可根据每日尿量情况逐步增加到 0.5～0.7 mL/次，注射一次可维持 3～5 d。注射前充分混匀，过量可引起水中毒。

(2) 其他口服药物治疗：此类口服药物适用于部分性 CDI，不宜用于孕妇及儿童患者。

1) 氢氯噻嗪(hydrochlorothiazide)：每次 25 mg，每日 2～3 次，可使尿量减少约一半。其作用机制可能是由于尿中排钠增加、体内缺钠、肾近曲小管水重吸收增加，到达远曲小管的原尿减少，因而尿量减少，对肾性尿崩症也有效。长期服用可引起低钾、高尿酸血症等，应适当补充钾盐。

2) 卡马西平(carbamazepine)：能刺激 AVP 分泌，使尿量减少。每次 0.2 g，每日 2～3 次。不良反应有血粒细胞减少、肝损害、疲乏及眩晕等。

3) 氯磺丙脲(chlorpropamide)：该药可刺激垂体释放 AVP，并加强 AVP 的水重吸收作用，可增加肾小管腺苷环磷酸(cAMP)的生成，但对 NDI 无效。每日剂量不超过 0.2 g，早晨一次口服。本药可引起严重低血糖，也可引起水中毒，应加注意。

(3) 病因治疗：继发性尿崩症应尽量治疗其原发病，如不能根治者也可用上述药物治疗。

（二）专科护理要点

（1）出入水量监测：密切监测尿量、尿比重、尿渗透压并记录。严密观察血生化及肾功能相关指标的监测，保持水电解质平衡，尽量避免甘露醇等脱水药物的使用。若尿量＞200 mL/h，尿比重＜1.005，尿色逐渐变淡，提示多尿或尿崩症的出现，应立即通知医师及时处理。

（2）药物观察：使用抗利尿激素，如垂体后叶素、长效尿崩停、醋酸去氨加压素的患者需严密观察用药效果。使用垂体后叶素者要严格掌握药物的浓度、剂量，可采用微量静脉泵注入。用药过程中密切加强尿量变化，避免发生少尿或无尿。药物治疗后，尿崩症能得到不同程度的缓解，但口渴症状可能未缓解。在治疗过程中也需警惕水中毒发生，如发现患者尿量减少、头痛、呕吐等发生，应及时告知医师。使用醋酸去氨加压素期间可能发生低血糖症状，需及时动态调整血糖监测频率。在AVP替代治疗时，避免因药物不恰当使用而导致的抗利尿激素分泌异常综合征（SIADH）的发生。SIADH补液原则：①须在使用氢化可的松100～150 mg/d的基础上；②应根据血钠水平，补钠的同时需要限水治疗，控制在每日800～1 000 mL；③提高细胞外渗透压，可静脉微泵3%～10%氯化钠溶液，提高细胞外液渗透浓度，一般以每小时0.5 mmol的速度将血钠提升到130 mmol/L，其中第1个24 h血钠提升不超过10 mmol/L，第1个48 h不超25 mmol/L；④根据中心静脉压（CVP）应用呋塞米，剂量为每千克体重0.5 mg。治疗过程中至少每日早晚各查电解质1次。

（3）血容量监测：重症尿崩症患者易发生血容量的不足，表现为心率增快，血压降低，CVP降低等。做好CVP或有创血流动力学监测，维持容量平衡。补液管理中应以"量出为入"为原则，根据每小时尿量来补充液体和饮水，保持出入量平衡或入量稍大于出量，维持容量正常，避免尿崩导致的低血容量性休克及急性肾损伤发生。液体平衡量可参考以下公式：静脉输液量＋胃肠道补水量（食物＋饮水）＝尿量＋非显性失水＋胃肠道失水量（呕吐＋大便）。

（4）电解质的监测：①及时监测电解质、血糖的变化，同时观察患者面色，有无全身乏力、肢体抽搐及意识状态的改变等。②高钠血症，适当限制钠离子的摄入。积极补液，静脉输注5%或者10%的葡萄糖注射液或低张盐溶液。多采取以口服补充水分或者胃管注入温水。补液量严格按照体重、血钠进行计算，补液过程中不宜太快，避免短时间血容量增加，加重心脏负荷及造成低钙血症、低钾血症。每日补液量3 000～4 500 mL，以利钠盐的排出，同时配合静脉补液。同时合并尿崩症时，应控制尿量在每日3 000 mL以下。③低血钾时，应严密监测血钾变化，早期可选用口服补钾。静脉补钾时应遵循见尿补钾、补钾量应依据血清钾水平调整、补钾浓度不易超过40 mmol/L，补钾速度保持在0.75～1.5 g/h，不可直接静脉推注，紧急处理时必须在心电监护下选用10%氯化钾稀释后经静脉微泵输入，微泵输注过程中必须选用中心静脉置管，以1 g/h的速度输注。

知识链接

《成人腺垂体功能减退症激素替代治疗临床实践指南》

　　美国内分泌学会(TES)于 2016 年发布了《成人腺垂体功能减退症激素替代治疗临床实践指南》,新版指南内容涉及成人腺垂体功能减退症(AI)的诊断、治疗、治疗风险、妊娠期管理、围手术期处理等。其中,对尿崩症患者的治疗建议如下:①给予去氨加压素(DDAVP)治疗尿崩症时,应采用个体化治疗方案。应避免过量使用 DDAVP,以减少低钠血症发生风险。②对于垂体后叶手术引起尿崩症的患者,应在 DDAVP 用药数周或数月后暂停给药,以明确垂体后叶功能恢复状况。③对于存在渴感减退的尿崩症患者,应谨慎使用DDAVP,限制液体摄入,密切监测血清钠水平和体重。④建议所有尿崩症患者佩戴有急救标志的手链或项链。

（康　磊）

第六节　重症患者急性肾损伤的护理

(一) 概述

1. **概念**　急性肾损伤(acute kidney injury,AKI)是指肾功能突然丧失,导致尿素和其他含氮废物潴留并且细胞外液容量失调和电解质失调的病理状态。48 h 内血肌酐升$\geqslant 26.5 \ \mu mol/L$,或血肌酐升高在 7 d 内超过基础值的 1.5 倍,或尿量持续 6 h 少于$0.5 \ mL/(kg \cdot h)$,便可诊断为 AKI。

2. **分期**　①若血肌酐超过基础值 1.5～1.9 倍或尿量$< 0.5 \ mL/(kg \cdot h)$持续 6～12 h 为 1 期 AKI;②血肌酐超过基础值 2～2.9 倍或尿量$< 0.5 \ mL/(kg \cdot h)$持续 12 h 及以上为 2 期 AKI;③血肌酐超过基础值 3 倍或$\geqslant 354 \ \mu mol/L$,尿量$< 0.3 \ mL/(kg \cdot h)$持续 24 h 及以上或无尿时间$\geqslant 12$ h,以及开始肾替代治疗者,为 3 期 AKI。

3. **病因**　一般可分为肾前性、肾性和肾后性 3 类。肾前性是由于血压骤降,肾血流中断,容量耗竭所致;肾性是由各种原因直接损伤肾脏(肾小球、肾小管或间质、血管)所致;肾后性是由尿路梗阻或损伤所致。

4. **临床表现**

(1) 泌尿系统:肾前性急性肾损伤表现为细胞外脱水、低血压,体位改变时症状明显。尿量波动,血清肌酐轻度增高,血尿素氮增高明显。尿路梗阻者可表现为突然发生的无尿,完全性梗阻者发病前可有肉眼血尿及肾绞痛,不完全梗阻者有少尿和多尿交替出现。

（2）消化系统：有厌食、恶心、呕吐及腹胀等症状。

（3）呼吸系统：可发生肺部感染，并可继发呼吸衰竭。

（4）心血管系统：血压正常或降低；肾小球性或肾血管性急性肾损伤可导致高血压伴眼底损害；高血钾与低血钙可导致心肌损伤，发生心律失常。

（5）神经系统：有因水、电解质紊乱及酸碱平衡失调而出现意识淡漠或烦躁、定向力障碍、抽搐及昏迷等症状。

（6）血液系统：有出血倾向，表现为鼻出血、皮肤瘀斑、注射部位血肿等；因蛋白质高分解代谢，营养状况下降，易发生感染。

（二）专科护理要点

1. 液体管理　①严格控制并准确记录 24 h 出入水量，对于无须肾脏替代治疗的患者，重点向患者宣教准确记录出入量的方法及其重要性。补液过程中，应注意观察补液量是否合适；对于使用肾脏替代治疗的患者，进行三级液体管理，根据患者的血流动力学、检查结果及治疗方案随时调整每小时的出入量平衡状态，注意维持血容量和肾灌注。②观察患者皮下有无水肿，若出现心率快、呼吸急促和血压增高，如无感染征象，则怀疑水钠潴留，应立即报告医师。③保持患者的血流动力学稳定，纠正容量不足，促进肾功能恢复，对于低血容量患者，重复小剂量补液，晶体液优于胶体液。④同时监测中心静脉压和尿量。

2. 监测电解质　①遵医嘱定时抽取相关血标本，严密监测电解质指标变化；②密切观察有无高钾血症的征象，如脉律不齐、肌无力、心电图改变等；③高血钾者应限制钾的摄入量，及时纠正代谢性酸中毒，禁止输入库存血等；④限制钠盐的摄入；⑤密切观察有无低钙血症的征象（如手指麻木、易激惹、腱反射亢进及抽搐等），如发生低钙血症可摄入含钙较高的食物如牛奶，并遵医嘱使用活性维生素 D 及钙剂。

3. 血糖控制　定时监测血糖，避免患者出现高血糖，在重症患者中，推荐使用胰岛素治疗，将血糖控制在 6.1～8.3 mmol/L。

4. 营养支持　对 AKI 患者优先选择肠内营养支持，对于能进食的患者，给予优质蛋白饮食，饮食应予清淡流质或半流质食物为主，尽量减少钠、钾、氯的摄入量，尽量避免食用含钾多的食物，如白菜、萝卜、榨菜、橘子、香蕉、梨等。不能经口进食的患者可用鼻饲或肠外营养。在各期 AKI 患者中，建议总能量摄入达到 83.7～126 kJ（20～30 kcal）/（kg·d）。对于无须透析治疗的非分解代谢的 AKI 患者，建议蛋白质摄入量为 0.8～1.0 g/（kg·d）；在进行 RRT 的 AKI 患者中，建议蛋白质摄入量为 1.0～1.5 g/（kg·d），对于高分解代谢和进行持续肾脏替代治疗的患者，蛋白质摄入量可达到 1.7 g/（kg·d）。

5. 避免肾毒性药物　加强对肾毒性药物的监测与调控，严格遵照医嘱正确使用药物治疗，尤其注意使用药物的种类、剂量、频率、途径等，并严密观察药物的不良反应。应避免使用肾毒性药物，如放射性造影剂、抗生素（氨基糖苷类、磺胺类、头孢、两性霉素、阿昔洛韦）、非类固醇抗炎药、血管紧张素转换酶抑制剂和血管紧张素受体抑制剂、抗肿瘤药物（甲氨蝶呤、顺铂）、免疫抑制剂（环孢素、他克莫司）、高渗性药物（甘露醇）等；必须使用肾毒性药物时,应尽可能减少其肾毒性,且避免再次使用。加强对特殊药物的监测,适时合理调控,早发现、早治疗。

6. 高血钾紧急处理　静脉滴注5％碳酸氢钠100～200 mL,尤其适用于代谢性酸中毒者;或缓慢静脉注射10％葡萄糖酸钙10 mL,以拮抗钾离子对心肌及其他组织的毒性作用;或静滴25％葡萄糖300 mL＋胰岛素15 IU,以促进糖原合成,使钾离子转入细胞内;钠型离子交换树脂20～30单位加入25％山梨醇100～200 mL行高位保留灌肠(1 g钠型离子树脂可交换钾0.85 mmol)。

7. AKI透析护理　①AKI需进行RRT的ICU患者,不建议在非隧道型导管置入的皮肤穿刺点局部使用抗生素,同时避免使用抗生素封管;②对AKI患者,建议使用生物相容性膜的透析器进行IHD和CRRT;③对AKI患者,可以互补性使用持续肾替代疗法和间断RRT,对血流动力学不稳定、存在急性脑损伤或其他导致颅内压升高或脑水肿的患者,建议使用CRRT,而非标准的间断RRT;④AKI患者或合并循环休克、肝衰竭或乳酸性酸中毒的AKI患者进行RRT时,建议使用碳酸氢钠而非乳酸作为透析液和置换液的缓冲剂;⑤透析过程中满足患者对于电解质、酸碱平衡、溶质及容量负荷的需求。

知识链接

《围术期与ICU内急性肾损伤管理指南》

2016年,法国麻醉和重症医学学会(French Society for Anaesthesia and Intensive Care,SFAR)制定了《围术期与ICU内急性肾损伤管理指南》。该指南中对AKI非特异性预防、肾毒性药物管理、药物预防与治疗、营养支持以及AKI后肾功能恢复的评价提出建议。

（陈丽花）

第七节　重症患者内环境紊乱的护理

一、水、电解质紊乱的护理

(一) 低渗性脱水(hypotonic dehydration)

1. 概念　低渗性脱水即细胞外液减少合并低血钠,特点是失Na^+多于失水,血清Na^+浓度<135 mmol/L,血浆渗透压<280 mmol/L,伴有细胞外液量减少。

2. 病因　常见的原因是肾内或肾外丢失大量的液体或液体积聚在第三间隙后处理措施不当,如只给水而未给电解质平衡液。

（1）经肾丢失：①长期连续应用排钠利尿剂如呋塞米、依他尼酸（利尿酸）、噻嗪类等，使髓襻升支对 Na^+ 的重吸收受到抑制；②肾上腺皮质功能不全，由于醛固酮分泌不足，肾小管对钠的重吸收减少；③肾实质性疾病，髓质正常间质结构破坏，使肾髓质不能维持正常的浓度梯度和髓襻升支功能受损等，均可使 Na^+ 随尿液排出增加；④肾小管酸中毒，肾小管排酸障碍。主要发病环节是集合管分泌 H^+ 功能降低，$H^+ - Na^+$ 交换减少，导致 Na^+ 随尿液排出增加。

（2）肾外丢失：①经消化道丢失，如呕吐、腹泻，胃肠手术后丢失体液导致大量 Na^+ 由消化液丧失而只补充水分或只输注葡萄糖溶液；②液体在第三间隙积聚，如胸膜炎形成大量胸水，腹膜炎、胰腺炎等形成大量腹水等；③经皮肤丢失，如大量出汗，大面积烧伤，只补充水分可导致低渗性脱水。

3. 临床表现　低渗性脱水的表现随缺钠程度而不同。一般均无口渴感，常见症状有恶心、呕吐、头晕、视觉模糊、软弱无力及起立时容易晕倒等。当循环血量明显下降时，肾滤过量相应减少，以致体内代谢产物潴留，可出现神志淡漠、肌痉挛性疼痛、腱反射减弱、呼吸困难和昏迷等。根据缺钠程度，低渗性脱水可分为三度：轻度缺钠者血钠浓度在 135 mmol/L 以下，患者感疲乏、头晕、手足麻木，尿 Na^+ 减少；中度缺钠者血钠浓度在 130 mmol/L 以下，患者除有上述症状外，尚有恶心、呕吐、脉搏细速，血压不稳定或下降，脉压变小，浅静脉萎陷，视力模糊，站立性晕倒，尿量少，尿中几乎不含钠和氯；重度缺钠者血钠浓度在 120 mmol/L 以下，患者神志不清，肌痉挛性抽搐，腱反射减弱或消失，出现木僵、呼吸困难甚至昏迷，常发生低血容量性休克。

4. 处理原则　首先应积极处理致病原因。针对低渗性脱水时细胞外液缺钠多于缺水的血容量不足情况，应静脉输注含盐溶液或高渗盐水，以纠正细胞外液低渗状态和补充血容量。临床上，治疗原则是根据血钠降低速度、程度及症状进行，出现急性症状特别是有严重神经症状时必须处理。低渗性脱水补钠量可按下列公式计算：需补充钠量（mmol）=［血钠正常值（mmol/L）－血钠测得值（mmol/L）］×体重（kg）×0.6（女性为0.5）。总输入量应分次完成。一般先补充缺钠量的一部分，以解除急性症状，然后补足血容量，以改善微循环和组织器官灌注。可应用晶体液（复方乳酸氯化钠溶液、等渗盐水）、白蛋白及血浆等胶体溶液。输注高渗盐水时应严格控制滴速，每小时不应超过100～150 mL，随后根据病情及血钠浓度再调整治疗方案。

（二）高渗性脱水（hypertonic dehydration）

1. 概念　高渗性脱水即细胞外液减少合并高血钠，其特点是失水多于失钠，血清 Na^+ ＞150 mmol/L，血浆渗透压＞310 mmol/L，细胞外液量和细胞内液量都减少，又称低容量性高钠血症。

2. 病因　主要原因是机体丢失体液未得到及时补充。

（1）水分摄入减少：临床上多见于进食、饮水困难等情况如吞咽困难、危重患者给水不足。

（2）水丢失过多：①经呼吸道失水，任何原因引起的过度通气，均可使呼吸道黏膜不显性蒸发加强，不含电解质的水分丢失增加如癔病或严重代谢性酸中毒等。②经皮肤失水,如高热、大汗、甲状腺功能亢进及大面积烧伤等均可经皮肤丢失大量低渗液体。如体温每升高 1.5 ℃,皮肤的不感性蒸发每日约增加 500 mL。③经肾失水,中枢性或肾性尿崩症时可经肾排出大量低渗性尿液,大量脱水剂如甘露醇、葡萄糖等高渗溶液的使用,浓缩的高蛋白饮食等均可因为溶质性利尿导致失水。④经消化道失水,呕吐、腹泻及消化道引流等导致等渗或含钠低的消化液丢失。

3. 临床表现 高渗性脱水的缺水程度不同,症状亦不同。高渗性脱水一般分为三度:轻度缺水者除口渴外,无其他症状,缺水量为体重 2%～4%;中度缺水者有极度口渴、乏力、尿少、唇舌干燥、皮肤失去弹性、眼窝下陷、烦躁不安、肌张力增高、腱反射亢进等。缺水量为体重 4%～6%;重度缺水者除上述症状外,出现狂躁、幻觉、错乱、谵妄、抽搐、昏迷甚至死亡。缺水严重者还会有心动过速、体温上升、血压下降等症状。

4. 处理原则 积极治疗基础病,控制钠摄入,纠正细胞外液容量异常;若有液体持续丢失应予以持续性补充。严重症状性高钠血症通常分两个阶段治疗。首先,快速纠正细胞外液容量缺乏以改善组织灌注、休克,然后再逐步纠正水缺乏,包括补充持续的水丢失。所需补充液体量应根据临床表现,估计丧失水量占体重的百分比,然后按每丧失体重 1% 补液 400～500 mL 计算,总补水量还应该包括不显性失水、尿和胃肠道失水量。能进食者可以口服,无法口服患者,可静脉输注 5% 葡萄糖溶液。纠正高渗性脱水速度不宜过快,一般不超过 0.5～1.0 mmol/(L·h),以避免快速扩容导致脑水肿。治疗期间应监测全身情况及血钠浓度,酌情调整后续补给量。高渗性脱水者体内总体钠是减少的,只不过是由于失水多于失钠,故在纠正脱水过程中,应适当补充钠。

(三) 等渗性脱水(isotonic dehydration)

1. 概念 等渗性脱水即细胞外液减少而血钠正常,其特点是水钠成比例丢失,血容量减少,但血清 Na^+ 浓度和血浆渗透压仍在正常范围内。

2. 病因 临床上常见病因有:消化液急性丧失,如肠外瘘、大量呕吐及腹泻等;体液丧失在感染区或软组织内,如腹腔内或腹膜后感染、肠梗阻等;大量抽放胸腔积液、腹腔积液,大面积烧伤等。等渗性脱水如不及时处置,患者可以通过不显性蒸发或呼吸等途径不断丢失水分而转变为高渗性脱水。如果补充过多低渗液体则可转变为低渗性脱水和低钠血症。

3. 临床表现 等渗性脱水临床症状有恶心、厌食、乏力及少尿等,但不口渴。体征包括舌干燥,眼窝凹陷,皮肤干燥及松弛等。若在短期内体液丧失量达到体重 5%,即丧失 25% 细胞外液,患者则会出现脉搏细速、肢端湿冷、血压不稳定或下降等血容量不足之症状。当体液继续丧失达体重 6%～7% 时(相当于丧失细胞外液的 30%～35%),则有更严重的休克表现。

4. 处理原则 等渗性脱水治疗原发病十分重要,若能消除病因,脱水很容易纠正。等渗性脱水治疗可静脉输注平衡盐溶液或等渗盐水,使血容量得到尽快补充。等渗盐水含 Na^+ 和 Cl^- 各 154 mmol/L,而血清 Na^+ 和 Cl^- 的含量分别为 142 mmol/L 和 103 mmol/L。两者相比,等渗盐水的 Cl^- 含量比血清的 Cl^- 含量高 50 mmol/L,在重度缺水或休克状态下,肾血流量减少,影响排氯功能。若从静脉大量输给等渗盐水,有导致

血 Cl^- 过高,引起高氯性酸中毒的危险。因此,应用等渗盐水治疗缺水尚有一些不足之处。平衡盐溶液的电解质含量和血浆内含量相仿,用来治疗缺水更加符合生理,可以避免输入过多的 Cl^- ,并对酸中毒的纠正有一定帮助。对已有脉搏细速和血压下降等血容量不足表现者,需从静脉快速输注以恢复其血容量。另外,静脉快速输注上述液体时必须监测心脏功能,包括心率、中心静脉压或肺动脉楔压等。平衡盐溶液是治疗等渗性脱水比较理想的制剂,目前常用平衡盐溶液有乳酸钠与复方氯化钠混合液,以及碳酸氢钠与等渗盐水混合液两种。在纠正缺水后,排钾量会有所增加,血清 K^+ 浓度也因细胞外液量的增加而被稀释降低,故应注意预防低钾血症的发生。

(四) 低钾血症(hypokalemia)

1. **概念**　当血清钾浓度<3.5 mmol/L 时,即为低钾血症。

2. **病因**

(1) 钾摄入不足:消化道梗阻、长期禁食、昏迷、神经性厌食等导致钾摄入不足;长期输注不含钾盐的液体,或肠外营养液中钾补充不足。

(2) 钾丢失过多:①经消化道丢失钾过多,如严重呕吐、腹泻、持续胃肠减压、肠瘘等,从消化道途径丧失大量钾;②经肾脏排钾过多,如长期应用呋塞米或噻嗪类利尿剂,肾小管性酸中毒,肾间质性疾病(如肾盂肾炎)使髓质高渗破坏,肾浓缩功能障碍,以及盐皮质激素过多,使肾排出钾过多,镁缺失,使肾小管上皮细胞 Na^+ , K^+ - ATP 酶失活,钾重吸收障碍,导致钾丢失过多;③经皮肤失钾,如大量出汗时若没有及时补充可引起低钾血症;④钾向组织内转移,见于大量输注葡萄糖和胰岛素,或代谢性及呼吸性碱中毒。

3. **临床表现**　低钾血症最早的临床表现是肌无力。先是四肢软弱无力,以后可延及躯干和呼吸肌,还可有软瘫、腱反射减退或消失。严重缺钾患者,肌肉运动时不能释放足够的钾,导致发生缺血缺氧性肌痉挛、坏死和横纹肌溶解,患者有厌食、恶心、呕吐和腹胀、肠蠕动消失等肠麻痹表现。心脏受累主要表现为窦性心动过速、传导阻滞和节律异常,低钾血症典型心电图改变为早期出现 ST 段压低、T 波降低、增宽或倒置,随后出现 QT 间期延长和 U 波,严重者出现 P 波幅度增高、QRS 增宽、室上性或室性心动过速、房颤。缺钾时肾脏髓质集合管上皮细胞肿胀、增生等,重者可波及各段肾小管甚至肾小球,出现间质性肾炎样表现,功能上主要表现为尿浓缩功能障碍而出现多尿。低钾还可引起代谢性碱中毒,同时发生反常性酸性尿。

4. **处理原则**　积极处理造成低钾血症的病因。根据血清钾浓度、是否存在低钾的症状和体征以及是否有钾持续丢失来进行补钾。轻度低钾血症者可鼓励其进食含钾丰富的食物,如橘子、香蕉、咖啡等,或口服氯化钾为佳。无法进食患者需经静脉补给,补钾量可参考血钾浓度降低程度,每日补钾 40～80 mmol 不等。以每克氯化钾相等于 13.4 mmol 钾计算,约每日补氯化钾 3～6 g。静脉补钾有浓度及速度限制,通常浓度为每升输液中含钾量不宜超过 40 mmol(相当于氯化钾 3 g),溶液应缓慢滴注,输注速度应控制在 20 mmol/L 以下。如果含钾溶液输入过快,血清钾浓度可能在短期内快速增高,有致命的危险。对于少数出现危及生命的心律失常或瘫痪患者,可进行更高浓度和快速的补钾,需通过中心静脉并且应用输注泵给予,必须严密监测血钾、肌张力,进行持续性心电监护。必须指出的是,快速补钾仅限于极其严重、危及生命的低血钾患者,一旦危情纠正,应减慢补钾速度。对于伴有休克的患者,应先尽快恢复其血容量,待尿量超过 40 mL/h 后再静脉补钾。值得注意的是,临床上补钾后血钾浓度上升只是暂时的,因为大多数补充的钾将进入细胞内以补充细胞内钾的缺失。因此,补钾过程中应密切进行血钾浓度监测。

(五)高钾血症(hyperkalemia)

1. 概念　当血清钾浓度高于 5.5 mmol/L 时,称为高钾血症。

2. 病因

(1)肾排钾减少:主要见于肾小球滤过率下降和肾小管排钾减少,如急、慢性肾衰竭等导致肾排钾功能减退,应用螺内酯、氨苯蝶啶等保钾利尿剂,以及盐皮质激素分泌不足等。

(2)钾摄入过多:如口服含钾药物或静脉输入过多钾,以及大量输入保存期较久的库血等。

(3)组织破坏:细胞内钾进入细胞外液,如重度溶血性贫血、大面积烧伤、创伤(如挤压综合征)、肿瘤接受大剂量化疗、血液透析、横纹肌溶解、休克、酸中毒及缺氧等,使钾从细胞内转移到细胞外液。

(4)细胞膜转运功能障碍:①代谢性酸中毒;②严重失水、休克致组织缺氧;③剧烈运动、癫痫持续状态及破伤风等;④高钾性周期性瘫痪;⑤使用琥珀胆碱、精氨酸等药物。

(5)血液浓缩:如重度失水、失血、休克致有效循环血容量减少,血液浓缩而钾浓度相对升高,同时伴有肾前性少尿及排钾减少。

3. 临床表现　高钾血症主要表现为心肌收缩功能降低、心音低钝、心率减慢、房室传导阻滞或快速性心律失常,最危险的是心室颤动或心搏骤停。高钾血症常有心电图异常变化,早期改变为 T 波高而尖,Q-T 间期缩短,QRS 波增宽伴幅度下降,P 波波幅下降并逐渐消失。高钾血症还可表现为肌肉轻度震颤,手足感觉异常,肢体软弱无力,腱反射减退或消失,甚至出现延缓性麻痹。晚期高钾血症出现类缺血症,如皮肤苍白、湿冷、麻木及酸痛等。

4. 处理原则　高钾血症有导致患者心搏骤停的危险,因此一经诊断,应予积极治疗,首先应立即停用一切含钾药物或溶液。为降低血钾浓度,可采取下列几项措施:

(1)促使 K^+ 转入细胞内:10% 葡萄糖酸钙溶液 10~20 mL 稀释后缓慢静脉注射,该方法起效快,但持续时间短;5% $NaHCO_3$ 溶液 250 mL 静脉滴注,既可增加血容量稀释血清 K^+,又能促使 K^+ 移入细胞内或由尿排出,同时还有助于酸中毒的治疗;10 U 正规胰岛素加入 10% 葡萄糖溶液 300~500 mL 中静脉滴注,持续 1 h 通常可以降低血钾 0.5~1.2 mmol/L。

(2)利尿剂:常用襻利尿剂如呋塞米 40~100 mg 或噻嗪类利尿剂,可促使钾从肾排出,但对肾功能障碍者较差。

(3)阳离子交换树脂:可用降钾树脂 15 g 口服,每日 2~3 次,无法口服患者可灌肠,可从消化道排出钾离子。

（4）高渗盐水：常用 3％～5％氯化钠溶液 100～200 mL 静脉滴注，效果迅速，但可增加循环血容量，应监护心肺功能。

（5）β_2 受体兴奋剂：如沙丁胺醇等可促使钾向细胞内转移。

（6）透析疗法：最快速有效的降低血钾方法，有血液透析和腹膜透析两种，前者对钾的清除速度明显快于后者，可用于上述治疗仍无法降低血钾浓度或者严重高钾血症患者。

（六）低镁血症（hypomagnesemia）

1. 概念　当血清镁浓度＜0.75 mmol/L 时，为低镁血症。

2. 病因

（1）镁摄入不足：长期禁食、厌食及酗酒等导致镁摄入不足。

（2）镁经胃肠道丢失：严重腹泻、长期胃肠减压引流、肠瘘以及短肠综合征等导致经胃肠道丢失镁较多。

（3）镁的排泄增加：大量应用利尿剂及某些肾脏疾病，导致经肾排出镁增多而重吸收减少；高钙血症使肾小管对镁及磷酸盐重吸收减少；糖尿病酮症酸中毒、甲状腺功能亢进以及严重甲状旁腺功能减退均使肾小管对镁重吸收减少，镁的排泄增加。

（4）医源性镁补充不足：长期应用肠外营养且补充镁不充分。

3. 临床表现　低镁血症的临床表现与钙缺乏很相似，有肌震颤、手足搐搦及 Chvostek 征阳性等，严重者表现为癫痫大发作，部分患者会出现眩晕、共济失调、手足徐动症、肌无力和肌萎缩、感觉异常、抑郁及其他精神上的改变。低镁血症还容易引起心律失常，心电图表现包括 P-R 间期和 Q-T 间期延长。此外，低镁血症者急性缺血性心脏病、充血性心力衰竭及冠状动脉性心脏病的发生率均高于正常。

4. 处理原则　镁是 300 多种酶反应的重要辅酶。轻度无症状低镁血症可以通过口服补充镁剂加以纠正，但由于口服镁剂，特别是高剂量时，容易发生腹泻，故口服吸收障碍者或严重低镁血症患者应静脉补充镁。对于有症状的低镁血症或严重低镁血症患者，临床上，一般可用 25％硫酸镁 5～10 mL 加入 5％葡萄糖溶液中缓慢滴注。由于镁从细胞外液向细胞内分布相对较慢。因此，即使血清镁浓度正常仍应谨慎继续补充镁 1～2 d。此外，在纠正低镁血症同时，应纠正低血钙、低血钾、低血磷及碱中毒等其他电解质紊乱。

（七）高镁血症（hypennagnesemia）

1. 概念　高镁血症即血清镁浓度＞1.25 mmol/L。

2. 病因　高镁血症少见，大部分是医源性原因引起。

（1）先兆子痫和肾衰竭时的过度补液：如静脉内补镁过多过快。

（2）镁排出减少：如急、慢性肾衰竭少尿或无尿时，严重脱水伴少尿时，镁随尿排出减少；肾上腺皮质功能减退、甲状腺功能减退时，出现肾脏排镁障碍。

（3）镁转移至细胞外：如分解代谢亢进性疾病，糖尿病酮症酸中毒使细胞内镁移至细胞外。

3. 临床表现　高镁血症可抑制内脏平滑肌功能,临床表现有嗳气、呕吐、便秘和尿潴留等症状。高镁抑制神经肌肉兴奋性传递,出现乏力、疲倦、腱反射减退、肌张力下降,严重时出现肌肉迟缓性麻痹、嗜睡或昏迷。高镁血症对心血管的影响表现为抑制房室和心室内传导,降低心肌兴奋性,心电图检查表现为 PR 间期和 ST 间隔延长,QRS 增宽等,严重时出现血压下降甚至心搏骤停。

4. 处理原则　镁含量>7 mmol/L 会导致心跳停止,高镁血症对神经肌肉和心血管毒性的作用可以通过静脉注射钙剂短时得到拮抗。肾功能正常的轻度高镁血症无须特殊治疗,因为肾脏能快速清除镁,且镁的血清半衰期仅为 1 d。有明显心血管症状患者应立即静脉注射钙剂,可用 10% 葡萄糖酸钙(或氯化钙)溶液 10~20 mL 缓慢注射,可以对抗镁对心脏和肌肉的抑制,也可在充分扩容时应用利尿剂以利镁排出。若疗效不佳采用透析治疗,血液透析是治疗肾衰竭伴高镁血症的有效方法。

(八) 低钙血症(hypocalcemia)

1. 概念　当血钙浓度<2.25 mmol/L 时,即为低钙血症。

2. 病因

(1) 摄入过少:食物中维生素 D 摄入缺少或光照不足等导致维生素 D 缺乏;梗阻性黄疸、慢性腹泻、脂肪泻等影响肠道吸收;肝硬化或肾衰竭等导致维生素 D 羟化障碍。

(2) 甲状旁腺功能减退:临床上常见于甲状旁腺或甲状腺手术误切除了甲状旁腺,导致甲状旁腺素缺乏,破骨减少、成骨增加,造成低血钙症。

(3) 慢性肾衰竭:肠道钙吸收减少,同时血磷升高,血钙降低。

(4) 急性胰腺炎:机体对甲状旁腺素的反应性下降,胰高糖素分泌亢进,胰腺炎症或坏死释放出的脂肪酶与钙结合成钙皂影响吸收。

3. 临床表现　低钙血症时神经肌肉兴奋性升高,出现口周和指(趾)尖麻木及针刺感、手足抽搐、肌肉痉挛、腱反射亢进、Chvostek 征阳性,严重时可导致喉、气管痉挛、癫痫发作甚至呼吸暂停。精神症状表现为烦躁不安、感觉异常、精神错乱、抑郁及认知能力减退。低钙对心血管的影响主要为传导阻滞等心律失常,血压降低,严重时可出现室颤、心力衰竭。心电图典型表现为 Q-T 间期和 ST 段明显延长。低钙时可出现骨骼疼痛、病理性骨折及骨骼畸形。

4. 处理原则　低钙血症出现手足抽搐、喉头痉挛等症状时应立即处理,一般用 10% 葡萄糖酸钙 10~20 mL 稀释后缓慢静脉注射,通常用药后立即起作用。然后可用 10% 葡萄糖酸钙稀释于 5% 葡萄糖溶液中滴注,调整滴注速度直至血清钙浓度达到正常值下限。对伴有低镁血症患者,镁的补充有助于低钙血症的纠正。慢性低钙血症首先要治疗原发病,如维生素 D 缺乏、甲状旁腺功能减退,通常推荐联合应用钙和维生素 D 制剂。临床上,应用最多的是骨化三醇加碳酸钙或葡萄糖酸钙等钙剂,治疗目标是维持血清钙浓度于正常值低限。

(九) 高钙血症(hypercalcemia)

1. 概念　当血钙浓度>2.75 mmol/L 时,即为高钙血症。

2. 病因 ①甲状旁腺腺瘤或增生导致甲状旁腺功能亢进症；②白血病、多发性骨髓瘤等恶性肿瘤或恶性肿瘤骨转移；③长期大量服用维生素 D 等造成维生素 D 中毒,导致高钙高磷血症。

3. 临床表现 轻度高钙血症常无特异性症状,血钙浓度进一步增高,尤其是合并甲状旁腺功能亢进患者,可出现疲乏无力、精神不集中、失眠、抑郁、腱反射迟钝、肌力下降等症状,严重者可出现神志不清甚至昏迷。恶心、呕吐、便秘在高钙血症患者中十分常见,少数患者合并溃疡病及胰腺炎。对骨骼系统影响为尿路结石、骨骼疼痛、畸形或病理骨折。高钙可使心肌兴奋性增加,容易出现心律失常及洋地黄中毒,心电图表现为 Q-T 间期缩短,很多患者合并高血压。

4. 处理原则 包括病因治疗和降低血钙治疗,甲状旁腺功能亢进者手术切除腺瘤或增生的腺组织可彻底治愈。常用的降低血钙方法有以下:

(1) 增加尿钙排出:高钙血症常有低血容量,补充血容量可增加尿钙排出;髓襻利尿剂可抑制钙重吸收而增加尿钙排泄。

(2) 抑制骨吸收:降钙素可抑制骨吸收、增加尿钙排泄;唑来膦酸盐是目前治疗恶性肿瘤骨转移的标准治疗。

(3) 减少肠道钙吸收:糖皮质激素通过抑制维生素 D 减少肠道对钙的吸收,增加肾脏排出钙;口服磷制剂可以降低肠道对钙的吸收。

(4) 透析:透析可有效降低血钙浓度,对肾功能不全或心功能不全患者尤为适用。

(刘春霞)

二、酸碱代谢紊乱的护理

(一) 代谢性酸中毒(metabolic acidosis)

1. 概念 代谢性酸中毒是细胞外液 H^+ 增加和(或)HCO_3^- 丢失引起的以 pH 值下降、血浆原发性 HCO_3^- 减少为特征的酸中毒,是临床上最常见的酸碱平衡失调类型。

2. 病因

(1) 碱性物质丢失过多:严重腹泻、肠瘘、胰瘘、胆道引流等引起 $NaHCO_3$ 大量丢失。

(2) 酸性物质排泌减少:肾衰竭、肾小管酸中毒时体内固定酸由尿中排出障碍,HCO_3^- 在近曲小管重吸收下降;应用碳酸酐酶抑制剂如乙酰唑胺可抑制肾小管上皮细胞内碳酸酐酶活性,排 H^+ 及重吸收 HCO_3^- 减少。

(3) 酸性物质产生过多:任何原因引起的缺氧和组织低灌注时,细胞无氧糖酵解增强而产生乳酸性酸中毒;糖尿病、严重饥饿或酒精中毒时,体内脂肪分解加速,产生大量酮体,引起酮症酸中毒。

(4) 外源性固定酸摄入过多:消耗 HCO_3^- 缓冲如大量摄入阿司匹林,长期服用氯化铵、盐酸精氨酸或盐酸赖氨酸等药物。

(5) 高钾血症:各种原因引起细胞外液 K^+ 增高,K^+ 与细胞内 H^+ 交换,引起细胞外 H^+ 增加,导致代谢性酸中毒。

3. 临床表现 轻度代谢性酸中毒可无明显症状。重症患者可有疲乏、眩晕、嗜睡，感觉迟钝或烦躁，最明显的表现是呼吸加快加深，典型者称为 Kussmaul 呼吸。酮症酸中毒者呼出气带有烂苹果味，患者面颊潮红，心率加快，血压常偏低。可出现腱反射减弱或消失、神志不清或昏迷。患者常有轻微腹痛、腹泻、恶心、呕吐、胃纳下降等胃肠道症状。代谢性酸中毒可降低心肌收缩力和周围血管对儿茶酚胺的敏感性，患者容易发生心律不齐、急性肾功能不全和休克，一旦产生则很难纠治。

4. 处理原则 代谢性酸中毒治疗最重要的是针对原发病治疗，如乳酸性酸中毒应首先纠正循环障碍、改善组织灌注、控制感染；糖尿病酮症酸中毒应及时输液、应用胰岛素，纠正电解质紊乱。由于机体具有较强调节酸碱平衡的能力，可通过肺通气排出更多二氧化碳，又能通过肾排出 H^+ 和保留 Na^+ 及 HCO_3^-。因此，在消除病因的基础上，再辅以补充液体以纠正缺水。较轻的代谢性酸中毒（血浆 HCO_3^- 为 16～18 mmol/L）常可自行纠正，不必应用碱性药物。低血容量性休克所致的轻度代谢性酸中毒，经补液、输血以纠正休克之后也可被纠正，不宜过早使用碱剂，否则反而可能造成代谢性碱中毒。对血浆 HCO_3^- 低于 10 mmol/L 的重症酸中毒患者，应立即输液和用碱剂进行治疗。常用的碱性药物是碳酸氢钠溶液，该溶液进入体液后即离解为 Na^+ 和 HCO_3^-，HCO_3^- 与体液中的 H^+ 化合成 H_2CO_3，再离解为水及二氧化碳，二氧化碳自肺部排出，从而减少体内 H^+，使酸中毒得以改善。Na^+ 留于体内则可提高细胞外液渗透压和增加血容量。临床上，根据酸中毒严重程度，首次可静脉输注 5% NaHCO$_3$ 溶液 100～250 mL，用后 2～4 h 复查动脉血血气分析及血浆电解质浓度，根据测定结果再决定是否需继续给药及用量。5% NaHCO$_3$ 溶液为高渗溶液，过快过多输入可致高钠血症和高渗透压，应注意避免。此外，酸中毒纠正时容易导致低钾血症和低钙血症，出现相应的临床表现，应及时注意防治。

（二）代谢性碱中毒（metabolic alkalosis）

1. 概念 代谢性碱中毒为细胞外液碱增多和（或）H^+ 丢失引起 pH 值升高，以血浆 HCO_3^- 原发性增多为特征。

2. 病因

（1）酸性物质丢失过多：呕吐剧烈、长时间胃肠减压使得胃液中 H^+、Cl^- 及 K^+ 丢失，肠液和胰腺的 HCO_3^- 得不到 H^+ 中和而被吸收入血，导致低氯低钾性碱中毒；使用髓襻或噻嗪类利尿剂可抑制髓襻对 Cl^- 的主动重吸收和 Na^+ 的被动重吸收，促进远曲小管和集合管细胞分泌 H^+ 及 K^+ 增加，H^+ 经肾大量丢失使 HCO_3^- 重吸收增加；肾上腺皮质激素增多尤其是醛固酮可促进 H^+ 经肾排出，也可通过保 Na^+ 排 K^+ 促进 H^+ 排泄，造成低钾性碱中毒。

（2）碱性物质摄入过多：消化性溃疡患者服用过多 NaHCO$_3$，或静脉输注过量 NaHCO$_3$；摄入乳酸钠、乙酸钠或大量输注含柠檬酸盐抗凝的库血，这些有机酸盐在体内氧化可产生 NaHCO$_3$，造成浓缩性碱中毒。

（3）H^+ 向细胞内移动：低钾血症引起细胞内 K^+ 向细胞外转移，同时细胞外 H^+ 向细胞内移动,可发生代谢性碱中毒。此时,肾小管细胞内缺钾,$K^+ - Na^+$ 交换减少,代之 $H^+ - Na^+$ 交换增加,H^+ 排出及 HCO_3^- 重吸收增加,尿液呈酸性,称为反常性酸性尿。

3. 临床表现　轻度代谢性碱中毒一般无明显症状,其临床表现往往被基础病所掩盖。神经肌肉系统的影响表现为神志不清、感觉异常、头痛、记忆障碍、烦躁不安、精神错乱或谵妄等中枢神经兴奋的表现,面部及肢体肌肉抽搐、肌强直、腱反射亢进及手足抽搐。碱中毒抑制呼吸中枢可导致呼吸变浅变慢,换气量减少。碱中毒可引起各种心律失常、心脏传导阻滞、血压下降甚至心搏骤停。

4. 处理原则　首先应积极治疗原发疾病,对丧失胃液所致的代谢性碱中毒,输注等渗盐水或葡萄糖盐水,既恢复了细胞外液量又补充 Cl^-,血液稀释后 HCO_3^- 很快下降并随尿排出,即可纠正轻症低氯性碱中毒。另外,代谢性碱中毒时常伴有低钾血症,可同时补充氯化钾,补充后 K^+ 进入细胞内并交换出其中的 H^+。另外,通过补钾可促进肾脏排泄 HCO_3^- 增加,将利于加速碱中毒的纠正。治疗严重碱中毒时为迅速中和细胞外液中过多的 HCO_3^-,可应用 $0.1 \sim 0.2$ mol/L 稀盐酸溶液,可将 1 mol/L 盐酸 100 mL 溶入 0.9%NaCl 或 5%葡萄糖溶液 1 000 mL 中,经中心静脉导管缓慢滴入($25 \sim 50$ mL/h)。每 $4 \sim 6$ h 监测血气分析及血电解质,必要时第 2 日可重复治疗。

(三) 呼吸性酸中毒(respiratory acidosis)

1. 概念　呼吸性酸中毒指二氧化碳排出障碍或吸入过多引起的 pH 值下降,以血浆 H_2CO_3 浓度原发性升高为特征。

2. 病因

(1) 二氧化碳排除障碍:①颅脑损伤、脑血管意外、呼吸中枢抑制剂或麻醉药物用量过大,呼吸机使用不当使得二氧化碳排出障碍;②喉头痉挛或水肿、异物堵塞气管、溺水等可以引起急性呼吸性酸中毒;③慢性阻塞性肺部疾病、支气管哮喘、严重胸廓畸形、呼吸肌麻痹、气胸或胸腔积液等均可引起慢性呼吸性酸中毒;④心源性急性肺水肿、重度肺气肿、严重肺炎、肺广泛纤维化等均可引起通气障碍。

(2) 吸入二氧化碳过多:环境中二氧化碳浓度过高,吸入二氧化碳过多。

3. 临床表现　急性严重的呼吸性酸中毒常表现为呼吸急促、呼吸困难以及明显的神经系统症状,起初患者可有头痛、视野模糊、烦躁不安等症状,进一步发展可出现震颤、神志不清甚至谵妄、昏迷等。脑缺氧可致脑水肿、脑疝,甚至呼吸骤停。pH 值下降以及高二氧化碳血症可引起外周血管扩张,导致心律失常、血压下降等症状。慢性呼吸性酸中毒患者大多数是因为慢性阻塞性肺部疾病等引起。因此,临床上常以这些疾病相关表现为主,包括咳嗽、气促、呼吸困难及发绀等缺氧症状。

4. 处理原则　急性呼吸性酸中毒时应迅速去除引起通气障碍的原因,改善通气功能,使蓄积的二氧化碳尽快排出。如呼吸停止、气道阻塞引起者应尽快插管,行机械通气,如此,可有效地改善机体通气及换气功能;由吗啡导致的呼吸中枢抑制者可用纳洛酮静脉注射。慢性呼吸性酸中患者应积极治疗原发病,有针对性地采取控制感染、扩张小支气管、促进排痰等措施,以改善换气功能和减轻酸中毒程度。

（四）呼吸性碱中毒（respiratory alkalosis）

1. 概念　呼吸性碱中毒指肺泡通气过度引起的 $PaCO_2$ 降低、pH 值升高，以血浆 H_2CO_3 浓度原发性减少为特征。

2. 病因　①恐惧、疼痛和激动引起的过度通气综合征；②中枢神经系统疾病如脑血管障碍、脑炎、脑外伤或脑肿瘤等刺激呼吸中枢引起通气过度，癔症发作时可引起精神性通气过度，某些药物如水杨酸、铵盐等可以直接兴奋呼吸中枢使得通气增强，机械通气使用不当，潮气量设置过大可引起严重呼吸性碱中毒；③肺部疾病时的低氧血症和室间隔缺损致右向左分流；④高热、甲状腺功能亢进、疼痛、创伤、革兰阴性杆菌败血症等机体代谢亢进可刺激引起呼吸中枢兴奋，导致通气过度；⑤环境氧分压低、各种原因引起的低氧血症均可因为缺氧刺激引起呼吸运动增强，二氧化碳排出增多。

3. 临床表现　多数患者有呼吸急促、心率加快表现。碱中毒可促进神经肌肉兴奋性增高，表现为手、足和口周麻木和针刺感，肌震颤、手足搐搦等症状。此外，呼吸性碱中毒患者可有眩晕、神志淡漠、意识障碍等神经系统功能障碍表现，除碱中毒对脑功能产生损伤外，这还与低碳酸血症引起脑血管收缩所致脑血流量减少有关。危重患者发生急性呼吸性碱中毒常提示预后不良，或将发生急性呼吸窘迫综合征。

4. 处理原则　首先应防治原发病和去除引起通气过度的原因。急性呼吸性碱中毒患者可吸入含 5% 二氧化碳的混合气体或嘱患者反复屏气，或用纸袋罩住口鼻使其反复吸回呼出的二氧化碳以维持血浆 H_2CO_3 浓度，症状即可迅速得到控制。对精神性通气过度患者可酌情使用镇静剂。对因呼吸机使用不当所造成的通气过度，应调整呼吸频率及潮气量。危重患者或中枢神经系统病变所致的呼吸急促，可用药物阻断其自主呼吸，由呼吸机进行适当的辅助呼吸。有手足抽搐的患者可静脉注射葡萄糖酸钙进行治疗。

（刘春霞）

第八节　静脉血栓栓塞患者的护理

（一）概述

1. 概念　深静脉血栓（deep venous thrombosis，DVT）是血液在深静脉内不正常凝结引起的静脉回流障碍性疾病，常发生于下肢。血栓脱落可引起肺动脉栓塞（pulmonary embolism，PE），DVT 与 PE 统称为静脉血栓栓塞症（venous thromboembolism，VTE），是同种疾病在不同阶段的表现形式。DVT 的主要不良后果是 PE 和血栓形成后综合征（post-thrombotic syndrome，PTS），可以显著影响患者的生活质量，甚至导致死亡。

2. 病因

（1）静脉内膜损伤：完整的静脉内膜是防止深静脉血栓形成的前提。静脉壁因外伤如手术、创伤、电击或感染等使内膜遭到破坏，内膜下的胶原裸露，导致血小板的黏附，并进一步发生聚集和释放反应，释放的生物活性物质可使血小板进一步聚集，形成血小板血栓。内膜下的胶原可激活凝血因子Ⅶ，启动内源性凝血系统；血管壁损伤释放的组织因子可启动外源性凝血系统，最终导致血液中大量的纤维蛋白形成网络样结构。血小板血栓，加上局部产生的纤维蛋白和血细胞沉积，形成血栓。

（2）血流缓慢：静脉血流淤滞，增加了激活的血小板和凝血因子与静脉壁接触的时间，容易引发血栓形成。如果发生在受损的静脉内膜，则血栓发生的概率明显增加。

（3）血液高凝状态：近年来，血液高凝状态在血栓形成中的作用日益受到重视。人体三大抗凝机制为抗凝血酶Ⅲ（AT-Ⅲ）、蛋白质C（PC）和纤溶系统。AT-Ⅲ、PC和纤溶系统的异常，可导致体内生理性抗凝机制损害，导致血液高凝状态。

3. 危险因素

（1）外科手术和创伤：有资料显示，未经抗血栓治疗的脊髓损伤患者，其VTE发生率高达60%～80%，髋、膝关节骨折或关节置换术后患者的VTE发病率为40%～60%。麻醉时间＞30 min的腹部或胸部大手术是VTE的独立危险因素。

（2）内科疾病相关危险因素：尽管外科手术后具有较高的VTE发病率，但内科患者也同样面临着VTE的威胁。统计表明，内科患者中VTE高危人群占41.5%，其中仅有39.5%的患者接受了正规的VTE预防性治疗。实际上，50%～70%的症状性非致死性VTE和70%～80%的致死性肺栓塞发生在非手术情况下。肾病综合征患者的VTE发病率高达48%；肿瘤患者的VTE发病率为10%～30%。此外，急性心肌梗死、充血性心力衰竭、急性呼吸窘迫综合征、系统性红斑狼疮及糖尿病等均与VTE的发病密切相关。

（3）妊娠和避孕药：妊娠期女性的VTE发病风险是非妊娠女性的5倍，妊娠前3个月和围生期均是VTE的高发时段。而年龄＞35岁、既往有静脉血栓史、有血液高凝倾向的妊娠妇女或行剖宫产者的VTE发生危险更高。

（4）年龄和生活方式：VTE的发病率与年龄相关，15岁以下儿童的VTE年发病率低于0.05‰，而80岁以上人群的VTE年发病率高达4.5‰～6.0‰。长时间保持固定体位、饮水减少导致的血液淤滞和血液黏度增加是引起"经济舱综合征"或"电脑血栓征"的主要原因。而肥胖、高脂饮食、吸烟及夏季等与VTE之间均有一定的相关性。

4. 临床表现　深静脉血栓形成的患者中有相当一部分并无症状，当血栓导致血管壁及其周围组织出现炎症反应，以及血栓堵塞静脉管腔，造成静脉血液回流障碍后，依据病变部位不同，可造成各异的临床表现。

（1）疼痛：是最早出现的症状，主要是血栓激发静脉壁炎症反应和血栓远段静脉急剧扩张、刺激血管壁内末梢神经感受器的缘故。疼痛的程度依血栓形成的范围、炎症反应的轻重，以及个体对疼痛的敏感度不同而存在差异。大多数患者主诉为下肢疼痛、疼痛性痉挛或紧张感，活动后加剧，而卧床休息或抬高患肢可减轻。上肢深静脉血栓可与肿胀同时出现，或者仅表现为酸胀，活动上肢时加剧，有时可扪及条索状、有触痛的血栓静脉。

（2）肿胀：上、下肢肿胀是最主要的或者是唯一的症状，上肢静脉血栓可表现为从手指到上臂延及整个上肢，以近侧较为严重。下肢深静脉血栓除少数表现为双下肢肿胀外，绝大多数患者为单侧下肢肿胀。肿胀的程度依静脉闭塞的程度和范围而定。位于深部小静脉者,肿胀常不易发现;如果位于下肢主干静脉,可迅速引起静脉血液回流障碍,出现明显肿胀。通常情况下,双下肢的周长相比较,在同一平面应小于 1 cm。深静脉血栓形成后,肿胀可持续数周或数月,甚至终身不消退。

(3)浅静脉曲张:是深静脉血栓形成后的继发性代偿反应。如果血栓累及深静脉主干,特别是髂-股静脉段,即可引起明显的下腹部和腹股沟的浅静脉曲张。上肢深静脉血栓主要以肩部和上臂为主,多在 1~2 d 后形成。

(4)全身反应:静脉血栓形成后,均会引起程度不同的全身反应,包括体温升高、脉率增快、白细胞计数增多等。但体温升高一般不超过 38.5 ℃,白细胞计数总数绝少超过 10×10^9/L。一般认为,急性深静脉血栓形成 3~6 个月后即进入后遗症期。

5. 处理原则　传统的方法是卧床休息,抬高患肢,抗凝治疗,但很难防止罕见的肺梗死或静脉坏疽的发生,且 60% 的患者在远期终将出现中度或重度下肢静脉淤积性病变。因此,急性深静脉血栓形成可采用溶栓治疗或手术取栓,但首选何种方法目前尚存在争议。一般认为,对于症状较轻的、周围型深静脉血栓形成,或者病程超过两周者,拟溶栓治疗;而对症状严重,甚至出现股青肿的患者,多需手术治疗。

(1)溶栓治疗:是经静脉灌注溶栓药物,最大限度溶栓血栓、恢复深静脉通畅的方法。正规的溶栓治疗包括抗凝,溶栓和祛聚 3 部分。

1)溶栓疗法:主要是激活纤溶酶原(特别是在血栓内的纤溶酶原),转变为纤溶酶而溶解纤维蛋白,从而使血栓溶解。

2)抗凝疗法:主要是抑制体内凝血过程中的一些环节,制止血栓形成和蔓延,但对已形成的血栓不起治疗作用。

3)祛聚疗法:是溶栓和抗凝的辅助治疗。

(2)手术治疗

1)经皮机械-药物血栓清除术:最近,经皮机械-药物血栓清除术已在临床试用,并取得初步疗效。这将是导管引导的溶栓治疗与经皮穿刺腔内机械去栓术联合应用的新方法。

2)深静脉血栓摘除术:传统的观点认为,手术取栓的适应证是原发于髂-股静脉、病期不超过 48 h 者。

3)下腔静脉阻断与下腔静脉滤器:20 世纪 80 年代,Greenfield 腔静脉滤器问世,特别是经皮血管穿刺植入的 Greenfield 滤器的发明,因其操作简便、安全、微创等特点被迅速推广使用。

(二)专科护理要点

1. 术前护理　①心理指导,指导患者消除紧张、焦虑心理,配合手术。②饮食指导,进低脂、含丰富维生素的食物,保持大便通畅。③体位指导,抬高患肢高于心脏水平 20~30 cm,促进静脉回流,并可降低下肢静脉压,减轻患肢水肿和疼痛。④行为指导,急性期患者绝对卧床休息,床上活动时避免动作幅度过大,禁止按摩、热敷患肢,防止血栓脱落。避免膝下垫硬枕,过度屈髋,以免影响静脉回流。避免穿着过紧的腰带、紧身衣裤。皮下注射、输液治疗后,适当延长穿刺点按压时间,防止皮下出血。禁烟,防止烟中尼古丁刺激引起静脉收缩,影响血液循环。⑤疼痛管理,协助患者取舒适体位,观察患者疼痛的性质、程度、持续时间等,遵医嘱应用镇痛、血管扩张药、利尿及消肿药物并做好疼痛的评估与反馈。静脉回流不畅引起的疼痛可通过抬高患肢来减轻疼痛,同时避免冷、热刺激。⑥营养支持治疗,营养不良的患者抵抗力低,易发生感染,术前应及时纠正。

2. 术后护理

(1) 体位:患者尚未清醒时,应平卧、头偏向一侧。所有肢体静脉手术、静脉动脉粥样化手术及截肢术后均需抬高患肢,使肢端高于心脏 20～30 cm,便于静脉回流。

(2) 活动:动脉取栓术后一般卧床 3 d,以防动脉吻合口出血。介入手术后应保持穿刺肢体伸直,卧床 24 h。

(3) 病情观察:手术后 24～48 h 内严密监测生命体征的变化,对合并心肺功能不全者,应定时测量血压、脉搏、呼吸、脉搏血氧饱和度等指标。定时监测患肢皮温、皮色及肿胀消退情况。观察穿刺处伤口有无出血、血肿。观察患者有无胸痛、呼吸困难及咯血等症状。

(4) 出血倾向观察:指导患者使用电动剃须刀和软毛牙刷,避免碰撞及摔跤,静脉穿刺点压迫止血 3～5 min,遵医嘱监测凝血功能,发现大小便颜色异常、皮肤出现瘀斑、牙出血及鼻出血等情况时,应立即通知医师,对症处理。

(5) 行为指导:恢复期患者逐渐增加活动量,以促进下肢深静脉再通和侧支循环建立。

3. 并发症护理

(1) 肺动脉栓塞:是由于深静脉血栓脱落进入肺动脉,引起肺循环障碍的一系列临床综合征。临床表现可出现胸闷,心悸,呼吸困难及咯血等症状。处理措施为应予以立即平卧,报告医师,予以心电监护,高浓度的氧气吸入,密切观察生命体征及血氧饱和度的变化,积极配合抢救。

(2) 出血:由于术中或术后使用抗凝剂,导致机体处于低凝状态易引起出血,术后出血多以伤口渗血为主。处理措施为立即报告医师,少量伤口渗血时,在排除抗凝剂过量作用后,可给予伤口加压包扎。大量出血时,应立即给予手术止血。出血控制后,可继续使用抗凝治疗。

(3) 血栓复发:血液处于高凝状态的患者,术后使用抗凝药物剂量不足。主要表现为下肢再次出现肿胀、疼痛。处理措施为加强抗凝措施,抗凝治疗应不少于 6 个月。做好患肢护理即弹性绷带包扎或穿弹力袜,使用 3 个月以上,加强功能锻炼,指导患者行足背伸屈运动。

(郝桂华)

第九节　弥散性血管内凝血患者的护理

(一) 概述

1. 概念　弥散性血管内凝血(disseminated intravascular coagulation, DIC)是由多

种疾病因素激活机体的凝血系统,导致机体弥漫性微血栓形成、凝血因子大量消耗并继发纤溶亢进,从而引起全身性出血、微循环障碍乃至单个或多个器官功能衰竭的一种临床综合征。本病多起病急、进展快及死亡率高,是临床急重症之一。

2. 病因

(1) 严重感染:包括细菌、病毒、寄生虫及立克次体等,其中以革兰阴性细菌感染为主,其次为革兰阳性细菌。

(2) 恶性肿瘤:常见的有白血病、胰腺癌、肾癌及前列腺癌等。

(3) 手术及创伤:脏器手术及创伤后,以及大面积烧伤、严重挤压伤及广泛骨折等。

(4) 产科重症:包括羊水栓塞、先兆子痫、胎盘早剥及死胎等。

(5) 中毒及免疫性损伤:包括毒蛇毒虫咬伤、输血反应及器官移植排斥反应等。

(6) 其他:严重肝衰竭、中暑等。

3. 临床表现

(1) 出血:为自发性的、多部位出血,常见于皮肤黏膜、伤口及穿刺部位、气道、尿道及消化道,严重者甚至出现颅内出血。

(2) 微循环障碍:①皮肤表现为四肢末端、鼻尖、耳郭发绀,皮肤斑块样出血坏死及干性坏死等;②神经系统表现为烦躁、嗜睡、昏迷、惊厥、意识障碍、脑神经麻痹、肢体瘫痪及颅内高压等;③呼吸系统表现为呼吸困难、发绀、咯血及急性肺衰竭等;④消化系统表现为恶心、呕吐、腹痛、胃肠道出血等;⑤泌尿系统表现为少尿、无尿、氮质血症等急性肾衰竭症状。

(3) 低血压及休克:常见于严重的病例,休克的程度与出血量无明显关系。休克一旦发生,则会加重 DIC,引起器官功能障碍,表现为肢端发冷、青紫、少尿和血压下降等。顽固性休克预示着病情严重、预后不良。

(4) 溶血:如并发微血管病性溶血性贫血时,可出现溶血症状,偶见皮肤、巩膜黄染。外周血涂片上可发现某些特殊形态的变形红细胞。临床上,可有黄疸、贫血及血红蛋白尿等。

4. 处理原则

(1) 基础疾病治疗:加强基础疾病治疗、控制原发疾病、消减 DIC 促发因素是终止 DIC 的关键措施。

(2) 抗凝治疗:目的是阻止凝血过度活化、重建凝血-抗凝平衡、中断 DIC 的病理进程。在处理原发基础疾病的前提下,与凝血因子补充同步进行。常用的抗凝药物为肝素,包括普通肝素和低分子肝素。①普通肝素:一般不超过 12 500 U/d,每 6 h 用量不超过 2 500 U,静脉或皮下注射,一般连用 3～5 d,或根据病情决定疗程;②低分子肝素:剂量为 3 000～5 000 U/d,皮下注射,一般连用 3～5 d,或根据病情决定疗程。

(3) 替代治疗:适用于有明显血小板或凝血因子减少且已进行原发病治疗及抗凝治疗、DIC 未能良好控制、有明显出血表现者。①可选用新鲜冷冻血浆等血液制品,也可使用冷沉淀。纤维蛋白原水平低时,可输入纤维蛋白原。②血小板低者可输注血小板悬液。③凝血因子Ⅷ及凝血酶原复合物的补充可在严重肝病合并 DIC 时考虑应用。

（4）其他治疗：①支持对症治疗，包括纠正缺氧、酸中毒、水和电解质平衡紊乱，抗休克治疗等；②抗纤溶治疗，仅适用于 DIC 的原发基础疾病及诱因已控制，并有明显的纤溶亢进，且继发性纤溶亢进已成为迟发性出血的主要原因的患者；③糖皮质激素治疗，不应常规应用，仅在原发基础疾病需要糖皮质激素治疗，或脓毒症休克合并 DIC 已经有效抗感染者，或并发肾上腺皮质功能不全者可考虑应用。

（二）专科护理要点

1. **出血倾向** ①密切观察有无皮肤黏膜、口鼻腔、消化道、呼吸道、尿道及阴道等部位和伤口、手术切口及穿刺部位出血和出血不凝的现象。详细记录出血部位、出血量并执行各部位出血的护理，及时告知医师病情变化。②警惕脑出血的发生。如果患者出现恶心、呕吐、剧烈头痛，出现烦躁、嗜睡、昏迷等意识障碍或颈项强直、肢体瘫痪时常提示出现脑出血，应立即通知医师，协助医师进行抢救。使用镇静镇痛药物或意识不清的患者应密切观察瞳孔的变化及对光反射，若出现对光反射消失或瞳孔不等大，应立即告知医师，协助检查或抢救。

2. **休克及微循环障碍** ①实时监测患者的心率、血压，观察患者神志，若患者出现面色苍白、皮肤湿冷、心率快、血压低及神志淡漠等表现，则可能提示休克的发生，应立即告知医师，给予氧气吸入，迅速建立静脉通道，协助患者摆休克体位，协助医师进行抢救；②注意观察患者四肢末端、鼻尖、耳郭等部位皮肤颜色、温度，有无发绀、花斑，皮肤是否温暖等，注意肢端保暖；③密切观察患者尿量，若明显少尿或无尿，则应警惕急性肾功能衰竭的发生。

3. **应用肝素的护理** ①严格避免使用肝素的禁忌证，手术后或损伤创面未经良好止血者，近期有严重的活动性出血、严重凝血因子缺乏及明显纤溶亢进者，蛇毒所致 DIC。②肝素需新鲜配制，剂量要精准，标志要明确，尽量单通道泵入，以免混淆或出现药物反应。肝素使用有可能会引起发热、过敏反应，应用时应注意观察。在使用肝素的过程中，尽量减少肌肉注射及各种穿刺，无法避免时，操作完毕后应在局部按压 3 min 以上，以免出血不止或形成血肿。③肝素用量过大有加重出血的危险，使用中应密切观察出血程度的变化，吸痰时动作轻柔，观察痰液颜色有无血性。④使用普通肝素的过程中每 4～6 h 监测 1 次凝血功能，或根据患者病情以及医师的经验监测，最常用的监测指标是激活部分凝血活酶时间（APTT），肝素治疗以使其延长为正常值的 1.5～2 倍为宜。普通肝素过量可用鱼精蛋白中和，1 mg 的鱼精蛋白可中和 100 U 的普通肝素。低分子肝素常规剂量下无须严格的血液学监测。

4. **输血及输纤维蛋白原的护理** ①血液取回后应在半小时内输注，4 h 内输完，输血应严格执行查对制度及无菌操作原则；②纤维蛋白原输注前应用专用的稀释水溶解，按说明书要求加温至 37 ℃，溶解时不宜过分振荡，溶解后立即输注，使用输血器输注，防止微小的不溶性的纤维蛋白进入体内，按说明书要求控制速度，先慢后快；③严密观察患者输血及输纤维蛋白时有无过敏及其他不良反应，备好抢救药品。

知识链接

《弥散性血管内凝血的诊断和治疗指南》

2013年,国际血栓与止血学会的科学标准化委员会下属弥散性血管内凝血(DIC)委员会举行会议,提出了基于当时国际研究证据分类分级最高水准的GRADE系统来整合、完善DIC的诊断和治疗指南,发布了2013版ISTH《弥散性血管内凝血的诊断和治疗指南》。

（黄海燕）

第十节　多器官功能障碍综合征患者的护理

（一）概述

1. 概念　多器官功能障碍综合征（multiple organ dysfunction syndrome，MODS）是指机体在遭受严重创伤、休克、感染及外科大手术等急性疾病过程中,有两个或两个以上的器官或系统同时或序贯发生功能障碍,以至不能维持内环境稳定的临床综合征。MODS在概念上强调:①原发致病因素是急性的,且较严重;②致病因素不是导致器官功能障碍的直接原因,其是通过体内某个过程所介导,逐渐发展而来;③表现为多发的、动态发展的器官功能障碍,是一个动态的过程;④器官功能障碍是可逆的,在其发展的阶段进行及时干预治疗,功能有望恢复。

2. 病因

（1）严重组织损伤:严重创伤、大手术、大面积深部烧伤、病理产科或失血失液。

（2）感染:以脓毒血症、腹腔脓肿、急性坏死性胰腺炎、胃肠道功能紊乱、肠道感染和肺部感染较为常见。

（3）休克:尤其是创伤性休克和感染性休克,凡导致组织灌注不良、缺血缺氧都可引起MODS。

（4）心跳、呼吸骤停后:造成脏器缺血、缺氧,而复苏后又可引起再灌注损伤,同样可诱发MODS。

（5）诊疗失误包括下列情况:①呼吸机应用时使用高浓度氧气持续吸入使肺泡表面活性物质被破坏、肺血管内皮细胞损伤;②在抗休克过程中使用大剂量去甲肾上腺素等血管收缩剂,造成组织灌注不良、缺血缺氧;③床旁血液净化造成血小板减少和出血;④输血输液过多使心脏负荷过大,微循环中出现细小凝集块、凝血因子消耗及微循环障碍等。这些情况均可引起MODS。

3. 危险因素

(1) 功能障碍的脏器越多,预后越差:病死率随脏器衰竭数目的增加而增加。原发疾病因素去除或控制得越早脏器功能恢复的可能性越大。

(2) 原发疾病:在不同原发病因导致的 MODS 患者中,呼吸心搏骤停患者的病死率最高,其次为脑卒中及急性心肌梗死,而产科并发症导致的 MODS 患者的病死率最低,其次为代谢免疫性疾病及药物、毒物中毒患者。

(3) APACHE 评分对病死率的影响:APACHE Ⅱ 评分可用来描述病情严重程度,分值越高预后越差,而且每日的监测分析还可以判断疾病发展趋势及药物疗效,指导治疗。

4. 临床表现　各器官或系统功能障碍的临床表现不尽相同,可因障碍程度、对机体的影响、是否隐匿等有较大的差异。如发生呼吸、循环、泌尿系统等器官的功能障碍时临床表现较明显,易于早期诊断;而消化系统和血液凝血功能障碍时,临床表现较为隐匿,不易被早期诊断。采用心电图、影像学、实验室检查和介入性监测等检查方法,有助于器官功能障碍的早期诊断。如心电图和有创动脉压、中心静脉压、PiCCO 等监测可以反映心血管功能;动脉血气和呼气末二氧化碳监测可以反映肺换气功能;尿比重和血尿素氮、血肌酐可以了解肾功能等。因此,MODS 的诊断需要结合病史、临床表现、实验室检查和其他辅助检查结果综合分析,其中临床表现也不尽相同,应当注意观察。

5. 处理原则

(1) 早期复苏:提高复苏质量。尽可能及早纠正低血容量、组织低灌注和缺氧。

(2) 抗氧化治疗:清除氧自由基,防止再灌注损伤。抗氧化治疗在早期休克复苏中的意义较大,临床上推荐使用的有维生素 C、维生素 E、谷胱甘肽等,用药原则是早期和足量使用。

(3) 病因治疗:防治病因,控制感染。①外科处理,早期清创是预防感染最关键的措施。②加强病房管理、减少侵入性操作。改善卫生条件、严格无菌操作是降低医院感染的重要措施,尽量避免不必要的侵入性操作可减少危重患者感染的机会。③选择性消化道去污,临床上采用口服或鼻饲不经肠道吸收、能选择性抑制需氧菌尤其是革兰阴性菌和真菌的抗生素,最常用的配伍是多黏菌素 E、妥布霉素和两性霉素 B。有研究表明,引起肠源性感染的细菌几乎都是需氧菌或真菌,所以无论选用何种方案,都不包括抗厌氧菌制剂。④合理使用抗生素,应根据致病菌和药物敏感试验选用有效的抗生素。外科感染常由多种致病菌引起,故常需要广谱抗生素或几种抗生素联用,但要避免滥用。

(4) 器官功能支持:①循环功能支持,在补充足够血容量的基础上,合理使用血管活性药物,维持有效血容量,保证重要脏器的灌注。根据病情调整输液量、输液速度,密切监测,必要时应用循环辅助技术如主动脉内球囊反搏(IABP)、心室转流、心脏起搏器等。②呼吸功能支持,急性呼吸窘迫综合征(ARDS)时肺泡表面活性物质破坏,肺内分流增大,肺血管阻力增加,肺顺应性降低,导致 PaO_2 下降。积极控制和治疗 ARDS 是治疗 MODS 的关键。吸痰、祛痰剂、雾化、加强湿化和肺泡灌洗是保持气道通畅、防治肺部感染、保护支气管纤毛运动的重要措施。积极治疗低氧血症,尽早建立人工气道,使用呼吸机,选择合适的呼气末正压(PEEP)值,使肺达到最大的顺应性,此外,要注意防止高氧损害,氧浓度不宜超过60%。必要时可使用体外膜肺氧合(ECMO)等支持治疗。③肾功能支持,总的原则是扩张血容量和维持血压,但要避免或减少使用血管收缩药物,保证和改善肾脏血流灌注。必要时可使用床旁血液净化来清除细胞因子,达到减轻和治疗MODS的目的。④肝功能支持,主要是对症支持,补充白蛋白纠正低蛋白血症,维持正常血容量,合理应用抗生素控制全身感染,药物的选择应避免肝毒性。必要时可行人工肝治疗。⑤营养和代谢支持,尽可能通过胃肠道摄入营养,合理控制血糖。⑥预防应激性溃疡。

(二) 专科护理要点

1. **了解 MODS 的发生病因** ①知晓创伤、休克、感染等常见致病因素,以便掌握病程发展的规律并有预见性的护理;②掌握 MODS 患者各器官功能衰竭的临床表现十分必要,同时也应了解部分患者可有非典型的临床表现,如非少尿期急性肾功能衰竭、非心源性肺水肿、非颅脑疾病的意识障碍、非糖尿病性高血糖等。

2. **严密观察及监测病情** 加强各系统和器官功能监测可尽早发现 MODS 患者器官功能紊乱,及时纠正,使功能损害降到最低,受损器官尽可能减少,并通过各方面的监测为及早采取诊治措施提供依据。

(1) 生命体征:MODS 患者多伴有感染,体温常升高,当严重感染合并脓毒症休克时,体温可高达 40 ℃以上,而体温低于 35 ℃以下时,则提示病情十分严重。通过心电图监护能够及时发现和识别心律失常,后者常可反映血容量和心脏、血管功能状态,尤其要注意细速和缓慢脉象,常提示心功能衰竭。注意观察呼吸的快慢、深浅及规则等,是否伴有发绀、哮鸣音、三凹征等症状。深浅不规则的呼吸、点头样呼吸、反常呼吸等都是危急征象。血压能反映器官的灌注情况,尤其是低血压时要注意对重要器官的保护。ICU 内MODS 患者通常采用有创动脉压监测,应注意观察动脉波形,保持管道通畅,防止局部血肿及动脉置管脱落。

(2) 其他:MODS 患者晚期可出现嗜睡、昏迷等意识障碍,注意观察双侧瞳孔大小和对光反射。注意观察尿量、颜色,监测血尿素氮、血肌酐等变化,警惕非少尿性肾衰竭。

3. **保证营养与热量的摄入** MODS 患者常出现全身炎症反应,机体处于高代谢状态,且升血糖素分泌亢进、肝功能受损,出现负氮平衡。因此,加强营养十分重要。目前,营养支持总的原则和方法是推荐尽早进行肠内营养,而对于量没有硬性要求,低热卡或足量热卡都可以,根据患者的耐受情况而定。同时推荐不进行单独或者联合肠外营养。对于不可行肠内营养的脓毒症患者,推荐在最初 7 d 内不进行单独或联合肠外营养,而只是启动静脉输注葡萄糖。同时建议对喂养不耐受的患者使用促胃肠动力药物及进行幽门后喂养。加强评估胃肠道耐受性,明确是否可以启动肠内营养。对于免疫营养,指南均推荐不使用,而对于肉毒碱暂时没有推荐意见。有研究表明,对于严重全身感染和感染性休克的患者,建议使用基于规范流程的血糖管理方案,若两次血糖>10 mmol/L(180 mg/dL)则启用胰岛素治疗。目标是血糖上限≤10 mmol/L(180 mg/dL),而不是≤6.1 mmol/L(110 mg/dL)。建议每1～2 h 实施血糖监测,直到血糖水平及胰岛素剂量达到稳定,随后改为每 4 h 的血糖监测。由于床旁毛细血管血糖值测量方法可能无法准确地估计动脉血或者血浆的血糖水平,因此需要谨慎地解读。若患者有动脉置管,建议使用动脉血而非毛细血管血进行血糖监测。

4. 预防感染 ①MODS 患者尽量安排单间,落实床边隔离,严格无菌操作,防止交叉感染;②限制探视人数,谢绝有呼吸道疾患的家属探视;③做好院感监测,重点关注呼吸机相关性肺炎(VAP)、血管导管相关血流感染(CLBSI)、导尿管相关尿路感染(CAUTI)和多重耐药菌监测;④做好 VAP、CLBSI、CAUTI 和多重耐药细菌感染的集束化预防和控制策略;⑤严格执行手卫生要求;⑥环境、物表、床单位和地面的清洁和消毒要符合规范。

(黄海燕)

参考文献

[1] 马晓春. 欧洲危重病学会(2012)急性胃肠损伤共识解读[J]. 临床外科杂志,2013, 21(3):159 - 161.

[2] 王沈华,张茂. 危重症患者静脉使用胰岛素控制高血糖指南[J]. 中华急诊医学杂志,2013,22(8):838 - 839.

[3] 王宝丽,胡伦阳,蒋勇,等. ICU 患者应激性高血糖治疗的研究进展[J]. 中华危重症医学杂志(电子版),2019,12(4):276 - 280.

[4] 中华医学会重症医学分会. 重症监护病房患者深静脉血栓形成预防指南[J]. 中国危重病急救医学,2009,21(9):514 - 517.

[5] 中国研究型医院学会心肺复苏专业委员会.《中国心肺复苏专家共识》之静脉血栓栓塞性 CA 指南[J]. 中华危重病急救医学,2018,30(12):1107 - 1116.

[6] 叶立刚,张茂. 成人非糖尿病危重患者血糖控制国际指南[J]. 中华急诊医学杂志, 2010,19(12):1244.

[7] 江利冰,蒋守银,张茂. 围术期与 ICU 内急性肾损伤管理指南[J]. 中华急诊医学杂志,2016,25(7):862 - 863.

[8] 汤铂,王小亭,陈文劲,等. 重症患者谵妄管理专家共识[J]. 中华内科杂志,2019,58 (2):108 - 118.

[9] 杨磊,张茂. 成人危重患者血糖监测和血糖控制评价的专家共识[J]. 中华急诊医学杂志,2014,23(2):144 - 145.

[10] 韩宏光. 心脏外科围手术期脑保护中国专家共识(2019)[J]. 中华危重病急救医学, 2019,31(2):129 - 134.

[11] GRIFFITHS M J D, MCAULEY D F, PERKINS G D, et al. Guidelines on the management of acute respiratory distress syndrome [J]. BMJ Open Respir Res, 2019,6(1):e000420.

[12] JUNG B, MARTINEZ M, CLAESSENS Y E, et al. Diagnosis and management of metabolic acidosis: guidelines from a Fench expert panel [J]. Ann Intensive

Care，2019,9(1):92.

[13] PICETTI E，ROSSI S，ABU-ZIDAN F M，et al. WSES consensus conference guidelines：monitoring and management of severe adult traumatic brain injury patients with polytrauma in the first 24 hours [J]. World J Emerg Surg，2019，14:53.

第四章 外科术后重症患者护理

▌第一节 普外科术后重症患者的护理

一、胃恶性肿瘤术后的护理

(一) 概述

1. **概念** 胃癌(gastric carcinoma)是起源于胃黏膜上皮的恶性肿瘤。胃癌可发生于胃的任何部位,其中半数以上发生于胃窦部,胃大弯、胃小弯及前后壁均可受累。根据癌肿侵犯胃壁的程度,可分为早期和进展期胃癌。

2. **临床表现**

(1) 早期胃癌:几乎无症状或有一些非特异性的消化道症状。

(2) 进展期胃癌:上腹痛为最早出现的症状,继之有隐痛不适,偶呈节律性溃疡样疼痛,但这种疼痛不能被进食或服用制酸剂缓解。常伴有纳差、厌食及体重下降。晚期胃癌患者常可出现贫血、消瘦、营养不良甚至恶病质等表现。

3. **手术方式** 目前,胃癌仍以手术治疗为主要方式,主要有根治性切除和姑息性切除。其他非手术治疗有靶向治疗、化疗、基因治疗、支持治疗及中医药治疗等。

(1) 根治性切除:也称为治愈性切除,即将胃癌的原发病灶,连同部分组织及其相应的区域淋巴结一并切除,临床上不残留任何癌组织。主要有毕罗Ⅰ式和毕罗Ⅱ式等术式。

(2) 姑息性切除:目前,对姑息性切除存在着不同意见。一种意见认为姑息性切除只能解除幽门梗阻、出血、疼痛以缓解症状,而不能延长生命。多数认为,姑息切除的胃癌患者术后存活可达5年以上,甚至5年生存率可达11%左右。在各种不同原因做姑息切除的病例中,以切端残留癌的疗效最佳,其次为胃周围浸润,再次为残留转移淋巴结与肝转移,而以腹膜种植为最差。姑息全胃切除则一般不主张,因其病死率和并发症发生率均较高。

(3) 短路手术:如癌肿不能切除而有幽门梗阻,可作胃空肠吻合术以解除梗阻,使患者能够进食以改善全身营养状况及创造条件接受其他药物治疗。

(4) 早期胃癌的治疗:目前使用的方法有两种。一是对某些隆起性病变作息肉切除术,另一种方法用激光治疗。两种方法都适合早期未扩散、癌肿较小的胃癌。

(二) 专科护理要点

1. **生命体征的监测** 监测患者生命体征,术后注意有无伤口出血的现象,若有异常应立即通知医师。且需要注意患者术后体温、血压的波动,考虑是否为术后循环不足或者术后短暂体温升高所造成的。

2. 早期肠内营养　在患者胃肠道允许的情况下,医师一般会给予患者早期肠内营养,早期肠内营养可促进患者胃肠功能恢复,改善营养代谢,减少术后并发症的发生。但是在早期肠内营养过程中,患者容易出现腹泻、腹痛、腹胀、恶心、呕吐及营养液反流等症状,如有此类症状则应立即暂停输注营养液,及时报告医师并记录,同时观察患者有无皮肤、口唇干燥、尿量减少及血压下降等脱水症状。并且在对患者实施早期肠内营养护理时,应注意营养液的速度、温度和浓度,遵循从少到多、由慢到快、由稀到浓的原则。

3. 疼痛护理　胃部手术是腹上区手术,术后术区疼痛对患者呼吸、早期活动均产生较大影响。有效的镇痛可以缓解患者紧张和焦虑,提高早期进食、早期活动等的依从性。术后患者有不同程度的疼痛,适当应用止痛药物。应用自控止痛泵者,应注意预防并处理尿潴留、恶心及呕吐等并发症。

4. 早期活动　鼓励患者术后早期活动。早期活动可促进肠蠕动,预防肠粘连,促进呼吸和血液循环,减少术后并发症。在患者生命体征平稳的基础下,护士可协助患者下床活动,在患者活动期间应注意观察患者生命体征的变化,妥善保护引流管。遵循量力而行、循序渐进的原则,逐步增加活动量。

5. 心理护理　许多患者在得知自己的诊断后,因悲观的预期加上生理上的疼痛等,会出现愤怒、抑郁、焦虑甚至绝望等负性心理反应。护士应多注意运用言语和非言语方式的表达技巧,建立良好的护患关系,取得患者和家属的信任,以免发生意外事件。同时,耐心地听取患者自身的感受并给予正性的鼓励也是十分必要的。

6. 并发症预防

(1) 术后出血:严密观察患者的生命体征,包括血压、脉搏、神志和体温的变化。禁食期间,适当维持胃肠减压的负压。加强引流液的观察,若术后引流出大量新鲜血液,须立即通知医师并协助处理。

(2) 术后梗阻:根治性胃大部切除术后可发生梗阻。毕罗Ⅰ式梗阻机会较少,如应用毕罗Ⅱ式吻合,梗阻机会则较多。根据发生位置不同可分为输入空肠襻梗阻和输出空肠襻梗阻。输入空肠襻在吻合处形成锐角或输入空肠襻过长发生屈折,使输入空肠襻内的胆汁、胰液、肠液等不易排出,将在空肠内发生潴留而形成梗阻。输出空肠襻梗阻多为大网膜炎性包块压迫或肠襻粘连成锐角所致。一般来说,输出空肠襻梗阻呕吐物为食物和胆汁,输入空肠襻梗阻呕吐物一般主要为胆汁,不含食物。临床护士应在术后观察患者是否有恶心、呕吐、腹胀,甚至腹痛和肛门停止排气排便。同时禁食、胃肠减压,记24 h出入量。观察患者引流液色、质、量。

(3) 吻合口瘘或残端破裂:吻合口溃疡一旦形成,发生并发症机会甚多,如出血、穿孔。治疗比较困难,因此预防非常必要。患者术后应有效胃肠减压,加强观察和记录,观察引流液的色、质、量,如果引流液偏少,应考虑是否管路堵塞或导管位置不佳。术后需肠内营养的患者应维持适当的速度滴注。

(4) 营养性合并症:主要表现为体重减轻、贫血等,与胃大部分切除术后摄入减少、消化不良、吸收障碍有关。指导患者在接受药物治疗的同时，加强饮食调节，食用高蛋白、低脂饮食，补充铁剂和足量维生素。

（5）碱性反流性胃炎：多发生在胃切除术后数月至数年，临床表现为较顽固的上腹或胸骨后烧灼痛，呕吐胆汁样液且吐后疼痛不减轻，常伴体重减轻或贫血。症状轻者，可遵医嘱让其服用胃黏膜保护剂、胃动力药及胆汁酸结合的药物等；症状重者可考虑手术。

（6）倾倒综合征：胃大部分切除术后，失去对胃排空的控制，导致胃排空过速而产生一系列综合征。临床表现：早期倾倒综合征进食后，即可出现胃肠道反应，如上腹胀满、恶心呕吐及肠鸣腹泻等，晚期倾倒综合征发生于餐后 2 h 后，以神经循环为主，患者出现头晕、心悸、心动过速、出汗、全身无力及面色苍白等。对早期倾倒综合征者，主要指导其通过饮食加以调整，如少食多餐，避免过甜过咸、过浓的流质饮食，宜进低碳水化合物、高蛋白饮食；进餐时限制饮水、喝汤；进餐后平卧休息。对晚期倾倒综合征者，出现症状时稍进饮食，特别是糖类就可缓解。饮食中减少碳水化合物含量，增加蛋白质比例，少食多餐。

（梅静骅）

二、胰腺恶性肿瘤术后的护理

（一）概述

1. 概念　胰腺癌是消化道常见的恶性肿瘤之一，其发病率和病死率近年来明显上升。5 年生存率<1%，是预后最差的恶性肿瘤之一。多发生于胰头部，称为胰头癌，也有的发生在胰体，但较为少见。本病发病率男女比例约为 1.5~2∶1。

2. 临床表现

（1）早期症状：无特异症状，常见的症状有上腹隐痛、钝痛、胀痛和上腹部不适，可长期存在，夜间更明显。晚期因侵犯腹腔神经丛，腹痛可加剧，呈顽固性，可伴背痛，止痛药往往效果不明显。

（2）腹痛：是最常见的首发症状。早起出现持续且进行性加重的上腹部钝痛、胀痛，可放射至腰背部，晚期疼痛症状加剧。

（3）梗阻性黄疸：是胰头癌的主要症状和体征。黄疸呈进行性加重，伴皮肤瘙痒，茶色尿，大便可呈陶土色。

（4）其他：患者常有食欲不振，上腹饱胀，消化不良，便秘和腹泻。

3. 手术方式　胰腺癌恶性程度非常高，对放化疗敏感性较差，故手术切除是临床提高患者生存率的主要手段。合理选择手术方式，对提高临床疗效、改善预后具有重要意义。不能切除者可行姑息性手术，辅以放疗或化疗。

（1）根治性手术：①胰十二指肠切除术（pancreaticoduodenectomy，PD）：是治疗胰腺癌、壶腹部癌和十二指肠恶性肿瘤的主要术式。②保留幽门的胰十二指肠切除术（pylorus preserving pancreaticoduodenectomy，PPPD）：此术式的优点是保留了胃的储存和消化等功能，有利于消化吸收可以提高术后患者的生活质量和防止胃切除术后并发症的发生。③扩大胰十二指肠切除术（extend pancreaticoduodenectomy，EPD）：包括切除肝总管以下的胆囊胆管及周围淋巴结、肝总动脉周围的软组织及淋巴结腹腔动脉干周围淋巴结、1/3～1/2 远端胃、空肠上段及周围淋巴结,比 PD 术式切除范围要大。④全胰腺切除术(total pancreatectomy,TP):TP 是治疗慢性顽固性胰腺炎、多发性胰腺癌的安全术式之一,但手术损伤较大,一般不常用。

(2) 姑息性手术:主要为解决因肿瘤而导致的胆道、胰管和十二指肠梗阻手术。虽然姑息性手术不能达到切除肿瘤的目的,但是可有效地缓解患者黄疸、疼痛、进食梗阻、腹胀等症状,可极大地提高患者生存质量。所以当患者失去机会无法行根治性手术时,姑息性手术是较合理的治疗方式之一。

4. 辅助治疗　放疗是肿瘤治疗的有效手段之一,对于临界手术的胰腺癌,同步放化疗是必要的。局部进展期胰腺癌行诱导化疗联合同步放化疗,可以明显延长无治疗期,减少局部复发率。如果经前期治疗后适合行手术切除,且体力状况较好,术中放疗也可有一定的获益。转移性胰腺癌患者主要的治疗方式仍是全身化疗。此外,还有放疗联合免疫治疗,放疗联合靶向治疗的治疗模式有待进一步的研究。

(二) 专科护理要点

1. 生命体征的监测　术后需监测患者血压、脉搏、呼吸、血氧饱和度及体温。体温升高,则考虑是否有感染、腹腔脓肿以及吻合口瘘等情况发生,及时通知医师。注意观察术后伤口有无渗出及活动性出血或吻合口瘘的情况发生。

2. 引流管护理　胰腺癌术后的引流管较多且十分重要,包括腹腔引流管、T 管、胃管等,观察记录每根引流管中引流液的量、性质、颜色是十分必要的,同时还需观察防止导管受压、折叠、扭曲、脱落,如有上述情况需及时汇报医师处理。另外,护士还需定时顺向挤压引流管,避免被血凝块、引流物阻塞。如引流管出现颜色异常,考虑是否出现了胰瘘、胆瘘,及时通知医师。

3. 血糖管理　患者由于手术创伤导致机体的应激反应,神经内分泌系统、全身代谢功能都出现变化,糖耐量会出现异常,患者会有应激性高血糖表现。由于胰腺被广泛切除,胰岛细胞相对缺乏,血糖的调控功能会变得异常。术后需严密监测患者血糖,有异常及时报告医师。

4. 早期活动　手术对不同消化器官均存在影响,因而会明显影响胃肠道功能。术后在保证患者生命体征稳定的情况下,鼓励协助患者尽早下床适当活动,同时鼓励患者深呼吸,适当咳嗽,予雾化吸入,防止肺部感染的发生。

5. 疼痛护理　胰腺手术后切口较大,同时引流管刺激、活动等会引起剧烈疼痛,增加患者的痛苦,影响患者休息,所以术后应重视患者的主诉,进行疼痛评估,指导患者使用止痛泵、腹式呼吸等,必要时遵医嘱使用镇痛药,以缓解疼痛。

6. 并发症预防

(1) 胰瘘:是胰腺手术后比较常见的并发症。在所有并发症中,胰瘘是最严重的并发症之一,它所继发的腹腔感染及出血是术后患者死亡的主要危险因素。被胆汁和肠液激活的胰液漏入腹腔会腐蚀和消化腹腔内组织与器官,造成大出血和感染、肠瘘等,不仅愈合困难,严重者还可导致死亡。术后应每日精准记录引流液的色、质、量,保持引流通畅,需密切监测生命体征,注意血象变化,同时维持水、电解质酸碱平衡,预防感染,营养支持,鼓励翻身及下床活动,有感染迹象时,应及时通知医师。

(2) 胆瘘:腹腔引流液为胆汁样液体,多发生于术后 5 d 后。表现为发热、右上腹痛、胆汁性腹膜炎,各引流管引流量均少,而腹壁切口溢出较多胆汁样液体。术后需保持胆道引流管通畅,密切观察引流管的颜色、性状和量,做好观察和记录。引流管拔除后需注意评估患者的肠鸣音、排气排便、腹部体征情况。

(3) 出血:可发生于术后早期 24~48 h 以内,也可发生于术后数周的腹腔内出血。密切观察生命体征、伤口渗血情况及引流液的色、质、量。术后早期出血,主要原因为术中止血不彻底或因重度梗阻性黄疸而致的凝血功能不全,或因手术侵袭性大、历时长,输库存血多,发生 DIC 和凝血物质消损,这些均可致手术创面大量渗血。此时,应配合医师使用凝血药物,输血小板等,并做好开腹止血手术的准备。

(4) 腹腔内感染:是一种严重并发症,多由胰瘘、胆瘘或腹腔渗血合并感染所致,可出现腹痛、高热、身体消耗、贫血及低蛋白血症等。术后应注意无菌操作,注意观察引流液的性状和量,若为浑浊或脓性液体,及时通知医师。

(5) 呼吸系统感染:做好雾化吸入,指导或协助患者排痰;指导患者早期床上活动,预防坠积性肺炎。

(6) 深静脉血栓:术后生命体征平稳的患者可在床上进行四肢活动,条件允许的情况下,可在护士陪同下下床活动,防止深静脉血栓的形成。

(梅静骅)

三、结直肠恶性肿瘤术后的护理

(一) 概述

1. 概念　直肠癌是指发生在齿状线至直肠乙状结肠交界处之间的癌,来源于直肠黏膜上皮,是消化道最常见的恶性肿瘤之一。结肠癌是指结肠上皮来源的消化道恶性肿瘤。好发于直肠与乙状结肠交界处。男女之比为 2~3∶1。中国人结、直肠癌与西方人比较有 3 个流行病学特点:①直肠癌比结肠癌发病率高,约 1.5∶1;②低位直肠癌在直肠癌中所占比例高,约占 75%;③青年人(<30 岁)患者比例较高,约占 15%。

2. 临床表现

(1) 早期症状:早期可能无明显症状或只是有一些大便性状和习惯的改变。

(2) 直肠癌:主要临床表现为便血、大便性状和排便习惯的改变。

(3) 左半结肠癌:主要临床改变有大便习惯改变、便血、腹泻、腹痛及腹胀等。

(4) 右半结肠癌:主要临床为恶心、呕吐、食欲不振、贫血及腹痛等。

3. 手术方式　直肠癌的治疗以手术为主,辅以化疗、放疗的综合治疗。

(1) 根治性切除

1) 经腹会阴联合切除(Miles 手术):适用于距肛缘不足 7 cm 的直肠下段癌,切除范围包括乙状结肠及其系膜、直肠、肛管、肛提肌、坐骨直肠窝内组织和肛门周围皮肤、血管,在肠系膜下动脉根部或结肠左动脉分出处下方结扎切断,清扫相应的动脉旁淋巴结。腹部作永久性结肠造口(人工肛门)。此手术切除彻底,治愈率高。

2）经腹低位切除和腹膜外一期吻合术：也称直肠癌前侧切除术（Dixon 手术），适用距肛缘 12 cm 以上的直肠上段癌，在腹腔内切除乙状结肠和直肠大部，游离腹膜反折部下方的直肠，在腹膜外吻合乙状结肠和直肠切端。此手术的损伤性小，且能保留原有肛门，较为理想。若癌肿体积较大，并已浸润周围组织，则不宜采用。

3）保留肛括约肌的直肠癌切除术：适用于距肛缘 7～11 cm 的早期直肠癌。如癌肿较大，分化程度差，或向上的主要淋巴管已被癌细胞梗死并有横向淋巴管转移时，仍以经腹会阴联合切除为好。现用的保留肛括约肌直肠癌切除术有借吻合器进行吻合、经腹低位切除-经肛门外翻吻合、经腹游离-经肛门拖出切除吻合，以及经腹经骶切除等方式，可根据具体情况选用。

（2）姑息性切除：如癌肿局部浸润严重或转移广泛而无法根治时，为了解除梗阻和减少患者痛苦，可行姑息性切除，将有癌肿的肠段作有限的切除，缝闭直肠远切端，并取乙状结肠做造口（Hartman 手术）。如不可能，则仅做乙状结肠造口术，尤其是对已伴有肠梗阻的患者。

（3）结肠癌手术：结肠癌手术方式可按手术部位分为右半结肠切除术、左半结肠切除术、横结肠切除术、乙状结肠切除术等。现在结肠癌手术以腹腔镜手术为主，预后相比传统的开腹手术有出血少、并发症少等优点。

（4）达芬奇机器人手术系统：2000 年 6 月，达芬奇机器人手术系统被美国食品药品监督管理局批准用于外科手术，目前已在心胸外科、普通外科、泌尿外科、妇科等多个领域广泛应用。在我国起步较晚，2008 年 7 月才开展首例手术，但是发展迅猛。与传统腹腔镜微创技术相比，机器人手术系统也具有鲜明的优势：其精准的微创手术方式可以完全模仿人手腕的精细化动作，并具有极高的稳定性和精确度。因其高清的手术视野可改善手术效果、减少术后并发症、缩短住院时间，对于高龄及高危患者可以规避开放手术带来的创伤。

（5）腹腔镜结直肠癌标本经自然腔道取出术（NOSE 术）：在进行常规腹腔镜结直肠癌根治术（LCR）时，肿瘤标本由腹部切口取出，不仅会影响机体免疫功能，还可能引起相关并发症，影响手术效果。腹腔镜结直肠癌标本经自然腔道取出术（NOSE）切口更小，不需要做腹部切口辅助，术后美观度较高，且疼痛程度较低，有利于术后恢复。

4. 辅助治疗 ①放射治疗在直肠癌治疗中有着重要的地位。目前认为局部分期较晚的中低位直肠癌，术前同步放化疗后再手术的生存期比手术后再放疗更长。②化学治疗直肠癌术后病理分期为Ⅱ期和Ⅲ期的患者，建议术后化疗，一般总化疗时间为半年。

（二）专科护理要点

1. 引流管护理 妥善固定各类导管如胃管、尿管、腹腔引流管或会阴部引流管，保持通畅，注意无菌操作，记录各管道的引流量、颜色，同时注意患者的一般情况、渗血情况及造瘘口血运是否良好。

2. 体位管理 麻醉清醒后血压平稳者可取半卧位，以利于引流。人工肛门术后，应向人工肛门侧侧卧，以防止大便或肠液流出污染腹部切口。

3. 早期营养 术后早期进食可促进胃肠道功能的快速恢复，有利于维持肠黏膜屏障功能。在维持患者生命体征正常的情况下,协助患者进食流质。并观察患者是否有恶心呕吐等症状。记录造口处大便的色、质、量,有异常及时汇报医师。

4. 心理护理　结直肠癌患者术后往往伴有临时或永久造口,生活习惯的改变会让患者心理有极大的负担和不适。护士应该与患者及其家属保持沟通,并且告知家属要给予患者鼓励和支持。在患者消极不安的时候,可以播放舒缓的轻音乐,为患者按摩,以此来放松患者的心情,分散其注意力。

5. 人工肛门的护理

(1) 局部皮肤护理:术后开放结肠造瘘口时,可先用生理盐水洗净造瘘口周围皮肤,涂上皮肤保护剂,以防止排出的大便浸渍皮肤而出现皮炎。待粪便成形有规律时,用清水洗净皮肤,保持干燥。

(2) 换袋方法:由于人工肛门无正常肛门的收缩功能,初期排便无感觉,不能控制,故使用人工肛门袋。换袋时,宜取坐位,袋内积粪要及时倾倒清洗,避免感染,减少臭气;取肛袋时,应轻轻掀起,防止损伤皮肤。

(3) 扩肛护理方法:人工肛门开放 1 周后,应开始扩肛,以松弛肛周肌肉,保持人工肛门通畅,避免因腹肌收缩及肠管回缩引起肛门狭窄,致排便困难。其方法为:戴手套用示指伸入肛门内,插入手指时,切勿粗暴或插入过深,防止肠穿孔;扩肛时,可嘱咐患者张口呼气,防止腹压增加。

6. 并发症预防

(1) 吻合口瘘:吻合口瘘是直肠癌切除术后最主要的并发症,造成吻合口瘘的原因主要有以下几点:①血运障碍;②吻合口张力高;③操作技术不娴熟,应用吻合器时上顶用力过大或收紧时中心偏位均可造成吻合不成功,形成吻合口瘘;④术后吻合口长期浸泡盆腔积液中;⑤患者的自身状态如贫血、低蛋白血症、高龄,特别是糖尿病,对吻合口影响极大。一旦发现吻合口瘘应立即禁食;支持治疗是吻合口瘘愈合非常重要的方面,主要通过肠道外营养方式,当吻合口瘘明显局限并稳定后可口服糖水、盐水,减少补液量;抗感染在吻合口瘘愈合早期非常重要,多需应用广谱抗生素和抗厌氧菌药物。发现吻合口瘘后,如果是局限性的,使用盆腔双套管引流最为重要,保持冲洗及引流通畅,多数吻合口瘘可经保守治疗痊愈。

(2) 肠造口并发症

1) 结肠造口缺血坏死:最严重的并发症之一。其原因可能是:①结肠边缘血管被结扎或断端周围脂肪血管被清除过多;②造口结肠过短,拉出时有张力,以致引起造口边缘血供障碍;③造口肠段拉出腹壁时发生扭转;④造口的皮肤现黏膜缝合过密,引起造口边缘缺血。护理措施:将围绕造口的碘仿纱布拆除。检查肠管血运情况,坏死的深度和广度。更换造口袋时可在黏膜上撒护肤粉。如果较为严重则需要清除坏死组织,有腹膜刺激症状者行剖腹探查术,切除坏死的断管和造口重建,术后需密切观察患者的转归,防止造口狭窄和造口回缩的发生。

2) 结肠造口回缩或内陷:较严重的并发症。主要原因:①拉出造口的结肠肠段较短有张力,以致发生回缩和内陷;②继发于轻、中度结肠缺血坏死后,造口平面缝线滑脱,肠段回缩,如回缩肠段回纳到腹腔同侧可引起腹膜炎,这是非常严重的并发症。护理措施:①造口选用凸面底盘加腰带固定,以抬高造口基底部,使黏膜被动抬高;②保护皮肤不受排泄物的刺激,可用护肤粉和保护膜;③乙状结肠造口者可选用灌洗的方法以减少粪便的持续刺激;④过度肥胖者可减轻体重,必要时进行手指扩张预防造口狭窄的发生。

3)结肠造口狭窄:手术皮肤切口太小,术后早期即表现出来;由于造口周围感染、炎性肉芽组织增生、纤维化后瘢痕挛缩,造口狭窄多出现较晚,并逐渐加重。护理措施:可用手指扩张法每日扩口,深度 2 cm 左右,保留 3～5 min。保持大便通畅,避免进食难消化的食物。

4)结肠造口出血:发生在术后 72 h 内多见,多数是造口黏膜和皮肤连接处的毛细血管和小静脉出血,有时出血量可能较多。原因有黏膜摩擦、使用抗凝药物、结扎线脱落或未结扎。护理措施:去除造口袋,用纱布压迫止血。如出血量多时,用 10% 肾上腺素溶液浸湿的纱布压迫或云南白药粉外敷后用纱布压迫。活动性出血时,及时报告医师处理。黏膜摩擦出血时,护肤粉喷撒压迫止血的同时,使用软质材料清洁。

5)结肠造口皮肤黏膜分离:主要原因为造口黏膜的缺血坏死、造口黏膜缝线脱落、腹内压过高、伤口感染、营养不良、糖尿病及长期服用类固醇药物。护理措施:清洗伤口后,评估伤口,逐步去除黄色腐肉和坏死组织,部分、浅层分离,擦干创面后撒护肤粉后涂防漏膏及贴造口袋。完全分离合并造口回缩者,选用凸面底板加腰带固定,避免腹内压增高。饮食和药物控制血糖,并监测血糖的变化。造口底板一般每 2 d 更换 1 次,渗液多者需每日更换 1 次。皮肤黏膜分离愈合后,应定期手指扩张,预防造口狭窄。

6)结肠造口脱垂:原因有肠管固定于腹壁不牢固、腹壁肌层开口过大、腹部长期用力造成腹内压过大、腹壁肌肉软弱、结肠太松弛。护理措施:可选择一件式造口袋,口袋的大小以能容纳脱垂的肠管为准,底板内圈裁剪合适。对结肠造口者,排泄物排空后可用腹带加以支持固定。同时避免剧烈活动,选择质地较软的底盘,并且在心理上支持患者。

7)结肠造口旁疝:原因包括造口位于腹直肌外、腹壁筋膜开口太大、腹壁肌肉薄弱。如老年、营养不良、多次手术者、肥胖、持续腹内压增高、慢性咳嗽、拍举重物、尿路梗阻。护理措施:应定时检查造口两侧腹部是否对称、使用造口腹带、加强腹肌锻炼、控制慢性咳嗽、避免肥胖和过度消瘦、限制剧烈活动及抬举重物、解除尿路梗阻及保持大便通畅。

7. ERAS 的应用 加速康复外科(enhanced recovery after surgery, ERAS)是指在术前、术中及术后应用各种已证实有效的方法以减少手术应激、促进胃肠道功能恢复和机体早日康复、减少并发症、缩短住院时间。中国 ERAS 发展于 2007 年,早期被应用于结直肠手术中。主要措施:①术前与患者的交流,包括住院期间的整个诊疗过程、术后恢复过程中患者的角色、摄入食物和口服营养支持的具体数量和卧床休息的天数。这样可以消除焦虑、促进患者的恢复。②术前肠道准备,无须常规机械性肠道准备及口服抗菌药。③术前饮食,推荐麻醉前 6 h 禁固体食物,麻醉前 2 h 禁饮。④麻醉用药,不推荐麻醉前常规用抗焦虑或者止痛药,术中推荐使用联合麻醉。⑤术中控制补液,预防体温过低:低血压时可谨慎使用小量血管收缩药而不是大量输液。调节合适的手术室温度,对冲洗液、静脉输液进行适当保温,加用上身保温装置。⑥按有关指南使用抗生素、抗凝治疗。⑦不推荐常规放置胃管和引流管。⑧术后补液不宜过多。⑨鼓励早期拔除导尿管。⑩鼓励早期经口进食、下床活动以促进肠蠕动。

知识链接

《加速康复外科中国专家共识及路径管理指南（2018 版）》

近十余年来，加速康复外科（enhanced recovery after surgery，ERAS）的理念及其路径在我国有了较为迅速的普及和应用。为此，中华医学会外科学分会和麻醉学分会组织相关领域的专家，检索国内外相关文献并结合我国临床实际情况，以循证医学为基础，以问题为导向，以多学科合作为模式，以具体术式为内涵，制定了本共识及路径管理指南，以期在围手术期医学层面进一步推动 ERAS 在我国临床实践中更为规范、有序地开展，为相关临床研究提供参考和指导。

（梅静骅）

四、胆管恶性肿瘤术后的护理

（一）概述

1. 概念　胆管细胞癌也称胆管癌（cholangiocarcinoma）是起自肝内和肝外胆管上皮细胞的罕见恶性肿瘤。对于病灶呈局限性且有切除可能的患者可采取手术切除，并应根据肿瘤在胆管树内的位置（肝内、肝门部或远端）进行个体化治疗。其中肝内胆管细胞癌是发生在肝内胆管的恶性肿瘤；肝门胆管癌是指发生在左右肝管及肝总管的恶性肿瘤；胆总管癌是发生在胆总管的恶性肿瘤。肝门胆管癌及胆总管癌属肝外胆管癌，男女发病率无差异，50 岁以上多见。

2. 病因

（1）胆管结石：约 1/3 的胆管癌患者合并胆管结石，而 5％～10％的胆管结石患者将会发生胆管癌，说明胆管长时间受结石刺激，上皮层发生增生性改变，这可能与胆管癌发生有关。

（2）华支睾吸虫：在东南亚，吃生鱼感染肝吸虫可导致胆道感染、胆汁淤滞、胆管周围纤维化和胆管增生，这也是导致胆管癌发生的因素之一。习惯吃富含亚硝酸盐食物的人群更易罹患癌症。

（3）胆管囊性扩张症：少数胆管囊性扩张症患者可发生癌变。囊肿内结石形成、细菌感染，特别是由于胰胆管汇合部发育异常导致胰液反流，是导致癌变发生的主要原因。

（4）原发性硬化性胆管炎：有报道认为原发性硬化性胆管炎是胆管癌癌前病变。

3. 处理原则　手术切除是本病主要的治疗手段，化学治疗和放射治疗的效果不肯定。肝门胆管癌可行肝门胆管癌根治切除术；中、上段胆管癌在切除肿瘤后行胆总管-空肠吻合术;下段胆管癌多需行胰十二指肠切除术。肿瘤晚期无法手术切除者,为解除梗阻,可选择胆总管-空肠吻合术、U 形管引流术、PTBD 或放置支架引流等。

（二）专科护理要点

1. 病情观察　观察生命体征、腹部体征及引流情况,评估有无出血及胆汁渗漏。对术前有黄疸的患者,观察和记录大便颜色并监测血清胆红素变化。

2. 营养支持　术后禁食、胃肠减压期间可通过肠外营养途径补充足够的热量、氨基酸、维生素、水、电解质等,维持患者良好的营养状态。胃管拔除后根据患者胃肠功能恢复情况,由无脂流质逐渐过渡至低脂饮食。

3. T 管引流的护理

（1）妥善固定:将 T 管妥善固定于腹壁,不可固定于床单,防止翻身、活动时牵拉造成管道脱出。

（2）加强观察:观察并记录 T 管引流出胆汁的颜色、量和性状。正常成人每日分泌胆汁 800～1 200 mL,呈黄绿色、清亮、无沉渣、有一定黏性。术后 24 h 内引流量约 300～500 mL,恢复饮食后可增至每日 600～700 mL,以后逐渐减少至每日 200 mL 左右。如胆汁过多,提示胆道下端有梗阻的可能;如胆汁浑浊,应考虑结石残留或胆管炎症未被控制。

（3）保持引流通畅:防止引流管扭曲、折叠、受压。引流液中有血凝块、絮状物、泥沙样结石时要经常挤捏,防止管道阻塞。必要时可由医师用生理盐水低压冲洗或用 50 mL 注射器负压抽吸,用力要适宜,以防引起胆管出血。

（4）预防感染:长期带管者,定期更换引流袋,更换时严格执行无菌操作。引流管口周围皮肤以无菌纱布覆盖,保持局部干燥,防止胆汁浸润皮肤引起炎症反应。平卧时引流管的远端不可高于腋中线,坐位、站位或行走时不可高于腹部手术切口,以防胆汁逆流引起感染。

（5）拔管:若 T 管引流出的胆汁色泽正常,且引流量逐渐减少,可在术后 10～14 d,试行夹管 1～2 d;夹管期间注意观察病情,若无发热、腹痛、黄疸等症状,可经 T 管作胆道造影,造影后持续引流 24 h 以上。如胆道通畅无结石或其他病变,再次夹闭 T 管 24～48 h,患者无不适可予拔管。拔管后,残留窦道用凡士林纱布填塞,1～2 d 内可自行闭合。若胆道造影发现有结石残留,则需保留 T 管 6 周以上,再做取石或其他处理。

4. 并发症的预防和护理

（1）胆瘘:①术后应对所有患者进行并发症风险评估,充分了解不同患者胆瘘的可诱发因素,采取个体化护理。护理工作应以引流管护理为重心,保持引流管通畅,密切观察引流管颜色、性状、量,当出现胆汁样腹水则高度怀疑已发生胆瘘,若出现引流液色泽正常,上层呈泡沫状,应检测引流中胆红素含量,≥20 mmol/L 时应高度怀疑胆瘘形成。护理人员应指导患者进行正确的翻身、活动、咳嗽,避免患者在日常运动中造成引流管滑脱或误拔而形成胆瘘。②医护人员应了解患者个体状况、术中创伤大小、手术难度等,针对每一个患者制订相应的个体化营养支持方案,合理进行肠内营养支持及肠外营养支持结合,为患者提供充分营养,维持肠道正常生理功能,加快患者术后康复,降低因营养缺失导致的并发症的发生率。

（2）出血：可能发生在腹腔或胆管内。腹腔内出血，多发生于术后 24～48 h 内，可能与术中血管结扎线脱落、肝断面渗血及凝血功能障碍有关。胆管内出血，术后早期或后期均可发生，多为结石、炎症引起血管壁糜烂、溃疡或术中操作不慎所引起。胆管吻合口术后早期可发生吻合口出血，与胆管内出血的临床表现相似。护理措施：①严密观察生命体征及腹部体征。腹腔引流管引流大量血性液体超过 100 mL/h，持续 3 h 以上并伴有心率增快、血压波动时，提示腹腔内出血。胆管内出血表现为 T 管引流出血性胆汁或鲜血，粪便呈柏油样，可伴有心率增快、血压下降等休克表现。及时报告医师，防止发生低血容量性休克。②改善和纠正凝血功能，遵医嘱予以维生素 K_1 10 mg 肌肉注射，每日 2 次。

（周子琳）

五、腹腔高压与腹腔间膈室综合征的护理

（一）概述

1. 概念　重症急性胰腺炎、腹部创伤、严重腹腔感染等严重腹部疾患均可导致腹内高压（intra-abdominal hypertension，IHA），继而发展为腹腔间膈室综合征（abdominal compartment syndrome，ACS），ACS 不但会因限制腹式呼吸而减少机体氧供，而且可引起心血管系统、消化系统、肺脏、肾脏及中枢神经系统等多脏器一系列的生理功能紊乱，严重可引起脏器功能衰竭。在 ICU 危重患者中 IHA 发生率 35%，ACS 发生率为 5%，重症急性胰腺炎患者 ACS 的发生率高达 31.4%，病死率高达 63%～75%，如不及时降低腹内压，将危及患者生命安全。ACS 发展迅速，预后较差，需要医护人员有充分的认识，并及时发现，认真处理，使其能获得有效救治。

2. 治疗方式　目前，腹腔开放减压是治疗 ACS 的有效方法之一，患者存活率可达 59%。其目的是通过延迟关腹而缓解和释放腹腔内的压力，挽救患者的生命。腹腔开放减压后，由 ACS 引起的症状，尤其是心、肺、肾功能障碍，可在短时间内得到改善，同时维护重要器官功能，保持有效循环血量和水、电解质、酸碱平衡及营养支持等，为提高患者救治率、改善患者预后提供了有效的空间和时间。

腹腔开放后，各种原因导致腹腔无法一期关闭，巨大腹壁缺损可诱发众多并发症的发生，这是医师面对的棘手问题。随着损伤控制外科理念的发展，暂时性腹腔关闭（temporary abdominal closure，TAC）技术的应用，将聚丙烯网片暂时缝补于开放腹腔创口，代替腹腔部分功能来扩大腹腔容积。网片外侧放若干腹腔双套管，再用无菌湿纱布覆盖，以保证伤口创面的相对潮湿环境。当腹腔压力下降、腹腔感染得到控制后，从网片中央部位逐渐收紧，将腹腔两侧切口创面收拢，最终行确定性手术后关闭腹腔。

（二）专科护理要点

1. 腹内压（intra-abdominal pressure，IAP）和膀胱压（intravesical pressure，IVP）的测量和判定

（1）测量对象：IAP 已被视为危重患者继体温、血压、心率、呼吸、疼痛之后的第 6 生

命体征,应充分重视。引起 IAH 的高危因素:①腹壁顺应性下降或消失,包括 ARDS、胸腔内压升高、剖腹术后、严重创伤或腹部烧伤、床头抬高 30°以上或肥胖;②胃肠道内容物增加,如胃瘫、肠麻痹、假性结肠梗阻等;③腹腔内容物增加,如积血、积液和积气等;④毛细血管渗漏综合征,如大量输液输血、无尿、低血压、酸中毒、低体温、凝血障碍,脓毒症及损伤控制性剖腹术后。有两个以上危险因素时,应每 4 h 测量 1 次 IAP,出现脏器损害时应每小时 1 次。腹部创伤后 IAH/ACS 发生率高,IAP 测量应作为护理常规。

(2) 标准测量方法:IVP 测量简便易行,能准确反映 IAP。IVP 连续监测可以反映 IAP,被认为是早期发现 ACS 的"金标准"。测量时遵守世界 ACS 协会(World Society of the Abdominal Compartment Syndrome,WSACS)提出的操作要点:①用 mmHg 表示 IAP 值;②呼气末读取 IVP 值;③取仰卧位;④髂嵴水平的腋中线为零点;⑤膀胱排空后注入生理盐水 25 mL(20 kg 以下儿童为 1 mL/kg),注水过多将导致 IVP 偏高;⑥注水 30~60 s 后,待膀胱松弛再测量 IVP;⑦无腹肌紧张下测量;⑧机械通气患者应暂脱机测量。须注意床旁测量为 cmH_2O,与 mmHg 有差别。换算方式:1 mmHg＝0.133 kPa,1 cmH_2O ＝ 0.98 kPa;即 1 mmHg ＝ 1.36 cmH_2O 或 1 cmH_2O ＝ 0.74 mmHg。

2. 术前护理

(1) 术前宣教:由于 ACS 导致术后无法正常关闭腹腔,肠管暂时性暴露于腹部,或腹部放置多根腹腔双套管引流,再加上患者入住监护室无家属陪伴,患者担心疾病发展,关注不同程度的紧张、抑郁、焦虑等心理状态。操作前细心解释目的、作用以及配合注意事项。患者无法进行语言交流,采用小画板、手势、纸张等非语言交流方式与患者沟通,及时与家属沟通,反馈患者的治疗效果,家属通过探视时间和打电话鼓励患者,让其积极配合治疗,同时为患者和家属介绍手术成功的患者,增加战胜疾病的信心。

(2) 气道护理:IAP 增高使膈肌上升、胸腔和肺顺应性下降、气道阻力增加,导致有效通气不足、通气血流比例失调、低氧血症和高碳酸血症,发生 ARDS。IAH/ACS 对呼吸的影响是机械性的,IAP 到 11 mmHg 时对呼吸的影响已明显,早期有效的肺部护理可减少 IAH/ACS 对全身的危害。应实施有效的气道开放机械通气,做好气道管理。护理上注意呼吸机参数调整,保障管道通畅和定时消毒,观察低氧血症的改善(体征和血气分析),加强吸痰和气道湿化。

3. 术后护理

(1) 液体复苏:IAH/ACS 时腹腔灌注压下降,加上静脉回流不畅,势必带来器官功能损害;下腔静脉回心血量的减少和膈肌上升也会对全身循环造成影响。为改善循环状况,液体复苏是需要的。但是过量补液本身就是常见的 IAH/ACS 发病原因,所以必须注意既要改善循环又不恶化 ACS,适当输注高渗液并使用利尿剂,限制晶体液而增加血制品的输入,这将降低 ACS 发生率和改善其预后。

(2) 肾功能:除了呼吸、循环,肾脏功能是最易受到影响的,静脉回流障碍常是发生急性肾功能衰竭的主要原因。IAP>15~20 mmHg 即可引起少尿,>30 mmHg 可引起无尿。护理中通过留置尿管监测和记录每小时尿量;肾功能检查每日至少 2~3 次,尿素氮、肌酐增高则随时复查。血容量不足伴少尿或无尿时，首先应补充血容量，必要时进行血液透析。

4. 并发症预防与护理　ACS患者病情危重，易出现感染、压力性损伤、下肢深静脉血栓等并发症。长期卧床加之多根双套管冲洗引流，制约了患者的翻身和活动。应每2 h帮助患者更换体位，使用气垫床或泡沫型保护性敷料等。对腹腔持续冲洗引流的患者，保持床单位平整、干燥，采用防漏水冲洗装置，尽量减少床单潮湿。每2 h活动患者肢体，协助伸、屈各关节。

5. 腹腔开放创面护理

（1）保温的护理：为防止腹腔开放后出现低体温状态，影响机体代谢和凝血机制，对体温＜35 ℃的患者采取积极复温措施，将腹腔冲洗液加温至38～40 ℃，创面以36～37 ℃温纱布垫覆盖。用保温毯和保温被覆盖患者，帮助患者在术后2 h内恢复正常体温。对于高热患者，除适当采取保暖措施外，在其头部、大血管处用冰帽、冰袋行物理降温。

（2）腹腔暴露脏器的护理：腹腔开放手术虽然可纠正ACS，但术后易发生肠瘘，腹内脏器膨出易形成腹壁疝，甚至发生伤口撕裂等并发症。术后早期协助医师每日清洗创面，做好换药工作。护理肠管创面时动作应十分轻柔。先用温盐水浸湿纱布垫或用凡士林纱布覆盖，以减少渗出液丢失；再在湿纱布外面覆盖塑料薄膜，以减少水分丢失及感染率。每日换药给患者带来巨大痛苦，护士应具有极强的人文关怀观念，注意患者的神情和面部变化，特别注意给予视觉遮挡和心理支持，主动与患者交流，分散其注意力，减轻疼痛感，必要时遵医嘱使用止痛药。

6. 腹腔双套管的护理　TAC患者大部分会在创面低位处和腹腔内放置腹腔双套管，可持续冲洗吸引腹腔感染、渗出的液体，及时吸走从创面高处滴下来的冲洗液体，防止浸湿床单和被褥而造成患者不适和压力性损伤的形成。如冲洗不佳，大量的液体进入腹腔，可增加IAP和腹腔感染的概率。护理要点：①合理固定双套管，防止引流管折曲、脱落、更换体位时随时调整滴水管和腹腔双套管的位置，保证有效引流，保持双套管的有效负压；②调整冲洗液滴速，一般每日的冲洗液总量为2 500～5 000 mL/根，过快会使滴入的液体来不及被吸出，溢出创面造成周围皮肤受损，过慢则造成干吸而导致出血和引流不畅；③持续负压吸引的压力，一般负压为10～20 kPa，以能顺利吸出引流物为宜。负压过大，容易吸附导管周围组织而导致出血；负压过小，会使引流不畅而导致引流无效。

7. 腹腔开放后期护理　为使患者得到适当的营养支持，在患者复苏后，心、肺、肾功能初步稳定后，即考虑开始营养支持。术后早期，患者虽然腹腔开放，但肠腔积气严重，腹胀并未完全缓解，在肠道功能恢复前可选择肠道去污染，以消除肠道内过度繁殖的细菌，并给予肠外营养。在此期间注意各环节的无菌技术，预防导管相关感染，监测血糖、血脂、血氨及电解质改变，防止代谢紊乱。当肠道功能逐渐恢复，出现肠蠕动、肠鸣音且排便后，可给予肠内营养。根据患者的病情和肠道耐受情况，遵医嘱选择营养制剂、输注速度、浓度、温度和量。若出现腹胀、腹泻等并发症，应仔细分析原因，不可轻易放弃肠内营养。

8. 腹腔关闭修复的护理　腹腔敞开状态若持续过长，腹壁切缘在肠管粘连，又形成腹壁的大片缺损,称之为腹壁巨大缺损疝。除创面覆盖敷料保护腹壁外,应给予患者附带加压包扎,目的是帮助患者适应腹壁切口张力牵拉的过程,同时帮助患者的腹腔、胸腔容量适应约束的过程,减少关闭腹腔后再次发生 ACS。护士在包扎腹带时应耐心倾听患者主诉,采用各种方法进行训练:①间隔锁紧腹带绳,以患者能轻松做腹式呼吸为准;②间隔 4 h、6 h、12 h 缩紧腹带一次,以患者自述舒适为准;③缩紧腹带后进行肺活量训练,如吹气球,深呼吸。进行训练时注意观察生命体征变化,为医师判断患者能否适应关腹手术提供可靠依据。

知识链接

《腹腔高压/腹腔间膈室综合征的专家共识和治疗指南》

世界腹腔间膈室综合征联合会(World Society of the Abdominal Compartment Syndrome,WSACS)分别于 2006 年和 2007 年发布了关于《腹腔高压/腹腔间膈室综合征的专家共识和治疗指南》,包含 IAH 的分级和判定、高危因素和处理建议。该指南于 2013 年进行了更新。

(周子琳)

第二节　心脏外科术后重症患者的护理

一、冠状动脉旁路移植术后的护理

(一) 概述

1. 概念　冠状动脉旁路移植术(coronary artery bypass grafting,CABG)又称冠脉搭桥术,是指当一条或多条冠状动脉由于粥样硬化发生狭窄、阻塞导致供血不足时,使用一段静脉或者动脉跨越阻塞的冠状动脉来建立旁路,使血液绕过狭窄部位而到达远端。移植血管多取患者本身的血管,如大隐静脉、乳内动脉、桡动脉等。冠状动脉旁路移植术是目前公认的治疗冠心病最有效的方法,可以改善心肌血液供应,达到缓解心绞痛症状、改善心功能、提高生活质量的目的。

2. 手术方式　最早开展的冠状动脉旁路移植术是借助体外循环装置(cardiopulmonary bypass,CPB)使心脏停跳,再进行血管移植手术,手术风险较大。但随着近年来 CPB 技术的不断成熟,CABG 手术死亡率已降至 2% 以下,但由 CPB 引起的各种术后并发症则成为影响患者预后的主要因素。为了使患者能够从手术中获益最大,非体外循环下冠脉旁路移植术(off pump coronary artery bypass graft,OPCAB)应运而生。OPCAB 最早在 20 世纪 90 年代开展,一般认为 OPCAB 由于术中血流动力学不稳定、再血管化不完全,可能会增加手术患者术后死亡率及并发症发生率,但同时 OPCAB 规避了使用 CPB 的风险,因此也避免了使用 CPB 导致的术后并发症的发生。因此,对于术前有心脑血管疾病、主动脉粥样硬化或肾功能衰竭的患者,采用 OPCAB 可能使患者更加获益。由于 OPCAB 技术难度较高,对心外科医师手术技巧要求更加严格,术者手术水平也是影响患者预后的重要因素。近年来,在非体外循环冠状动脉旁路移植术的基础上发展而来的微创直视冠状动脉移植术(minimally invasive direct coronary artery bypass grafting,MID‐CABG)也被应用于临床。该手术方式采用肋间切口和胸腔镜,而不是胸骨开胸术来显露心脏和冠状动脉,通过使用 β 受体阻滞剂来使心脏搏动变缓,保证手术可以在搏动的心脏上进行。MID‐CABG 大多只用于单支血管移植,尤其是左前降支,部分医院采用机器人手术。由于胸腔镜和机器人设备窗口较小,且避免了胸骨切开,因此减少了患者术后的疼痛程度和住院天数。

3. 桥血管的选择 世界首例 CABG 手术采用的是大隐静脉作为移植血管,其优势在于手术方便,长度适合,能够吻合任意靶血管,但缺点则是通畅率较动脉血管低。乳内动脉是左前降支吻合的首选移植血管,且通畅率高。桡动脉是二次手术患者最优的移植血管,且与其他血管移植比较,其死亡率与并发症发生率没有增加,但生存率显著提高。除上述常见的血管外,还有胃网膜右动脉、腹壁下动脉、脾动脉、肠系膜动脉及尺动脉等,但临床应用较少。由于冠状动脉旁路移植术本身并不能改变动脉粥样硬化的进程,因此,患者在术后桥血管的通畅情况很大程度上影响患者预后。桥血管是否通畅受很多因素影响,如桥血管的种类,靶血管的位置、粗细及质量,近端及远端吻合技术的质量,以及患者的动脉粥样硬化危险因素。术后第 1 年大隐静脉桥血管的闭塞率可达到25%,术后 10 年时为 40%~50%。动脉桥血管尤其是乳内动脉和桡动脉,畅通率明显优于静脉桥血管。超过 95% 的吻合于前降支的左乳内动脉桥血管在术后 15 年仍保持功能。

(二) 专科护理要点

1. 血压 冠状动脉旁路移植术患者术后血压不宜过低,但术后早期患者往往血压波动剧烈,如何维持血压稳定是临床护理的难点。血压过高主要是由于低体温、应激反应、疼痛以及血容量降低导致的血管收缩。血压升高会使得血管阻力增加,心肌耗氧增大,此外还会导致出血。血压过低则是由于血容量不足、心脏收缩功能降低、心脏压塞等。低血压会导致重要器官的低灌注,以及桥血管的灌注不足。在术后早期,遵医嘱使用血管活性药物,密切监测患者血压变化,并观察患者对血管活性药物的敏感性。同时,注意患者术后保暖,如采用暖风机,以降低血管外周阻力,维持患者血压稳定。如无特殊要求,术后早期者收缩压宜维持在 16 kPa(约 120 mmHg)左右。当患者血压过高,则需使用降压药物,必要时应给予镇静。

2. 心率 患者心率不宜过快,一般维持在每分钟 60~90 次,根据患者基础心率情况,有时只需患者心率在每分钟 50 次以上即可。心率过快会导致心肌耗氧增加,每搏输出量降低,冠状动脉灌注血量降低,甚至导致心肌缺血而梗死。手术本身容易引起患者心率过快,但同时护士还应警惕输血、利尿等导致的电解质紊乱可能会对心率造成的影响,术后监测电解质尤其是血钾浓度尤为重要,同时护士还应时刻关注心电监护的情况以及各种心肌酶检验结果。

3. 尿量　所有心脏外科术后患者都应严密监测出入水量,在此基础上,CABG 患者术后还应注意观察患者尿量。一般术后维持尿量在 $1\sim2$ mL/(kg·h),保证肾脏血流的灌注。由于冠状动脉旁路移植术患者较多为老年人群,且术前都要行冠脉造影检查,另由于手术因素,患者容易在术后发生急性肾损伤。如果患者本身术前就合并肾功能不全,术后也容易出现急性肾损伤的表现,如少尿甚至无尿、肌酐升高。术后肾血流量灌注对预防急性肾损伤的发生尤为重要。可根据血压、中心静脉压、心率等指标以及肺部超声等评估患者目前容量情况。同时监测患者肌酐、尿素氮的情况,病情更加严重的患者需做好早期肾脏替代治疗的准备。

4. 并发症预防

(1) 围术期心肌梗死:首次冠状动脉旁路移植术后心肌梗死的发生率可能高达 10%,再次行冠状动脉旁路移植术的患者此比例可能更高。在相关危险因素的研究中,糖尿病患者和既往有心脏外科手术的患者围术期心肌梗死发生率更高。围术期心肌梗死的表现主要包括新出现的 Q 波、新发生的左束支传导阻滞、有影像学依据的桥血管或者原冠状动脉发生闭塞、心肌酶(尤其是肌钙蛋白)升高超过正常上限的 5 倍。在冠脉搭桥患者术后进入 ICU 治疗期间,护士应了解桥血管的种类和数量,并与麻醉师和手术医师仔细交接术中情况,如有无桥血管过紧、术中是否发生心梗等。监测患者术前和术后心电图以及心肌酶谱情况。

(2) 冠状动脉痉挛:冠状动脉旁路移植术后早期冠脉痉挛是导致患者心脏骤停或其他严重心脏事件最主要的原因,且往往被忽视。冠脉痉挛的临床表现初始为急性低血压,心电图表现为 ST 段抬高,也可表现为室速、室颤或者房室传导阻滞。当术后患者发生冠状动脉痉挛时,可静脉注射硝酸甘油、地尔硫䓬、和(或)硝酸异山梨酯,但还应考虑患者循环情况,避免血压过低。急诊冠状动脉造影可诊断冠状动脉痉挛,并且还可以在受损血管内或者移植静脉内直接注射血管扩张药。如果患者严重低血压或者出现心脏骤停,可急症胸骨切开进行开放式心脏按压并查看移植血管情况。冠状动脉旁路移植术采用桡动脉作为移植血管,易发生痉挛。在接受桡动脉移植的患者中,冠脉痉挛所致的心肌缺血的发生率高达 $5\%\sim10\%$。在临床实践中,桡动脉移植的患者,通常术后早期经静脉输注地尔硫䓬。

(3) 低氧血症:术后低氧血症是 CABG 患者常见的并发症。近年来,由于冠状动脉支架植入术的成熟和推广,许多传统意义上的高危患者也可以接受手术。此类患者术前风险因素较多,年龄较大,使得术后低氧血症的发生率也相对增加。CABG 术后低氧的相关因素主要包括患者年龄、术前的左心功能以及由左心功能降低引起的肺动脉高压、吸烟史等。而与手术相关的因素主要包括术后伤口疼痛、CPB 导致的肺水肿、支气管痉挛、膈神经损伤以及 CABG 术后肺活量的降低等,且采用乳内动脉搭桥的患者,术后肺活量下降的更加明显。预防术后低氧血症应做好围术期管理,包括给患者提供有效的肺功能锻炼方法以及戒烟计划,糖尿病患者术前控制血糖。在术后,持续的血氧饱和度监测结合周期性的血气分析是发现患者低氧血症的有效途径,床旁胸片检查的结果可提示患者是否存在术后感染、肺不张以及胸腔积液情况,床旁超声检查可以评估患者术后膈肌功能情况。气管插管的患者,持续气道正压通气有助于改善术后肺不张。同时注意无菌操作,预防呼吸机相关性肺炎的发生。遵医嘱给药,降低肺动脉压力。

(4) 大隐静脉血管移植相关并发症:当患者需要行多条血管旁路术时,往往需要使用一部分大隐静脉作为额外的移植血管。部分患者会发生腿部伤口并发症,最常见的有感染、伤口裂开、蜂窝织炎、脓肿、淋巴管炎、囊性淋巴管瘤以及伤口淋巴瘘。大隐静脉并发症的发生率与内镜下静脉切除技术有关。腿部伤口并发症相关的危险因素包括:女性、周围血管疾病、糖尿病以及主动脉内球囊反搏的应用。术后腿部远端水肿较为常见,一般在抬高下肢,术后运动后,大多数可缓解。但是较严重的伤口感染或其他严重的腿部并发症,可以导致患者疼痛等不适,并延长患者住院时间,部分患者可能经历再次手术并有截肢的可能。腿部伤口的护理要点主要包括术后适当抬高患肢,促进血液回流,降低腿部肿胀。观察足背动脉搏动情况以及皮色皮温,清醒患者观察肢体活动度及皮肤触觉情况。注意观察伤口情况,及时更换伤口敷料。

(5) 乳内动脉血管移植相关并发症:乳内动脉是最常用的移植血管,且左乳内动脉-左前降支吻合是已知进行冠状动脉粥样硬化性心脏病血运重建治疗(包括介入治疗和CABG)的最佳选择。乳内动脉是胸骨的主要血供,对乳内动脉的松解及远端分离,很少会导致伤口或其他术后并发症。但糖尿病患者使用双侧乳内动脉时,可能会导致伤口感染。此外,由于离断乳内动脉可能导致的膈神经受损,则容易导致术后呼吸功能不全。在护理方面,应预防感染,强化呼吸功能康复。每日评估伤口周围敷料以及引流液的情况,监测患者体温及其他感染指标,并关注患者疼痛主诉。术后监测血气分析结果,对低氧血症的患者遵医嘱给与积极的治疗措施,协助患者翻身咳嗽。

(6) 桡动脉血管移植相关并发症:近年来,桡动脉被广泛应用于冠状动脉旁路移植术,其被证实可以改善中远期血管的通畅率和开放程度。应用桡动脉的相关并发症包括前臂血肿、间隔综合征、缝线脓肿、皮肤裂开以及感染。但相关并发症发生的概率较低。其他的并发症还包括手指麻木,尤其是拇指底部麻木,但通常会随着时间缓解,患者主诉常为手部麻木不适。护理要点包括术前评估,使用 Allen 试验或其他评估方式来保证移除桡动脉后手部有足够的侧支循环。术后评估伤口情况、肢端血供,必要时抬高患肢,缓解水肿。

(薛　燕)

二、心脏瓣膜病术后的护理

(一) 概述

1. 概念　心脏瓣膜病(valvular heart disease),是由于炎症、缺血性坏死、退行性改变、黏液性变性、先天性畸形及创伤等原因引起的单个或多个瓣膜(包括瓣环、瓣叶、腱索、乳头肌等)的功能或机构异常,导致瓣口狭窄和(或)关闭不全。心室扩大和主、肺动脉根部严重扩张也可以产生相应房室瓣和半月瓣的相对性关闭不全。最常见的是风湿热所致的风湿性瓣膜病。最常累及二尖瓣,其次为主动脉瓣,三尖瓣及肺动脉瓣则较少累及。随着人口老龄化的出现,钙化性主动脉狭窄和瓣膜黏液性变性的发病率不断增加。

2. **手术方式** 外科手术分两种:一种修复患者的瓣膜,另一种是用生物瓣或机械瓣替换原有的瓣膜。瓣膜修复包括切除和(或)缝合脱垂或撕裂的瓣叶、修补瓣环,常用于二尖瓣和三尖瓣关闭不全。瓣膜置换的机械瓣是由金属合金、热解碳和涤纶制成,机械瓣更耐用但血栓栓塞的风险高,需要终身抗凝。生物瓣来源于猪、牛或同种瓣,生物瓣会遇到和患者原有瓣膜同样的问题(如钙化和退行性变)。选择何种瓣膜取决于患者的年龄和服用抗凝药物是否禁忌。

(1) 二尖瓣狭窄:如果瓣叶活动良好,仅为交界部粘连或轻度瓣下损坏,可争取行闭式扩张术或直视成形术。如果瓣膜钙化或漏斗样改变,则需要实行瓣膜替换手术。

(2) 二尖瓣关闭不全:二尖瓣瓣环扩大或交界部局限的瓣叶卷曲者,可以争取实施直视成形手术。瓣叶穿孔、腱索断裂等患者,若成形手术难以完全矫正或成形手术失败,宜实施二尖瓣替换手术。二尖瓣狭窄合并二尖瓣关闭不全者,大多数需要换瓣。

(3) 三尖瓣损坏:通常三尖瓣换瓣手术较少。只有病变严重时才实施瓣膜替换手术。

(4) 主动脉狭窄:先天性主动脉瓣狭窄常可在青少年时期实施直视切开手术,中老年主动脉瓣狭窄多为先天性主动脉瓣二瓣化畸形的基础上钙化所致。需要实施主动脉瓣替换手术。

(5) 主动脉关闭不全:主动脉瓣关闭不全可由瓣环扩大、瓣叶撕裂穿孔、卷曲或脱垂等引起。通常应实施瓣膜替换手术。只有主动脉瓣轻度脱垂才可能做成形手术。

3. **经导管心脏瓣膜介入治疗**

(1) 经导管主动脉瓣置入:经导管主动脉瓣置入术(transcatheter aortic valve implantation,TAVI),即通过股动脉送入介入导管,将人工心脏瓣膜输送至主动脉瓣区打开,从而完成人工瓣膜置入,恢复瓣膜功能。手术无须开胸,因而创伤小、术后恢复快。TAVI适应证:老年重度主动脉瓣钙化性狭窄、既往心脏手术史伴有移植物和(或)粘连、既往胸部放射治疗、瓷化主动脉、肝硬化、肺动脉高压、右心室功能衰竭及患者过度虚弱。相对禁忌证:预期生存期不超过1年,或者预期不会明显提高生活质量的患者。

(2) 经导管二尖瓣介入治疗:二尖瓣反流(mitral regurgitation,MR)是发达国家心脏病患者致病和致死的一种重要原因。长期以来,外科开胸行二尖瓣修复或瓣膜置换术,是目前公认治疗MR最好的方法。然而,至少有50%的重度MR患者因为手术风险高等原因未接受手术治疗,经导管二尖瓣治疗技术由于创伤小、安全性好,对于这类患者而言是一种十分具有吸引力的替代治疗方案。经导管二尖瓣反流介入治疗包括经导管二尖瓣瓣环成形术、经导管二尖瓣置换术。经导管二尖瓣置换(TMVR)是介入心脏病学领域的前沿技术。

（二）专科护理

1. 一般护理要点

（1）加强呼吸道管理：①对有气管插管的患者，及时吸痰和湿化气道；②气管插管拔除后定期协助患者翻身、拍背，指导其咳嗽咳痰，保持气道通畅。

（2）生命体征监测：患者术后应进行心电监护，注意心电图及血压变化，95％的患者术后会出现血流动力学不稳定情况，术后平均动脉压通常维持在 70～80 mmHg，观察外周血管充盈情况和中心静脉压变化、动脉血气变化。

（3）补充血容量：记录每小时尿量以及 24 h 液体出入量；警惕术后急性肾损伤，注意补液速度和输液量，必要时输血。

（4）用药观察：遵医嘱用强心、利尿、补钾等药物，注意各类药物的不良反应和观察要点。

（5）抗凝治疗：机械瓣置换术后的患者，必须终身不间断抗凝治疗；置换生物瓣的患者需抗凝 3～6 个月。瓣膜置换的患者术后 24～48 h 应给予华法林抗凝治疗，抗凝效果应以 INR 保持在 2.0～2.5 为宜。定期抽血检查 INR，调整华法林的剂量。

2. 并发症预防

（1）心包压塞：患者会有类似心源性休克的症状，心率快、血压进行性下降，中心静脉压升高，超声心动图检查提示心包积液。及时通知医师并准备再次开胸手术。心包压塞也可能发生在术后晚期甚至出院以后，这可能和使用抗凝药物有关，患者会出现乏力、劳累性呼吸困难和肌酐升高。

（2）感染：细菌性心内膜炎是心脏手术后患者的潜在风险，由于纤维蛋白和血小板沉积在缝合的血管内皮和（或）人工瓣膜缝合环的位置。随后的菌血症导致细菌黏附在这些受损处，细菌增殖导致人工瓣膜心内膜炎。若瓣膜置换患者，如果不明原因的发热就必须怀疑患有人工瓣膜心内膜炎。所以，对于患者进行宣教注意体温变化，进行牙科操作时应咨询心外科医师，注意使用抗生素。

（3）生物瓣膜组织退化：虽然生物瓣原发的衰败可能出现很早，但一般在植入后 5 年衰败率开始增加。年轻患者特别是 40 岁以下的患者，生物瓣衰败更迅速，大约一半在植入后 10 年需要再次更换。

（4）机械瓣膜失功：如果患者在较长一段时间内抗凝不充分，机械瓣就容易形成血栓。表现为卒中，外周血管栓塞和人工瓣膜阻塞等。

（5）瓣周漏：术中可以通过食道超声检查，在置入之初可以纠正。如发现瓣周漏则需再次手术，对某些患者可以用经皮介入的方法解决。

知识链接

《ACC/AHA 心脏瓣膜病管理指南（2017）》

2017 年美国心脏病学会（American College of Cardiology，ACC）和美国心脏协会（American Heart Association，AHA）联合发布了《ACC/AHA 心脏

瓣膜病管理指南(2017)》,对主动脉瓣关闭不全、主动脉瓣狭窄、二尖瓣关闭不全、二尖瓣狭窄、三尖瓣病变、多瓣膜病变、人工瓣膜病变以及非心脏手术患者、妊娠患者的管理等内容提出推荐意见。

(薛 燕)

三、成人心脏大血管病术后的护理

(一) 概述

1. 概念　常见的心脏大血管疾病有主动脉夹层和胸主动脉瘤(表4-1)。

表4-1　主动脉夹层手术方式

手术分类	手术名称	术　式
主动脉根部及升主动脉手术	Wheats 手术	主动脉瓣置换＋升主动脉置换(冠状动脉保持原位)
	Bentall 手术	用带瓣管道替换升主动脉及主动脉瓣＋冠状动脉开口移植
	Cabrol 手术	用带瓣管道替换升主动脉及主动脉瓣,另用人工血管连接两冠状动脉开口后与带瓣管道侧侧吻合
	David 系列手术	升主动脉置换＋左右冠脉开口移植
	同种或异种生物瓣主动脉根部置换＋升主动脉置换	用同种主动脉或无支架异种主动脉行主动脉根部置换＋冠状动脉移植＋人工血管升主动脉置换
主动脉弓部手术	半弓置换术	切除升主动脉及弓部小弯侧动脉瘤壁,舌形保留与头臂血管相连的主动脉壁,人工血管替换升主动脉,其远端和头臂血管及降主动脉吻合
	全弓置换术	切除弓部大部分动脉瘤壁,仅保留大弯侧岛状带头臂血管分支的主动脉壁,人工血管分别与降主动脉、头臂干血管岛、升主动脉吻合以重建主动脉弓 切除全部主动脉弓部动脉壁,用四分支血管重建主动脉弓,并与头臂血管分别吻合
	全弓置换＋象鼻手术	全主动脉弓置换＋经典象鼻(软象鼻、无支架)或全主动脉弓置换＋支架象鼻术
降主动脉手术	降主动脉置换术	经左胸切除动脉瘤,植入人工血管
全胸主动脉手术	全胸主动脉置换术	应用 arch first 技术,用分支人工血管置换升主动脉、主动脉弓及降主动脉

(1) 主动脉夹层(aortic dissection AD):是主动脉夹层动脉瘤的简称,指主动脉壁内膜与部分中层裂开,血液在主动脉压力作用下进入裂开间隙,形成血肿并主要向远

端延伸扩大。主动脉夹层常发生于近端胸主动脉。该病起病隐匿、发病凶险、诊断率低，易发生主动脉夹层破裂，病死率极高。临床表现取决于是否累及升主动脉，常用的分型方法为 Stanford 分型，即凡升主动脉受累者为 A 型，未累及升主动脉者为 B 型。

（2）胸主动脉瘤（thoracic aortic aneurysm）：是指主动脉根部、升主动脉、主动脉弓、降主动脉及降主动脉波及膈下的胸腹主动脉瘤。是各种原因造成的胸主动脉及降主动脉局部或多处向外不可逆性地扩张或膨出，形成的"瘤样"包块，称之为动脉瘤。定量定义：动脉管径的扩张或膨出超过其正常动脉管径的 1.5 倍即为动脉瘤。胸主动脉直径大于正常直径的 50% 以上即可诊断为胸主动脉瘤。临床上，升弓部主动脉直径超过 5 cm，降主动脉直径超过 4 cm，即可诊断动脉瘤。

2. 手术方式

（1）主动脉夹层

1）急性 Stanford A 型主动脉夹层：手术目的是切除内膜裂口部的主动脉壁，移植人造血管，恢复主动脉真腔的通畅性，悬吊或置换关闭不全的主动脉瓣，必要时行冠状动脉移植。一般采用前胸部正中切口，股动脉或腋动脉插管，处理夹层近心侧，人工血管吻合，闭合根部假腔，后处理升主动脉远端，行全弓或半弓置换，降主动脉支架植入。

2）急性 Stanford B 型主动脉夹层：病变范围小且未涉及内脏动脉者阻断夹层两端，切除病变血管后，植入人工血管；病变涉及内脏动脉者一般做杂交手术，先外科手术行血管重建后介入放入支架（表 4 - 1）。

（2）胸主动脉瘤

1）Wheats 手术：该术式由 Wheat 等于 1964 年提出，用于升主动脉瘤的外科治疗。它在左右冠脉开口上方切除病变部位，并行主动脉瓣置换，用相应直径的人工血管重建升主动脉。与 Bentall 以及其他主动脉根部重建手术相比，它适用于主动脉瓣病变但左右冠脉开口向上移位不明显，主动脉瓣环扩大不显著的病例。

2）Bentall 手术：该术式由 Bentall 等于 1968 年所倡用，它包括用带瓣复合管道置换升主动脉及主动脉根部，同时行左右冠脉开口移植。它适用于升主动脉瘤合并主动脉瓣环扩张、主动脉关闭不全、左右冠脉开口向头侧移位患者的外科治疗。

3）David 手术：该术式由 David 等于 20 世纪 80 年代提出，它是保留主动脉瓣的主动脉根部替换术，它无须换瓣，故可避免机械瓣需抗凝而引起的一系列并发症。它适用于主动脉瓣功能良好，但主动脉根部明显扩张，双侧冠脉开口明显移位。

（二）专科护理

1. 术前护理

（1）心理护理：主动脉夹层患者一般起病急，大多数是急症收治入院，确诊后尽快手术治疗。患者会出现恐慌情绪，护士要及时安慰稳定患者情绪。同时，对患者进行健康教育，避免剧烈运动和情绪激动、不可用力大便等。若患者剧烈咳嗽时，护理人员应高度警惕，以防夹层破裂。

（2）疼痛管理：起病时，患者主要表现为胸背部剧烈疼痛，遵医嘱使用镇痛、镇静药缓解患者不适症状。使用镇痛、镇静药注意用药安全。必要时使用止痛泵。

（3）血压管理：主动脉夹层患者因为疾病原因会有左右，上下肢血压差别很大的情况。因此，入 ICU 后要测量患者四肢血压（主要是左右手）。主动脉夹层患者一般有高血压病史，血压过高会导致夹层破裂，所以要严格控制血压，遵医嘱使用降压药，尽量保持血压≤120/80 mmHg，成人静息状态下心率＜70 次/分；若患者血压低＜90 mmHg，要警惕病情加重。护士要观察患者意识、四肢有无麻木、肢端末梢循环情况、动脉搏动以及皮色、皮温和有无花斑。发现问题及时通知医师，若患者需要急症手术，责任护士立即进行术前准备（定血型、备皮及备血等）积极完成各项术前检查。遵医嘱用药，严密观察患者生命体征。

2. 术后护理

（1）血压：患者术后会同时监测上下肢动脉血压，注意血压变化，根据患者现实情况调节用药剂量。由于手术创伤较大，血压不宜过高（收缩压维持在 100 mmHg 左右），血压过高会导致出血。对于胸腹主动脉瘤患者，因为手术深低温时间较长以及手术范围大，术后血压控制要求高一些，要求收缩压 120～130 mmHg，平均动脉压（MAP）≥80 mmHg，以保证下肢血供。

（2）神经系统监测：术后首次清醒观察四肢活动情况和神志后再予镇静用药，定时评估神志和四肢活动，观察瞳孔。

（3）特殊置管：为了防止胸腹主动脉瘤患者椎管腔压力过大，从而压迫脊髓导致下肢血供不足，一般会放置腰椎穿刺引流管。责任护士应严密监测脑脊液压力，观察引流液的色、质、量情况。做好腰椎穿刺引流管的护理。

3. 并发症的预防

（1）神经系统并发症：由于深低温停循环时间长、神经系统保护不当和过度使用止血药物等原因，故易发生脑出血、脑梗、脑水肿等。预防：术后等患者清醒后，检查四肢活动度后再使用镇静药物；严密观察患者瞳孔大小及对光反射；做好镇静管理及评估唤醒后神志及四肢活动度；观察患者是否有病理征，若有异常及时告知医师，遵医嘱外出行 CT。

（2）低氧血症：患者术前低氧或术中深低温停循环时间长，对肺功能有一定的损害，导致术后肺不张、肺淤血、肺水肿。预防：根据血气及胸片结果及时调整呼吸机参数并做好气道护理。

（3）心律失常：由于患者术前心肌缺血，术中深低温和体液丢失导致电解质紊乱，患者易发生心律失常。预防：持续心电监护，遵医嘱使用抗心律失常药物；关注血气指标，纠正电解质、酸碱平衡失调。

（4）急性肾功能损伤：此类患者一般术前基础血压高，或术前夹层使肾动脉狭窄，影响肾动脉血供。继而术中需要经历停循环过程而引起组织缺血。一般术后会要求控制血压，这也易导致肾灌注不良。术中及术后一般输血量大容易导致溶血反应。预防：关注肌酐、肾小球滤过率等反映肾功能的指标；密切观察尿量及尿色变化情况，术后若引流液不多，可适当提高目标血压值；记录 24 h 出入水量。

> ### 知识链接
>
> ### 《中国 A 型主动脉夹层外科治疗专家共识》
>
> 　　长期以来,我国主动脉夹层(aortic dissection AD)的诊疗原则基本沿用了国外的指南。然而,与西方国家 AD 患者相比,我国患者发病年龄小,病因以高血压为主,马凡综合征等结缔组织病相对少见。因此,国外诊疗指南并不完全适用于我国的 AD 患者。有鉴于此,2015—2016 年,全国 55 位心血管外科专家组成专家组,共组织两轮专家评估。采用 Delphi 法收集专家反馈意见,对评估结果进行统计分析,以制定适于国人的《TAAD 外科治疗专家共识》。

（薛　燕）

四、成人先心病纠治术后的护理

（一）概述

1. **概念**　先天性心脏病(congenital heart disease)是先天性畸形中最常见的一种,是胎儿时期心脏和大血管在母体内发育异常、部分停顿或者有所缺陷所造成。引起胎儿心脏发育异常的主要原因为胎儿发育的宫内环境因素(如感染、胎儿局部周围机械压迫)、母体情况和遗传基因等。

2. **手术方式**

（1）房间隔缺损介入治疗:房间隔缺损(atrial septal defect,ASD)是指在胚胎发育过程中,房间隔的发生、吸收和融合出现异常,其结果导致左、右心房之间残留未闭的缺损。根据 ASD 胚胎学的发病机制以及解剖学特点可以将其分为继发孔型和原发孔型。前者较为常见,是介入治疗的主要选择类型;后者则需手术矫治。对于成人 ASD 患者而言,只要超声检查有右室容量负荷增加的证据均应尽早实施关闭手术。尽管传统上认为小于 10 mm 的小型 ASD 无心脏扩大和症状可不作外科手术治疗,但考虑到小型 ASD 可能并发血栓和脑脓肿,因此对成年人小型 ASD 也主张行介入治疗。

（2）室间隔缺损介入治疗:室间隔缺损(ventricular septal defect,VSD)是指室间隔在胎儿期因发育不全,在左右心室之间形成的异常交通,导致血流动力学异常。多单独存在,也可与其他心脏畸形合并发生。VSD 有比较高的自然闭合率,约占成人先天性心血管疾病的 10%。传统的治疗方法是外科手术,但是由于外科治疗的创伤大。自 1988 年 Lock 等首次应用双面伞关闭 VSD 以来,已有多种装置应用于经导管 VSD 的介入治疗。目前,VSD 封堵术总体成功率可达 96.45%。

（3）动脉导管未闭介入治疗:动脉导管未闭(patent ductus arteriosus,PDA)是指存在于主动脉和肺动脉之间的先天性异常通道,位置在左锁骨下动脉远侧的降主动脉峡部和左肺动脉根部之间。导管外径粗细和长度不一,外形可为管状、漏斗状,短粗者为窗状。其发病率占先天性心脏病的 10%～21%，根据 PDA 的直径大小可有不同的临床表现，目前认为 PDA 一经诊断就必须进行治疗。目前，主要应用弹簧圈以及 Amplatzer 蘑菇伞介入治疗 PDA。弹簧圈手术成功率为 95%，Amplatzer 蘑菇伞手术成功率为 98%～100%。

（4）经皮球囊肺动脉瓣成形术：采用球囊扩张导管进行静态的球囊扩张技术称为经皮球囊肺动脉瓣成形（percutaneous balloon pulmonary valvuloplasty，PBPV）。球囊扩张术后重复肺动脉与右室压力检测以及右室侧位造影显示术后肺动脉与右室漏斗部之间的跨瓣压差≤25 mmHg，且右室造影显示肺动脉瓣狭窄已经解除，则表示 PBPV 效果良好。如果跨瓣压差≥50 mmHg 则为效果不良，应考虑更换更大的球囊再次进行 PBPV。其术后并发症主要包括下腔静脉与髂静脉连接处撕裂、肺动脉瓣环撕裂出血、心脏压塞、右房室瓣重度反流、右室流出道严重痉挛、动静脉血栓形成、心律失常以及右室流出道损伤引起的反应性漏斗部狭窄。

（5）法洛四联症矫治术：法洛四联症（tetralogy of Fallot）是指以右心室向前排血为特征的轻重不等右心室流出道阻塞、对位异常的室间隔缺损、两侧肺动脉汇合良好、心房与心室连接一致和有主动脉瓣与二尖瓣纤维连续结合而成的心脏畸形。包括：肺动脉狭窄；高位室间隔缺损；主动脉右移或横跨；右心室肥厚。单纯心内修复适用于单纯漏斗部狭窄和（或）肺动脉瓣狭窄并且流出腔和肺动脉瓣环较大以及围膜部室间隔缺损和肺动脉发育较好的病例，一般采用右心室横切口或右心房径路。应用跨瓣环右心室流出道补片的手术适应证为多处肺动脉狭窄，肺动脉下室间隔缺损。对于漏斗部管状狭窄，可做肺动脉下或跨瓣环的右心室流出道补片。

（6）Ebstein 心脏畸形：Ebstein 心脏畸形（Ebstein syndrome）是指三尖瓣及其瓣下结构形态异常，隔瓣和后瓣均有不同程度的下移至右心室，同时存在右心室发育畸形。1963 年，首次应用三尖瓣置换术治疗 Ebstein 心脏畸形，获得成功。在我国，1980 年凌宏琛首次报道了 3 例 Ebstein 心脏畸形应用生物瓣做三尖瓣置换术，获得成功。1982 年，汪曾炜首次报道了应用房化心室折叠术和三尖瓣环成形术，并在全国推广。

（7）先天性二叶式主动脉瓣畸形：主动脉瓣二叶式畸形（bicuspid aortic valve，BAV）是一种常见的先天性心脏疾病，其发病有男性优势。BAV 可单发，也可合并其他心脏疾病，包括主动脉瓣功能不全（狭窄或关闭不全、主动脉扩张或夹层），以及获得性并发症，如感染性心内膜炎等。主动脉瓣置换术（AVR）是二叶式主动脉瓣狭窄或返流患者的主要治疗手段之一。在处理 BAV 患者瓣膜狭窄或反流问题的同时需处理扩张的升主动脉。

（二）专科护理

1. 预防肺动脉高压　肺动脉高压是一种进行性的肺部疾病，其定义是静止平卧位时平均肺动脉压超过 25 mmHg，重度肺动脉高压标准是肺动脉平均压≥50 mmHg。其特点是肺血管压力升高，导致右心衰竭和过早死亡。术后 36～72 h 是肺动脉高压危象的高发阶段。遵医嘱可选用内皮素受体拮抗剂如安倍生坦、波生坦及马西替坦治疗；可使用磷酸二酯酶-5抑制剂(PDE-5i)如西地那非,他达拉非和伐地那非扩张肺血管以及瑞莫杜林微泵等改善临床症状。同时恢复和维护肺功能,如延长呼吸机使用时间、充分镇静及充分给氧。

2. 特殊置管护理　漂浮导管又称球囊血流导管,1970年首先由Swan-Ganz报道应用,因此又称为Swan-Ganz导管。因其在血流动力学监测方面有独特的优点,先心伴有严重肺动脉高压患者多放置漂浮导管以监测肺动脉压及其他血流动力学数据。术后送入ICU后首先调整好传感器位置,取患者心脏的中部水平或腋中线水平连接监护仪调节零点,观察监护仪上的肺动脉压波形。每小时记录压力值,做好导管护理。

3. 并发症预防

(1) 心律失常:心律失常是成人先心术后早期最常见的并发症之一。严重的心律失常可影响血流动力学,危及生命。它的发生与患者的年龄、左房大小、肺动脉高压、术后低氧血症、低钾血症、情绪紧张焦虑等密切相关。连续心电监护,保持呼吸道通畅并及时监测血电解质及血气分析,尽早发现心律失常。精准应用抗心律失常药物,采取有效的护理措施可以减少心律失常发生。

(2) 急性左心衰:主要发生于左向右分流量较大的ASD、VSD,特别是PECD或合并PDA的VSD患者。心内畸形纠正后左心室负荷加重而发生心衰。术后一般患者控制CVP不超过12 cmH$_2$O,控制单位时间内的输液速度,术后持续微量泵入多巴胺及米力农等血管活性药物,以减轻心脏前、后负荷,预防急性左心衰的发生。

(3) 严重低心排综合征:是TOF术后死亡的重要原因,主要措施如下。

1) 补充血容量:输全血、血浆等使CVP维持在10~15 cmH$_2$O。

2) 解除心包压塞或纵隔压塞。

3) 畸形纠正不全者再次手术。

4) 纠治冠状动脉供血不足。

5) 应用血管扩张剂和正性肌力药物以降低心脏后负荷,增强心肌收缩力。

6) 机械辅助循环:常用主动脉内气囊反搏、左心辅助循环等。

(4) 溶血和栓塞:溶栓的发生与封堵器移位或过小导致残余分流、对红细胞造成机械性破坏相关,而栓塞则与血液循环不畅相关。为了预防溶血和栓塞的发生,需确保封堵完全,避免残余分流的产生,术中注意给予合理剂量的肝素。发生溶血后需给予碳酸氢钠、激素等药物治疗,发生栓塞者需给予静脉溶栓。

(5) 封堵器脱落:封堵器脱落多发生在术后24 h内,需在术中选择合适大小封堵器,确保植入良好,术中加强胸部超声监视,小心释放封堵器,并在术后第2日经心脏彩超了解封堵器情况。术后避免剧烈运动,必要时给予镇静药。若出现封堵器脱落,需立刻汇报医师进行急症开胸手术将封堵器取出。

（薛　燕）

第三节　胸外科术后重症患者的护理

一、肺恶性肿瘤术后的护理

（一）概述

1. 概念　原发性支气管肺癌（bronchopulmonary carcinoma）简称肺癌（lung cancer），起源于支气管黏膜上皮及肺泡，是我国及全世界范围内发病率和病死率最高的恶性肿瘤之一。

2. 病因　肺癌的病因尚未完全明确，目前所知与下列因素有关：①吸烟，资料表明多年每日吸烟达 40 支以上者，肺鳞癌和小细胞癌的发病率比不吸烟者高 4～10 倍。②化学物质，已被确认可导致肺癌的化学物质包括石棉、镍、铜、锡、砷、二氯甲醚及石油中的多环芳烃等。③空气污染包括室内和室外污染。室内污染主要指煤、天然气等燃烧过程中产生的致癌物质。室外空气污染包括汽车尾气、工业废气及公路沥青在高温下释放的有毒气体等。

3. 手术方式　一般非小细胞癌以手术治疗为主，辅以化学治疗和放射治疗；小细胞癌则以化学治疗和放射治疗为主。手术治疗目的是彻底切除肺部原发癌肿病灶和局部及纵隔淋巴结，尽可能保留健康的肺组织。目前，基于手术方式为肺切除术加淋巴结清扫。周围型肺癌，施行肺叶切除加淋巴结切除术；中央型肺癌，施行肺叶或一侧全肺切除加淋巴结切除术。若癌肿位于一个肺叶内，但已侵及局部主支气管或中间支气管，则保留正常的邻近肺叶，可以切除的病变肺叶及一段受累的支气管，再吻合支气管上下切端，称之为支气管袖状肺叶切除术。若相伴的肺动脉局部受侵，也可同时做部分切除，行端端吻合，称为支气管袖状肺动脉袖状肺叶切除术。手术可采用传统的开胸术式，亦可采用电视辅助胸腔镜手术治疗（VATS）和机器人手术。由于胸腔镜和机器人手术创伤小，手术时间大大缩短，并发症也明显减少，可明显减轻患者术后的疼痛程度和住院天数。因此，近年来临床上对微创手术较为推广。

（二）专科护理观察要点

1. 观察生命体征　定时观察呼吸，防止因麻醉不良反应引起呼吸暂停。注意观察有无呼吸窘迫，若有异常，立即通知医师。肺癌术后 24～36 h，患者血压常会有波动，需严密观察肢端温度，甲床、口唇及皮肤色泽，周围静脉充盈情况等。若血压持续下降，应考虑是否存在心功能不全、出血、疼痛、组织缺氧或循环血量不足等情况。

2. 体位　肺段切除术或楔形切除术者，尽量选择健侧卧位，以促进患侧肺组织扩张。一侧肺叶切除者，如呼吸功能尚可，可取健侧卧位，以利于手术侧残余肺组织的膨胀与扩张。如呼吸功能较差，则取平卧位，避免健侧肺受压而限制肺通气功能。全肺切除术者，1/4 患侧卧位，以防纵隔移位和压迫健侧肺而致呼吸循环功能障碍。血痰或支气管瘘患者，取患侧卧位。

3. 保持呼吸道通畅　根据血气分析结果调整给氧浓度,常规给予鼻导管吸氧 2～4 L/min。观察呼吸频率、幅度及节律,双侧肺呼吸音;观察有无气促、发绀等缺氧征象及动脉血氧饱和度情况,若有异常及时通知医师。术后带气管插管返回者,严密观察气管插管的深度和位置,防止滑出或移向一侧支气管,造成通气量不足。患者清醒后立即鼓励并协助其深呼吸和咳嗽,呼吸道分泌物黏稠者,可用糜蛋白酶、地塞米松、氨茶碱等药物行超声雾化,以达到稀释痰液、解痉及抗感染的目的。对于咳痰无力、呼吸道分泌物滞留的患者,用鼻导管行深部吸痰。全肺切除术后,因其支气管残端缝合处在隆突下方,吸痰管进入长度以不超过气管的 1/2 为宜。支气管袖式切除术后患者,尽早行纤维支气管镜吸痰。

4. 保持引流通畅　一侧全肺切除术后的患者,由于两侧胸膜腔内压力不平衡,纵隔易向手术侧移位。因此,全肺切除术后患者胸腔引流管一般呈钳闭状态,以保证术后患侧胸壁有一定渗液,减轻或纠正纵隔移位。随时观察患者的气管是否居中,有无呼吸或循环功能障碍。若气管明显向健侧移位,立即听诊肺呼吸音,在排除肺不张后,可酌情放出适量的气体或引流液,气管、纵隔即可恢复中立位。但每次放液量不宜超过 100 mL,速度宜慢,避免快速放液引起纵隔突然移位导致的心搏骤停。

5. 维持液体平衡和补充营养　严格掌握输液量和速度,全肺切除术后应控制钠盐摄入量,24 h 补液量控制在 2 000 mL 内,速度宜慢,以 20～30 滴/分,记录出入量,维持液体平衡。当患者意识恢复且无恶心现象,拔除气管插管后即可开始饮水。肠蠕动恢复后,可开始进食清淡流质、半流质饮食,若患者进食后无任何不适,可改为普食。

6. 并发症的观察和护理

(1)出血:严密观察患者生命体征,定时检查伤口敷料及引流管周围渗血情况,胸腔引流液的量、颜色和性状。当引流液为血性液体且每小时超过 100～200 mL,呈鲜红色,有凝血块,患者出现烦躁不安、血压下降、脉搏增快、尿少等血容量不足的表现时,立即通知医师。在监测中心静脉压下加快输血、输液速度,遵医嘱使用止血药物,保持引流管通畅,确保胸腔内积血及时排出,注意保暖,必要时做好开胸探查止血的准备。

(2)肺炎和肺不张:患者表现为烦躁不安、不能平卧、心动过速、体温升高、哮鸣、发绀、呼吸困难等症状,血气分析提示低氧血症或高碳酸血症。应鼓励患者咳嗽咳痰,痰液黏稠者予以超声雾化,必要时协助医师行支气管镜吸痰。

(3)心律失常:多发于术后 4 d 内。全肺切除术后的患者约有 20% 可出现心动过速、心房纤颤、室性或室上性期前收缩等心律失常表现。术后持续心电监护,如有异常,立即通知医师。遵医嘱酌情使用抗心律失常药,密切观察心率、心律,观察药物的疗效及不良反应,控制静脉输液量和速度。

(4)支气管胸膜瘘:是肺切除术后严重的并发症之一,多发生于术后 1 周。表现为术后 3～14 d 仍可从胸腔引流管持续引流出大量气体,患者有发热、刺激性咳嗽、痰中带血或咳血痰、呼吸困难及呼吸音减低等症状。可用亚甲蓝注入胸膜腔,患者咳出带有亚甲蓝的痰液即可确诊。支气管胸膜瘘可引起张力性气胸、皮下气肿及脓胸等,如从瘘孔吸入大量胸腔积液则会引发窒息。一旦发生,立即通知医师。并将患者患侧卧位,以防漏液流向健侧,使用抗生素以预防感染,继续行胸腔闭式引流。小瘘口可自行愈合,但应延长胸腔引流时间。必要时再次开胸手术修补。

(5)肺水肿:患者表现为呼吸困难、发绀、心动过速及咳粉红色泡沫痰等。一旦发生,立即减慢输液速度,控制液体入量,给予吸氧,注意保持呼吸道通畅,心电监护,遵医嘱予强心、利尿、镇静及激素治疗,安抚患者的紧张情绪。

(张晓云)

二、食管恶性肿瘤术后的护理

(一)概述

1. 概念　食管癌(esophageal carcinoma)是一种常见的消化道恶性肿瘤,全世界每年有20余万人死于食管癌。我国是世界上食管癌高发区之一,每年死亡达15余万人。食管癌的发病率有明显的地域差异,高发地区发病率可高达150/10万以上,低发地区则在3/10万左右。国外以中亚、非洲、法国北部和中南美洲为高发区。我国以太行山地区、秦岭东部地区、大别山区、四川北部地区、闽南和广东潮汕地区、苏北地区为高发区。男性多于女性。食管分段:①颈段,自食管入口至胸骨上切迹;②胸段,又分为上、中、下3段;③腹段,常将其包括在胸下段内。胸中段食管癌多见,下段次之,上段较少。临床较为常见的两类食管癌:鳞状细胞癌主要盛行于发展中国家;腺癌盛行于发达国家。

2. 病因　至今尚未明确,可能与下列因素有关。

(1)亚硝胺及真菌:亚硝胺是公认的化学致癌物。在高发区的粮食和饮水中,其含量显著增高,且与当地食管癌和食管上皮重度增生的患病率呈正相关。各种霉变食物能产生致癌物质,一些真菌能将硝酸盐还原为亚硝酸盐,促进二级胺的形成,使二级胺比发霉前增高50～100倍。少数真菌还能合成亚硝胺。

(2)遗传因素和基因因素:食管癌的发病常表现家族聚集现象,河南林县食管癌有阳性家族史者占60%。在食管癌高发家族中,染色体数目及结构异常者显著增多。

(3)营养不良及微量元素缺乏:饮食缺乏动物蛋白、新鲜蔬菜和水果,摄入的维生素A、维生素 B_1、维生素 B_2、维生素C缺乏,是食管癌的危险因素。食物、饮水和土壤内的微量元素,如钼、铜、锰、铁及锌含量较低,亦与食管癌的发生相关。

(4)饮食习惯:嗜好吸烟、长期饮烈性酒者食管癌发生率明显升高。进食粗糙食物、进食过热、过快等因素易致食管上皮损伤,增加了对致癌物的敏感性。

(5)其他因素:食管慢性炎症、黏膜损伤及慢性刺激亦与食管癌发病有关,如食管腐蚀伤、食管慢性炎症、贲门失弛缓症及胃食管长期反流引起的 Barrett 食管等均有癌变的危险。

3. 治疗方式　主要治疗方法有内镜治疗、手术、放疗、化疗、免疫及中医药治疗等。

(1)内镜治疗:食管原位癌可在内镜下行黏膜切除,术后5年生存率可达86%～100%。

(2)手术治疗:手术治疗是治疗食管癌的首选方法,根治性切除的范围应距肿瘤上、下各 5～8 cm。切除的广度应包括肿瘤周围的纤维组织及所有淋巴结。淋巴结的清扫对于食管癌的远期生存至关重要。手术类型分为：①根治性切除,包括淋巴结清扫；②姑息性切除；③食管胃转流手术或腔内置管术等减症手术。

（3）放射治疗：与手术治疗综合运用,可增加手术切除率,也能提高远期生存率,术前放疗后,间隔 2～3 周行手术治疗。对术中切除不完全的残留癌组织处做金属标记,一般在术后 3～6 周开始术后放疗。单纯放疗多用于颈段、胸上段食管癌；也可用于有手术禁忌证而病变不长、尚可耐受放疗的患者。

（4）化学治疗：食管癌对化疗药敏感性差,与其他联合应用,有时可提高疗效。食管癌常用的化疗药物有顺铂、博来霉素及紫杉醇等。

（5）其他：免疫治疗及中医药治疗等亦有一定疗效。

（二）专科护理观察要点

1. **呼吸道护理**　食管癌术后患者易发生呼吸困难、缺氧,并发肺不张、肺炎,甚至呼吸衰竭,主要与下列因素有关：年老的食管癌患者常伴有慢性支气管炎、肺气肿、肺功能低下等；开胸手术破坏了胸廓的完整性,肋间肌和膈肌的切开,使肺的通气泵作用严重受损；术中对肺较长时间的挤压牵拉造成一定的损伤；术后迷走神经功能亢进,引起气管、支气管黏膜腺体分泌增多；食管-胃吻合术后,胃拉入胸腔,使肺受压,肺扩张受限；术后切口疼痛、虚弱致咳痰无力,尤其是颈、右胸、上腹三切口患者。护理措施：密切观察呼吸形态、频率和节律,听诊双肺呼吸音是否清晰,有无缺氧征兆；气管插管患者,及时吸痰,保持呼吸道通畅；术后第 1 日每 1～2 h 鼓励患者深呼吸、吹气球、使用深呼吸训练器,促使肺膨胀；痰多、咳痰无力的患者若呼吸浅快、发绀、呼吸音减弱等痰阻塞现象时,立即行鼻导管深部吸痰,必要时行纤维支气管镜吸痰或气管切开吸痰。

2. **胃肠道护理**

（1）胃肠减压的护理：术后 3～4 d 内持续胃肠减压,妥善固定胃管,防止脱出。严密观察引流液色、质、量并准确记录。术后 6～12 h 可从胃管内抽出少量血性液或咖啡色液,以后引流液颜色逐渐变浅。若引流出大量鲜血或血性液,患者出现烦躁、血压下降、脉搏增快、尿量减少等,应考虑吻合口出血,需要立即通知医师并配合处理。经常挤压胃管,避免管腔堵塞。胃管不通畅者,及时通知医师处理,避免胃扩张使吻合口张力增加而并发吻合口瘘。胃管脱出后应严密观察病情,不应盲目再插入,以免戳穿吻合口,造成吻合口瘘。待肛门排气后、胃肠减压引流量减少后,拔除胃管。

（2）结肠代食管（食管重建）术后护理：保持置于结肠襻内的减压管通畅,注意观察腹部体征,了解有无发生吻合口瘘、腹腔内出血或感染等,发现异常及时通知医师。若从减压管内吸出大量血性液或呕吐大量咖啡样液伴全身中毒症状,应考虑代食管的结肠襻坏死,需立即通知医师并配合抢救。结肠代食管后,因结肠逆蠕动,患者常嗅到粪臭味,需向患者解释,并指导其口腔卫生,一般该情况于半年后可逐步缓解。

（3）胃造瘘术后的护理：观察造瘘管周围有无渗液或胃液漏出。由于胃液对皮肤刺激性较大,应及时更换渗湿的敷料,并在瘘口周围涂氧化锌软膏或永久性胃造瘘管,防止脱出或阻塞。

3. 胸腔闭式引流护理

（1）保持管道密闭性：引流管周围应用油纱布严密覆盖，随时检查引流装置是否密闭及引流管有无脱落，若引流管从胸腔滑出，立即用手捏闭伤口处皮肤，消毒处理后，以凡士林纱布封闭伤口，并协助医师进一步处理。若引流瓶损坏或引流管连接处脱落，立即用双钳夹闭胸壁引流导管，并更换引流装置。更换引流瓶或搬运患者时，先用止血钳双向夹闭引流管，防止空气进入，放松血管钳时，先将引流瓶安置低于胸壁引流口平面的位置。

（2）严格无菌操作：定时更换引流装置，并严格遵守无菌技术操作原则。胸壁引流口处敷料清洁、干燥，一旦渗湿，及时更换。引流瓶低于胸壁 $60\sim100$ cm，依靠重力引流，以防瓶内液体逆流入胸膜腔，防止逆行感染。

（3）保持引流通畅：观察并准确记录引流液的量、性质和颜色，定时挤压引流管，防止受压、扭曲和阻塞。密切观察水封瓶内水柱波动情况以判断引流管是否通常。若水柱波动幅度过大提示可能存在肺不张；若水柱无波动提示引流管不通畅或肺已完全扩张；若患者出现气促、胸闷、气管向健侧偏移等肺受压症状，通知医师配合处理。患者取半坐卧位，鼓励患者深呼吸咳嗽，以利胸腔内液体和气体的排出，促进肺复张。经常改变体位，有助于引流。

（4）拔管指征：置管 $48\sim72$ h 后，临床观察引流瓶中无气体溢出且引流液颜色变浅，24 h 引流液量<50 mL，脓液<10 mL，胸部 X 线片示肺复张良好无漏气，患者无呼吸困难或气促，即可考虑拔管；拔管后 24 h 内，注意患者有无胸闷、呼吸困难、发绀、切口漏气、渗液、出血和皮下气肿等，如有异常及时通知医师。

4. 饮食护理　术后早期吻合口处于充血水肿期，需禁食禁水 $3\sim4$ d，禁食期间持续胃肠减压，注意静脉营养补充营养。停止胃肠减压 24 h 后，若无呼吸困难、胸内剧痛、患侧呼吸音减弱及高热等吻合口瘘的症状，可开始进食。先试饮少量水，术后 $5\sim6$ d 可进全清流质，每 2 h 给 100 mL，每日 6 次。术后 3 周患者若无特殊不适可进普食，但仍应注意少食多餐，细嚼慢咽，进食不宜过多、过快。避免进食生、冷、硬食物包括质硬的药品，以防后期吻合口瘘。食管癌、贲门癌切除术后，胃液可反流至食管，致反酸、呕吐等症状，平卧时加重，嘱患者进食后 2 h 内勿平卧，睡眠时将床头抬高。食管-胃吻合术后患者，可由于胃拉入胸腔、肺受压而出现胸闷、进食后呼吸困难，建议患者少食多餐，$1\sim2$ 月后，症状多可缓解。

5. 并发症的观察护理

（1）出血：观察并记录引流液的性状、量。若引流量持续 2 h 都超过 4 mL/（kg·h），伴血压下降、脉搏增快、躁动、出冷汗等低血容量表现，应考虑有活动性出血，及时报告医师，并做好再次开胸的准备。

（2）吻合口瘘：吻合口瘘是食管癌手术后极为严重的并发症，多发生在术后 $5\sim10$ d，病死率高达 50%。发生吻合口瘘的原因：①食管的解剖特点，如无浆膜覆盖、肌纤维呈纵行走向，易发生撕裂；②食管血供呈节段性，易造成吻合口缺血；③吻合口张力太大；④感染、营养不良、贫血及低蛋白血症等。术后密切观察患者有无呼吸困难、胸腔积液和全身中毒症状,如高热、寒战、甚至休克等吻合口瘘的临床表现。一旦出现上述症状,嘱患者立即禁食;协助行胸腔闭式引流并做好管道护理;遵医嘱应用抗生素及营养支持治疗;需再次手术者,积极配合医师完善术前准备。

(3) 乳糜胸:食管、贲门癌术后并发乳糜胸是比较严重的并发症,多因伤及胸导管所致,多发生在术后 2~10 d,少数患者可在 2~3 周后出现。术后早期由于禁食,乳糜液含脂肪甚少,胸腔闭式引流可为淡血性或淡黄色液,但量较多;恢复进食后,乳糜液漏出量增多,大量积聚在胸腔内,可压迫肺及纵隔并使之向健侧移位。由于乳糜液中 95% 以上是水,并含有大量脂肪、蛋白质、胆固醇、酶、抗体和电解质,若未及时治疗,可在短时期内造成全身消耗、衰竭而死亡,故须积极预防和及时处理。主要护理措施:①加强观察,注意观察患者有无胸闷、气急、心悸,甚至血压下降;②若诊断成立,迅速处理,即置胸腔闭式引流,及时引流胸腔内乳糜液,使肺膨胀,可用负压持续吸引,以防胸膜形成粘连;③给予肠外营养支持。

（张晓云）

三、纵隔肿瘤术后的护理

(一) 概述

1. 概念　纵隔肿瘤根据不同的分区,常见类型有较大的差别,上纵隔常见的肿瘤类型有胸腺瘤和胸内甲状腺瘤,前纵隔肿瘤约 50% 以上是胸腺肿瘤,中纵隔肿瘤以淋巴类的肿瘤较为常见,有淋巴瘤、淋巴肉瘤及网状细胞肉瘤;后纵隔肿瘤主要来源于神经,如神经鞘瘤,多数为良性,通过肿瘤所在位置,可以初步判断肿瘤类型。此章节以胸腺瘤和胸腺癌作为纵隔肿瘤的主要分支之一进行介绍。

(1) 胸腺瘤:是前纵隔最常见的肿瘤之一,年龄组范围大,以在中年人中发病较多。病理上可分为上皮样细胞型、淋巴上皮样型、淋巴细胞型和梭型细胞型。胸腺瘤有明显的恶性变倾向。

(2) 胸腺癌:较少见的纵隔恶性肿瘤,发生率低于胸腺瘤。来源于胸腺上皮细胞,最常见的组织类型是鳞状细胞癌和未分化癌。多见于成年男性,好发年龄为 47~60 岁。具有高度侵袭性,易远端转移至肋膜、肺、骨骼及肝脏等,预后极差。

2. 临床表现

(1) 胸腺瘤:发生初期几乎无临床症状,系胸部检查无意间发现。少数患者会有胸闷、胸部疼痛、咳嗽等不适症状。随着肿块增大,压迫到纵隔腔内的组织器官,如气管、心脏、大血管、食管等,才会出现较为明显的症状,包括呼吸困难、喘气、吞咽困难、头颈部和上肢水肿。30%~50% 的患者会伴有重症肌无力,多见年轻女性与老年男性患者中。5%~15% 的患者会发生纯红血细胞再生障碍,常见于年长女性患者。约不到 5% 等患者会发生低丙型球蛋白血症,临床表现以反复性感染、腹泻等为主。

(2) 胸腺癌:常见症状为咳嗽、胸痛、横膈神经麻痹、上腔静脉阻塞或远端转移引起的不适。

3. 手术方式　主要分为微创的手术和传统的开胸手术。微创手术可以通过一个比较小的切口,通过胸腔镜解决绝大部分、纵隔内体积比较小的肿瘤;自1992年国内开展电视辅助胸腔镜外科(VATS)治疗胸部疾病,其优点是手术创伤小、恢复快、合并症少。传统的开胸手术是根据肿瘤所长的部位和性质的不同而采取不同的术式,如果肿瘤体积比较大,或者是与重要脏器关系比较紧密,一般要采取胸骨劈开术。

(二)专科护理观察要点

1. **生命体征的监测**　监测患者生命体征,注意有无呼吸窘迫的现象,若有异常则立即通知医师。术后24～36 h患者血压会有所波动,需严密观察。若血压持续下降应考虑是否为心脏疾病、出血、疼痛、组织缺氧或循环血量不足等所造成。注意伤口有无渗血、渗液及皮下气肿等。

2. **呼吸道的护理**　给予患者氧气吸入,观察呼吸频率、节律和幅度、双肺呼吸音等;有无气促、发绀等缺氧征象以及动脉血氧饱和度等情况,若有异常及时通知医师予以处理。术后气管插管患者,应严密观察导管位置,防止滑出或移向一侧支气管,造成通气量不足。由于气管内插管及手术刺激,术后呼吸道分泌物往往增多,而患者因疼痛而未能及时清除,容易导致肺不张及肺部感染。因此,全身麻醉清醒后可将床头抬高15～30°,6 h后可取45°左右半卧位与坐位交替,这样有利于呼吸,减轻疼痛,利于引流。定时给患者叩背,指导咳嗽咳痰,叩背时由下向上、由外向内轻叩振荡。患者咳嗽时固定胸部伤口,以减轻疼痛。痰液黏稠者遵医嘱行雾化吸入,必要时行体位引流,以利排痰,改善患者呼吸功能。遵医嘱静脉使用化痰药,床旁准备吸引器。

3. **疼痛护理**　术后切口会有不同程度的不适,同时引流管刺激、活动等会引起剧烈疼痛,影响患者休息,还因患者惧怕疼痛而自行抑制咳嗽、呼吸,易引起肺炎、肺不张等并发症,影响手术效果,不利于预后。所以,术后应重视患者的主诉,进行疼痛评估,指导患者止痛泵使用,腹式呼吸等,必要时遵医嘱使用镇痛药,以缓解疼痛。掌握好使用吗啡或哌替啶的适应证,吗啡有抑制呼吸中枢的作用,如呼吸功能不全者须慎重或禁用吗啡止痛。

4. **早期活动**　鼓励患者早期下床活动,以增进食欲,防止并发症,促进心、肺功能恢复。术后第1日患者生命体征平稳,可协助患者下床或床旁站立移动,妥善保护引流管,严密观察患者病情变化。以后根据患者情况逐步增加活动量。

5. **胸腺瘤手术切除后主要的3个危象**

(1) 肌无力危象:胸腺瘤最大特点是10%～45%患者会合并重症肌无力(myasthenia gravia,MG)。MG是一种因神经肌肉接头传递功能障碍所致的获得性自身免疫性疾病,而MG患者中有30%～50%合并有胸腺瘤,临床上主要表现为受累骨骼肌疲劳,经休息或应用抗胆碱酯酶药物后减轻或缓解,严重时则发生肌无力危象,临床表现为呼吸困难、烦躁不安及口唇发绀等,病死率较高。胸腺切除是目前公认的治疗MG首选的方法。术前应用抗胆碱酯酶药物可使呼吸道分泌物增加,手术、麻醉、出血等又可加重肌无力,尤其是呼吸肌。呼吸肌乏力可导致通气不足,不能维持有效的换气功能,且术后患者咳痰无力,呼吸道分泌物易滞留,可造成肺炎、肺不张等并发症甚至呼吸衰竭的发生。术后一旦发生肌无力危象,应立即气管插管呼吸机辅助呼吸,以迅速解除呼吸肌无力所致的缺氧。术后人工呼吸机辅助呼吸可使麻醉的呼吸肌得以充分的恢复,机体免疫功能得到充分的调整,从而有利于呼吸功能的重新建立。但正压人工呼吸时间较长,气管插管可能压迫局部组织坏死,应及早气管切开。危重症患者应严格呼吸道管理,特别在应用呼吸机辅助呼吸时更应该及时吸痰,保持呼吸道通畅。

(2)胆碱能危象:由抗胆碱物质过量引起,临床表现为眼泪、唾液、呼吸道分泌物大量增多,瞳孔缩小,伴有呕吐、腹痛和肠鸣音亢进,心率通常减缓。需立即停用胆碱酯酶药物,静脉注射阿托品。

(3)反拗危象:由于机体抗胆碱酯酶突然失去控制效力,患者呼吸肌麻痹逐渐加重,应用大剂量抗胆碱酯酶药物或完全停用此类药物不能缓解此症状。需密切观察患者是否出现流涎、出汗、心率缓慢、肌肉震颤等神经系统症状。一旦发生需立即停用抗胆碱酯酶药物,以恢复运动终板乙酰胆碱受体功能。至少需等待 72 h,再从小剂量开始使用抗胆碱酯酶药。

知识链接

《NCCN 胸腺瘤与胸腺癌指南》

美国国家综合癌症网络(National Comprehensive Cancer Network,NCCN)2018 年发布了第 2 版《NCCN 胸腺瘤与胸腺癌指南》,包括胸腺瘤与胸腺癌的诊疗、处理原则、肿瘤分期、讨论等内容。

(张晓云)

第四节　骨科术后重症患者的护理

一、多发伤术后的护理

(一) 概述

1. 概念　多发伤是指同一致伤因素导致的两处或两处以上的解剖部位或器官的损伤,其中一处损伤即使单独存在也可危及生命。

2. 病因

(1)车祸:见于人车碰撞后,器官、组织的损伤,也有常见的车辆挤压导致伤者的挤压伤、对冲伤,抛出车外导致的坠落伤、撞伤,这些致伤因素可以引起两处以上的解剖部位或器官损伤,往往损伤严重。

(2)高空坠落:见于失足不慎跌落、自杀跳楼等情况,根据着地部位的不同,伤情轻重不同,如头部先着地,可能引起颅脑损伤、脊椎损伤等,如臀部着地,可能引起骨盆骨折等,并引起相应内脏器官的损伤。

(3) 爆炸:见于煤气爆炸、气体泄漏燃爆、化学品爆炸等情况,引起爆炸空间的气体波冲击伤,伤者往往被强大的爆炸力推倒甚至弹出,引起相应脏器组织的损伤,也可引起皮肤的烧伤。

(4) 其他:烧伤、砍伤、各种外伤引起的危及生命的损伤。

3. 伤情特点

(1) 病死率高:死亡通常出现在3个高峰期,第一个高峰时间为伤后数分钟,主要因为发生无法控制的大出血导致,或因导致重要脏器严重损伤,如心肺严重损伤,可当场死亡;第二个高峰时间为伤后6~8 h,多为血气胸、肝脾破裂等情况,往往是出血未得到及时纠正;第三个高峰时间为伤后数日或数周内,多为严重的感染或多器官功能衰竭。

(2) 病情复杂突变:多发伤涉及多脏器、组织损伤,通常为意外损伤,病情急,需多专科协同解决,如肋骨骨折、肺损伤同时发生,就需要骨科和呼吸科同时协同解决治疗。

(3) 并发症多:受伤后最常见为出血导致的低血容量性休克,但由于多脏器损伤,出血的评估就尤为重要;各个累及的部位均可导致相应的并发症,如肺损伤后,可引起肺不张和胸腔积液,电击伤后可引起心跳呼吸骤停。

4. 处理原则

(1) 急救原则:现场以救治生命为主,控制致命性大出血,再进行全身评估,如有明显伤处,应该对伤处优先解决致命性问题。检查意识、气道、呼吸、胸腹伤情、四肢伤情,通过快速全身检查评估,做出初步诊断,对于紧急有治疗价值的患者优先转运。

(2) 院内救治:开通绿色通道,先救命,再完善相应住院手续。根据初步诊断的情况,进行院内的支持治疗,如建立人工气道、机械通气及胸腔穿刺等;完善各项辅助检查,以明确诊断,进行进一步治疗;维持生命体征,进行损伤控制性手术。

(二) 专科护理要点

1. 伤情评估 多发伤累及多个解剖部位或器官,不能局限于某处伤情的评估,应从全身评估开始,如有阳性体征时,再进一步进行局部详细评估。

2. 护理措施

(1) 收治时:进行伤情评估,监测生命体征,有局部阳性体征时,应重点观察和护理。问清楚伤者致伤因素,发现明显的伤情,查体根据致伤原因,观察可能发生的伤情隐患。当发生血压下降时,应首先考虑为失血性休克,查找出血部位,如无明显出血,应考虑为内脏出血,根据致伤部位,联系相应的辅助检查部门,进行相关检查,以尽快明确诊断。遵医嘱,予以针对性给药和复苏补液等。发生心跳呼吸骤停时,立即实施高质量心脏复苏(CPR),保持气道通畅,建立有效静脉通路,必要时建立人工气道。待病情相对稳定后,再实施后续转运、转入监护室或进行各项检查。

(2) 监护室监护:危重多发伤伤者需入监护室进行监护,在有条件的医院,可送入专门的创伤监护室,循环监测和呼吸监测最为重要。持续监测体温、心率、心律、有创动脉血压、意识、尿量、尿色、呼吸机支持时各种数据和呼吸环路指标、呼吸频率、呼吸动度等。给予特级护理,对于致伤部位的持续评估极为重要。如腹部伤时,需观察腹部疼痛、腹围、腹部皮肤颜色等的变化；胸部伤时，需观察呼吸、与之相关的呼吸、胸壁皮肤等的变化。动态持续监护，及时发现潜在病情变化，尽早处理，是挽救伤者生命的关键。

（3）围手术期护理：多发伤的手术可能涉及多个专科的手术，不同部位的手术参见相关专科的围手术期护理。

3. 并发症预防

（1）脓毒症：脓毒症的早期诊断非常重要，建议应用降钙素原对感染高风险的重症患者进行早期诊断。严格无菌操作，尤其是多发伤累及颅脑损伤，且实施了颅脑外科手术治疗时，更应注意感染的控制。观察手术部位有无感染症状，进行意识、瞳孔、颅内压监测。颅脑术后引流管通常连接颅内组织或皮下，管道与引流装置的密封性、倾倒引流液的方式要遵循无菌原则。监测患者感染相关的实验室指标及标本培养结果，预防性使用抗生素，一旦明确诊断严重脓毒症或脓毒性休克时，应在 1 h 内开始使用静脉抗菌药物治疗。液体复苏时，推荐晶体液为首选复苏液，可应用白蛋白、限氯晶体液，不建议使用羟乙基淀粉。可监测脉压变异、每搏量变异作为液体反应性的判断标准。推荐去甲肾上腺素作为首选缩血管药物，平均动脉压初始目标为 65 mmHg，有高血压基础的脓毒性休克患者可维持较高的平均动脉压水平（80～85 mmHg）。

（2）出血：低体温、酸中毒、凝血功能障碍成为创伤死亡三联征，意味着当发生创伤时，凝血异常，这将严重危及伤者的生命。在创伤伤者中，无法控制的大出血是潜在、可预防的首要死亡原因。当发生出血时，应立即进行出血控制，包括对于四肢开放性创伤引起的大出血使用止血带；有效通气，避免低氧血症，如发生脑疝征兆时给予高流量吸氧；对能明确出血部位者进行控制性手术；进一步检查以明确出血源；进行血检验指标监测，如血红蛋白，但血红蛋白指标正常也有可能掩盖出血，一旦结果水平低下可作为严重出血并发 DIC 的指标，将血红蛋白维持在 79～90 g/L；采用凝血指标监测；在创伤初期，如果无颅脑损伤时，可将血压维持在 80～90 mmHg，但严重颅脑创伤时（格拉斯哥昏迷评分≤8）平均动脉压应维持在≥80 mmHg；实施限制性液体复苏，以维持目标血压即可。出血并发低血压时初始阶段可采用等渗晶体液，当为重型颅脑损伤时应避免使用低渗溶液如乳酸林格液；保持体温，保暖；采用损伤控制性手术；维持骨盆环闭合与稳定；3 h 内使用氨甲环酸；给予血小板、钙、凝血酶原复合物；注意预防血栓。

（冯　苹）

二、颈椎挥鞭伤术后的护理

（一）概述

1. 概念　颈椎挥鞭伤是指颈部由后方或侧方撞击所导致的加速或减速造成的颈椎或软组织损伤，属于颈椎过伸损伤。

2. 病因　最常发生于高速驾驶汽车时，因突然紧急刹车或撞车，由于颈部的惯性作用，仍处于向前运动的状态，而紧急刹车或撞车迫使运动突然停止，头部撞于挡风玻璃或前方的座椅上，头部过度仰伸，接着又过度屈曲，使得颈椎发生的严重损伤。

3. 病理生理　颈椎前纵韧带破裂，椎间盘水平状破裂，上一节椎体前下缘撕脱骨折和后纵韧带断裂。损伤后,颈椎向后移动,并有脊柱前凸,脊髓中央管周围损伤,部分病例出现受损脊髓,严重时受损脊髓支配的区域发生运动和感觉的丧失。

4. **处理原则**　急救处理时,需进行脊柱限制性转运,早期采用 MRI 检查明确诊断后,采取牵引或者手术方式改善。

（二）专科护理要点

1. **伤情评估**　现场通过伤者的主诉、致伤因素的判断,初步评估受伤部位,采用运动和感觉测试,了解有无发生脊髓损伤,损伤平面的判断。入院后,及时送入 ICU 监护,评估损伤平面,评估呼吸情况。

2. **护理措施**

（1）病情观察:倾听伤者的主诉,观察颈部疼痛、身体及肢体的感觉及运动平面有无改变,做好标记,尤其关注伤者呼吸情况。如受伤部位在第 4 颈椎以上,则需要格外关注呼吸频率、节律和动度,密切监测脉搏氧饱和度,一旦有下降趋势,应立即给予呼吸支持治疗,床旁准备人工气道建立时的必要设备和器材。

（2）牵引护理:保持伤者的舒适,牵引的力度和力线要合理、科学;注意牵引部位的皮肤保护;牵引后,如需要翻身,仍需保持力线位置正确,不得随意放松牵引。

（3）心理护理:受伤后,感觉和运动能力的下降甚至消失,给伤者带来突如其来的意外伤害,谨防创伤后应急综合征的发生,鼓励伤者积极面对,配合治疗和康复,联合家属及伤者朋友,给予正面心理疏导。

3. **并发症预防**

（1）肺部并发症:颈椎损伤后,引起的四肢瘫,运动能力和自主活动能力下降,肋间呼吸肌麻痹,如果损伤在第 4 颈椎以上,膈肌麻痹,呼吸困难是最常见的并发症,伤者可因呼吸衰竭死亡。第 4 颈椎以下损伤时,膈肌虽有运动,但咳嗽无力、肺活量下降、残气量升高,肺部易积存痰液不易排出,交感神经麻痹而副交感神经亢进,肺小支气管紧张收缩,加重排痰困难,易并发肺部感染和肺不张。预防方法是,根据实际情况予以一定频次的翻身拍背、叩击背部及侧胸部,协助排痰;鼓励及帮助伤者进行深呼吸训练、上肢外展运动促进扩胸运动;遵医嘱使用化痰药和雾化吸入,以稀释痰液。机械通气者,按需吸痰,采用物理学机械振动排痰,必要时使用纤维支气管镜吸出深部痰液。

（2）高热:颈椎损伤截瘫伤者如出现交感神经损伤,与副交感神经系统失去平衡,皮肤排汗及体温调节中枢功能丧失,则易并发高热。此时的高热,宜采用物理降温的方式,如冰袋、水床、温水擦浴、酒精擦浴、室内通风等方式,通过传导降温。降温时,仍需要注意降温处皮肤的保护,防止冻伤及皮肤问题的出现。

（3）深静脉血栓及肺栓塞:长期卧床后,特别是腓肠肌受压无法自动活动和肌肉自主收缩,常发生下肢深静脉血栓。预防方法包括主动和被动活动;鼓励教会伤者主动肌肉收缩,每日帮助活动下肢;采用下肢压力治疗仪,每日治疗数次,结合翻身,防止腓肠肌后侧的受压;根据伤者出凝血实验室指标,遵医嘱给予药物抗凝治疗。一旦疑似血栓形成,必须及时行血管超声检查,明确诊断后行溶栓治疗。

（4）泌尿系感染:圆锥以上脊髓损伤时,尿道外括约肌失去了高级神经支配,出现尿潴留或尿失禁,易并发泌尿系感染。预防方法包括初期可采用留置导尿或间断导尿的方式,长期留置导尿者后期可采用定期夹闭尿管,锻炼膀胱功能,教会帮助伤者增加腹压排尿。每日饮水 2 000 mL 增加尿液产生以起到生理性冲洗的作用。每次排尿或放开尿管时,可以通过按摩腹部,帮助增加腹内压的方式,排空膀胱,减少残余量,防止逆行感染。必要时予以膀胱冲洗。

(5) 压力性损伤:卧床对于皮肤的压力增大,尤其是骨突处皮肤特别容易出现压力性损伤,做好减压,定时翻身,预防性敷贴保护骨突出。对于大小便失禁者,骶尾部易受到尿液、粪便的浸渍,由潮湿引发皮肤问题,加之受压,损伤易更严重,应保持干燥,及时清理分泌物。软枕垫在骨突处,骶尾部采用油性敷料保护,防止水分浸渍,必要时给予干燥处理,可有效预防压力性损伤的发生。

(6) 异位骨化:属于神经源性,好发于髋关节前方,对关节活动障碍者,于骨化停止后,凿断异位骨化骨,切除一段,恢复关节活动。

(7) 肢体废用性萎缩:加强肌肉的主动与被动训练是预防肢体废用性萎缩的关键,可采用床上被动训练器,踏步运动,帮助肌肉收缩,也可采用中医学针灸疗法,刺激肌肉的运动和感觉恢复。

(8) 情绪低落或抑郁:由于长期卧床,运动受限,伤者易产生消极情绪,甚至厌世。引导伤者积极向上的生活态度,有条件时可以请专业的心理医师进行疏导,必要时可以采用药物治疗。家人的陪伴、鼓励,朋友及社会环境对伤者的影响也是巨大的,发动伤者周围人群的帮助,鼓励、启发、帮助伤者正确面对伤情,积极配合各项治疗。

(冯　苹)

三、颈腰椎肿瘤术后的护理

(一) 概述

1. 概念　颈腰椎肿瘤以转移性脊柱肿瘤常见,其发病率是原发性肿瘤的 35～40 倍。据统计,转移至脊椎的恶性肿瘤仅次于肺和肝脏,居第 3 位。脊柱转移瘤是指原发于骨外的恶性肿瘤,可通过血行、淋巴等途径转移至脊柱,并继续生长。由脊柱邻近的软组织的肿瘤直接侵犯脊柱而发生继发性骨损害者,不属于脊柱转移性肿瘤。脊柱转移瘤可导致局部疼痛、高钙血症、脊柱不稳、椎体病理性骨折、脊髓及神经根压迫症状,进而引起神经功能障碍甚至瘫痪,严重影响患者生存质量,加速死亡进程。

2. 临床表现

(1) 疼痛:疼痛是脊柱肿瘤患者最常见、最主要的症状。80%～95% 的原发性肿瘤在确诊时疼痛是首发症状、有时是唯一症状。脊柱肿瘤所致疼痛的机制可能包括:骨的浸润和破坏(尤其是骨膜的膨胀),骨病变组织的压迫、病理性骨折,脊柱椎节不稳,髓、神经根或神经丛的压迫和侵蚀等。夜间疼痛几乎是所有骨肿瘤的特征性表现,同样是脊柱肿瘤患者的常见表现。

(2) 肿块:以肿块为首发表现的患者并不常见,主要见于脊椎或脊柱后部附件结构的肿瘤,由于脊柱骨肿瘤多发生在椎体,而椎体的位置较深,因而难以在体表发现。形成较大包块的良性脊柱肿瘤主要见于骨软骨瘤、动脉瘤样骨囊肿、颈椎巨大哑铃型神经鞘瘤或神经纤维瘤等。这些病变生长缓慢,常常是偶然被发现,无明显疼痛或只有轻微疼痛。恶性脊柱肿瘤中,以恶性纤维组织细胞瘤、恶性神经鞘瘤、软骨肉瘤多见椎旁及后腹膜包块,在胸背部通常可以触及有压痛的包块。

(3) 畸形:常见的脊柱畸形有脊柱侧四凹或后凸畸形。主要机制:肿瘤对椎体和(或)附件的破坏,脊柱周围组织的痉挛性反应,以及肿瘤体积较大对周围结构形成挤压等。脊柱内肿瘤也可以引起侧凸,多发性神经纤维瘤病是儿童脊柱侧凸中较为常见的疾病,且多以侧凸就诊。骨巨细胞瘤、淋巴瘤、骨髓瘤以及脊柱转移性肿瘤,因椎体溶骨破坏造成椎体塌陷,易形成后凸畸形。严重的脊柱畸形可造成脊髓压迫,致使脊髓扭曲而产生脊髓病。

(4) 神经功能障碍:当肿瘤压迫或侵犯脊髓、神经根或椎旁神经丛时会出现相应的神经功能障碍,表现通常为神经支配区域的疼痛、感觉与运动功能障碍及自主神经功能紊乱等。脊髓受累其表现为脊髓损伤平面以下无力、感觉缺失和痉挛,常伴有自主功能障碍(膀胱、直肠及性功能缺失),在颈平面以上时可出现心慌、胸闷及呼吸困难。神经根或神经丛受累,可在其受累神经的分布区产生根性疼痛、无力、肌萎缩、感觉丧失、反射消失及自主运动功能丧失。

3. 手术治疗

(1) 目的:外科治疗可以帮助脊柱转移瘤患者有效地缓解疼痛、保持脊柱稳定性、恢复并维持脊柱功能、延长预计生存时间、更好地控制局部肿瘤病灶,协助确定诊断。

(2) 适应证:①进行性的椎体不稳定或塌陷,可能引起脊髓受压、神经功能损害;②脊髓受压引起进行性的神经功能障碍,对非手术治疗无效;③顽固性疼痛对非手术治疗无效;④明确病变性质。

(3) 手术类型:①全脊椎切除术,无重要脏器转移,出现胸、腰椎单节段转移,肿瘤原发灶控制良好,且预期生存期较长的患者,在外科技术允许的条件下可考虑行前方椎体重建以及后方固定;②分离手术,脊髓或神经根压迫症状明显、存在脊柱不稳或病理性骨折风险,但可耐受手术切除、责任椎体明确、预期生存期>3个月的患者;③微创手术,脊柱微创手术是指借助医学影像、显微内镜等特殊手术器械和仪器对脊柱疾患进行诊疗的技术和方法,包括射频消融、选择性动脉栓塞、微波治疗、激光间质热疗及腔镜治疗等。

(二) 术后专科护理要点

1. 生命体征监察 术后予心电监护,密切观察患者生命体征变化,尤其是颈椎肿瘤术后患者,严密监测呼吸的频率、节律、深浅度和血氧饱和度变化,持续监测 72 h。

2. 脊髓神经功能 严密观察患者脊柱手术平面以下的肢体感觉、肌力变化和括约肌功能变化,发现异常及时汇报医师并配合处理。

3. 切口引流管护理 严密观察切口有无红肿、渗液、渗血等情况,检查切口周围皮肤张力有无增高,颈椎肿瘤术后发现切口周围皮肤张力增高应及时通知医师,给予脱水消肿治疗,必要时开放切口。保持伤口引流通畅,防止堵管及逆行感染。精准记录引流液量、颜色和性状,有异常及时通知医师。如血性引流液每小时>100 mL、连续 3 h 提示有出血可能,如引流液颜色为洗肉水样或淡血性,24 h引流量>500 mL,应考虑有脑脊液漏。

4. 体位护理 颈椎肿瘤术后去枕平卧,颈部两侧置沙袋制动,保持颈椎中立位;待生命体征平稳后可摇高床头45°低半卧位;摇高床头45°或翻身时佩戴颈托,确保颈部不扭曲、避免剧烈旋转;腰椎肿瘤术后予平卧位6 h,更换卧位时轴线翻身。

5. 饮食护理 颈椎前路手术患者由于术中牵拉气管食管或麻醉插管引起咽喉部黏膜损伤水肿,可出现一过性咽喉痛及吞咽困难。因此,术后24~48 h内指导患者饮食不宜过热,以免引起咽喉部充血水肿;进食清淡易消化半流质饮食,避免辛辣刺激性食物及甜食,以减少呛咳和痰液;待疼痛减轻后进普食。给予高蛋白、高热量、维生素丰富及易消化饮食。监测体重变化。

6. 穿戴支具护理 颈部肿瘤术后按手术范围的大小穿戴颈托或头颈胸支具,腰椎肿瘤术后下床需佩戴腰围,以增强手术相应脊柱节段稳定性。指导正确佩戴支具,预防骨隆突处压力性损伤的发生。支具在下床前佩戴,卧床后解除,避免24 h佩戴,防止局部肌肉萎缩。

7. 功能锻炼 卧床期间麻醉清醒后指导四肢功能锻炼,促进血液循环,防止下肢深静脉血栓的形成。

8. 疼痛护理 准确评估疼痛程度,加强疼痛相关知识宣教,遵医嘱使用止痛药,观察并记录止痛效果。

9. 心理护理 加强沟通,满足患者的心理需要,倡导积极健康的行为如欣赏音乐、读书等,指导患者学会放松,进行想象治疗。

10. 并发症护理

(1) 颈部血肿:是颈前路手术较危急的并发症,处理不及时可造成患者窒息死亡,主要是指由于血管结扎线脱落、止血不彻底、术后引流不畅,或患者凝血功能不良所致的创口出血而引起的血肿。因此在手术后48 h,尤其是在12 h内,除严密观察生命体征外,应密切注意颈部外形是否肿胀,引流管是否通畅和引流量情况,有无呼吸异常,认真听取患者主诉,严密观察,及时巡视。对有高血压病史者,因为本身血管弹性低下,应注意控制血压,预防和减少创口出血。

(2) 喉上、喉返神经损伤:颈椎肿瘤术后注意观察有无进食呛咳、声音嘶哑等症状。喉上神经损伤表现为术后出现一过性呛咳,不能进水等流质;喉返神经损伤表现为声音嘶哑、憋气。发现患者进流食出现呛咳,应告知患者暂禁食流质,并报告医师给予增加输液量,根据情况给予固体食物,嘱患者细嚼慢咽,一般都能自行恢复。对声音嘶哑者做好解释安慰以消除患者顾虑。

(3) 脊髓损伤加重和神经根损伤:多见于手术止血不彻底、血肿压迫引起或减压时操作的震动对脊髓的冲击、基础疾病影响;神经根的损害多由器械的刺激、直接挫伤或对神经的牵引过度所引起。该类手术患者妥善安置后,应及时观察四肢的感觉活动及大小便情况,以便及时发现异常,报告医师处理。

(4) 脑脊液漏:后纵韧带与硬膜囊粘连严重,手术分离或切除后纵韧带时损伤硬膜囊所致。发现上述情况后,去枕平卧,术后采取严格的颈部及腰部制动、切口局部用 1 kg 沙袋加压;对头晕、呕吐患者,抬高床尾 30°~45°,予头低脚高位,同时报告医师,遵医嘱静脉滴注平衡液,必要时予拔管,切口加密缝合。

(5) 肺部感染:是颈椎前路手术患者死亡的主要原因,特别是截瘫患者,该并发症的发生率更高。注意保持呼吸道通畅,及时清除分泌物;予吸氧、雾化吸入、遵医嘱予化痰治疗;指导、鼓励患者做深呼吸,有效咳嗽;对于呼吸肌麻痹患者,在患者吸气末用双手从其胸廓两侧向内挤压向上推,指导患者此时做咳嗽动作,以协助排痰;让患者尽早从床上坐起,利于呼吸、便于排痰。

知识链接

《脊柱转移瘤外科治疗指南》

中华医学会骨科学分会骨肿瘤学组于 2019 年 6 月发布了《脊柱转移瘤外科治疗指南》,从脊柱转移瘤外科治疗的评估与决策、围手术期处理、治疗方式的选择、微创治疗、椎体成形术等方面为脊柱转移瘤的外科治疗提供了可靠的临床依据,从而规范诊疗流程,进而改善脊柱转移瘤患者的预后。

(姚惠萍)

第五节 神经外科术后重症患者的护理

一、颅脑外伤术后的护理

(一) 概述

1. 概念 颅脑外伤(traumatic brain injury,TBI)是外界暴力直接或间接作用于头部所造成的损伤。按损伤后脑组织是否与外界相通分为开放性和闭合性损伤。常见的颅脑外伤有头皮裂伤、头皮撕脱伤、头皮血肿、颅骨骨折、脑震荡、脑挫裂伤及颅内血肿等,可单独存在或合并存在。颅脑外伤的病情具有复杂性、变化快、病死率高、致残率高等特点。其中颅内血肿表现最为凶险,颅内压可急剧升高,数小时内形成脑疝而危及生命,预后极差,手术治疗是急救及决定预后的关键手段。颅脑外伤手术治疗原则:救治患者生命,恢复神经系统重要功能,降低病死率和伤残率,主要针对开放性颅脑外伤、闭合性颅脑外伤伴颅内血肿、凹陷性颅骨骨折或因颅脑外伤所引起的合并症或后遗症等。目前,可通过格拉斯哥昏迷评分来评估患者颅脑损伤的程度(表 4 - 2)。

表 4-2 颅脑损伤分级

级别	GCS	临 床 表 现
轻度	13～15 分	指单纯性脑震荡伴有或无颅骨骨折;表现为昏迷＜30 min,仅有轻度头晕、头痛等自觉症状,无阳性神经体征
中度	9～12 分	指轻度脑挫裂伤伴有或无颅骨骨折及蛛网膜下腔出血,无脑受压者;表现为昏迷＜12 h,有轻度神经系统阳性体征,体温呼吸脉搏血压轻度改变
重度	3～8 分	指广泛颅骨骨折,广泛脑挫裂伤及脑干损伤或颅内血肿;表现为昏迷＞12 h,意识障碍逐渐加重或出现再昏迷,有明显神经系统阳性体征,体温呼吸脉搏血压有明显改变

2. 手术方式

(1) 去骨瓣减压术(decompressive craniectomy):通过移除部分颅骨并打开其覆盖的硬脑膜,为肿胀的脑组织提供额外的空间,降低颅内压(intracranial pressure,ICP)从而减少颅内压升高和脑疝的风险。适应证:广泛额颞顶脑挫裂伤、急性硬膜下血肿及难以控制颅内高压(经降颅压治疗,颅压仍＞30 mmHg)的重型颅脑外伤患者。

(2) 开颅血肿清除术(craniotomy evacuation of hematoma):通过打开颅骨及其覆盖的硬脑膜,清除颅内血肿及脑室内积血的手术方式。此术式操作空间大,颅内减压快,术后颅内压相对较低,止血彻底。适应证:有明显的临床症状和体征的颅内血肿;CT 扫描提示明显脑受压的颅内血肿;患者意识障碍进行性加重或出现昏迷。

(3) 颅骨凹陷性骨折整复术(elevation of depressed facture of skull):通过游离骨瓣整复或撬起凹陷骨折片整复两种方式,将凹陷的骨折片撬起复位,还原为正常解剖结构,或者摘除碎骨片后作颅骨成形。适应证:骨折凹陷深度＞1 cm;位于重要功能区;骨折片刺入脑中;骨折引起瘫痪、失语等功能障碍或局限性癫痫者。

(4) 颅骨钻孔引流术:主要针对硬脑膜外血肿,目前多主张采用 CT 定位钻孔加尿激酶溶解血肿碎吸引流术。此法简单易行,对脑组织损伤小,但有时清除积血不彻底,必要时行开颅血肿清除术加去骨瓣减压术,以挽救生命。

由于颅脑外伤具有复杂性,需根据患者颅脑外伤的严重程度、年龄、颅脑合并伤和手术时机等个体情况进行手术方式选择。单一行开颅血肿清除术留存骨瓣则会导致术后继发性颅内压升高。从血肿清除率方面来看,开颅血肿清除术联合去骨瓣减压术的清除率明显高于单纯血肿清除术。因此,临床推荐采取开颅血肿清除术联合去骨瓣减压术治疗。开颅手术创伤大,易引起局部脑水肿加重、脑膨出、颅内出血、脑梗死、脑脊液漏、颅内感染、积液、脑积水、脑萎缩、癫痫等术后并发症。

(二)专科护理要点

1. 病情观察 严密观察意识、瞳孔、生命体征、GCS 评分、ICP 等的变化。记录 24 h出入液量,防止水、电解质紊乱,如有异常及时通知医师,警惕颅内再出血或颅内高压,甚至脑疝的发生。

2. *颅内压监测护理* 颅内压监测（ICP）是将导管或微型压力感受器探头安置于颅腔内，另一端与颅内压监护仪连接，将颅内压压力变化动态转变为电信号，显示于示波屏或数字仪上，并用记录器连续描记压力曲线。在急性颅脑外伤的治疗中，ICP 监测被认定为核心环节。

（1）ICP 监测种类：ICP 监测分为有创性和无创性两种，无创 ICP 监测干扰因素相对较多，数据精确度较差。因此，目前国内常规采用的都是有创 ICP 监测。有创 ICP 监测优选顺序为脑室内、脑实质、硬膜下及硬膜外。脑室压测定因为操作较简便、测压精准，被称为 ICP 测量的"金标准"。颅内压正常值：成人 5～15 mmHg，儿童 3.5～7.5 mmHg。根据监测值可将颅内压增高分为 3 级：轻度，16～20 mmHg；中度，21～40 mmHg；重度，＞40 mmHg。临床上，多将 ICP＞20 mmHg 并持续 15 min 以上作为治疗介入的阈值。

（2）ICP 监测护理：监测前协助医师对监护仪进行性能测试，调整记录仪与传感器的零点，传感器应与耳屏在同一水平。患者一般取平卧位，头部抬高 15°～30°，保持头轴位，这样有利于颅内静脉回流，降低颅内压。放置监测器，导线不得缠绕。遵医嘱调节颅内压报警阈值，记录颅内压数值及引流情况。观察生命体征、保持呼吸道通畅、吸氧。提供安全、舒适的环境，头侧向健侧，翻身时禁止压迫骨窗部位。躁动患者必要时应予以约束、镇静、镇痛治疗。取舒适体位，妥善放置呼叫铃，告知患者注意事项，做好宣教。持续床旁颅内压监测按常规每小时记录 1 次。行颅内压监护时，要严格无菌概念和操作规范，并常规遵医嘱静脉予以抗菌药物，且留置时间一般不超过 7 d。应密切观察患者的神志、GCS 评分、瞳孔及 ICP 变化，异常时及时通知医师，采取相应的干预措施。

3. *骨窗护理* 护理操作中应避免骨窗受压，头部抬高 30°，保持头轴位，避免前屈、过伸、侧转。骨窗张力的变化能够间接反映 ICP 的变化。术后应观察骨窗张力，骨窗张力可分为 3 级：Ⅰ级：触唇感，骨窗压力低；Ⅱ级：触鼻感，骨窗张力中等；Ⅲ级：触额感，骨窗压力高。若骨窗张力及 ICP 不断升高，应尽快通知医师，必要时行头颅 CT 检查。

4. *引流管的护理* 颅内手术后，常留置脑室外引流管，引流手术残腔的血性液体和气体，减少局部积液。脑室外引流管应放置于距离侧脑室平面 15～20 cm 处，保持引流管固定、通畅，更换引流袋时严格执行无菌操作，防止逆行感染。准确记录引流液的色、质、量，若引流液为鲜红、黏稠则有活动性出血可能；若引流液呈水样液为脑脊液可能，脑脊液引流量每日≤150～200 mL，如有异常应及时通知医师。搬动或转运患者前先夹闭引流管，搬运结束后及时开放引流装置。改变体位后，由医师重新调节引流管高度。引流管保持通畅，不可扭曲受压。保持穿刺点及各个接口处的敷料干燥，如有潮湿，及时通知医师。拔管后观察伤口有无脑脊液漏。

5. *脑脊液漏的护理* 脑脊液漏是指外伤后脑脊液从外耳道、鼻腔或开放创口流出，是颅脑外伤的严重并发症，处理不当可导致颅内感染。急性脑脊液漏一般通过非手术疗法在短期内可自愈。若历时≥1 个月不愈者，须实施手术修补漏口。在护理中应做到"四禁""三不""二要"和"一抗"。"四禁"：禁止做耳道填塞，禁止冲洗，禁止药液滴入，禁止做腰穿。"三不"：不擤鼻涕，不打喷嚏，不剧烈咳嗽。"二要"：一般要取仰卧位，酌情床头抬高 15°～30°。要在鼻或耳道外面盖 1 块消毒纱布，保持清洁，头下垫干净的一次性治疗巾。"一抗":配合抗生素治疗,预防感染。

6. **药物的应用** ①术后为了减轻脑水肿,降低颅内压,通常采用脱水疗法,常用药物如甘露醇、呋塞米等。甘露醇是高渗性脱水药,在输液过程中要加强巡视,避免药液外渗造成组织坏死。甘露醇使用前应观察有无结晶,使用中要严密观察患者的尿量和尿的颜色,注意水、电解质平衡,必要时遵医嘱补充液体和电解质。②术后应用尼莫地平,可缓解脑血管痉挛。在使用过程中,最常见的不良反应有血压下降、一过性头晕、头痛、面色潮红、静脉炎、呕吐、胃肠不适等。用药过程中严密观察患者生命体征、意识、瞳孔变化,加强药物不良反应护理,确保患者用药安全。乙醇过敏患者禁用,需使用避光输液器,避免使用聚氯乙烯输液器材。

7. **镇痛镇静的护理** ①镇痛镇静期间要严密监测和评估,也可以结合颅内压、脑电、诱发电位、经颅多普勒超声、脑氧等多模态脑功能监测,防止镇痛镇静治疗引起的再损伤。临床上,常用 Ramsay 镇静评分表评估患者镇静的程度,一般控制 Ramsay 镇静评分在 2～3 分;②临床上,常用的镇静药物有苯二氮䓬类、丙泊酚和右美托咪定。常用的镇痛药物有阿片类,如吗啡、芬太尼、瑞芬太尼及地佐辛等。护士应定时评估患者的镇静及疼痛分值,严格遵医嘱给药。

8. **营养管理** 颅脑外伤患者的营养支持应在充分复苏、获得稳定的血流动力学状态、纠正严重的代谢紊乱的前提下及早开始。对于颅脑外伤患者,早期接受肠内营养支持治疗优于肠外营养支持治疗。颅脑外伤患者术后留置鼻胃管或鼻肠管,根据患者耐受情况给与鼻饲营养液,开始每小时 20～30 mL,可耐受者予以 24 h 匀速持续经喂食泵输注(每小时 40～50 mL)。遵嘱定时测定胃残余量。一旦出现呕吐、反胃现象,应暂停鼻饲,及时清理呕吐物,避免食物反流误吸。定时测定体重,监测氮平衡,了解血浆蛋白、血糖、电解质等生化指标,以便及时调整热量和各种营养成分。常见的肠内营养并发症可分为胃肠道、代谢性、感染性及机械性 4 类。其中胃肠道并发症是最常见的。代谢性并发症主要为血糖变化,故需遵医嘱严密监测血糖。

9. **并发症预防**

(1) 出血:术后严密观察患者的生命体征、意识、瞳孔、血氧饱和度的变化,观察患者有无剧烈头痛、喷射性呕吐、视乳盘水肿等颅高压症状,防止脑疝的发生。术后将患者的头部略微抬高,以改善患者颅内静脉的回流,降低并发脑水肿的风险。对于高血压患者术后血压控制在有效范围内,密切观察患者的临床表现,早期每 15～30 min 记录 1 次,病情稳定后延长至每小时记录 1 次,及时的采取应对措施。

(2) 颅内感染(intracranial infection,ICI)

1) 监测生命体征及实验室指标:若患者出现意识障碍、瞳孔改变、躁动不安、频繁呕吐、四肢肌张力增高等惊厥先兆,提示有脑水肿、颅内压升高的可能。若呼吸节律不规则、瞳孔忽大忽小或两侧不等大、对光反射迟钝、血压升高,应注意脑疝及呼吸衰竭的存在。监测脑脊液生化、常规及病原学检查、血常规、血清 C 反应蛋白(C-reaction protein,CRP)、血降钙素原(procalcitonin,PCT)等实验室指标的结果。

2) 药物治疗的护理:应用糖皮质激素时,应监测血糖的变化,预防二重感染及消化道出血等。护士执行医嘱时应掌握相关的用药知识,了解各种药物的使用要求及不良反应,自觉按时给药。并仔细观察药物的疗效,及时向医师提供停药或换药的依据,以提高治疗效果。

3) 腰椎穿刺置管及鞘内注射的护理:行腰椎穿刺引流脑脊液时,要控制引流量及引流速度,同时观察脑脊液的性状。保持置管部位的敷料清洁干燥。放置时间一般不得超过14 d,否则逆行感染的发生率较高。若医师行鞘内注射要严格遵守无菌操作规程,注药后夹管 2～3 h,保证药物在脑脊液中保持有效的浓度。夹管过程中,患者如出现头痛加重、呼吸及心率加快、血压升高及烦躁不安等情况,及时通知医师,打开引流后观察引流是否通畅。

(3) 中枢性高热:严密监测体温,按医嘱予以物理降温、抗感染、补充水电解质、维持酸碱平衡等治疗。降温毯使用过程中应持续监测体温,防止冻伤、低温寒战和血管痉挛;另外,高热使患者机体代谢增高、口腔唾液分泌减少,易并发口腔炎和口腔黏膜溃疡,应协助做好口腔护理。同时要注意监测血常规、降钙素原、脑脊液常规生化等指标的变化。

(4) 癫痫:术后常用的抗癫痫药物包括卡马西平、苯妥英钠、丙戊酸、左乙拉西坦、奥卡西平、托吡酯及苯巴比妥等。苯妥英钠易引起粒细胞减少、肝损害等不良反应,遵医嘱定时测量苯妥英钠血药浓度,以调整药物剂量。使用卡马西平要注意观察有无皮疹、骨髓与肝损害等。一旦癫痫发作,首先解除呼吸道梗阻,保持呼吸道通畅,遵医嘱应用地西泮 10 mg 缓慢静推缓解抽搐。同时充分给氧,防止脑组织缺氧。做好安全措施,预防坠床、窒息、误吸的发生。

知识链接

《甘露醇治疗颅内压增高中国专家共识》

2019 年,《甘露醇治疗颅内压增高中国专家共识》正式颁布,该共识规范了甘露醇的使用,明确了甘露醇治疗颅内压增高的不良反应。临床护理人员应了解甘露醇使用相关知识,以此共识为依据做好颅内压的监测,避免药物不良反应的发生。

(倪　洁)

二、垂体瘤术后的护理

(一) 概述

1. 概念　垂体瘤是一种良性的颅内内分泌肿瘤,起源于垂体前叶,发病率仅次于胶质瘤和脑膜瘤,占颅内肿瘤的 10%～15%。在各个病理类型中,以泌乳素(prolactin,PRL)型、生长激素(growth hormone,GH)型、促肾上腺皮质激素(adrenocorticotropin,ACTH)型及无功能垂体腺瘤最为常见。手术切除肿瘤是目前治疗垂体瘤的主要手段。手术目的是切除肿瘤,缓解视力下降等周围结构长期受压产生的临床症状;纠正内分泌功能紊乱；保留正常垂体功能；明确肿瘤组织学。

2. 手术方式

（1）经蝶入路手术（显微镜或内镜下）：其为目前最为广泛应用的垂体瘤手术方法，包括经鼻-蝶窦、经口-鼻-蝶窦、经筛-蝶窦入路等术式。近年来，内镜的应用更扩大了经蝶手术的范围和指征。经蝶手术的优点是手术安全度高，采用显微手术技术对微腺瘤可作选择性全切除，保留正常垂体组织，恢复内分泌功能。手术指征：①垂体微瘤，尤其适用于单纯鞍内生长的中小腺瘤，可完全切除并保留正常垂体功能，疗效达 50%～80%，对促肾上腺皮质激素型瘤（ACTH）可达 90%；②垂体腺瘤向鞍上扩展，但不呈或轻微哑铃形，未向鞍旁侵袭，影像学提示肿瘤质地松软者；③垂体瘤向蝶鞍内生长者；④垂体瘤伴有脑脊液鼻漏者；⑤垂体瘤卒中不伴有颅内血肿或蛛网膜下腔出血者；⑥视交叉前置型垂体瘤；⑦年老体弱，不能耐受开颅手术者。

（2）经颅入路手术（显微镜下）：经颅手术是垂体腺瘤切除的经典入路。它有经额下、经额颞（翼点）、经颞下 3 种入路。手术指征：①肿瘤向鞍上生长呈哑铃状；②肿瘤长入第三脑室，伴有脑积水及颅内压增高者；③肿瘤向鞍外生长至颅前、中或后窝者；④有鼻或鼻旁窦炎症及蝶窦气化不良，且无微型电钻设备，不适合经蝶窦手术者；⑤肿瘤出血或经鼻蝶入路术后出血，伴颅内血肿或蛛网膜下腔出血者。

在当今显微外科技术较为普及的情况下，决定手术入路时，肿瘤的体积和鞍外扩展程度不如肿瘤的形状和生长方向来得那么重要，对待可以安全经蝶或经颅入路手术的患者，一般倾向于经蝶入路手术（显微镜或内镜）。因经蝶入路能更快更直接地达到垂体腺，清晰地区分肿瘤组织和垂体腺，肿瘤切除的彻底性较高；加上近年来神经导航、术中磁共振等高新技术的应用，使得经蝶手术的适应证及手术范围大大增加，手术风险及术中损伤视路等结构的可能性得以有效降低。

（二）专科护理要点

1. 病情观察　严密观察患者的生命体征、意识、瞳孔、血氧饱和度的变化，并及时记录。注意观察患者视觉有无改善，视觉减退明显伴意识障碍者应考虑鞍内出血的可能。

2. 卧位　行开颅手术的患者，术后抬高床头 15°～30°，以利于颅内静脉回流，减轻脑水肿，保持呼吸道通畅。经鼻-蝶手术的患者，术后平卧 2～3 d，术中有脑脊液漏者应平卧 7 d。

3. 伤口及引流管护理　经鼻-蝶手术患者，术后约 48 h 取出鼻腔填塞纱条，注意观察有无鼻腔出血及窒息。遵医嘱给予呋麻滴鼻液滴鼻每日 4 次，连续 14 d。鼻腔内干燥可用消毒液状石蜡点滴，切勿挖鼻。饭后漱口，保持口腔清洁，预防颅内感染。

4. 药物护理　使用垂体后叶素应从每分钟 5～8 滴开始，观察有无尿量减少。根据尿量变化调整补液速度。观察用药后的不良反应，如血压升高、腹痛、腹泻及少尿等。使用去氨加压素要注意观察用药后尿量有无减少及用药后有无头痛、疲劳、血压一过性降低、反射性心动过速、面色潮红、胃痛、恶心及水中毒（意识淡漠、幻视、心慌、四肢麻木、无力）等不良反应。

5. 激素使用的观察　应选择在早晨静脉滴注或口服激素药物，使激素水平的波动符合生理周期，减少不良反应。应用糖皮质激素时，观察有无欣快感、失眠、言语过激、性格改变等药物过量表现,并协助医师逐渐减量。注意有无反酸、嗳气、腹痛及便血等消化道症状,遵嘱查大便隐血,以观察有无应激性溃疡的发生。应用甲状腺激素时需要观察心律、心率的变化,如发生心衰、心绞痛等异常情况,及时报告医师。

6. 饮食 术后第 1 日起遵医嘱进食流质,并逐渐过渡到半流质、普食。告知患者饮食、饮水应少量多次。可根据电解质报告指导其在饮食中添加少许食盐或橘子等富含钾钠的食物,防止电解质紊乱。多食新鲜水果、蔬菜,以增加肠蠕动,保持大便通畅,避免茶叶、西瓜等利尿食物,避免加重尿崩。应用制酸剂预防应激性溃疡,并增加优质蛋白饮食,以减少激素的蛋白分解作用所导致的营养不良。

7. 并发症的预防

(1) 尿崩症:原因多为术中对于垂体的牵拉和损伤,从而导致抗利尿激素(antidiuretic hormone,ADH)的合成和释放减少,肾脏不能保留水分,同时影响了尿液的浓缩,使患者表现为多饮、多尿、大量低渗尿。术后尿量每小时 >250 mL,持续 12 h,尿比重在 1.000～1.005,排除脱水剂、高氮质血症尿所致,即可初步诊断尿崩症。应严格监测每小时尿量,持续监测 24 h 出入液量,量出为入,轻者给予小剂量短效抗利尿激素,长期尿崩症者给予长效尿崩停。应注意区分抗利尿激素分泌不当引起的尿崩症和脑性盐耗综合征,两者虽然表现相似但机制不同,前者少有低血钠和高尿钠,尿比重多低于 1.005,而后者则以低血钠、高尿钠为特征,尿比重正常或高于 1.000,常伴有低血容量,应在补钠的基础上再给予适量抗利尿激素。

(2) 视力、视野障碍加重:视力下降多因手术直接损伤视神经或其滋养血管所致,常为单侧。患者术后应进行视力检查,发现视力下降,遵医嘱给予神经营养药物,同时做好生活护理,将生活用品放置在患者视力好的一侧,以方便拿取,防止碰伤或烫伤。

(3) 水、电解质紊乱:多为下丘脑功能失调及尿崩症所致,少数由手术后患者进食过少所致。最常见电解质紊乱是低钠血症,指血清钠 <135 mmol/L,其临床表现为软弱乏力、恶心呕吐、头痛嗜睡、肌肉痛性痉挛、神经精神症状和可逆性共济失调等。轻度低钠者可采取饮食调节、口服补钠方法,中度及中度以上低钠者可根据公式予以静脉补钠,合并呕吐的患者同时给予止吐治疗。对垂体腺瘤术后患者应常规记录 24 h 出入液量,监测血电解质和尿比重。

(4) 中枢性高热:术后下丘脑后部受损多表现为低体温(35～36 ℃),少数患者可有寒战现象,下丘脑前部受影响可导致中枢性高热(39～40 ℃),除发热外还往往伴有意识障碍。均须严密监测体温,按医嘱予以物理降温、抗感染、补充水电解质、维持酸碱平衡等治疗。降温毯使用过程中应每 2 h 监测体温,防止冻伤、低温寒战和血管痉挛;另外,高热使患者机体代谢增高、口腔唾液分泌减少,易并发口腔炎和口腔黏膜溃疡,应协助做好口腔护理。同时要注意监测血常规、降钙素原、脑脊液常规生化等指标的变化。

(5) 应激性溃疡:因丘脑下部损伤使自主神经功能发生紊乱,主要表现为交感神经麻痹和迷走神经兴奋,加上术后激素的应用,常引起胃黏膜血管痉挛出血或梗死出血,常表现为咖啡色胃液和柏油样便,重者可出现脉搏细速、血压下降等休克征象。如发生呕吐、呕血、便血时,应详细记录次数及其色、质、量,并观察生命体征和神志。

（6）垂体危象：垂体危象又称垂体功能减退性危象，在全垂体功能减退症基础上，各种应激如感染、失水、手术及使用镇静剂、降糖药等均可诱发垂体危象。垂体瘤患者术后有发生垂体功能低下的可能，尤以术后 3 d 内激素降低最为明显，考虑可能与手术中切除垂体瘤时对正常垂体组织或正常垂体血管有机械性干扰有关。临床表现为频繁呕吐、全身大汗、脉搏弱，意识由清醒转嗜睡、反应淡漠，少数可出现食欲下降、厌食和昏迷。一旦发生垂体危象，应迅速建立静脉通路，遵嘱予以激素替代治疗及相应的对症治疗。保持呼吸道通畅，做好口腔护理。

（7）高渗性非酮症糖尿病昏迷（hyperosmoler nonketotic diabetic coma，HNDC）：是一种因严重高血糖、高血钠、高渗透压所致的脱水无酮症的综合征，常见于大型垂体瘤切除术后。轻者仅表现为尿糖增加、血糖升高，重者表现为多饮、多尿。按医嘱定时监测血糖及电解质，如有异常及时通知医师。

（8）脑脊液漏：患者出现脑脊液漏多因手术操作不当、填塞不严实或鞍底蝶窦壁重建所致。临床上多为脑脊液鼻漏，一般出现在术后 3～7 d，可通过尿糖试纸进行检测，如果呈阳性，则提示脑脊液鼻漏。如果漏口不能够自动愈合需进行手术治疗。

（9）意识障碍：常见的原因是术中牵拉丘脑上部，造成损伤；尿崩症引起的水电解质平衡紊乱导致的脑水肿加剧；急性垂体功能减退及颅内出血所致。一旦发生意识改变，及时通知医师，必要时遵嘱予以静脉补液、补钠、对症及脱水治疗。

（10）颅内出血：由于术中对脑组织的损伤或止血不彻底，术后 24 h 内可能并发颅内出血。主要临床表现为意识障碍、GCS 评分下降、血压升高、脉搏慢而有力。术后应严密观察生命体征及意识、瞳孔情况，如有变化应及时报告医师，必要时复查头颅 CT，确定是否发生颅内出血。

（11）切口感染与颅内感染：经蝶入路垂体瘤切除术后鼻腔与颅内直接相通，易导致切口感染或颅内感染。术后应评估鼻腔填塞纱条是否渗血，并判断出血量；观察口咽部清洁度。同时嘱患者严禁挖鼻、擤鼻、自行鼻腔填塞。

知识链接

《中国垂体腺瘤外科治疗专家共识》

垂体腺瘤是良性肿瘤，近年来发现率逐年增高，由于医疗水平参差不齐，医务人员对疾病的认识和处理亦存在很大差异，严重影响了垂体腺瘤患者的预后。为了提高垂体腺瘤外科治疗水平。2015 年，中国垂体腺瘤协作组组织各位垂体腺瘤相关专家和学者撰写了《中国垂体腺瘤外科治疗专家共识》。

（倪　洁）

三、颅内动脉瘤术后的护理

(一) 概述

1. 概念　颅内动脉瘤是颅内动脉由于先天发育异常或后天损伤等因素导致局部的血管壁损害,在血流动力学负荷和其他因素作用下,逐渐扩张形成的异常膨出。人群中颅内动脉瘤的患病率约为 2%～7%,任何年龄均可发病,40～60 岁常见,与吸烟、酗酒、高血压、性别等因素有关,其发生率存在明显的地域及种族差异。颅内动脉瘤一旦破裂出血,致残率和致死率极高,其中 10%～15% 的患者来不及就医直接猝死,首次出血病死率高达 35%,再次出血病死率则达 60%～80%,幸存者亦多有残疾。

2. 临床表现　大多数未破裂动脉瘤缺乏特异性临床症状,多为偶然发现,少数有头痛、眼睑下垂等症状。部分患者表现为警告性头痛(前哨头痛),即突发剧烈头痛;颈后部疼痛,提示瘤体破裂出血的可能性极大。全脑数字减影血管造影(digital subtraction angiography, DSA)检查是诊断颅内动脉瘤的"金标准"。

3. 治疗原则　动脉瘤一旦发生破裂出血,容易发生再次破裂出血,24 h 内再出血发生率为 4.0%～13.6%,发生再出血的患者,80% 以上预后不良,并且再出血发生得越早,预后就越差。颅内动脉瘤的手术治疗主要包括开颅夹闭治疗和血管内介入治疗两种,两者互为补充。临床决策中需要根据患者和动脉瘤的特点选择适宜的手术方法。症状性颅内动脉瘤是手术的绝对适应证,应尽快手术。《颅内动脉瘤血管内介入治疗中国专家共识(2013)》中指出不论动脉瘤的大小,只要引起相关神经系统症状和体征的都应积极进行手术治疗。

(二) 专科护理要点

1. 重症专科基础护理　注意口腔护理,保持呼吸道通畅,管道通畅,皮肤护理。

2. 严密观察病情　意识、瞳孔,生命体征,引流液等,若意识障碍加重,病侧瞳孔变大,颅内压增高等症状,提示颅内出血,及时报告医师。

3. 体位　清醒后,血压平稳抬高床头 15°～30°,避免压迫伤口,介入栓塞治疗术后绝对卧床休息 24 h,穿刺侧下肢制动 8～12 h。搬动患者时,使头颈部成一直线,防止头颈过度扭曲或震动。

4. 饮食　推荐采用鼻胃肠管进行肠内营养。

5. 脑室引流管的观察与护理　①严格无菌操作更换引流瓶(袋),预防颅内感染。②保持引流管通畅,固定妥善,防止扭曲,折叠,脱管,适当限制患者活动范围,若引流管不断有脑脊液流出,管内的液面随患者呼吸、脉搏等上下波动,多表明引流管通畅;若引流管无脑脊液流出,应查明原因,报告医师。③严格保持引流袋无菌,引流袋悬挂床头,高于脑室 10～15 cm,不可随意移动引流管高度,搬动或倾倒引流液时夹闭引流管,防止逆流或空气进入。④准确记录 24 h 引流量,正常脑脊液无色透明,无沉淀,术后 1～2 d 脑脊液可呈血性,后转为橙黄色,每日不超过 500 mL。若脑脊液中有大量血液,或血性脑脊液的颜色逐渐加深,提示脑室内出血,需要急症手术。脑室引流一般不超过 5～7 d,若发生颅内感染,脑脊液浑浊,成毛玻璃或有絮状物,更换引流管时应严格执行无菌操作,每日更换引流袋。⑤拔管前一日试行夹管,观察生命体征、瞳孔,若患者出现头痛、呕吐、血压升高,应重新开放引流管。

6. 术后并发症的护理

(1) 术后再出血:危险因素包括初始出血的严重程度、发病到入院的时间、血压、性别、动脉瘤的特性、脑水肿、早期脑血管造影检查和脑室引流等。最开始往往出现头痛,常伴随至少一种症状和体征,包括恶心、呕吐、颈项强直、一过性意识丧失或局灶性神经功能障碍,应考虑再出血的可能。避免引起颅内压增高的危险因素,如激动、用力、便秘及发热等。监测患者血压,适当使用镇静镇痛药物使患者收缩压保持在 160 mmHg 以内,但控制不宜过低,平均动脉压应在 90 mmHg 以上,以保证足够的脑灌注压,并随时做好手术准备。

(2) 脑血管痉挛与迟发性脑缺血:30%～70%的患者会出现脑血管痉挛,脑血管痉挛(cardiovascular system, CVS)通常在出血后 3 d 开始出现,2 周后逐渐消失。开颅清除血肿、反复腰穿、脑室内或腰椎穿刺置管持续引流、尼莫地平治疗是预防脑血管痉挛的有效手段。尼莫地平遵循早期全程、足量、安全的原则遵医嘱用药。若已明确 CVS 的诊断,则应尽早进行治疗,常用的药物治疗方法主要包括钙通道阻滞剂、法舒地尔及镁剂等。当通过药物治疗,患者症状仍进行性加重或突然出现局灶性神经功能缺损时,应立即行 DSA 检查。应注意保持大便通畅,避免过度用力,导致血压波动,及时评估患者是否出现神志、感觉、语言、肢体功能障碍。

(3) 脑积水:卧床休息,避免头部过度扭曲,避免引起颅内压增高的危险因素。急性脑积水的处理包括脑室外引流和腰大池引流,做好管路护理,预防颅内感染。

(4) 癫痫:保持环境安静,温湿度适宜光线柔和避免冷热、声、光等外界刺激,保证充足休息。发热患者给予物理降温。合理给氧,控制输液速度,保持大便通畅,维持出入量平衡,纠正电解质紊乱。保持平卧位,抬高床头 15°～30°以减轻脑水肿,避免引起颅内压升高的因素。头偏向一侧,保持呼吸道通畅,有义齿者取出义齿。床边备开口器、牙垫、气管插管盘、呼吸机等。使用床护栏防止跌倒坠床,必要时四肢约束。患者四周放置软枕,移除尖锐物品。头部引流管妥善固定,减少搬动患者次数,保持引流通畅及伤口敷料清洁干燥。护理操作及检查换药集中进行。观察患者意识及肢体运动障碍等,避免刺激,对于有临床明显癫痫发作的患者,应给予抗癫痫药物治疗。大发作时,注意舌咬伤和坠床,多卧床休息。观察病情,监测生命体征,记录癫痫发作的类型、部位、持续时间、间歇时间、用药名称、剂量、时间及用法。仔细检查有无受伤情况,同时提供安静舒适环境给患者休息,减少外界刺激防止复发。

(江　榕)

四、脑膜瘤术后的护理

(一) 概述

1. 概念　脑膜瘤多起源于蛛网膜内皮细胞,是最常见的原发肿瘤,占成人原发性脑肿瘤的 25%～33%,多发于 60 岁以上老年人,女性较多见,女性与男性的患病比例为

2.4∶1,最常见的位置是矢状窦旁、大脑镰旁、大脑半球、蝶骨翼及靠近嗅神经。世界卫生组织(World Health Organization,WHO)根据肿瘤组织学特性及临床行为将脑膜瘤划为3级:WHOⅠ、WHOⅡ、WHOⅢ。根据组织学分型,WHOⅠ级脑膜瘤具有9个亚型,包括化生型、微囊型、沙砾体型、成纤维(纤维母细胞)型、过度细胞(混合)型、血管瘤型、分泌型、富于淋巴细胞型及脑膜上皮型脑膜瘤。WHOⅡ级脑膜瘤包含3个亚型,分别为透明细胞型、脊索样型及非典型性。WHOⅢ级脑膜瘤包含3个亚型,分别为横纹肌型、间变型及乳头型。

2. 临床表现

(1) 颅内压增高:90%以上的患者可以出现颅内压增高症状和体征,非特异性头痛头昏,呈慢性进行性加重。

(2) 局灶症状与体征:症状与体征随肿瘤压迫部位不同,对脑组织造成刺激、压迫和破坏不同而异,如癫痫发作、意识障碍、视力障碍、进行性运动障碍或感觉障碍等。

3. 治疗方法　手术切除脑膜瘤是最有效的治疗方法。立体定向放射科伽玛刀、X刀和离子刀,适用于术后肿瘤残余或复发。放射治疗用于术前或术后的辅助治疗。

(二) 专科护理要点

1. 严密观察病情　观察意识、瞳孔、生命体征、引流液等,若意识障碍加重,病侧瞳孔变大,颅内压增高等症状,提示颅内出血,及时报告医师。

2. 体位　全麻清醒后生命体征平稳者可抬高床头15°～30°,如此利于颅内静脉回流、降低颅内压、减轻脑水肿、预防脑出血。幕上开颅术后患者应卧向健侧,避免切口受压。幕下开颅术后早期宜无枕侧卧或侧俯卧位,以免口咽部分泌物误入气管。巨大脑膜瘤术后颅内有较大空隙,24 h内手术区保持高位。患者翻身时,保持头颈部成一直线,防止头颈部过度扭曲或震动。

3. 伤口及引流管护理

(1) 位置:术后早期,创腔引流瓶(袋)放置于头旁枕上或枕边,高度与头部创腔保持一致,保证一定液体压,避免脑组织移位。位于顶后枕部的创腔,术后48 h内,不可随意放低引流瓶;48 h后,可将引流瓶(袋)略放低。硬膜外引流管或头皮引流管,引流袋与出口平齐或低于出口。

(2) 引流管护理:密切观察伤口敷料情况,如有渗血及时更换。保持引流管通畅,固定妥善,防止扭曲、折叠、脱管;外出检查应夹闭引流管。更换引流袋注意无菌操作,预防颅内感染。

(3) 引流量和拔管:术后早起引流量多,适当抬高引流瓶(袋),引流量由多到少24 h不超过500 mL,若引流速度较快,呈鲜红色,应警惕颅内出血。引流管放置3～4 d,一旦血性脑脊液转清,即可拔除引流管。

4. 术后并发症的护理

(1) 颅内出血:最常见并发症,易发生在术后6 h内,应观察引流量,患者神志、瞳孔变化,对于有高血压病史患者,遵医嘱用药控制血压,烦躁患者可以适当镇静镇痛,若出现颅内出血,立即通知医师,去枕平卧,保证呼吸道通畅,及时清除呼吸道中的痰液,做好术前准备。

（2）脑水肿：常见并发症，故有条件者可应用颅内压监测掌握病情变化，避免引起颅内压增高的因素如激动、用力、便秘、发热等，及时干预，抬高床头15°～30°，正确使用脱水剂，若出现大面积脑水肿、脑疝，应急诊行去骨瓣减压手术。

（3）颅内压增高、脑疝：主要临床表现为剧烈头痛、喷射性呕吐、视乳盘水肿等颅内压增高。密切观察生命体征、神志、瞳孔及肢体功能等情况，遵医嘱实施降低颅内压措施，如药物治疗，脑室引流等。保持大便通畅，避免情绪激动、血压波动等。

（4）脑脊液漏：注意伤口、鼻、耳等处有无脑脊液漏，询问咽后壁有无潮湿感，及时发现脑脊液鼻漏的发生，及早排除鼻腔分泌物、鼻出血等干扰因素，避免剧烈咳嗽。若出现脑脊液漏，及时通知医师，绝对卧床休息，行患侧卧位，持续抬高床头15°～30°，预防逆行感染。

（5）癫痫发作：观察患者有无诱发癫痫的因素如发热、便秘、腹胀、疼痛、电解质紊乱、缺氧及颅内出血等。癫痫早期患者多表现为局部发作，可观察患者口角及局部肌肉有无抽搐，生命体征和意识状态有无变化。一旦出现这些症状及时报告医师，避免刺激，卧床休息，保证充足睡眠，遵医嘱服用抗癫痫药物。大发作时，严密观察患者有无气道阻塞，意识瞳孔及生命体征。观察头部引流管内引流液颜色及量，警惕颅内压增高及颅内再次出血。牙关紧闭者防止咬伤唇舌，确保患者身旁无尖锐物品，防止患者受伤和坠床。发作后仔细检查患者有无受伤，检查意识瞳孔及生命体征情况，判断有无脑缺氧、出血及颅内压增高症状，精准记录患者抽搐部位、持续时间，发现异常立即告知医师及时处理。

5. 术后随访　根据欧洲神经肿瘤协会推荐随访应由经验丰富的神经外科医师或神经肿瘤科医师进行，或其他专科医师同行。手术治疗后的随访则根据切除的程度和肿瘤分级。完全切除的WHOⅠ级脑膜瘤10年复发率为20%～39%不等，建议48 h，3个月后进行基线MRI评估切除范围，此后每年进行MRI控制直至治疗后5年，此后每2年进行1次，若次全切除后的WHOⅠ级肿瘤，建议6个月和12个月进行MRI检查，此后每年进行1次。WHOⅡ级建议术后48 h内早期进行MRI检查，每6个月进行1次，为期5年，此后每年1次。WHOⅢ级，术后密切随访，应每6个月1次常规进行颅骨成像，若肿瘤增长迅速，应每3个月进行1次。

（江　榕）

第六节　器官移植术后重症患者的护理

一、心脏移植术后的护理

（一）概述

1. 概念　心脏移植（heart transplantation）是指同种异体的正常心脏移植到晚期心脏病患者体内的一种手术方法，并不是心脏病的常规治疗方法，而是作为挽救晚期心脏病患者生命和改善其生活质量的一个治疗手段。1967 年,南非的 Barnard 医师成功施行人类第 1 例同种异体原位心脏移植术,20 世纪 80 年代环孢素(cyclosporine)的诞生、心肌保护技术的改进、外科技术的提高,为心脏移植术开辟了一个新时代。目前,随着移植技术的提高和相关学科的发展,至 2006 年,国际心肺移植协会统计全世界已有 338 个医疗中心完成了超过 73 000 例的心脏移植,成年患者心脏移植术后围手术期的生存率在90% 左右,中位存活时间为 9.9 年,移植疗效有了很大改善。我国于 1978 年 4 月由瑞金医院张世泽医师施行首例心脏移植术,这也是亚洲第 1 例心脏移植术。

2. **手术方式**　心脏移植可分为原位心脏移植术(orthotopic heart transplantation)和异位心脏移植术(heterotopic heart transplantation),前者是把患者原心脏先切除,再在原位移植心脏,后者是保留患者原心脏,在身体的其他部位(多为右侧胸腔)再移植一颗心脏。异位心脏移植术是保留患者自身有病变的心脏,而将供心与之并列缝接,供心成为患者的子心脏,故又称并列心脏移植(para-heart transplantation)。由于此方法较复杂并发症亦多,目前只占心脏移植的 1% 左右。

(二)专科护理

1. **预防感染**　心脏移植术后,由于应用大量免疫抑制剂,免疫功能严重受损,容易发生各种感染,是引起移植早期死亡的主要并发症之一。早期感染以细菌、真菌感染为主,多见于肺部感染和泌尿系感染。患者均安置在百级层流净化单间,单间内监护系统、气源(氧气、空气、负压吸引)、急救物品齐全。凡患者接触的物品、医疗器械,皆用含氯消毒液擦拭,每日用含氯消毒液擦拭室内地面、墙面 2 次,毛巾、患服、床单、被套、枕套等高压蒸汽灭菌,每日更换 1 次。工作人员进入隔离单间先经缓冲间换拖鞋,以含氯消毒剂溶液洗手后更换无菌隔离衣、戴口罩、帽子,定期做感染监控,以保证移植工作顺利开展。

2. **心电监护**　心脏移植术后窦房结功能紊乱,早期可采用药物治疗。心率维持在100～110 次/分。心动过缓可以使用异丙肾上腺素持续泵入,或使用临时起搏器进行调整。房性和室性心律失常要针对病因治疗,及时给予抗心律失常药物,如利多卡因、心律平和胺碘酮等。

3. **密切观察排异反应**　急性排斥反应最常见,多发生在术后数日至 2 周。对于急性排斥反应的监测分有创和无创两种。有创性监测主要是指心内膜活检,它是早期诊断急性排斥反应最为可靠的“金标准”。但它是一种创伤性检查,临床上很少使用。而较为常用的是无创性监测和观察:①症状与体征变化,如体温升高、疲乏无力、嗜睡、纳差、呼吸困难等;②心电图、胸片、超声心动图:观察各心腔大小、心脏排血指数、左心室等容舒张时间;③心肌酶谱及肌钙蛋白的变化等。随着供受体配型的进步、环孢素药物的联合应用,急性排斥反应的发生率明显降低。目前,临床上仍主要通过护理观察,早期发现排异反应并给予积极处理。同时,对抗排异药物浓度的监测,患者采血时间和量要准确无误,并及时送检,避免影响检测效果。

4. **并发症预防**

(1) 低心排量综合征:低心排量综合征是心脏移植术后常见并发症之一,多与供心心肌保护欠佳或边缘供心有关。注意保护供心及尽量减少心肌缺血时间非常重要,若供心心肌缺血时间过长,术中开放循环后适当延长体外循环辅助时间。发生低心排量综合征,先要查明原因,怀疑为急性排异反应所致,可考虑行紧急心内膜心肌活检。若证实为急性排异反应,使用甲泼尼龙冲击治疗。如果是获取供心过程中心肌发生严重损害,需加大正性肌力药物用量,必要时配合应用主动脉内球囊反搏或左心辅助循环,以短期支持心功能。

（2）急性右心衰竭:主要与受者术前长期肺动脉高压有关,也与右心对心肌缺血时间及再灌注损伤的耐受性较低有关。心脏移植术后如出现肺动脉压和中心静脉压升高、右心室扩大和颈静脉怒张、肝脏增大以及下肢水肿,应该考虑右心衰竭的可能。药物治疗首选正性肌力药物改善右心功能,在没有低血压的情况下选用有肺血管扩张特性的非选择性血管扩张药物。加强利尿措施及严格控制输液量。当受者出现无尿、少尿或血肌酐在移植后 2～4 h 内快速上升时,血液透析是非常必要的。

（3）消化系统并发症:心脏移植受者因术前长期心力衰竭、胃肠道淤血、缺血缺氧以及肠道功能紊乱,以及术后早期大量使用糖皮质激素及其他免疫抑制剂,易出现消化不良及急性胃黏膜损伤。处理原则是减轻心肺负担,必要时适当使用抑酸药物,早期给与肠内营养。

（4）急性肾功能衰竭:心脏移植受者由于术前长期心力衰竭、低血压及肾灌注不良,加上长期服用利尿剂,肾储备功能差,术中体外循环、术后低心排量以及免疫抑制剂对肾脏的损伤,这些都是心脏移植术后肾功能衰竭的原因,应及时对症处理:①停用环孢素或他克莫司,选用糖皮质激素等;②应用血管扩张剂;③强心利尿;④血液透析或肾移植;⑤其他治疗包括严格限制液体入量、纠正酸中毒和高血钾以及控制感染。

知识链接

《中国心脏移植免疫抑制治疗及排斥反应诊疗规范》

心脏移植免疫抑制治疗包括诱导、维持和抗排斥反应。如何合理应用免疫抑制剂、制订个体化免疫抑制方案是这一领域的难题。中华医学会器官移植学分会组织心脏移植专家,总结相关国内外最新进展,结合国际指南和临床实践于 2019 年制定了《中国心脏移植免疫抑制治疗及排斥反应诊疗规范》。

（郑吉莉）

二、肝移植术后的护理

（一）概述

1. 概念　肝移植(liver transplantation)是目前治疗终末期肝病的有效治疗措施。健康的肝脏在整个生命周期中都保持着有效的再生能力,肝移植是指在患者体内通过手术植入一个健康的肝脏,暂时或永久代替原肝脏行使肝的生理功能。不可逆晚期肝病、肝癌、肝门胆管癌、部分代谢性疾病等多种疾病可作为肝移植的适应证。近20多年来，随着外科技术的发展与新型免疫抑制剂的应用，肝移植的禁忌证逐渐放宽限制，肝癌肝移植受者标准改良，使更多肝癌患者受益。近年来，许多文献中列出，肝移植禁忌证呈逐渐减少的趋势，患者及其家属的接受支持度也呈逐年增加的趋势。

2. 手术分类

(1) 根据供肝种族来源不同分类：同种肝移植和异种肝移植。同种肝移植是指供肝来源于人类；异种肝移植是指供肝来源于非人类物种，如猪、猴、大鼠等哺乳类动物，尚处于动物实验阶段。

(2) 根据供肝来源途径不同分类：异体供肝肝移植和自体供肝肝移植。异体供肝肝移植是指利用来自于他人的供肝的肝移植手术，根据供肝人群不同又可分为活体异体肝移植(供肝来源于近亲属)、器官捐献供肝异体肝移植(供肝来源于器官捐献者)。自体供肝肝移植是指术者利用肝移植技术先将患者病肝切除，在台下将病肝上的病灶切除，最后将剩余肝脏植入原肝部位的肝移植手术。

(3) 根据供肝被植入部位不同分类：原位肝移植和异位肝移植。原位肝移植是指将病肝被完整或部分切除，供肝被植入在病肝原来所在位置的肝移植手术；异位肝移植是指将受体病肝保留，供肝植入腹腔内其他位置，例如，脾窝、髂窝、脊柱旁或盆腔等。

(4) 根据供肝的静脉与受体下腔静脉吻合方式不同分类：经典肝移植和背驮式肝移植。经典肝移植的静脉吻合方式是指供肝下腔静脉和受体下腔静脉呈端端吻合。背驮式肝移植的静脉吻合方式是指供肝下腔静脉与受体下腔静脉呈端侧吻合。

(5) 其他：为缓解器官短缺的问题，增加移植数量，出现了劈离式肝移植(即将供肝分割，供给两个受体)等手术方式。另外，还有肝与心脏、肾脏等其他器官联合移植。

(二) 专科护理要点

1. 血流动力学监测 肝移植术后患者严密监测血流动力学，以确保循环血量充足和移植肝及其他脏器足够的灌流。血流动力学最重要的监测是中心静脉压和动脉血压，护士应精准测量中心静脉压，术后早期应维持在 $4 \sim 8$ cmH$_2$O，密切关注动脉血压波动，关注尿量情况调整输液量和速度。避免血压过高引起出血，或过低导致灌注不足，同时关注体温情况，避免因低温引起的血压波动。

2. 出入量监测 肝移植术后患者应关注出入量情况，保持出入量平衡或出量大于入量。终末期肝病往往合并肝肾综合征或肾功能不全。经过麻醉、手术创伤及免疫抑制剂的使用，患者易出现肾衰竭，首要表现就是尿量减少。护士应每2 h观察尿量，尿量维持在 $100 \sim 150$ mL/h为宜，并关注肾功能指标如肌酐、尿素氮等，必要时采用连续性肾脏替代治疗改善肾功能。

3. 血糖监测 肝移植术后患者加强血糖监测，一般每2 h监测，平稳后每4 h监测，血糖一般维持在10 mmol/L以内。由于肝移植术后应激反应强烈，同时应用大剂量糖皮质激素，导致肝移植术后血糖升高，血糖过高不利于伤口和肝细胞修复，血糖过低可导致患者出现烦躁昏迷，甚至威胁生命。因此，护士除了监控血糖水平，还应加强病情观察，尤其是术后插管应用胰岛素泵的患者，警惕患者出现心率加快、大汗和皮肤湿冷等低血糖的表现以及表现为荨麻疹样皮疹的胰岛素过敏反应。

4. 用药护理 免疫抑制剂治疗是肝移植术后患者及移植物生存的关键因素,大多数移植术后的患者需要终身服用免疫抑制剂。免疫抑制剂是一把"双刃剑"。一面是其抗排斥反应疗效,另一面则是其不良反应。定时服药,按量服用,口服给药时,严格执行每12 h给药1次。他克莫司(FK-506)的吸收受食物的影响,其与脂肪食物一起服用会显著降低其生物利用度及口服吸收率,因而应规定严格的给药时间,须空腹服用或至少餐前1 h或餐后2 h服用,且进低脂饮食,以达到最大的口服吸收效果。服用环孢素时,则整粒吞服,尽可能与牛奶或果汁饮料(葡萄汁和西柚汁除外)同服。因环孢素是亲脂分子,与脂溶性食物同服时,可提高其生物利用度。对于任何原因造成的免疫抑制剂在小肠吸收的降低,如持续呕吐、腹泻等情况,均会增加排斥反应的风险,因而如服用免疫抑制剂30 min内呕吐出胃内容物,嘱患者必须按照该剂量加服免疫抑制剂。环孢素与他克莫司需经胆汁乳化后方可吸收,因而胆汁外引流时显著影响药物的吸收,应根据血药浓度增加用药量。

5. 并发症预防

(1) 出血(腹腔出血):肝移植术后腹腔出血发生在术后48 h内,发生率为20%左右。肝移植手术创面大,患者经历了"无肝期",供肝经受低温灌注和保存的损伤,患者易发生凝血功能紊乱和不同程度的出血。因此,护士要严密监测凝血功能,关注尿量、血压、中心静脉压和末梢循环状态,关注凝血功能指标。观察各引流管的引流液的色、质、量,若引流液为≥200 mL/h的血性液体,则提示出血,应及时通知医师,遵医嘱用药如应用血小板、纤维蛋白原和凝血酶原复合物,应用血管活性药物维持循环。测定凝血功能指标包括血小板计数、PT、APTT等,同时要做好对患者的解释和安抚工作。

(2) 急性排斥反应:急性排斥反应的发生率为70%~80%,多发生在移植术后6~10 d,常见原因是免疫抑制不足、免疫抑制剂吸收不良。表现为体温升高或降低,随后恢复正常,又突然升高;持续性腹水增加;转氨酶和胆红素上升、黄疸加重。肝穿刺活检可确诊或排除急性排斥反应。一旦确诊,可通过增加免疫抑制剂的剂量。如患者对此治疗无反应,多采用甲泼尼龙冲击治疗,并预防性应用抗生素防止感染。护士应注意患者体温变化趋势,密切关注患者表现,是否出现意识改变、食欲减退、肝区疼痛、皮肤、瞳孔黄染或黄疸加深,胆汁性状改变。对于应用大剂量激素冲击治疗的患者,应密切注意患者血压情况,有无水钠潴留、应激性溃疡和消化道穿孔发生,询问患者自觉症状。另外,护士还应遵医嘱严格把握用药剂量,正确宣教患者服用免疫抑制剂;加强保护性隔离和患者管路的护理,预防感染。对行肝穿刺的患者,嘱患者卧床24 h,密切观察患者生命体征变化并记录,观察穿刺部位,注意有无腹痛、渗血等情况,告知患者避免大声咳嗽和用力排便。

(3) 血管并发症:肝动脉血栓形成是最为常见和最严重的血管并发症,患者术后1周每日可通过彩色多普勒超声检查进行筛查,当需要进一步确诊时可选择肝动脉血管造影确诊。一旦确诊需进行肝动脉溶栓治疗。溶栓治疗经股动脉留置肝动脉插管于体外,护士应注意连接时的无菌操作,妥善将插管固定于腹股沟处,使用前注意观察有无血凝块,切勿将血液推回至动脉。护士每隔2 h观察股动脉敷料处有无渗血、渗液,敷料有无脱落污染。有情况应立即通知医师查找原因,更换敷料。每30 min评估置管侧足背动脉搏动情况、皮色皮温及下肢血运情况。使用溶栓药物时,应密切观察患者有无出血倾向。

(4)感染:大量免疫抑制剂的应用使病原微生物的感染危险概率增大,肝脏通过门静脉或胆道的血液可与肠道发生直接或间接的联系,这也会加大发生感染的概率。肝移植术后的患者感染率高达50%～80%,是目前造成肝移植患者术后早期死亡的重要原因之一。护士应严格遵守无菌操作,加强病房床单位的消毒隔离,重视患者肺部护理和口腔护理,重视各种侵入性导管的护理,并尽早拔除,减少感染机会。观察患者术后的生命体征尤其是体温变化。按时遵医嘱使用抗菌药物、抗病毒药物。

(5)胆道并发症:胆道并发症是肝移植术后的严重并发症之一,发生率达6%～34%。B超可作为胆道并发症的初步筛查,胆道造影是诊断胆道狭窄的"金标准"。未置T管者可行内镜下逆行胰胆管造影(endoscopic retrograde cholangiopancreatography,ERCP)进行有创胆道造影检查。主要原因有肝动脉供血不足,供肝获取、保存及缺血再灌注损伤,供体与受体的年龄,ABO血型不符,急性排斥等有关。具体症状:黄疸伴转氨酶升高,表现为反复发热及寒战、腹痛、皮肤巩膜黄染、乏力、纳差及皮肤瘙痒等症状,应高度警惕胆道狭窄并发感染的发生;大便颜色变浅甚至灰白。护士应定时监测患者体温变化并记录。因肝功能异常导致恶心、呕吐、胃纳差,护士应鼓励患者进食清淡有营养且易消化的食物。胆道狭窄引起的黄疸升高会使得皮肤巩膜黄染伴有皮肤瘙痒,护士应做好知识宣教,注意保持皮肤、床单位的清洁,避免患者用力抓挠皮肤,必要时服用抗过敏药物。对行ERCP或经皮肝穿刺胆道造影(percutaneous transhepatic cholangiography drainage,PTCD)后置管的患者,护士除了做好导管的护理,还应注意监测体温变化和白细胞计数变化,以便及时发现术后胆道感染。同时,术后关注血淀粉酶是否升高并伴有发热、腹痛、白细胞计数增多时,警惕胰腺炎的发生。护士还应关注胆道出血和胆汁外漏的情况,观察引流液的色、质、量,观察敷料渗出情况。

(6)移植物抗宿主病(graft versus host disease,GVHD):是指移植物种的淋巴细胞识别宿主的主要组织相容复合物抗原,进而增殖分化,并对含有该抗原的组织和器官进行免疫攻击,从而引起的全身性疾病。GVHD发生率约为1%,但病死率高达75%以上。GVHD主要表现为不明原因的发热、皮疹和骨髓抑制症状。护士应注意观察皮疹发生的部位、范围、颜色变化、发展速度和伴随症状,做好创面护理,每日进行换药。保持皮肤清洁,协助翻身活动,减少摩擦。皮疹出现之后,注意观察消化道表现,如患者的大便次数、性状,精准记录出入量。饮食以温热易消化的流质为主,随症状好转逐渐过渡。患者腹泻时可使用抗生素、止泻药及胃肠道黏膜保护剂,便后保持肛门和骶尾部皮肤干燥,做好肛周护理。护士应密切观察患者的中性粒细胞、白细胞和血小板等指标的变化,及时向医师反馈,及时发现骨髓抑制的发生。

(7)神经、精神系统并发症:神经系统并发症的发生率为8%～47%,常见的有癫痫、脑血管意外及脑白质病等,其中脑血管意外发生率较高,且后果严重,其与患者凝血机制异常、术后高血压及脑血管基础病变有关,护士应注意患者凝血功能和深静脉血栓的预防,避免患者血压情绪较大波动。精神系统并发症的发生率为30%～40%,其发生与患者术前存在肝性脑病、术中麻醉药物的使用及术后免疫抑制剂的应用等有关,护士应做好患者的心理护理和解释宣教工作,评估患者的精神状态遵医嘱按需使用镇静、抗抑郁药物。

(程立宏)

三、肾移植术后的护理

(一) 概述

1. **概念**　肾移植(renal transplantation)就是将健康者的肾脏移植给有肾脏病变且丧失肾脏功能的患者。人体有左右两个肾脏,通常一个肾脏就可以支持正常的代谢需求,当双侧肾脏功能均丧失时,肾移植是最理想和有效的治疗方法,当慢性肾功能不全发展至终末期,可用肾移植方法治疗。肾移植按供肾来源的不同分为自体肾移植、同种异体肾移植和异种肾移植,但人们习惯把同种异体肾移植简称为肾移植。其他两种肾移植则冠以"自体"或"异种"肾移植以作区别。

2. **手术方式**　肾移植手术基本采用异位移植,即髂窝内或腹膜后移植,以前者多见。将供肾动脉与受者的髂内或髂外动脉端做端端或端侧吻合,供肾静脉与受者的髂外静脉做端侧吻合,供肾输尿管与受者的膀胱吻合。一般无须切除受者的病肾,某些特殊情况下则必须切除,如病肾为肾肿瘤、严重肾结核、巨大多囊肾、多发性肾结石合并感染等。

(二) 专科护理要点

1. **保护性隔离**　肾移植受者长期尿毒症透析导致全身状况较差,且因移植手术创伤,水、电解质、酸碱代谢紊乱,接受免疫抑制治疗等因素,易罹患各种感染,因此受者术后应在专科病房监护7～10 d,期间采取保护性隔离措施;尽量减少监护病房人员流动,禁止非移植病区工作人员随意出入;禁止或限制探视;接触移植患者前后应清洗并用消毒液消毒双手,防止交叉感染;进入监护区域需换鞋或穿鞋套,戴口罩、帽子;保持隔离区循环通风,定时室内空气消毒,0.5%过氧乙酸或含有效氯的消毒液消毒地板、床头柜、凳子等。

2. **生命体征监测**　围手术期观察的重要指标之一,除了手术应激导致的吸收热外,体温升高也可能由排斥反应或感染引起,大剂量免疫抑制剂的应用也可导致体温调节异常,其他药物也可引起药物热,抗体诱导治疗中的过敏反应可引起高热。体温应在术后1～3 d每4 h监测1次,此后每6～8 h监测1次,出现异常随时监测,及时鉴别并处理。控制血压对术后移植肾功能恢复十分重要。平稳的血压能够保证移植肾血液有效灌注,有利于肾功能恢复。术后早期血压应维持在较术前血压高10 mmHg左右的水平,血压超过180/120 mmHg应给予必要降压处理,以防止受者出现心脑血管意外、伤口继发出血及移植肾破裂。血压过低时,排除出血等因素后,给予适当补液、维持胶体渗透压、输血、纠正酸中毒、补钠和使用升压药。手术后1～3 d内血压每小时监测1次,此后每4～

6 h 监测 1 次。

3. 出入量监测　尿量是反映移植肾功能的主要指标之一,有助于排斥反应、内外科并发症的诊断及鉴别诊断。肾移植术后受者一般都有多尿期过程,也可能出现少尿,甚至无尿,个体差异大,因而需要精准记录出入量。少尿、无尿时需要记录每小时出入量,在确定导尿管通畅的情况下可适当加快补液速度或使用利尿剂,若尿量持续减少,应查找原因并对症处理;部分术后会出现多尿,多者可达到每小时 1 000 mL 以上。留置尿管期间应记录每小时尿量并测尿比重,观察尿液的颜色、透亮程度、有否沉淀物等。拔除尿管后记录每次尿量并测尿比重,准确记录 24 h 尿量,应以"量出为入"为原则。

4. 并发症预防

(1) 急性左心衰:急性左心衰是早期较常见的心血管并发症之一。急性左心衰的主要临床表现为胸闷气短、呼吸困难、脉搏加快及不同程度的水肿等,大部分受者咳粉红色泡沫痰,肺部可闻及湿啰音。急性左心衰的预防重点在于移植术前充分透析、纠正贫血、控制高血压;移植术后科学管理出入量,维持血压稳定。发生急性左心衰时,在血钾正常的情况下可给予毛花苷丙强心治疗,必要时给予持续性床旁血液滤过治疗。

(2) 急性肺水肿:急性肺水肿临床表现为烦躁、口唇发绀、咳嗽、呼吸困难、大汗淋漓、心率增快等,伴血氧饱和度下降,严重者可导致晕厥、心脏骤停。发生急性肺水肿,应立即给予氧气吸入或呼吸机辅助呼吸,及时去除病因。对于生物制剂过敏导致的急性肺水肿,除停止应用生物制剂外,应给予糖皮质激素抗过敏治疗,必要时进行持续性床旁血液滤过治疗。

(3) 肺孢子菌肺炎:是最常见的死亡原因之一。免疫抑制剂的长期使用会降低机体的防御能力,容易导致感染。本病起病较急,开始时干咳,迅速出现高热、气促、发绀,肺部体征甚少,可有肝脾肿大。做好体温监测,异常及时通知医师,予物理或药物降温并观察效果;遵医嘱合理使用抗生素,按时用药;定时进行紫外线消毒,做好保护性隔离;严格执行无菌操作,注意手卫生,避免交叉感染;保持床单位清洁干燥,若有污染及时更换。做好个人卫生及各导管护理;定期随访胸片,了解肺部感染进展。

(4) 出血:是术后最早出现的并发症之一,表现形式有渗血、移植肾自发性破裂、动静脉血管栓塞、吻合口破裂等。术后应严密观察生命体征的波动,伤口有无渗血,引流液的色、质、量,尿量的变化。若患者主诉移植区疼痛、肿胀、血压下降、血尿或其他隐性出血的征象应立即手术。

(5) 排斥反应:①超急性排斥反应,是反应最剧烈、后果最严重的一类排斥反应,发生在移植器官恢复血供后几分钟、几小时至 24 h 内,少数延迟至 48 h,主要与体内预存的供体特异性抗体、未经特殊处理而接受 ABO 血型不相容的供肾有关。对于超急性排斥反应,目前临床尚无有效的治疗措施,一旦确诊应立即切除移植肾,以免危及生命。②加速性排斥反应,病程进展快、反应剧烈,严重者可使移植肾迅速丧失功能,一般发生在术后 2~5 d,主要与体内预存或新产生的抗体有关。临床表现为突然出现少尿或无尿,伴有明显的血尿、体温升高、血压上升、移植肾疼痛、血清肌酐迅速升高。确诊后及时使用抗胸腺细胞球蛋白或进行免疫吸附和血浆置换治疗。对于抗体冲击治疗后不能扭转或挽救的病例,需评估是否存在致命感染的风险,并决定免疫抑制剂的使用与否,必要时切除移植肾。③急性排斥反应,为最常见的排斥反应,一般在移植术后数月,常发生在术后前3个月,免疫抑制剂的突然减量或停用等不当使用是其发生的主要原因。表现为高热、血压突然升高、移植肾肿胀、疼痛、尿量减少或出现血尿、体重增加、乏力、关节疼痛等。糖皮质激素冲击疗法是治疗急性排斥反应的主要治疗方案,对于激素治疗效果不佳的,可给予抗胸腺细胞球蛋白治疗。④慢性排斥反应,一种缓慢恶化的排斥反应,多发生在移植术后数月或数年后,目前远期存活率并不高。临床表现以逐渐出现的移植器官缺血、功能减退为主,其主要治疗目标是尽可能防止肾功能减退。

（叶佳婧）

四、肺移植术后的护理

(一) 概述

1. 概念　肺移植是指用手术方法将同种异体的健康肺植入到患者体内,以取代丧失功能的病肺。术前除应做好配型外,还需选择大小比例合适的肺脏,术中做好肺动脉、肺静脉及气管的吻合。这是治疗终末期肺病如慢性阻塞性肺气肿、特发性间质性肺炎、肺纤维化、尘肺、肺硅沉着症等肺部疾病有效的治疗方式。

2. 手术方式　肺移植手术方式的选择由许多因素影响,包括受体的疾病、年龄、病情严重程度、移植中心的经验、供体的稀缺性等。特发性肺高压患者单肺移植后围手术期管理相对困难,因此也有很多人主张进行双肺移植或者心肺联合移植。对于感染性疾病如肺囊性纤维化及支气管扩张,目前主要主张进行双肺移植,因为另一侧的自体肺是非常严重的感染源,其对移植后的供体肺和以后的生活质量都可造成严重的影响。近几年,双肺移植所占的比例逐渐上升,不断增加的围手术期经验及患者良好的预后和生活质量,使其已经替代单肺移植成为最受青睐的肺移植手术方式。

（1）单肺移植（single lung transplantation，SLT）:在健侧肺进行麻醉通气的同时,将患侧肺肺中的气体排出并游离该肺,完成切除后将供体肺按照由后向前的顺序完成吻合,分别是支气管、肺动脉和肺静脉-左心房。

（2）双肺移植（bilateral lung transplantation，BLT）:开胸后,将双肺游离,先移除功能较差的一侧肺,同时对另一侧肺进行麻醉通气,实施第一侧肺的移植,完成血管吻合后,排出植入肺的肺循环和左心房中气体,恢复通气和灌注,然后将单肺通气切换至植入肺上,再进行对侧肺的植入。

（3）活体亲缘供者的肺叶移植:供体肺来自血型相容的活体供者,仅适用于合适的候选者,常用于等待移植名单中排名较后的患者,因临床情况需要急症移植。但是,对于气管插管及接受再次移植的患者死亡风险较高。

（4）心肺移植（heart-lung transplantation，HLT）:对于终末期心力衰竭和终末期肺病患者是首选的手术方法。

3. 体外膜肺氧合（extracorporeal membrane oxygenation，ECMO）的应用　ECMO在肺移植术前ECMO的桥接治疗、术中的心肺支持及术后功能维持等方面起到重要作用。经评估后处于移植等待名单中的患者,出现原发疾病急性或进行性加重,常规手段无法维持生命或对肺以外重要脏器可能造成继发损伤,则需要使用 ECMO 桥接治疗。其主要目的在于降低或替代有创机械通气要求,通常采用低流量的过渡性 ECMO 支持联合鼻导管吸氧,维持各个靶器官对氧供的基本生理需求。肺移植患者一般情况差,故术中任何呼吸循环的不稳定均可影响预后。因此,需要根据术前评估结果,结合全身麻醉后各项生命体征指标,以及手术过程中生命体征的变化情况,综合判断患者对长时间麻醉及巨大手术创伤的适应能力,来决定是否需要术中 ECMO 支持。肺移植术后早期可出现各种原因导致的急性呼吸衰竭,包括移植肺功能丧失、肺动脉高压患者术后急性心功能不全、感染、急性排斥反应、膈神经受损、肺动脉或静脉吻合口狭窄等外科并发症。临床表现为低氧血症、酸中毒、肺动脉压力增高、肺顺应性下降,伴床旁胸片的渗出性改变。常规治疗无效时,ECMO 成为越来越重要的临床支持手段。

(二)专科护理要点

1. **免疫抑制剂的应用** 有效的免疫用药是提高肺移植成功的关键,各种免疫抑制剂的问世和临床应用,如环孢素(CsA)、他克莫司(FK-506)、雷帕霉素(RAPA)、环磷酰胺等药物的应用,使肺移植术后的急性排斥率明显下降。但这些药物的不良反应大,用量要求极为严格,护理人员需熟练掌握用药知识,须指导患者及时精准地服药,并能敏锐识别不良反应的征兆,如有无肝毒性、肾毒性、神经毒性、高血压、高血糖、高血脂、骨质疏松、牙龈增生、多毛症及胃肠道反应等,应在加强护理的同时,定时对治疗药物进行监测。

2. **呼吸系统监测**

(1)气道护理:肺移植术后常规需要机械通气来辅助通气,需密切观察血氧饱和度变化,做好雾化吸入和气道吸引,当血氧饱和度下降时应及时清除气道、口鼻腔内分泌物,保持呼吸道通畅。术后带回的气管插管应妥善固定,气囊压力要适宜,每 4 h 监测 1 次气囊压力,理想的气囊压力为有效封闭气囊与气管间隙的最小压力,一般保持在 25 mmHg 以下,若气囊压力＞30 mmHg 可造成局部黏膜坏死。拔除插管后鼓励患者活动,做深呼吸和咳嗽,防止肺不张,促进肺脏康复。

(2)呼吸机管理:使用呼吸机过程中,密切观察患者的状态和呼吸机的工作状态,合理设置呼吸机的参数和报警范围,病情稳定后抬高床头 30°～45°,预防呼吸机相关性肺炎的发生;应用 ECMO 支持治疗时,机械通气可参照急性呼吸窘迫综合征标准采用"保护性肺通气策略",避免因高水平呼吸支持条件导致气道压增高及吸氧浓度增高造成肺损伤;采用小潮气量(4～6 mL/kg)或严格限制平台压(＜25 cmH$_2$O);呼气末正压通气维持 5～10 cmH$_2$O,吸氧浓度尽可能低(≤40％),维持外周动脉血氧分压 70～80 mmHg、血氧饱和度＞95％,一旦病情稳定,应尽早转换为辅助通气模式,恢复患者自主呼吸及咳嗽能力,并尽快撤离 ECMO 及人工气道,减少相关并发症。

(3)康复锻炼:术后心肺功能稳定后即可开始早期康复锻炼,如上肢功能锻炼:上肢运动训练可增加前臂运动能力,减少通气需求;下肢功能锻炼主要包括踩单车锻炼、原地踏步锻炼及行走锻炼等;其他肌肉锻炼有胸大肌锻炼等;呼吸功能锻炼有缩唇呼吸训练、腹式呼吸训练、呼吸体操、呼吸功能锻炼辅助器训练,每项每日锻炼 3 次,每次 10～

20 min。

3. 循环系统的监测

（1）动脉导管有创血压（ABP）监测：理想的血压在 90～100/60～70 mmHg，当出现血压升高可能与疼痛、缺氧、输血输液速度过快有关，给予止痛、控制补液速度等方法对症处理；当出现血压下降，应判断有无容量不足、心功能不全、心律失常等，及时通知医师处理。

（2）中心静脉压（CVP）：是评估血容量、右心前负荷及右心功能的重要指标，术后 24 h、72 h 是发生肺再灌注损伤的高峰时段，要求 CVP 控制在 6～9 cmH$_2$O；严格控制输液量和速度，入量小于出量约 500 mL；密切观察尿量变化，并注意观察皮肤及痰液情况，使患者维持合适的脱水状态，若尿量＜50 mL/h，连续 3 h，应通知医师处理。

（3）药物应用：适当使用利尿剂，保护肾脏功能，但要避免使用过强的利尿剂；循环不稳定者可酌情使用多巴胺、多巴酚丁胺等；肺动脉高压者给予伊洛前列素或 NO 吸入治疗；出现心房颤动和心房扑动时，使用地高辛或胺碘酮治疗。

（4）胸腔引流管的护理：妥善固定胸管，防止导管脱出，观察胸管周围有无皮下气肿；定时挤压胸管保持引流通畅，观察引流液色、质、量、水柱波动情况及有无气泡冒出；若引流量每小时＞200 mL，持续 3 h，应考虑有活动性出血的可能。

4. 并发症预防

（1）出血：是最常见的并发症，ECMO 治疗过程中由于血液在体外与大量非生理的异物表面接触，故必须用全身肝素化的方法避免血液凝固，而长期肝素化导致出血难以避免，观察 ECMO 插管处、口腔、鼻腔、呼吸道等黏膜处。出血后立即给予补充血小板、冷沉淀、血浆以及全血等，切口处予以沙袋加压止血，必要时逐渐调节肝素用量，同时注意避免抗凝不足引起管路凝血。

（2）血栓：长时间应用 ECMO 可导致血液成分破坏，加上出血时抗凝不充分均可导致血栓形成，要避免血栓形成必须有良好的抗凝管理。在护理中每小时评估并记录患者的感觉反应、肢体皮温色泽、脉搏强弱等。静脉管道震颤的观察是判断是否有静脉血流阻塞的重要方法。维持 ACT 在 130～150 s 之间，APTT 在 50～60 s。

（3）肺部感染：实体器官移植中由于肺脏是一个开放的器官，肺部感染是肺移植术后早期（≤30 d）的主要并发症，也是围手术期死亡的最主要原因。术后早期以多重耐药菌感染为主，除一般人群常见致病菌外，发生流感嗜血杆菌、军团菌肺炎及机会性致病菌（支原体、衣原体）感染的风险较高；随后的第 2～3 个月，病毒感染发生率显著增加，以巨细胞病毒为主；之后依次是真菌、寄生虫等特殊病原体感染，真菌性肺炎常表现为侵袭性肺曲霉病或血源播散的假丝酵母菌肺炎。为防止肺部感染，需对环境更为严格要求，术后将受者置于层流洁净病室，严格保护性隔离，住单间预防交叉感染。定期空气消毒，对病房内所有物体表面（包括墙面、地面、门窗）使用 500 mg/L 含氯消毒剂进行擦拭，进入无菌病房工作的医务人员要戴帽子、口罩，进行手消毒，每日更换隔离衣，严格遵守无菌操作原则，最大限度减少人员的进入。发生肺部感染后可调整或暂时减停免疫抑制剂的应用，针对病原菌给予抗感染、抗真菌、抗病毒等药物的使用，并采取综合对症支持治疗，包括加强气道分泌物引流、氧疗和辅助呼吸、液体管理、营养支持和物理治疗等。

（4）排斥反应：急性排斥是淋巴细胞主导的血管和气道周围的炎症反应，通常发生在肺移植术后1个月内，术后2～3周发生率最高，临床表现为烦躁不安、呼吸困难、T>38 ℃、氧饱和度降低及胸片示肺门周围浸润，随着时间的推移，概率慢慢降低。为预防急性排异反应，应按时按剂量给予抗排异药物及大剂量激素的使用，在用药期间观察患者有无食欲不振、夜间盗汗或情绪低落等不良反应出现。若出现食欲下降，指导患者以清淡饮食为主，避免刺激性食物。情绪低落时加强心理护理，同时让家属与其多交流，保持心情愉快。每日复查胸片，了解移植肺情况，谨防肺水肿的发生，若出现胸闷、气促、呼吸困难等情况应及时处理。慢性肺移植排斥反应又被称为闭塞性细支气管炎综合征，是肺移植后最常见的、严重的、长期性并发症，表现为累及小气道的致密性纤维瘢痕组织、气道腔闭塞、肺血管动脉粥样硬化。闭塞性细支气管炎呈隐匿性发病，伴有进行性加重的活动后气促，临床建议以预防为主，特别是移植后早期加强免疫抑制，减轻急性排异的程度。

（5）气道并发症：早期的气道并发症主要是支气管吻合口裂开或坏死，可出现气胸、纵隔气肿及急性大咯血，严重时可导致患者死亡。因此，加强雾化和纤维支气管镜的吸痰、保持气道通畅是术后治疗的重要措施，有利于吻合口局部病变的愈合；晚期的并发症有支气管狭窄，患者可表现出咳痰困难、气促，可闻及哮鸣音，胸片示远端肺不张，可行支架内置入、狭窄处袖式切除等方法解决。

（叶佳婧）

参考文献

［1］王鹤,王文法.心脏手术围术期输血与血液保护策略的研究进展[J].中国输血杂志,2015,28(9):1173-1176.

［2］中华医学会外科学分会,中华医学会麻醉学分会.加速康复外科中国专家共识暨路径管理指南(2018)[J].中华麻醉学杂志,2018,38(1):8-13.

［3］中华医学会肝病学分会,中华医学会消化病学分会.终末期肝病临床营养指南[J].实用肝脏病杂志,2019,22(5):624-635.

［4］中华医学会器官移植学分会.肾移植排斥反应临床诊疗技术规范(2019版)[J].器官移植,2019,10(5):505-512.

［5］中华医学会器官移植学分会,国家肺移植质量管理与控制中心.肺移植围手术期体外膜肺氧合应用指南(2019版)[J].器官移植,2019,10(4):402-409.

［6］中华神经外科学会神经创伤专业组.颅脑创伤去骨瓣减压术中国专家共识[J].中华神经外科杂志,2013,29(9):967-969.

［7］中国心脏重症专家委员会,北京高血压防治协会.心脏重症相关高血压管理专家共识[J].中华医学杂志,2019,99(13):965-970.

［8］中国医师协会器官移植医师分会,中华医学会器官移植学分会.中国肝癌肝移植临床实践指南(2018版)[J].中华消化外科杂志,2019,18(1):1-7.

［9］孙丽娟. 腹腔内高压和腹腔间室综合征诊断标准指南解读［J］. 中国误诊学杂志，2012,12(15):3958-3959.

［10］孙备,李乐. 急性胰腺炎的诊断与评估——基于亚特兰大分类标准修订版共识的解读［J］. 中华外科杂志,2014,52(2):85-88.

［11］李晓,张海澄. 2014 年美国心脏协会/美国心脏病学会《成人瓣膜性心脏病患者管理指南及执行摘要》解读［J］. 中国循环杂志,2014(9):667-669.

［12］沈国杰,屠振华.《移植器官质量与安全指南(第 6 版)》解读——生物安全性预警［J］. 器官移植,2020,11(1):98-103.

［13］陈孝平,汪建平. 外科学［M］. 8 版. 北京：人民卫生出版社. 2013.

［14］冠状动脉旁路移植术围术期抗血小板治疗共识专家组. 冠状动脉旁路移植术围术期抗血小板治疗专家共识［J］. 中华胸心血管外科杂志,2016,32(1):1-8.

第五章 重症监护病房的伦理

█第一节 重症患者生命临终的选择

（一）概述

重症监护室(ICU)的危重患者经常面临死亡的威胁。随着医疗水平的进步,越来越多的体外生命支持技术出现,器官的功能得以恢复,生命将继续延续。如何处理无法治愈的患者、了解患者在生命临终期的选择,是重症医护人员需要面临和思考的问题。

1. 撤除治疗 对于终末期患者而言,很多治疗是长期的,且患者很难再从中获益。隐藏在这种决定之下的是获益和负担的平衡,即继续治疗的痛苦是否与患者的获益相平衡。撤出治疗会使患者的生命缩短,因此通常需要患者(或代理人)的同意。此外,在不同患者中,负担和获益的评价也可能大不相同,患者(或代理人)的意见对于公平的判断是重要的。伦理学家有时会声称,没有开始治疗和停止正在进行的治疗在道德上和逻辑上并无本质的差别。还有一种观点,潜在有益的治疗措施可能会因担心其不能停止而不被实施。然而,患者(和家属)以及很多医师至少会在心理上对撤除治疗和不实施治疗进行区分。虽然他们认为这样的行为在技术上及伦理上可能没有差别,但心理的感受是不同的。医师常常单方面做出决定来拒绝特定的治疗(如血透、化疗、手术),但更可能会在治疗开始时征求患者的意见。在现代医学中,所有治疗必须征得患者同意才能实施,一个有决定能力的患者或适合的代理人可以在任何时候提出终止,即使这种决定在医师眼中是不明智的。有了知情同意,这种治疗的撤除是规范且可被接受的。需要注意的是"撤出治疗"仅仅是指治疗中的特殊部分,也是对患者的舒缓治疗和人文关怀的一部分。

2. 维持治疗 危重患者在 ICU 内经常会接受多种治疗,如机械通气、血管活性药物使用、肾脏替代治疗、营养支持等。撤除治疗可能会导致患者在短期内面临快速死亡的风险,医师和护理人员在医疗和伦理学上都面临艰难的处境。维持治疗是指维持临终状态之前的治疗,不论是手段,还是强度。例如,正在使用血管活性药物的患者,不管血压变化如何,医护人员都不改变血管活性药物的剂量。所以,"维持治疗"只是一种以保持患者生存的现状为目的不断延长生存时间的手段,而不是治愈。

3. 终末期镇静 当终止支持治疗或者支持治疗被减少时,因为考虑到患者承受的痛苦可能会加重,医务人员会使用镇静药物以减少患者的痛苦,这被称为终末期镇静。终末期镇静是一种常见的做法。大多数医师认为提供持续镇静是普遍的且被允许的,即使患者已经拒绝了其他所有的生命支持措施。

4. 生命临终选择的伦理学争议　基于自主和自由的意志,死亡权利的倡导者制造了这个争议,任何人在任何时候都可以拒绝治疗。这种决定不可以被家庭成员所拒绝。很多医务人员并不愿意就患者关于死亡的自主权问题表示明确的立场,但他们始终相信加速患者死亡的行为与一个医务工作者的角色背道而驰。医务人员需要平衡的是医疗的本质以及患者的自主决定权。

(二) 专科护理要点

1. 终末期疾病患者的 ICU 护理　制订 ICU 治疗和护理目标可有效促进舒缓治疗,其与患者的治疗同时开展。日常 ICU 治疗和护理计划清单能够帮助 ICU 医护人员、咨询顾问、患者和其他相关人员阐明治疗目标。

(1) 说明短期的治疗目标:①评估在过去的 24 h 内病情是否有改善、稳定或恶化;②评估是否有影响患者取得理想的临床目标的病情变化(比如新发的胃肠道出血);③评估在接下来 48 h 内可能需要的干预措施;④判断是否有能够指导医务人员、患者和家属作出决策的信息。

(2) 说明患者症状和社会心理需求:①患者症状管理和社会心理需求(患者和家属)的回顾;②分析已存在的和新发的身体症状及社会心理需求,并与团队成员讨论(比如患者的抑郁程度、家属的压力感);③对接下来的 24 h 内每一个症状或需求制订一个治疗计划;④明确 ICU 和非 ICU 各种资源以帮助治疗的开展(比如舒缓治疗护士、临床心理学家等),澄清跨学科团队成员的角色。

(3) 明确理解及协调患者和家属的沟通:①回顾患者和家属对诊断、可能的预后和上述细节的忧虑和理解程度;②决定接下来 24 h 内哪些新信息需要交流沟通;③团队如何和家属及患者沟通(比如主治医师会与家属会面,住院医师也会参与并在会后通知患者亲属)。

(4) 记录治疗计划,整理随访以及后续评估:①记录临床状况、每日治疗计划和决策制订的细节;②需要时改变医嘱(如一项新的不要复苏的医嘱);③制订下一次跨学科团队会议的日程表,包括患者和家人。

2. 与终末期患者家属的沟通　有充足的证据表明 ICU 内患者和健康护理团队间的交流是不充分的,也有证据表明交流的质量是决定家属对于治疗满意与否的决定性因素。重症医学的医师和护士应该像管理重症患者一样积极主动地管理其家属。护理团队内部清晰精准的沟通交流是高质量舒缓治疗的另一个基本组成部分。

3. ICU 临终关怀质量指标　ICU 临终关怀的质量指标包括以下内容:以患者和家属为中心的决策制订;健康护理团队内和团队与患者及家属的交流沟通;治疗的连续性;对患者和家属的情感和实际支持;症状管理和安慰治疗;对患者和家属的精神支持;对 ICU 医师的情感和组织上的支持。

(章声波)

第二节　重症患者脑死亡的判定

(一) 概述

1. **脑死亡**　脑死亡是全脑功能包括脑干功能不可逆终止。评估脑死亡作为一项严肃而慎重的工作,其判定标准在大多数国家是建立在临床判断和确认试验的基础上的。2003 年制定的中国脑死亡诊断标准第 3 稿中指出:脑死亡是包括脑干在内的全脑功能丧失的不可逆转状态。诊断脑死亡的先决条件：①昏迷原因明确；②排除各种原因的可逆性昏迷。临床诊断脑死亡的标准:深昏迷,脑干反射消失,无自主呼吸(呼吸机依赖、呼吸暂停试验阳性);以上 3 项必须全部具备。在此基础上进行确认试验,以下 3 项必须有一项阳性:脑电图平直;经颅多普勒超声提示脑死亡图形;体感诱发电位 P14 以上波形消失。最后,要在脑死亡首次确诊后,观察 12 h 无变化,方可确认为脑死亡。

2. **持续植物状态与脑死亡的区别**　持续植物状态是一个较复杂的诊断。持续植物状态的患者在一段时间内只能引出脑干功能,没有高级脑功能出现。不同于脑死亡患者,持续植物状态患者有自主呼吸功能,能自主睁眼。呼吸活动由延髓调控。因此,持续植物状态患者一般不需要呼吸支持。持续植物状态的诊断需要长时间(3~6 个月)的细致观察,而不是在监护室里短短的几个小时内便做出简单的"是"或"否"的判断。由于临床上持续植物状态的诊断缺乏确定性。因此,持续植物状态难以成为心肺死亡和脑死亡之外的一种死亡定义。

脑死亡与持续植物状态在病理上有很多相似之处,两者都反映了大量严重的脑组织损伤,但在部位上有所区别。脑死亡患者的表现类似于昏迷状态,双目闭合,不能唤醒。持续植物状态患者有睡眠觉醒周期,有无目的眼动,能发声,但对外界环境完全没有意识。考虑到两种严重脑损伤不同的临床表现,就可以理解为何一种状态被视为死亡,而另一种状态被视为生命。

(二) 专科护理要点

脑死亡患者存在神经-体液调节失常等病理生理改变,机体内环境及心血管系统状况等不断恶化,尤其是对于选择进行器官捐献的患者,如果没有及时救治,就会出现迅速死亡。因此,对患者进行精心的护理尤为重要。

1. **循环监测**　监测有创血流动力学,包括中心静脉置管及桡动脉置管,严密监测血压、心率、尿量、中心静脉压等指标。严密记录出入量,根据每小时尿量进行液体补充,做到"量入为出",监测电解质变化,及时补充维持电解质平衡。

2. **体温监测**　86% 的脑死亡患者出现完全体温失控,主要表现为低体温,需维持体温在 36.0~36.5 ℃。如果重度颅脑损伤对患者的下丘脑体温调节中枢产生影响,患者持续发热,在早期可以通过物理方式和药物方式降低患者的体温。

3. **营养支持**　首选肠内营养,维持供体的基本营养需要。如肠内功能不佳,以补充肠外营养为主。

4. 肝、肾脏的保护　肠内营养的选择可以刺激肝脏生产胆汁,适当给予护肝药,避免使用肝肾损害药物。合理安排用药顺序,了解药物的性质和不良反应,密切观察用药后的病情变化。

5. 预防感染　脑死亡患者随着发病时间的延长,很容易出现坠积性肺炎等并发症,保持充足的供氧,床头需要保持抬高在 $30°\sim40°$,进行口腔护理等可有效降低发生率。

6. 安全护理　预防压力性损伤的发生,加强翻身,给予气垫床或泡沫敷料等预防措施,并保持床单位整洁。

知识链接

中国成人《脑死亡判断标准与操作规范》(第2版)

2013—2014 年,国家卫生健康委员会(原国家卫生和计划生育委员会)脑损伤质控评价中心推出中国《脑死亡判断标准与技术规范(成人、儿童)》。从此,中国有了脑死亡判定行业标准。2018 年,中心的专家委员会、技术委员会、咨询委员会几经讨论修订,推出新版《脑死亡判断标准与操作规范》,希冀中国脑死亡评估工作的发展更加规范、有序。

(章声波)

第三节　重症患者的器官捐献

(一) 概述

器官捐献是一个复杂的系统性工程,捐献流程中每一个环节之间完美的配合才能最终促成一例成功的器官捐献案例,而发现潜在的器官捐献供体是启动这一流程的关键。潜在供体一般由主管医师首先发现,多来自重症医学科或者急诊科,由他们通知相关器官获取组织(organ procurement organizations,OPO)成员,从而启动器官捐献流程。正因为重症医学科或急诊的临床一线医务人员最早发现潜在器官捐献供体,因此,加强对这些相关科室人员在器官捐献法律、伦理、供体评估及功能维护知识方面的培训,成为提高器官捐献率的最重要手段。

(二) 潜在器官捐献供体的来源

潜在器官捐献供体一般是不可逆性脑损伤/病变或者循环衰竭的患者,多来源于 ICU 病房且需要呼吸机支持的毁灭性脑损伤或者心肺复苏治疗失败的心搏骤停患者。成为潜在器官捐献供体必须具备以下条件:①患者身份明确;②年龄不超过 65 岁;③无活动性的 HIV 感染;④无药物滥用史、无静脉注射毒品史、无同性恋/双性恋、无血友病/凝血机制紊乱;⑤无恶性黑素瘤、转移性恶性肿瘤或者不可治愈的恶性肿瘤;⑥无活动性的、未经治疗的全身细菌、病毒或者真菌感染；⑦血流动力学和氧合状态相对稳定；⑧捐赠器官功能基本正常；⑨严重的、不可逆的心肺或神经损伤，预计撤除生命支持治疗后将在 60 min 内死亡。

（三）潜在供体的评估

供体的评估是保证器官移植安全的重要手段，尤其是在器官来源全面转型进入器官捐献时代，供体常常经过长时间的机械通气、大量升压药物的使用及抗生素的治疗，合并有严重感染、急性器官损伤等，进行全面系统的供体评估显得更加重要。进行供体评估一般按以下程序进行：供体状态的评估—医学伦理的评估—器官功能的评估—器官捐献禁忌证的排除。

1. 供体状态的评估　根据中国心脏死亡器官捐献工作指南的标准，符合以下情况的供体都可视为潜在的器官捐献者。

（1）患者处于机械通气和（或）循环支持的严重神经损伤和（或）其他器官衰竭状态，无法避免发生心脏死亡，预计撤除生命支持后 60 min 内死亡。

（2）患者符合脑死亡标准。详见第五章第二节。

（3）具备器官捐献者一般条件：①患者身份明确；②年龄不超过 65 岁；③无活动性的 HIV 感染；④无药物滥用、无静脉注射毒品、无同性恋或双性恋等；⑤无恶性肿瘤病史，但部分中枢神经系统肿瘤和一些早期的恶性肿瘤在经过成功的治疗后可以考虑；⑥无活动性的、未经治疗全身细菌、病毒或者真菌感染；⑦血流动力学和氧合状态相对稳定；⑧捐赠器官功能基本正常。

潜在供体能否成功实现器官捐献，首先要评估供体脑功能或循环功能是否处于不可逆性状态。初步评估供体状态，一般由神经内、外科的专家执行。脑死亡供体的评估，首先评估患者是否处于深昏迷状态。即使用拇指分别强力压迫患者两侧眶上切迹或针刺面部，不应该存在任何的面部肌肉活动。要明确引起昏迷的原因，排除可逆性因素的存在。其次评估患者有无自主呼吸，患者必须依靠呼吸机维持通气，眼观无明显的胸、腹部规律运动。如果无法确认时可脱机，将棉签棉絮放在气管插管口，观察棉絮的摆动，出现较大幅度的摆动提示存在自主呼吸，同时需注意排除由于心搏引起的棉絮小幅度规律的摆动。最后需检查确认五大脑干反射，即角膜反射、瞳孔对光反射、头眼反射、前庭眼反射和咳嗽反射，由于部分反射操作不便，现场初步评估可选择角膜反射、瞳孔对光反射及咳嗽反射即可。初步评估中，以上 3 项均成立时，可以初步认定供体处于临床脑死亡状态，可进行脑死亡确认试验，启动器官捐献程序。在临床实践中，经常会碰到一些供体可能部分项目没有完全达到标准，如患者存在微弱的自主呼吸，在这种情况下，需要神经内、外科专家讨论，结合供体原发疾病的严重程度来预测供体可能的转归。心脏死亡器官捐献的关键在于确认患者处于机械通气和（或）循环支持的严重神经损伤和（或）其他器官衰竭状态，无法避免发生心脏死亡，而且预计撤除生命支持后 60 min 内死亡，符合这些条件的情况下由红十字会协调员见证，等待心搏死亡过程需要全程录像。

2. 器官捐献伦理的评估　器官捐献伦理学评估的目的是保证器官捐献过程符合法律和伦理要求，确保器官捐献者及其家属的权利。器官捐献的 3 个伦理学主要目标是判定器官捐献者的死亡标准、建立器官分配的伦理制度、建立获得器官的伦理制度。

世界普遍接受的器官捐献伦理学原则：①最大限度地利用尸体捐献者进行移植，但也接受活体捐献，即有遗传关系或情感关联的捐赠者；②器官分配应该遵循公平、公正和透明的原则，使用临床标准不考虑经济或社会因素；③需要捐赠者生前同意或不反对，或近亲属许可；④自愿捐献不应该有物质奖励或引诱，但可以考虑允许补偿捐赠中的实际花费。

公民身后器官捐献要保证捐献者及其家属的自愿和自主权。首先应确认供体生前是否同意捐献器官，如果明确提出过反对捐献器官，应充分尊重器官捐献者的意愿。其次器官捐献应获得供体所有直系亲属的同意。要充分保证直系亲属的自主决定权，积极沟通交流，获得所有直系亲属的同意才可以进行器官捐献。部分案例经常会出现家属内部意见不一致，此时协调员应积极做好沟通工作，切不可以隐瞒、欺骗持反对意见的直系亲属来进行器官捐献。

器官捐献伦理的评估还应该起到应有的监督作用，保证器官捐献过程的合法性和公平性。2007年3月21日国务院第171次常务会议通过《人体器官移植条例》，设立申请人体器官移植手术患者的排序规则，规定涉及人体器官移植过程中的行政管理事项，规范医疗机构和医务人员摘取、种植人体器官等环节的行为，对于建立我国人体器官移植的良好秩序，维护人体器官捐献人的合法权益具有重大意义。

3. 器官功能的评估　器官功能评估是保证器官移植安全的重要手段，术前器官功能评估的内容主要包括以下4个方面。

（1）基本病情评估

1）人口学资料：包括供体年龄、性别、职业、文化程度、户籍、体重等情况。供体人口学资料包含很多有意义的信息，其中是年龄、体重是最重要的参考信息，年龄偏大、体重肥胖的患者常伴有高血压、高脂血症、糖尿病等慢性疾病，可能会合并全身动脉粥样硬化及慢性器官功能损伤。长期体力劳动者身体健壮，合并基础疾病可能性较低，器官功能常较理想。户籍地可以提示患者是否来自肝病高发区或传染病疫区。

2）死亡病因：器官捐献供体死亡病因最常见的是脑外伤和脑血管疾病；少见病因包括缺氧缺血性脑病、颅脑肿瘤及药物中毒等。死亡病因是预测移植器官功能的重要参考指标。一般来说，脑外伤的供器官质量明显好于来源于高血压脑出血的供体。

3）既往史：关注供体既往有无糖尿病史、高血压病史、传染病及性病史（尤其是肝炎）、遗传性疾病史、肝胆疾病史、肾病史、肿瘤病史、外伤及手术史、输血史及吸毒史等。这些病史对于我们判断相应的器官功能及器官移植预后具有重要的参考价值。

4）现病史：明确患者死亡病因，发病经过及治疗情况，重点关注患者抢救治疗经过；救治过程中有无心肺复苏史及复苏时间；明确手术方式及术中情况，有无输血及出血情况；患者呼吸、循环状态，升压药物的种类及剂量等；全身感染情况及抗生素方案等。

（2）实验室检验结果评估：实验室检验结果是评估器官功能的最直接指标。在解读实验室检验结果时应注意观察器官功能指标的动态变化，原始器官功能水平是评估器官实际功能状态的重要指标，而器官功能的快速恶化往往提示存在慢性功能损伤、器官代偿功能不足。器官功能异常时需要查找病因,有时简单的处理(如补充容量、纠正酸中毒等)就能够明显改善供体循环状态,改善器官功能。任何器官功能的损伤都需要鉴别是急性损伤,还是慢性损伤。一般来说急性损伤影响器官移植的早期疗效,远期预后良好,而且大多数急性损伤可以通过器官功能维护后好转;慢性病变或者在慢性病变基础上出现急性功能损伤时,器官功能往往无法逆转,器官移植早期及远期预后均不佳。

(3)影像学检查评估:影像学评估是器官功能评估的重要手段,床边超声检查能够快速查明腹部器官形态、质地、血供及有无明显病变(如肾结石、肾积水、脂肪肝及异常包块等)等情况,是首选的检查手段,所有供体都应进行 B 超检查。供体的 CT 及 MRI 检查能够提供更加客观、精准的影像学资料,尤其是血管成像、胆道成像及三维重建,提供精准、立体的影像学资料,可以提前发现血管的变异,指导器官获取,对在体劈离式肝移植意义更加重大。但由于这类检查需将供体转运至影像科,而供体是需要呼吸机支持的危重症患者,转运及检查过程中随时可能出现意外,高转运风险限制了这类检查的执行。

(4)病理评估:病理检查是临床诊断疾病的"金标准",也是评估器官功能状态的重要手段。病理检查分为快速的冷冻切片检查和常规的石蜡切片检查。快速冷冻切片病理检查的优点是快速,一般整个过程可以在 40 min 左右完成,快速提供供体器官显微形态学损伤情况,为器官功能评估提供信息。冷冻切片检查的缺点是组织内冰晶形成或技术操作不当等因素使得组织和细胞的形态欠佳甚至产生人为的假象,误导临床医师的判断。常规石蜡切片检查的优点是保证组织和细胞形态结构完好,但缺点是整个过程耗时较长,不利于广泛采用。器官组织取材方法及取材部位也是影响病理学评估的重要方面,取材不完整不利于全面评估器官微观结构的病变;而器官病理学组织一定要选取有代表性的部位取材,否则极有可能出现与实际完全相反的结果。病理学评估是器官功能评估的重要手段,但是不能盲目相信病理学检查结果,应该结合其他指标进行综合判断。

4. 器官捐献禁忌证的评估

(1)潜在供体感染的评估:供体来源性感染(donor-derived infection,DDI)是指在器官捐献后捐献者体内存在的病原体通过器官移植过程使受体罹患相同的感染。器官捐献供体绝大部分都是从 ICU 中产生,大多经历了重大手术、持续机械通气、深静脉置管、留置导尿管等各种情况,甚至经过血液透析、人工肝、体外膜肺氧合等治疗,因此发生院内感染,特别是多重耐药菌感染的风险明显增高。捐献者大多病情危重,可以用于筛查潜在或活动性感染的时间窗很短,给 DDI 的诊治带来极大的困难。因此,在目前器官捐献工作的快速推进以拯救大量器官功能衰竭患者生命的同时,DDI 的存在也给移植界带来了一个重大挑战。

术前对潜在供体感染的充分评估是预防 DDI、保证移植受体安全的最重要手段。按照《中国实体器官移植供体来源感染防控专家共识(2018 版)》的意见,感染高危的供体,包括住院时间长(≥2 d)、有外伤或手术史、气管插管或气管切开行机械通气、深静脉置管、导尿管留置、血液透析或体外膜肺氧合支持治疗、心肺复苏术后、血管活性药物的应用等,对于此类潜在供体建议:实时监测生命体征,第一时间进行感染标志物检测和各种体液微生物培养,每 2～3 d 进行复查,定期进行影像学检查。只要病情允许,供体均转运回器官移植中心所在医院的 ICU 进行移植前的供体评估及感染筛查。收到供体后第一时间进行相关感染指标的检查,主要包括血常规、降钙素原、C 反应蛋白、真菌 G 试验和半乳甘露聚糖 GM 试验;各种体液的培养(外周血、导管血、导管尖端、尿液及深部痰);影像学检查包括胸部 X 线、腹部超声、胸腹部 CT 及心脏彩超检查等。术前对器官移植供体全面评估,根据供体培养结果,术后针对性使用抗生素预防感染,在此前提下,使用全身性感染供体的肝和肾才是安全的。

　　在许多情况下器官捐献供体病情都不稳定,供体经常出现病情急剧恶化,留给捐献工作的时间窗很有限,此时需要在短时间(经常在 24 h 内)内完成必要的感染相关筛查和评估,以确定供体器官的可用性。虽然在如此短时间内不可能完全消除感染传播的风险,但是通过详细的病史询问、全面的临床评估和必要的实验室筛查,可以尽可能对 DDI 风险进行有效的评估,谨慎权衡减少感染风险和器官弃用浪费之间的关系。某些感染指标可能需要数日才会有结果,其中一些阳性结果或药敏结果对受体治疗具有重要意义。因此,移植中心医师与 OPO 之间应保持及时、顺畅的沟通,根据结果及时调整受体抗感染方案,保证移植安全。

　　按照感染风险的高低可将供体分为 3 个等级,即不可接受风险、高风险和低风险。不可接受风险是器官捐献的禁忌证,出现这些感染时(表 5 - 1),不建议进行器官捐献。高风险是指在评估过程中发现传染性病原体,但受体的健康状况和临床病情严重程度需要移植,此时允许移植给患者同种疾病或有血清学保护的受体或受体移植后给予抢先治疗或预防治疗的情况;患菌血症和(或)细菌性脑膜炎的供体经过至少 24~48 h 的针对性抗生素治疗后病情缓解的;无法对传染性疾病的风险进行适当的评估,此时对受体需要进行必要的预防性使用抗生素。低风险是指评估过程中未发现传染性疾病,供体也无急性感染表现,一般无须特殊处理,安全地进行器官移植。

表 5 - 1　供体禁忌器官捐献的病原菌感染

类别	具 体 病 原 菌
细菌及真菌	多重耐药菌特别是耐碳青霉烯肠杆菌菌血症
	活动性结核
	未经治疗的细菌或真菌脓毒症(如念珠菌血症)
	地方流行性真菌病的活动性感染(如芽生菌、孢子菌、组织胞浆菌)
	严重脓毒症导致的多器官功能衰竭
	坏疽性肠炎
病毒及其他	SARS
	活动性病毒血症:疱疹病毒(HSV、CMV、VZV),急性 EBV 感染(单核细胞增多症)
	活动性肝炎(甲型肝炎必须排除,乙型肝炎、丙型肝炎供体需知情同意)

（续　表）

类别	具体病原菌
	血清学或分子学诊断人类嗜 T 细胞病毒（HTLV－1/2）感染
	HIV 感染
	未经治疗的梅毒
	未经治疗的寄生虫感染（克氏锥虫、利什曼原虫、圆线虫、弓形虫病）
潜在的中枢性感染	不明原因的中枢神经系统感染（脑炎、脑膜炎）
	单纯疱疹病毒性脑炎或其他脑炎
	曾有多瘤病毒（JCV）感染的病史
	西尼罗病毒（WNV）感染
	狂犬病
	克雅病
	其他真菌或病毒性脑炎
	任何部位的隐球菌感染

（2）潜在供体肿瘤的评估：恶性肿瘤（部分中枢系统肿瘤除外）供体一般是不可以进行器官捐献，对于已经治愈的未转移的早期恶性肿瘤供体，要评估其风险后再考虑是否捐献。在评估潜在供体时，可能会遇到一些偶然发现的肿瘤，此时需要通过快速冷冻病理来确定肿瘤的良、恶性，决定是否移植。部分中枢系统肿瘤是允许进行器官捐献的，但也仅仅限于Ⅰ、Ⅱ级恶性度较低的颅内肿瘤，对于Ⅲ级以上的颅内肿瘤，尤其是合并有反复颅内肿瘤手术史、放化疗史、脑室腹腔分流等治疗史的情况，肿瘤细胞可能突破血脑屏障转移至外周组织，导致受体出现供体来源性的肿瘤生长，因此，禁止进行器官捐献与移植。

（高明榕）

第四节　重症科研中的伦理问题

（一）概述

ICU 是集中多专业的知识和技术，对重症患者进行病理生理功能监测和积极治疗护理的专门部门，是现代化医院中的重要组成部分。根据医学专业分类，ICU 已经有了一些专科病房，如外科 ICU、心脏外科监护病房及呼吸监护病房等。ICU 主要收治经过严密监测、积极治疗和加强护理后可能康复的各类危重患者，包括严重创伤、大手术或器官移植术后需要监测器官功能的患者，严重水电解质紊乱及酸碱平衡失调的患者，循环功能代偿障碍而需要药物或特殊设备支持的患者，有可能发生呼吸衰竭而需要使用呼吸机治疗的患者等。ICU 的特点是疑难危重患者集中、监测细致、针对性强、护理要求高、工作效率高。患者意识不清醒,无法精准表达参加研究的意愿,我们要更加重视科研的伦理问题,以确保患者的权益。

(二)重症科研中的伦理原则

1. 尊重原则　尊重原则包括尊重患者的自主决定权、隐私权及保密权。

(1)自主决定权:指在科研过程中,应将研究对象视为自主的个体,研究者应告知研究对象关于研究的所有事宜,他们有权决定是否参加研究,并有权决定在任何时候退出研究,且不应受到治疗和护理上的任何惩罚和歧视。在入选研究对象或分组时,应充分尊重研究对象的自主决定权,不应强制、利诱及欺骗。

(2)研究对象的隐私包括两部分:一是个人基本信息,如家庭、婚姻、收入、态度、信仰及行为等;二是与患者疾病的诊疗护理直接相关的信息,如医疗诊断、病因、治疗、护理和预后的情况(病历、诊疗护理记录、手术记录、检查结果等)。

(3)保密权:指研究者应向研究对象保证,不对任何人公开研究对象的身份。侵犯保密权常发生在以下情况:当研究者有意或无意使未被授权者得到原始资料;当汇报或公开发表研究报告时由于偶然的因素使研究对象身份被公开等。

2. 有利无害原则

(1)有利原则:指研究结果应对研究对象和社会有益,并尽可能地使研究对象免于遭受伤害。受益包括研究对象本人从中获得健康知识,从干预措施中获益,或该研究结果能促进知识发展和技术改进。

(2)伤害类型:①身体伤害,如疼痛、不适、药物不良反应、侵入性措施造成的损伤;②心理伤害,如谈及个人对敏感话题的态度和行为引起紧张、内疚、尴尬,甚至痛苦等;③社会伤害,由于泄露研究对象的隐私或将其身份公开,对其工作、人格、名誉、社会地位等产生不利影响等;④经济伤害,由于参与研究而带来额外的经济负担。

(3)评估风险及收益:在研究实施之前,应谨慎评估受益和风险。如果风险大于受益,应修改研究设计,将伤害降到最低。如果研究可能给研究对象造成严重或永久性伤害,该研究绝对不可在人体上实施。

3. 公正原则　公正原则包括公平选择研究对象和公平对待研究对象。

(1)公平选择研究对象:指在选择研究对象和进行分组时,应使每个研究对象被入选和分配到各个组的机会均等,而不应该根据其权利、地位、金钱、文化程度、是否容易合作及研究者的个人偏好等因素来决定。

(2)公平对待研究对象:研究者许诺给研究对象的事情应努力做到,对不同性别、年龄、职业、种族、地位及经济水平的研究对象应一视同仁,不应给予额外的优待或歧视。

4. 知情同意原则　知情同意需遵照"必须是自愿的""必须充分知情或了解""由具有足够智力和法律权威的个人提供"这 3 个原则。

(1)书面的知情同意书一般包括:研究目的、研究方法和步骤、研究对象的参与程序、需花费的时间、可能给研究对象带来的受益和风险、对个人资料保密的承诺、参加或中途退出研究的选择权、研究者的联系方式、研究对象的签字。

（2）重症知情同样内容：包括"知情"和"同意"两个方面，即让研究对象知晓和明了与研究项目有关的必要信息（知情）后，研究对象自主同意参与该项研究（同意）。

（3）委托代理：重症患者可能由于疾病原因、昏迷、术后麻醉、神志不清等原因无法签署书面知情同意，其同意权可由法定监护人或代理人行使。等患者清醒、恢复作决策及签署知情同意书的能力后应告知患者研究的目的、过程等，且由患者再次签署知情同意，如果研究对象不愿意参与研究或中途退出，不能因此受到治疗和护理上的任何影响和不良待遇。

（高明榕）

参考文献

［1］刘佳，严谨，叶启发，等.ICU医务人员在心脏死亡器官捐献中面临的伦理问题及对策［J］.医学与哲学，2013，34（11）：24－26，40.

［2］刘梦婕，李玉香，唐鲁，等.ICU医护人员对于终末期患者放弃生命支持治疗态度的研究［J］.中华护理杂志，2012，47（5）：437－439.

［3］刘建利.人体器官移植法律规制的问题及完善［J］.东南大学学报（哲学社会科学版），2019，21（6）：94－99.

［4］国家卫生健康委员会脑损伤质控评价中心，中华医学会神经病学分会神经重症协作组，中国医师协会神经内科医师分会神经重症专业委员会.中国成人脑死亡判定标准与操作规范（第二版）［J］.中华医学杂志，2019，99（17）：1288－1292.

［5］WIEGAND D L，MACMILLAN J，dos SANTOS M R. Palliative and end-of-life ethical dilemmas in the intensive care unit ［J］. AACN Adv Crit Care，2015，26（2）：142－150.

［6］KALOWES P. Improving end-of-life care prognostic discussions：role of advanced practice nurses ［J］. AACN Adv Crit Care，2015，26（2）：151－166.

图书在版编目(CIP)数据

实用重症临床护理规范/潘文彦主编. 一上海:复旦大学出版社,2021.9
(实用临床护理规范系列)
ISBN 978-7-309-15542-6

Ⅰ.①实…　Ⅱ.①潘…　Ⅲ.①险症-护理-技术操作规程　Ⅳ.①R472.2-65

中国版本图书馆 CIP 数据核字(2021)第 045834 号

实用重症临床护理规范
潘文彦　主编
责任编辑/王　瀛　张　怡

复旦大学出版社有限公司出版发行
上海市国权路 579 号　邮编:200433
网址:fupnet@ fudanpress.com　http://www.fudanpress.com
门市零售:86-21-65102580　团体订购:86-21-65104505
出版部电话:86-21-65642845
浙江临安曙光印务有限公司

开本 787×1092　1/16　印张 20.25　字数 444 千
2021 年 9 月第 1 版第 1 次印刷

ISBN 978-7-309-15542-6/R·1854
定价:88.00 元